W. Nebelung · E. Wiedemann (Hrsg.)

Schulterarthroskopie

Springer
*Berlin
Heidelberg
New York
Barcelona
Hongkong
London
Mailand
Paris
Singapur
Tokio*

W. Nebelung · E. Wiedemann (Hrsg.)

Schulter-
arthroskopie

Mit 322 Abbildungen und 34 Tabellen

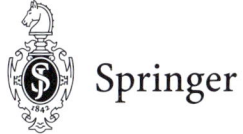

Springer

Priv.-Doz. Dr. med. WOLFGANG NEBELUNG
Orthopädische Universitätsklinik
Leipziger Str. 44
39120 Magdeburg

Priv.-Doz. Dr. med. ERNST WIEDEMANN
Chirurgische Klinik und Poliklinik
Klinikum der LMU München
Nussbaumstr. 20
80336 München

ISBN 3-540-41894-6 Springer-Verlag Berlin Heidelberg New York

Die Deutsche Bibliothek – CIP-Einheitsaufnahme
Schulterarthroskopie / Hrsg.: Wolfgang Nebelung; Ernst Wiedemann. - Berlin; Heidelberg; New York; Barcelona; Hongkong; London; Mailand; Paris; Singapur; Tokio: Springer 2002
  ISBN 3-540-41894-6

Dieses Werk ist urheberrechtlich geschützt. Die dadurch begründeten Rechte, insbesondere die der Übersetzung, des Nachdrucks, des Vortrags, der Entnahme von Abbildungen und Tabellen, der Funksendung, der Mikroverfilmung oder der Vervielfältigung auf anderen Wegen und der Speicherung in Datenverarbeitungsanlagen, bleiben, auch bei nur auszugsweiser Verwertung, vorbehalten. Eine Vervielfältigung diese Werkes oder von Teilen dieses Werkes ist auch im Einzelfall nur in den Grenzen der gesetzlichen Bestimmungen des Urheberrechtsgesetzes der Bundesrepublik Deutschland vom 9. September 1965 in der jeweils geltenden Fassung zulässig. Sie ist grundsätzlich vergütungspflichtig. Zuwiderhandlungen unterliegen den Strafbestimmungen des Urheberrechtsgesetzes.

Springer-Verlag Berlin Heidelberg New York
ein Unternehmen der BertelsmannSpringer Science+Business Media GmbH

http://www.springer.de

© Springer-Verlag Berlin Heidelberg 2002
Printed in Germany

Die Wiedergabe von Gebrauchsnamen, Handelsnamen, Warenbezeichnungen usw. in diesem Werk berechtigt auch ohne besondere Kennzeichnung nicht zu der Annahme, daß solche Namen im Sinne der Warenzeichen- und Markenschutzgesetzgebung als frei zu betrachten wären und daher von jedermann benutzt werden dürften.

Produkthaftung: Für Angaben über Dosierungsanweisungen und Applikationsformen kann vom Verlag keine Gewähr übernommen werden. Derartige Angaben müssen vom jeweiligen Anwender im Einzelfall anhand anderer Literaturstellen auf ihre Richtigkeit überprüft werden.

Herstellung: PRO EDIT GmbH, 69126 Heidelberg
Umschlaggestaltung: de'blik, Berlin
Satz: AM-productions GmbH, Wiesloch
Gedruckt auf säurefreiem Papier   SPIN 10833201   24/3130Re - 5 4 3 2 1 0

Geleitwort

Betrachtet man die Entwicklung der Schulterarthroskopie in Deutschland, so verzeichnet man in den letzten 15 Jahren eine sehr stürmische, aber auch von Fehlschlägen gekennzeichnete Entwicklung. Dies betrifft weniger die Techniken der subakromialen Dekompression, hier hat die arthroskopische Akromioplastik sicher die offenen Verfahren abgelöst. Anders war es bei den Instabilitätsoperationen. Dem Enthusiasmus folgte eine Welle der Ernüchterung nach der Analyse der kurz- und mittelfristigen Ergebnisse mit einer hohen Rate von Fehlschlägen eine Welle der Ernüchterung.

Es ist nun das Verdienst von Wolfgang Nebelung und Ernst Wiedemann, basierend auf ihren Erfahrungen mit arthroskopischen Operationskursen in Magdeburg und München, eine rigorose Fehleranalyse durchgeführt und insbesondere verbesserte Operationstechniken und präzises Handling überdacht zu haben. Gestützt auf ihre Erfahrungen durch das "hands-on-teaching" und auf ihre eigenen langjährigen operativen Erfahrungen ist nun ein vorzügliches Lehrbuch der Schulterarthroskopie entstanden. Es widmet sich im Detail den Grundlagen und der Pathomorphologie der einzelnen Erkrankungen und führt dann zu sehr detaillierten Beschreibungen der einzelnen operativen Verfahren.

Den Herausgebern und Autoren gelang eine exzellent komprimierte, aber aktuelle und umfassende Darstellung der zur Zeit am Schultergelenk möglichen arthroskopischen Behandlungsverfahren. Neueste wissenschaftliche Erkenntnisse werden mit vielen praktisch verwertbaren Hinweisen kombiniert, womit Operateure ein Buch für Operateure geschrieben haben. Insgesamt entstand so ein breiter Querschnitt, der keine Frage der Schulterarthroskopie offen läßt und ein neues Standardwerk darstellt.

Ich wünsche diesem Buch, dass es seinen Weg geht und dem mit der Schulter beschäftigten Arzt hilfreich in der täglichen Praxis zur Seite steht.

Heidelberg, im Juli 2001   PETER HABERMEYER

Vorwort

> *„Die Theorie entscheidet,*
> *was wir beobachten."*
>
> Albert Einstein (1879–1955)

Die Arthroskopie eines jeden Gelenks entwickelt sich in aufeinander folgenden Stadien, die sowohl von der zunehmenden Erfahrung der Operateure als auch der Überwindung technischer Schwierigkeiten bestimmt werden. Anfangs etabliert sich die arthroskopische Diagnostik, die durch den Wunsch der Ärzte beflügelt wird, vor der Gelenkeröffnung ein genaues Bild über die jeweiligen pathologischen Befunde und Begleitverletzungen zu erhalten. Der zweite Schritt ist die Durchführung resektiver Operationsverfahren mit arthroskopischen Mitteln, wobei deren Indikationsspektrum und Wirkungsweise aus der offenen Chirurgie bekannt sind. Die Ergebnisse dieser resektiven Techniken erreichen bald eine im Vergleich zu offenen Verfahren mindestens gleichwertige Qualität, jedoch bei deutlich geringerer Morbidität. Im dritten Stadium entwickeln sich rekonstruktive arthroskopische Operationstechniken, deren Methoden den Grundsätzen der offenen Rekonstruktion folgen. Schließlich werden im vierten Stadium völlig neue Operationsverfahren entwickelt, die aus der offenen Chirurgie nicht bekannt sind.

Analog zu dieser mittlerweile an vielen Gelenken historischen Entwicklung vollziehen sich diese Stadien auch im Repertoire eines arthroskopischen Operateurs. Der Einstieg in die minimalinvasive Technik erfolgt mit diagnostischen Arthroskopien, dann werden resektive und schließlich auch rekonstruktive Eingriffe durchgeführt. Dabei benötigt der Operateur neben der genauen Kenntnis der arthroskopischen Anatomie und Pathologie ein gewisses Maß an Geschicklichkeit, das einer nicht nur zeitlich bestimmbaren Lernkurve folgt. Die optimale Bereitstellung von Informationen, die in allen Stadien der individuellen Entwicklung technische und theoretische Unterstützung bieten, kann den Fortschritt und Erfolg dieser „arthroskopischen Ontogenese" entscheidend beschleunigen.

Der Erfolg arthroskopischer Eingriffe hängt sowohl vom theoretischen Verständnis des jeweiligen Problems als auch von der optimalen technischen Durchführung aller Operationsschritte ab. Dies war für uns Anlass, ergänzend zur Durchführung arthroskopischer Operationskurse an der Schulter das vorliegende Buch herauszugeben. Die Absicht dabei war, den aktuellen Stand sowohl der theoretischen wie praktischen Grundlagen der Schulterarthroskopie zu beleuchten. Neben wissenschaftlicher Aktualität sollten dabei besonders praktische Aspekte im Vordergrund stehen, um den Einstieg in diese faszinierende Welt der minimalinvasiven Technik zu erleichtern.

Magdeburg und München,   WOLFGANG NEBELUNG
im Sommer 2001   ERNST WIEDEMANN

Inhaltsverzeichnis

KAPITEL 1
Grundlagen der Schulterarthroskopie
W. NEBELUNG · E. WIEDEMANN

1.1	Arthroskopisch oder offen operieren?	2
1.2	Technische Besonderheiten	4
1.3	Lagerung des Patienten	6

KAPITEL 2
Arthroskopische Zugänge zum Schultergelenk
W. NEBELUNG

2.1	Punktion und dorsaler Standardzugang	12
2.2	Zugänge für glenohumerale Operationen	14
2.3	Zugänge für subakromiale Eingriffe	19

KAPITEL 3
Anästhesie bei Schulterarthroskopien
E. STAROSKE

3.1	Regionalanästhesie/Interskalenusblock	23
3.2	Allgemeinanästhesie	25
3.3	Postoperative Schmerztherapie	25

KAPITEL 4
Arthroskopische Anatomie
A. MACHNER · G. PAP

4.1	Glenohumeralgelenk	31
4.2	Subakromialraum	35

KAPITEL 5
Klinische Untersuchung
R. BECKER · M. RÖPKE

5.1	Anamnese	39
5.2	Inspektion, Palpation und Bewegungsprüfung	40
5.3	Schulterschmerz und Zervikalsyndrom	41
5.4	Untersuchungstechniken	41

KAPITEL 6
Bildgebende Diagnostik
D. URBACH

6.1	Röntgendiagnostik	55
6.2	Sonographie	57
6.3	Computer- und Magnetresonanztomographie	58
6.4	Subakromialer Raum und Schultereckgelenk	58
6.5	Instabiles Schultergelenk	60

KAPITEL 7
Arthroskopische Diagnostik und Therapie der Instabilität
W. NEBELUNG · E. WIEDEMANN

7.1	Faktoren der Schulterstabilität	67
7.2	Pathologische Anatomie der Schulterinstabilität	70
7.3	Klassifikation der Schulterinstabilität	71
7.4	Arthroskopische Befunde der Instabilität und ihre Klassifikation	72

KAPITEL 8
Arthroskopische Rekonstruktion des Glenohumeralgelenks
W. NEBELUNG · M. KETTLER · E. WIEDEMANN · A. JÄGER · F. HOFFMANN
W. BIRKNER · M.J. KÄÄB · N.P. SÜDKAMP

8.1	Allgemeine Prinzipien der arthroskopischen Labrum- und Kapselrekonstruktion	83
8.2	Arthroskopische Knotentechnik	97
8.3	1-Schritt-Techniken mit Fäden oder dem Fastak-Nahtanker	100
8.4	2-Schritt-Techniken mit dem Fastak-Nahtanker	106
8.5	Sidewinder-Technik	111
8.6	Arthroskopische Schulterstabilisierung mit resorbierbaren Panalok-Ankern	116
8.7	Schulterstabilisierung mit dem Suretac	119
8.8	Transglenoidale arthroskopische Technik nach Caspari	127
8.9	Schulterstabilisierung mit dem Tissue-Tac	132

KAPITEL 9
Arthroskopische Rekonstruktionstechniken der Kapsel ohne ossäre Reinsertion
W. NEBELUNG · D. JUNG

9.1	Arthroskopischer Verschluss des Rotatorenintervalls	139
9.2	Dorsale Kapselraffung	142
9.3	Thermische Kapselschrumpfung	146

KAPITEL 10
Ätiologie und Klassifikation des Impingement-Syndroms
P. OGON · M. OGON

10.1	Historische Entwicklung	153
10.2	Subakromiale Anatomie	154
10.3	Pathologie des Akromions	154
10.4	Radiologische Veränderungen des Subakromialraums	155
10.5	Klassifikation	155
10.6	Ursachen des Outlet-Impingements	156
10.7	Ursachen des Non-outlet-Impingements	159
10.8	Resümee	161

KAPITEL 11
Ätiologie und Klassifikation der Rotatorenmanschettenrupturen
E. WIEDEMANN

11.1	Anatomie	167
11.2	Pathologische Anatomie und Pathophysiologie	167
11.3	Arthroskopische Pathomorphologie	168
11.4	Arthroskopische Beurteilung einer Partialruptur	169
11.5	Arthroskopische Beurteilung einer kompletten Ruptur	173
11.6	Ziel der arthroskopischen Diagnostik	174

KAPITEL 12
Technik der arthroskopischen subakromialen Dekompression
P. OGON

12.1	Planung	179
12.2	Bursoskopie über das dorsale Arthroskopieportal	181
12.3	Anlage des lateralen Arbeitsportals	182
12.4	Bursektomie	183
12.5	Ossäre Dekompression	184

KAPITEL 13
Arthroskopische AC-Gelenk-Resektion
K. LABS

13.1	Ätiologie	191
13.2	Klinische Diagnostik	191

13.3	Indikationen und Kontraindikationen	192
13.4	Lagerung und Instrumente	192
13.5	Operationstechnik	193
13.6	Nachbehandlung	196
13.7	Ergebnisse	196

KAPITEL 14
Arthroskopische Rotatorenmanschettennaht
W. NEBELUNG

14.1	Arthroskopische Rotatorenmanschettenrekonstruktion	201
14.2	Rotatorenmanschettenrefixation mit perforierenden Ankern	210
14.3	Arthroskopische Rotatorenmanschettennaht mit beliebigen Nahtankern	214

KAPITEL 15
Funktionelle Impingement-Syndrome
S. LICHTENBERG · P. HABERMEYER

15.1	Posterosuperiores Impingement	225
15.2	Anterosuperiores Impingement	231
15.3	Impingement bei muskulärer Dysbalance	235
15.4	Posturisches Impingement	236

KAPITEL 16
Kalkschulter
G. PA · A. MACHNER · P. OGON · M. OGON

| 16.1 | Tendinitis calcarea | 241 |
| 16.2 | Arthroskopische Therapie der Tendinosis calcarea in der Quadrantentechnik | 251 |

KAPITEL 17
Kraniale Labrumläsionen (SLAP-Läsionen)
W. NEBELUNG

17.1	Pathologie	261
17.2	Ätiologie	263
17.3	Operative Therapie	264

KAPITEL 18
Bizepssehne
M. LEHMANN

18.1	Anatomie	273
18.2	Stabilisatoren	275
18.3	Funktionelle Anatomie	277

18.4	Pathophysiologie	278
18.5	Klinisches Bild	283
18.6	Bildgebende Diagnostik	283
18.7	Therapie	284

KAPITEL 19
Schultersteife
W. ATTMANSPACHER

19.1	Definition	293
19.3	Klinische Untersuchung	295
19.4	Bildgebende Diagnostik	295
19.5	Therapie	296

KAPITEL 20
Schultergelenksinfektionen
W. ATTMANSPACHER

20.1	Ursachen	307
20.2	Klassifikation	308
20.4	Diagnostik	309
20.5	Therapie	310
20.6	Ergebnisse	313
20.7	Resümee	313

KAPITEL 21
Omarthrose
M. KETTLER, E. WIEDEMANN

21.1	Klinik und Einteilung	319
21.2	Arthroskopische Therapie	321
21.3	Ergebnisse	322

KAPITEL 22
Rehabilitation nach Eingriffen an der Schulter
A. GRAMBAUER

22.1	Behandlungsziele	327
22.2	Funktionelle Nachbehandlung bei verschiedenen Schulteroperationen	331
22.3	Resümee	332

Sachverzeichnis 335

Autorenverzeichnis

ATTMANSPACHER, WILLI, Dr. med.
   Klinikum Süd, Klinik für Unfallchirurgie Nürnberg
   Breslauer Straße 201, 90471 Nürnberg

BECKER, ROLAND, Dr. med.
   Otto-von-Guericke-Universität Magdeburg
   Orthopädische Universitätsklinik
   Leipziger Straße 44, 39120 Magdeburg

BIRKNER, WOLFGANG, Dr. med.
   Kreiskrankenhaus Rheinfelden
   Am Vogelsang, 79618 Rheinfelden

GRAMBAUER, ANNEKATRIN
   Median-Reha-Zentrum-Westend
   Spandauer Damm 130, 14050 Berlin

HABERMEYER PETER, Prof. Dr. med.
   ATOS-Klinik Heidelberg
   Bismarckstraße 9–15, 69115 Heidelberg

HOFFMANN, FRANK, Dr. med.
   Klinikum Rosenheim, Klinik für Orthopädie
   Pettenkoferstraße 10, 83022 Rosenheim

JÄGER, ALWIN, Dr. med.
   Orthopädische Universitätsklinik Friedrichsheim
   Marienburgstraße 2, 60528 Frankfurt/M.

JUNG, DIRK, Dr. med.
   Meo-Clinic Berlin
   Elsenpfuhlstraße 46, 13437 Berlin

KÄÄB, MAX J., Dr. med
   Unfall- und Wiederherstellungschirurgie Charité
   Campus Virchow-Klinik
   Augustenburger Platz 1
   13353 Berlin

KETTLER, MARK, Dr. med
  Chirurgische Klinik und Poliklinik
  Klinikum der Ludwig-Maximilians-Universität München
  Nussbaumstr. 20, 80336 München

LABS, KARSTEN, Dr. med.
  Klinikum der Humboldt-Universität Berlin
  Klinik für Orthopädie, Charité
  Schumannstraße 20/21, 10098 Berlin

LEHMANN, MICHAEL, Dr. med.
  Athletikum Hofheim / Klinik 2000 Freiburg
  Reitenberger Straße 6, 65719 Hofheim

LICHTENFELD, SVEN, Dr. med.
  ATOS-Klinik Heidelberg
  Bismarckstraße 9–15, 69115 Heidelberg

MACHNER, ANDREAS, Dr. med.
  Otto-von-Guericke-Universität Magdeburg
  Orthopädische Universitätsklinik
  Leipziger Straße 44, 39120 Magdeburg

NEBELUNG, WOLFGANG, PD Dr. med.
  Otto-von-Guericke-Universität Magdeburg
  Orthopädische Universitätsklinik
  Leipziger Straße 44, 39120 Magdeburg

OGON, MICHAEL, Univ.-Doz. Dr. med.
  Universitätsklinik für Orthopädie
  Anichstraße 35, A-6020 Insbruck

OGON, PETER, Dr. med.
  Orthopädische Praxis- und Heviaskliniken Breisach
  K.-Joseph-Straße 261, 79098 Freiburg

PAP, GEZA, Dr. med.
  Otto-von-Guericke-Universität Magdeburg
  Orthopädische Universitätsklinik
  Leipziger Straße 44, 39120 Magdeburg

RÖPKE, MARTIN, Dr. med.
  Otto-von-Guericke-Universität Magdeburg
  Orthopädische Universitätsklinik
  Leipziger Straße 44, 39120 Magdeburg

STAROSKE, EVELYN, Dr. med.
  Otto-von-Guericke-Universität Magdeburg
  Klinik für Anästhesiologie und Intensivtherapie
  Leipziger Straße 44, 39120 Magdeburg

SÜDKAMP, NORBERT P., Prof. Dr. med.
   Universitätsklinikum Freiburg
   Unfallchirurgie
   Hugstedter Straße 55, 79106 Freiburg

URBACH, DIETMAR, Dr. med.
   Otto-von-Guericke-Universität Magdeburg
   Orthopädische Universitätsklinik
   Leipziger Straße 44, 39120 Magdeburg

WIEDEMANN, ERNST, PD Dr. med.
   Chirurgische Klinik und Poliklinik
   Klinikum der Ludwig-Maximilians-Universität München
   Nussbaumstr. 20, 80336 München

KAPITEL 1 # Grundlagen der Schulterarthroskopie

W. NEBELUNG · E. WIEDEMANN

1.1 Arthroskopisch oder offen operieren? 2
1.2 Technische Besonderheiten 4
1.3 Lagerung des Patienten 6
1.3.1 Seitenlage 6
1.3.2 Beach-chair-Lagerung 8

Grundlagen der Schulterarthroskopie

W. Neblung E · Wiedemann

1.1 Arthroskopisch oder offen operieren?

Letztlich ist die Entscheidung eines Operateurs, einen Eingriff am Schultergelenk offen oder arthroskopisch durchzuführen, Resultat einer individuellen Wertung der konkreten Umstände, d. h. der Indikation, der Erfolgsaussichten und der gegebenen technischen Möglichkeiten (Abb. 1.1). Prinzipielle Vor- und Nachteile arthroskopischer oder offener Eingriffe sind in Tabelle 1.1 dargestellt.

Im letzten Jahrzehnt hat sich die Schulterarthroskopie rasant entwickelt. Die technischen Möglichkeiten haben sich im Vergleich zu den Pionierjahren wesentlich erweitert. Einige Eingriffe sind wegen ihrer deutlich geringeren Morbidität in ihrer arthroskopischen Durchführung dem offenen Vorgehen überlegen. Andere Probleme dagegen sind mittels offener Verfahren besser zu behandeln. In Tabelle 1.2 sind verschiedene

Tabelle 1.1. Vor- und Nachteile arthroskopischer Operationen

Vorteile	Nachteile
Wenig invasive Darstellung fast aller intraartikulär sichtbaren Schultergelenkstrukturen	Keine schichtweise Darstellung des Zugangswegs mit mangelnder Interventionsmöglichkeit innerhalb der Schichten
Videoskopischer Vergrößerungseffekt mit besserer Erkennung pathologischer Befunde	Strukturen außerhalb von Hohlräumen sind arthroskopisch schlecht darstellbar
Darstellung der Textur und Konsistenz pathoanatomischer Befunde	Die beschränkte Angulationsmöglichkeit von Instrumenten erschwert besonders rekonstruktive Operationsverfahren
Operative Eingriffe sind weniger traumatisierend für den Patienten	

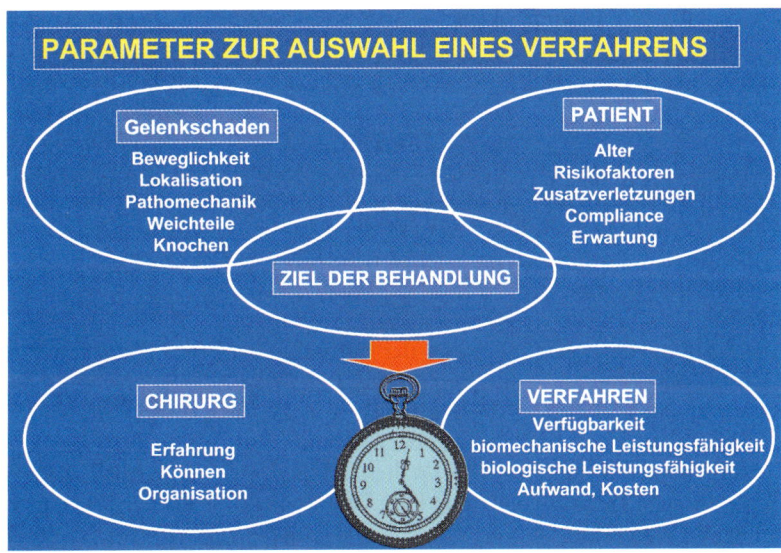

Abb. 1.1. Schematische Darstellung der Entscheidungsprozesse hinsichtlich der Wahl des Behandlungsverfahrens. Neben der individuellen Schadenssituation des Schultergelenks bestimmt der Patient durch seine allgemeine Konstitution und individuelle Erwartungssituation das Behandlungsziel. Entsprechend den verfügbaren subjektiven und objektiven Bedingungen und konkreten Umständen erfolgt die Wahl eines geeigneten Behandlungsverfahrens. (Nach Mutschler, pers. Mitteilung)

Tabelle 1.2. Indikationen für offene oder arthroskopische Schultergelenkeingriffe

Arthroskopische Technik überlegen	Athroskopisches oder offenes Vorgehen möglich	Offene Technik überlegen
Diagnostische Arthroskopie	Ventraler Kapselshift	Komplexe Instabilität
Akromioplastik	Traumatische, rezidivierende Instabilität	Dorsale Instabilität
Bankart-Läsion bei Erstluxation	Dorsaler Kapselshift	Glenoiddefekt
SLAP-Läsion	Ossäre Bankart-Läsion	Ausgedehnte Rotatorenmanschettenruptur
Entfernung von freien Gelenkkörpern	Rotatorenmanschettenruptur	Bizepssehneninstabilität
Bizepssehnentenotomie	Intervallverschluss	Humeruskopffraktur
Synovektomie	Laterale Klavikularesektion	Gelenkersatz
Degenerative Labrumläsion		

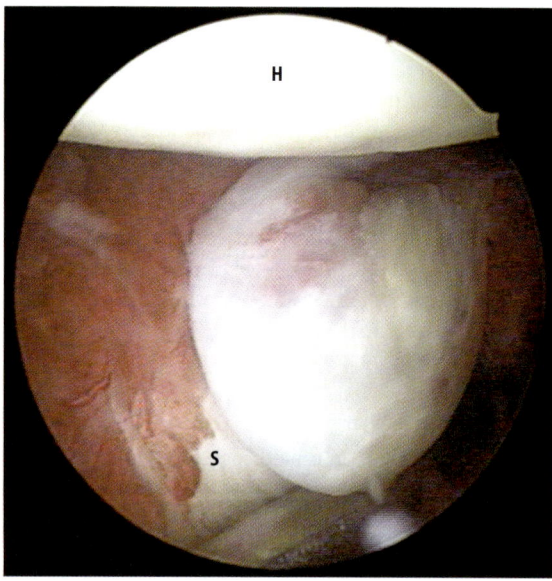

Abb. 1.2. 23-jähriger Patient mit mehrfacher traumatischer Schulterluxation. Arthroskopische Aufnahme der Subskapularissehne (S), die eine Teilruptur zeigt. In diesem Fall ist ein Verfahrenwechsel auf eine offene Bankart-Rekonstruktion notwendig. H Humeruskopf

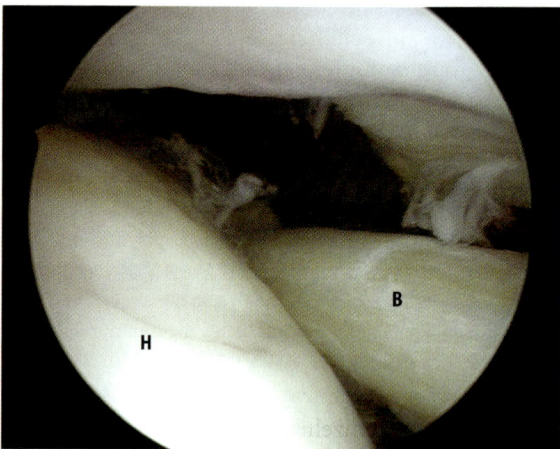

Abb. 1.3. 50-jähriger Patient mit kleiner Supraspinatussehnenruptur. Wegen der Mitbeteiligung des Bizepssehnenhalteapparates ist eine arthroskopische Versorgung der Ruptur nicht möglich. Verfahrenswechsel auf offenes Vorgehen zur Versorgung der Rotatorenmanschettenruptur sowie Tenodese der Bizepssehne (B). H Humeruskopf

Schultergelenkeingriffe und die nach unserer Ansicht derzeitig sinnvollen Möglichkeiten ihrer offenen oder arthroskopischen Durchführung angegeben.

Die exzellente Beurteilbarkeit des Gelenks während einer Spiegelung spricht für die großzügige Anwendung der Arthroskopie, auch in Kombination mit offenen Eingriffen. Abhängig von der individuellen Technik des Operateurs und der spezifischen Situation kann dann im Einzelfall entschieden werden, ob ein Befund arthroskopisch, offen oder kombiniert zu versorgen ist. Entsprechend der Wahrscheinlichkeit eines sich anschließenden offenen Eingriffs kann entweder die halbsitzende oder die Seitenlageposition für den arthroskopischen Teil der Operation genutzt werden (Abb. 1.2, 1.3). Einige Beispiele, bei denen die Durchführung einer Arthroskopie hilfreich ist, weil sie einen klinisch wesentlichen Informationsgewinn erbringt, aber trotzdem in Abhängigkeit von der Erfahrung des Operateurs ein Verfahrenswechsel sinnvoll sein kann, sind in Tabelle 1.3 zusammengestellt.

1.2
Technische Besonderheiten

Prinzipiell ist das Schultergelenk aus technischer Sicht relativ einfach zu spiegeln. Die Punktion erfordert etwas mehr Orientierung als am Kniegelenk, die

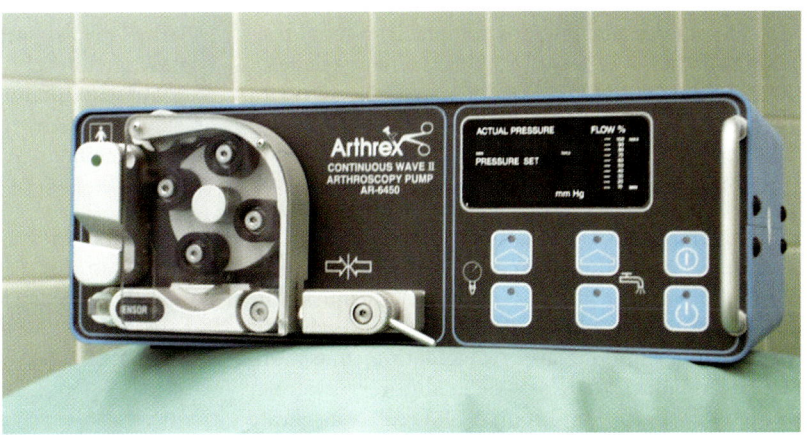

Abb. 1.4. Druckgesteuerte Rollenpumpe zur kontinuierlichen Flusssteuerung der Spülflüssigkeit

Tabelle 1.3. Beispiele für sinnvolle arthroskopisch-offene Verfahrenswechsel

Arthroskopischer Befund	Verfahrenswechsel
Rotatorenmanschettenruptur, mittlere Rupturgröße, kein Kopfhochstand, arthroskopisch nicht mobilisier- bzw. rekonstruierbar	Offene Versorgung mit schonender Deltoideusablösung und Mobilisation der Rotatorenmanschette (evtl. vorrangig arthroskopische subakromiale Dekompression, ASAD)
Partialruptur der Rotatorenmanschette mit Instabilität der langen Bizepssehne	Offene Bizepssehnentenodese (evtl. vorrangig ASAD und arthroskopische Tenotomie der langen Bizepssehne)
Intakte Rotatorenmanschette, kein subakromiales Impingement, klinisch symptomatische AC-Arthrose	Offene laterale Klavikularesektion
Rezidivierende ventrale Instabilität, ossärer Substanzdefekt grösser als ein Viertel des Glenoids	Knöcherne Spanplastik (J-Span nach Resch)
Hypotrophe Kapsel, Subskapularisaffektion	Offene Bankart-Operation

Darstellung der einzelnen Strukturen ist aber bei Kenntnis der Anatomie und korrekter Rotation der Winkeloptik eher einfacher als am Kniegelenk. Das Aufklappen des Gelenks, wie am Knie zur Einsichtnahme des Hinterhorns, ist nicht notwendig. Viel wichtiger ist die geschickte Nutzung der arthroskopischen Winkeloptik. Es gilt die Regel, dass nicht das ganze Arthroskop in jede Ecke des Gelenks bewegt, sondern vorwiegend durch die Rotation der Winkeloptik das Gesichtsfeld verändert wird.

Da Schultergelenke ohne Blutsperre arthroskopiert werden, treten mitunter blutungsbedingte Eintrübungen des Gesichtsfelds auf. Zur Erhaltung eines kontinuierlichen druckgesteuerten Flüssigkeitszuflusses ist die Verwendung einer Arthroskopiepumpe notwendig (Abb. 1.4). Bei der diagnostischen Schulterarthroskopie genügt der Anschluss eines Ablaufschlauchs am Trokarschaft, alternierend kann dann das Schultergelenk mit Flüssigkeit gefüllt und ausgespült werden. Ist eine Arbeitskanüle eingesetzt, kann mit entsprechendem Durchfluss die blutungsbedingte Trübung des Gesichtsfelds behoben werden. In schwierigen Fällen ohne effektive Blutstillung (meist im Subakromialraum) empfehlen wir die Verwendung einer zusätzlichen Inflow-Kanüle; mit dem erhöhten Zufluss und dem Abfluss über den Shaver wird ein besserer Spüleffekt ermöglicht. Besonders sollte also bei blutungsbedingter Trübung des Gesichtsfelds an folgende Maßnahmen gedacht werden:
- Erhöhung des Inflow-Drucks,
- Senkung des systolischen Blutdrucks, ausreichende Narkosetiefe,
- Blutstillung mit mono- oder multipolarem Koagulator,
- Adrenalinzusatz zur Spüllösung (1 mg auf 3 l Spülflüssigkeit)
- Erhöhung der Durchflussrate (High-flow-Trokar oder selektive Inflow-Kanüle)

Tipps und Tricks

Die zunächst einfachste Möglichkeit der Beherrschung von Blutungen („Red-out") ist die Erhöhung des Inflow-Drucks. Dies hat aber eine je nach Qualität des Bindegewebes erhebliche Schwellneigung zur Folge, so dass sich die Zeit verkürzt, während der effektiv arthroskopisch operiert werden kann. Die Schwellung kann so stark werden, dass sie zum Abbruch des Eingriffs zwingt, der ohnehin maximal 2 h dauern sollte.

> Deshalb empfehlen wir, die mit der Erhöhung des Inflow-Drucks verbesserte Sicht zu einer gezielten Blutstillung zu nutzen und danach den Druck wieder zu senken.

Die eigentliche Blutstillung wird mit einem hochfrequenten Elektrokoagulator realisiert. Mit der Druckspülung am Arthroskop stellt man die Stelle ein, wo sich die Farbe Rot konzentriert. Hier wird man stets die Blutungsquelle finden. An diesen Ort muss mittels Triangulation dann der Koagulator gebracht werden. Bei monopolarer Koagulation muss ein nicht leitendes Arthroskopiemedium verwendet werden! Moderne multipolare Koagulationsgeräte arbeiten dagegen in den üblichen elektrolythaltigen Spüllösungen.

Im Gegensatz zur Arthroskopie des Kniegelenks werden bei den meisten schulterarthroskopischen Eingriffen Arbeitskanülen verwendet. Diese sind über einen eingebrachten Wechselstab problemlos einsetzbar und besitzen eine Dichtung sowie einen abschließbaren Hahn. Moderne Kanülen besitzen ein Gewinde und sind durchsichtig, was die arthroskopische Kontrolle im Öffnungsbereich der Kanüle im Gelenk vereinfacht (Abb. 1.5).

Neben der optischen Einstellung der intraartikulär erreichbaren Strukturen ist die Tasthakenpalpation zur Diagnostik pathologischer Befunde zu fordern. Ist nach der ersten optischen Inspektion des Schultergelenks eine intraartikuläre Operation wenig wahrscheinlich, setzen wir nur den Tasthaken ohne Arbeitskanüle über den anterioren Zugang ein.

Tipps und Tricks

Nach einer kleinen Hautinzision lateral des palpablen Korakoids wird der Haken unter ständigen Rotationsbewegungen durch die Weichteile in das Gelenk geführt. Das direkte Durchstoßen des Tasthakens ist wegen der Gefahr seines Abbrechens gefährlich! Die passende Stelle für die Stichinzision kann vorher mit einer Kanüle getestet werden, der Operateur kann sich auch am durchscheinenden Licht des Arthroskops orientieren.

Alternativ können auch ein stumpfer Trokar oder ein Wechselstab zur Palpation benutzt werden. Dieses Vorgehen eignet sich besonders zur Überprüfung einer Instabilität der langen Bizepssehne.

1.3
Lagerung des Patienten

Die Schulterarthroskopie kann in zwei verschiedenen Positionen des Patienten durchgeführt werden, die wegen der räumlichen Orientierung jeweils auch für den Operateur gewöhnungsbedürftig sind. Viele Operateure bevorzugen, wie auch wir, die in den USA übliche Seitenlage. Allerdings ist auch die halbsitzende Position (Beach-chair-Position) weit verbreitet und kann durchaus Vorteile bieten.

1.3.1
Seitenlage (Abb. 1.6–1.8)

Auf einem einfachen OP-Tisch wird der Patient in die stabile Seitenlage gebracht. Hierzu wird das obere Bein in Hüfte und Knie gebeugt und an Knie und Knöchel gepolstert, um Nervenschäden vorzubeugen (N. peroneus!). Ventral wird an der Spina iliaca anterior oder am Sternum und dorsal an der mittleren BWS oder am Becken eine gepolsterte Stütze verwendet. Der zu operierende Arm wird steril mit einer Stockinette eingewickelt oder abgewaschen und dann in etwa 30° Abduktion und leichter Anteflexion unter Zug aufgehängt.

Je nach Konstitution kommen 4–6 kg Zug zur Anwendung. Zusätzlich kann zur Erweiterung des glenohumeralen Gelenkraums ein zweiter axillärer Seitenzug mit 2–4 kg am proximalen Oberarm angelegt werden. Entsprechende Anbauten mit Rollen zur Kraftübertragung, die am OP-Tisch befestigt werden, sind kommerziell erhältlich. Wichtig ist, den axillären Seitenzug nicht dauerhaft mit 4 kg zu belasten, da durch den Druck auf den Plexus postoperative Nervenschäden auftreten können. Wir verwenden einen konstanten Zug von 2 kg, der während der wesentlichen Operationsschritte am ventroinferioren Glenoid kurzzeitig auf 4 kg erhöht wird.

Die Anästhesieeinrichtung kann bei der Seitenlage ventral des Patienten angeordnet werden. Für den

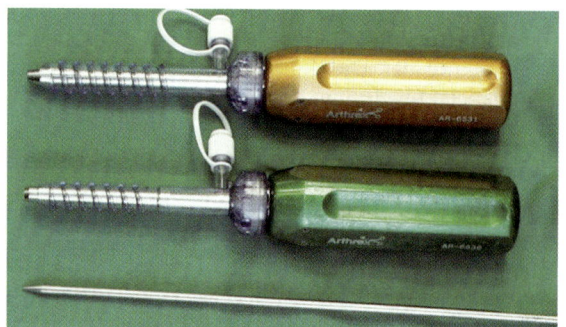

Abb. 1.5. Durchsichtige Kanülen mit Gewindezügen verhindern ihr Herausrutschen während der Operation. Das Einbringen der Kanülen kann unter Benutzung des Wechselstabs und des passenden kanülierten Eindrehinstruments erfolgen

Abb. 1.6. Lagerung des Patienten in Seitlage. Eine Stütze befindet sich in Rückenmitte, eine weitere an der Spina iliaca anterior. Zwischen die Kniegelenke wird ein Keilkissen geschoben

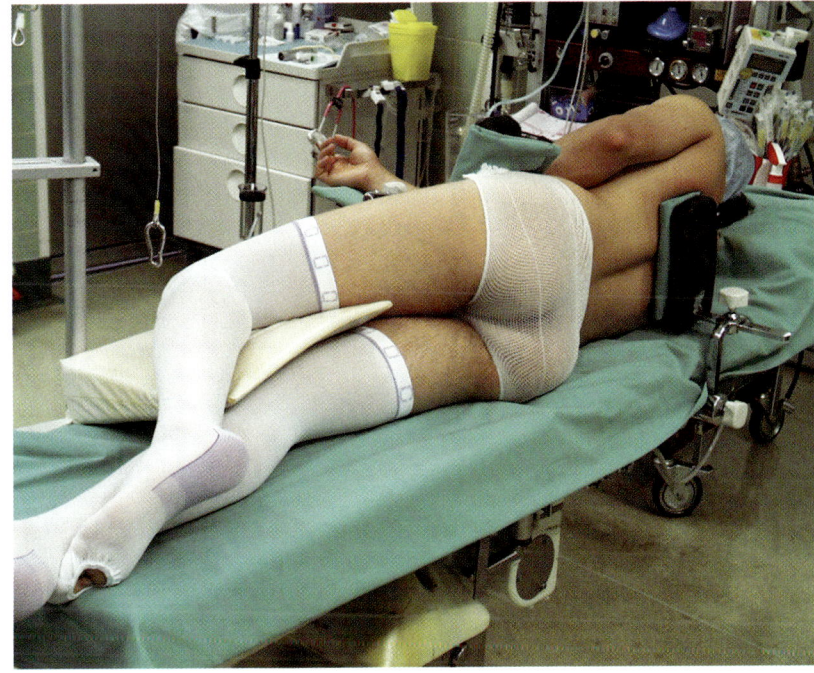

Abb. 1.7. Lagerung des Patienten zur Schulterarthroskopie, Ansicht von vorn beim Abwaschen. Die unsterile Hand des zu operierenden Arms wird durch eine Stockinette abgedeckt. Der zweidimensionale Armhalter ist am Tischende befestigt

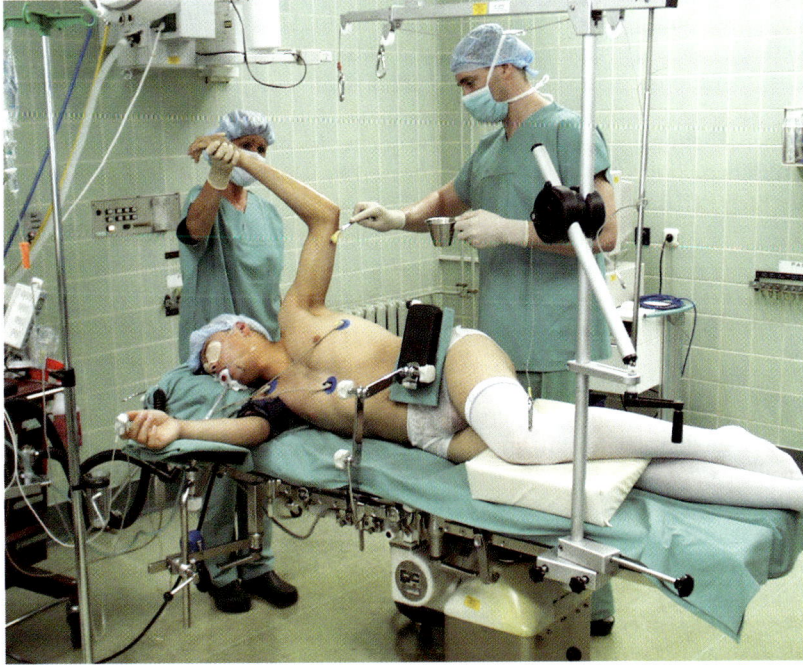

Abb. 1.8. Operationssituation bei Lagerung des Patienten in Seitlage. Beide Operateure stehen am Kopfende des Patienten und können sowohl von ventral als auch von dorsal operieren. Der Arthroskopieturm befindet sich am Fußende des OP-Tisches. Der Anästhesist hat ventralseitig des Patienten ausreichend Platz

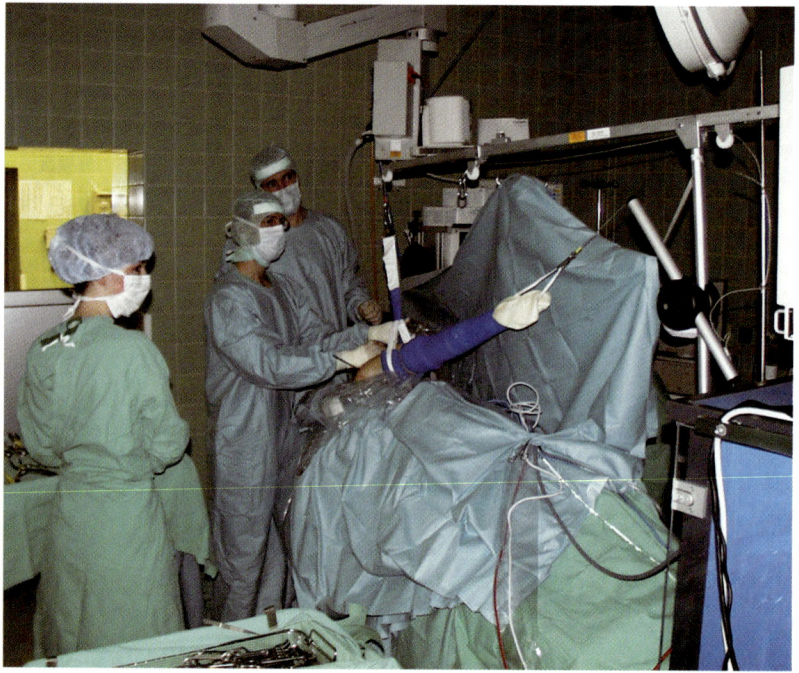

Operateur erleichtert es aber beispielsweise bei einer Schulterinstabilität den Eingriff deutlich, wenn er auch von ventral an die Schulter herankommt. Dies bedeutet, dass der Operateur während entscheidender Operationsschritte am Kopfende oder sogar ventral des Patienten steht. Deshalb kann es günstig sein, bei Seitenlage die Anästhesie wie bei neurochirurgischen Eingriffen am Fußende des völlig abgedeckten Patienten anzuordnen.

1.3.2
Beach-chair-Lagerung (Abb. 1.9 und 1.10)

Die halbsitzende Position des Patienten kann entweder mit einem beweglichen Universaltisch oder einer zusätzlichen dorsalen Abstützung am Kopf des Patienten erreicht werden. Der zu operierende Arm wird steril mit einer Stockinette eingewickelt und wasserdicht abgeklebt und kann während der Operation durch den Assistenten beliebig bewegt werden. Die freie Zugänglichkeit des Schultergelenks von dorsal muss durch Verwendung eines langen Kopfhalters oder das Wegklappen eines OP-Tischteils erreicht werden. Der Kopf des Patienten wird entsprechend gesichert.

Inzwischen werden auch Traktionsmöglichkeiten für die Beach-chair-Lagerung angeboten, die das Schultergelenk mittels eines axillären Seitenzugs distendieren. Damit soll der bisher wesentliche Vorteil der Seitenlage, die zusätzliche Distension, auch in Beach-chair-Position nutzbar sein.

Tipps und Tricks

Bei der Beach-chair-Position sollte der Kamerabezug besonders sorgfältig festgeklebt werden. Das Ende des Kamerabezugs darf nirgends unter dem Klebeband hervorstehen! Ein auf den Arthroskopschaft geschobener Dichtring einer alten Arbeitskanüle verringert zusätzlich das Eindringen von Spülflüssigkeit in den Kamerabezug (Abb. 1.11). Wir empfehlen, einen sterilen Tupfer oder eine Kompresse in den Kamerabezug hineinzustecken. So können kleinere Mengen eingedrungener Flüssigkeit zunächst aufgesaugt werden. Bei Beschlagen der Optik kann mit etwas Geschick die Kamera von der sterilen Schwester im geschlossenen Bezug dekonnektiert und abgewischt werden (Abb. 1.12).

Wie man aus der Zusammenstellung in Tabelle 1.4 entnehmen kann, existieren für beide Verfahren Besonderheiten, die der Operateur kennen und entsprechend seiner geplanten Operationstaktik berücksichtigen sollte.

Wegen der besseren Distension und Darstellbarkeit des Gelenks verwenden wir bei Schulterinstabilitäten grundsätzlich die Seitenlage. Für subakromiale Operationen oder Befunde am oberen Labrum ist ein wesentlicher Vorteil des zusätzlichen axillären Distensionszugs nicht zu erkennen, so dass wir in diesem Fall nur einen Zug verwenden.

Ist klinisch eine größere, wahrscheinlich arthroskopisch nicht zu rekonstruierende Rotatorenmanschettenruptur zu erwarten, arthroskopieren wir in der Beach-chair-Position.

In Operationseinheiten mit einem vielfältigen Operationsspektrum ist es aus logistischen Gründen evtl. günstiger, eine einheitliche Lagerung für alle Schulterarthroskopien zu verwenden.

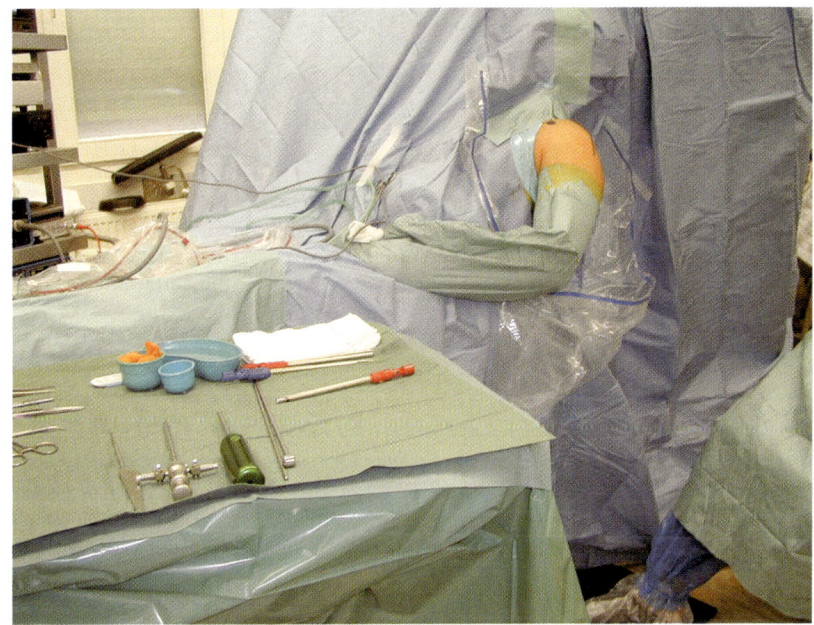

Abb. 1.9. Lagerung des Patienten in Liegestuhl- oder „Beachchair"-Position. Das Anzeichnen der knöchernen Orientierungspunkte vereinfacht die Orientierung beim Operieren. Wichtig ist eine ausreichend weite Abdeckung dorsal, da sonst der Bewegungsraum des Arthroskops eingeschränkt wird

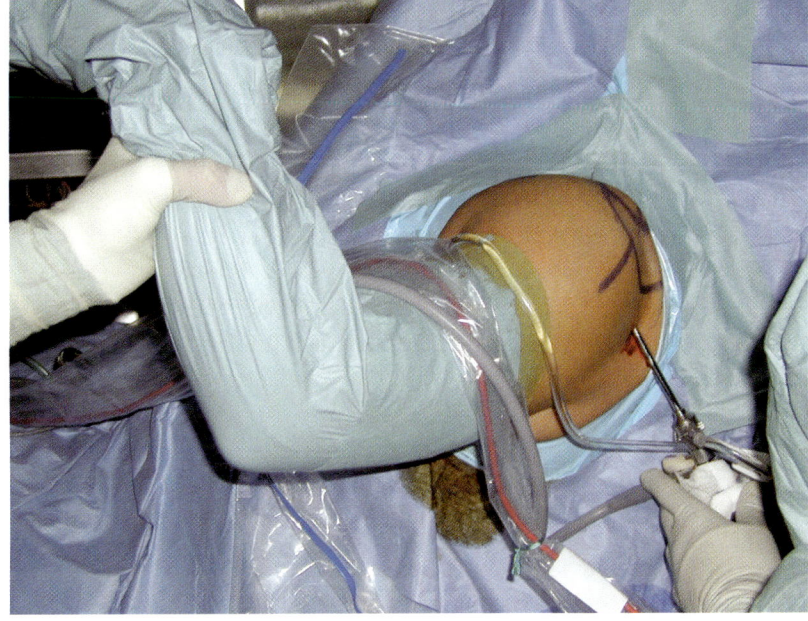

Abb. 1.10. Die Liegestuhlposition ermöglicht die einfache Bewegungsprüfung des Schultergelenks während der Arthroskopie. Sowohl in Innen- als auch in Außenrotation kann in beliebigen Abduktionsstellungen die intraartikuläre Situation beurteilt werden

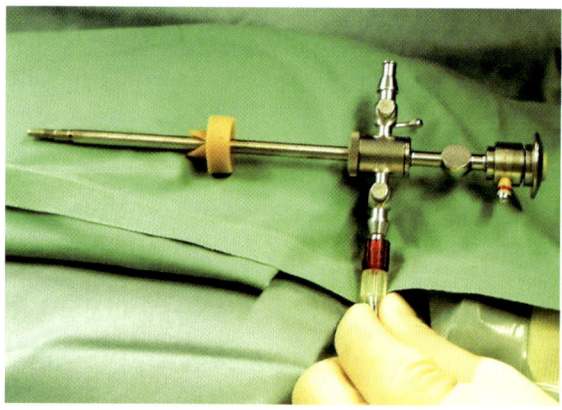

Abb. 1.11. Eine auf den Trokar gesetzte alte Dichtung einer Schulterarbeitskanüle verhindert das massive Ablaufen von Wasser und die Durchnässung und Undichtheit des Kamerabezugs. Besonders bei Operationen in Liegestuhlposition verhindert diese Maßnahme das Beschlagen der Optik

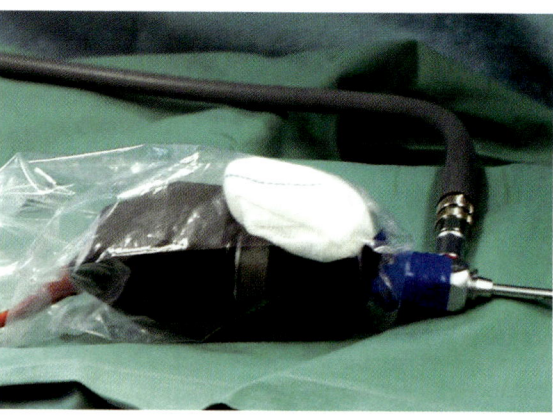

Abb. 1.12. Neben dem dichten Abkleben des Kamerabezugs kann ein Tupfer in den Bezug gesteckt werden. Bei Beschlagen der Optik durch eindringendes Wasser kann die Optik mit dem Tupfer gereinigt bzw. getrocknet werden

Tabelle 1.4. Vor- und Nachteile der seitlichen oder halbsitzenden Position

Kriterien	Seitenlage	Beach-chair-Position
Aufwand zur Lagerung	Gering, jedoch Aufhängevorrichtung für den Arm notwendig	Mäßig, beweglicher OP-Tisch oder Lagerungshilfen notwendig
Interaktion zur Narkose	Gering, bei suboptimalem Halsblock schwierige Intubation	Gering, mitunter orthostatische Dysregulation durch sitzende Position
Glenohumerale Distension	Sehr gut, durch additiven axillären Seitenzug gut steuerbar	Mäßig, durch Assistenz begrenzt realisierbar
Subakromiale Distension	Sehr gut, Orientierung erlernbar	Sehr gut, Orientierung ähnlich offenen Operationen
Intraoperative Stabilitäts- und Bewegungsprüfung	Mäßig, durch die Armaufhängung erschwert	Sehr gut, einfach auch endgradig durchführbar
Undichter Arthroskopbezug, beschlagene Optik	Selten, da der Schaft im dorsalen Zugang abwärts gehalten wird	Häufig, die Spitze des Schafts ist höher als die Kamera, so dass Wasser zurückläuft
Umsteigen auf offene subakromiale Verfahren	Mäßig, lediglich Deltoideus-Split problemlos möglich	Sehr gut, alle ventralen oder lateralen Zugänge möglich
Umsteigen auf offenen ventralen Zugang	Schlecht, Umlagerung notwendig	Sehr gut, problemloser deltopektoraler Zugang
Umsteigen auf offene dorsale Verfahren	Sehr gut, problemloser dorsaler Zugang	Schlecht, Umlagerung notwendig

KAPITEL 2 Arthroskopische Zugänge zum Schultergelenk

W. Nebelung

2.1   Punktion und dorsaler Standardzugang   13
2.1.1   Dorsales Standardportal (diagnostische Arthroskopie)   13
2.1.2   Technik der Punktion   14
2.2   Zugänge für glenohumerale Operationen   14
2.2.1   Ventraler Standardzugang   14
2.2.2   Suprabizipitaler Zugang   15
2.2.3   Anteroinferiores Portal   15
2.2.4   Posterolaterales Portal   18
2.2.5   Posteriore Zugänge   18
2.3   Zugänge für subakromiale Eingriffe   19
2.3.1   Lateraler Arbeitszugang   19
2.3.2   Paraakromialer lateraler Zugang   19
2.3.3   Posterolateraler Zugang   19
2.3.4   Superoventraler Zugang   20

Arthroskopische Zugänge zum Schultergelenk

W. Nebelung

Die optimale Positionierung der Zugänge ist sowohl für die Arbeits- als auch die Arthroskopieportale von großer Bedeutung. Die Zugangswege zum Schultergelenk perforieren mehr Weichteile als am Kniegelenk. Deshalb sollten einmal angelegte Zugänge mit Wechselstäben gesichert werden. Wird ein Portal im Operationsverlauf später erneut genutzt, kann über den Wechselstab die Arthroskophülse oder eine Arbeitskanüle beliebiger Größe eingesetzt werden. Zum Instrumentarium der Schulterarthroskopie sollten daher mindestens 2 Wechselstäbe gehören.

2.1 Punktion und dorsaler Standardzugang

2.1.1 Dorsales Standardportal (diagnostische Arthroskopie)

Der übliche Zugang zur Punktion des Schultergelenks ist das dorsale Standardportal (Abb. 2.1). Die Schulterarthroskopie beginnt mit der Punktion des Gelenks und dem Einführen des Arthroskops über das dorsale Portal. Die Hautinzision befindet sich 1 cm medial und 2–3 cm inferior des dorsolateralen Akromionecks (Abb. 2.2). Wünscht der Operateur eine bessere Darstellung der anteroinferioren Gelenkstrukturen, z. B. bei Stabilisierungsoperationen, und will er keinen weiteren anterioren Zugang für das Arthroskop anlegen, so kann etwas höher, direkt unter dem laterodorsalen Akromioneck, eingegangen werden. Allerdings verschlechtert sich bei höherem Eingehen die Darstellung des Subakromialraums, besonders im posterioren Anteil.

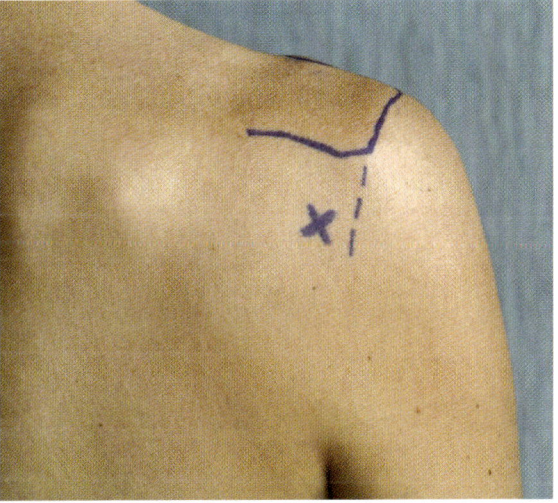

Abb. 2.1. Dorsale Sicht auf das Standardportal zur Punktion des Schultergelenks. Der optimale Eingangspunkt liegt je nach Konstitution des Patienten 2–3 cm inferior und 1 cm medial des posterolateralen Akromionecks

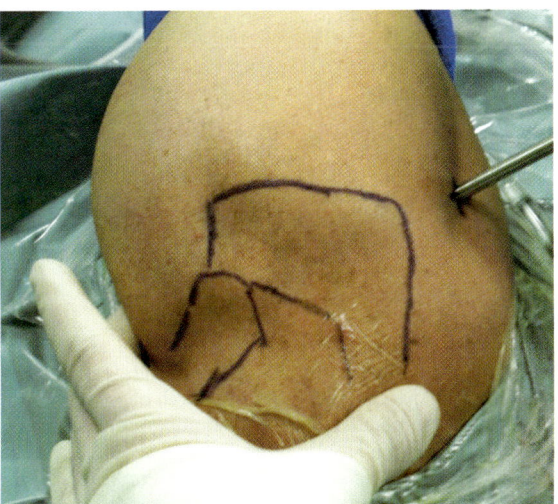

Abb. 2.2. Der Operateur umfasst die Schulter und palpiert mit dem Zeigefinger den Processus coracoideus. Die Arthroskophülse mit dem stumpfen Trokar wird etwa in die Richtung des Korakoids vorgeschoben

2.1.2
Technik der Punktion (Abb. 2.3)

Eine vorherige Auffüllung des Gelenks mit Spülflüssigkeit ist nicht notwendig. Der Arthroskopschaft wird mit dem stumpfen Trokar in der rechten Hand (beim Rechtshänder) etwa in Richtung des Korakoids geführt. Die andere Hand umfasst und fixiert dabei das Schultergelenk und palpiert das Korakoid. Der Operateur tastet sich zunächst mit dem stumpfen Trokar den Humeruskopf, welcher ein eher elastisch-verschiebbares Palpationsgefühl aufweist. Nach medial kann dagegen ein feste, wenig verschiebliche Resistenz, die posteriore Skapulaoberfläche, getastet werden. Dazwischen, knapp lateral der resistenten Skapulakortikalis, wird eine Vertiefung, die dem dorsalen glenohumeralen Gelenkspalt entspricht, palpatorisch „erkennbar". Ist diese Vertiefung erreicht, die auf Druck leicht nachgibt, dann wird der manuelle Druck mit dem Arthroskopschaft erhöht und der Schaft leicht rotiert. Die Kapselperforation ist durch einen Ruck deutlich zu palpieren.

Bei instabilen Gelenken wird die dorsale Kapsel mitunter relativ weit vor dem Trokar hergeschoben. In diesem Fall kann eine kurzzeitige Innenrotation des Oberarms die Kapsel anspannen und die Perforation der Kapsel erleichtern.

> **Tipps und Tricks**
>
> Sofern ein Hämarthros mit Koagel vorliegt, kann es anfänglich mühsam sein, diese auszuspülen. Dies gelingt einfach, wenn man das Arthroskop nach Kontrolle der prinzipiell intraartikulären Lage nochmals entfernt und das Ende der Arthroskopiehülse nur mit dem Daumen verschließt. Jetzt kann wechselnd das Gelenk aufgefüllt und über den Arthroskopieschaft entleert werden, wobei auch größere Koagel ausgespült werden.

2.2
Zugänge für glenohumerale Operationen

2.2.1
Ventraler Standardzugang

Prinzipiell existieren 2 Möglichkeiten der Anlage eines ventralen Arbeitsportals. Einerseits kann es von innen nach außen (inside-out), andererseits von außen nach innen (outside-in) angelegt werden.

- **Erste Variante (inside-out):**
  Das Arthroskop wird nach Durchführung der diagnostischen Arthroskopie genau in den dreieckigen Bereich zwischen langer Bizepssehne, Subskapularissehne und knöchernem Glenoidrand gebracht und so weit vorgeschoben, bis die Gelenkkapsel direkt vor der Optik zu liegen kommt. Nach dem Zurückziehen der Optik wird ein langer Wechselstab (Schulterführungsstab oder Wissinger-Rod) durch die Trokarhülse, die Kapsel und schließlich die ventralen Weichteile geschoben. Nach einer Hautinzision tritt der Schulterführungsstab ventral aus (Abb. 2.4). Entsprechend der beabsichtigten Kanülengröße wird die Haut inzidiert, und mit einem passenden Eindrehinstrument kann dann von außen nach innen die definitive Arbeitskanüle eingedreht werden. Die Methode ist relativ sicher auch bei adipösen Pati-

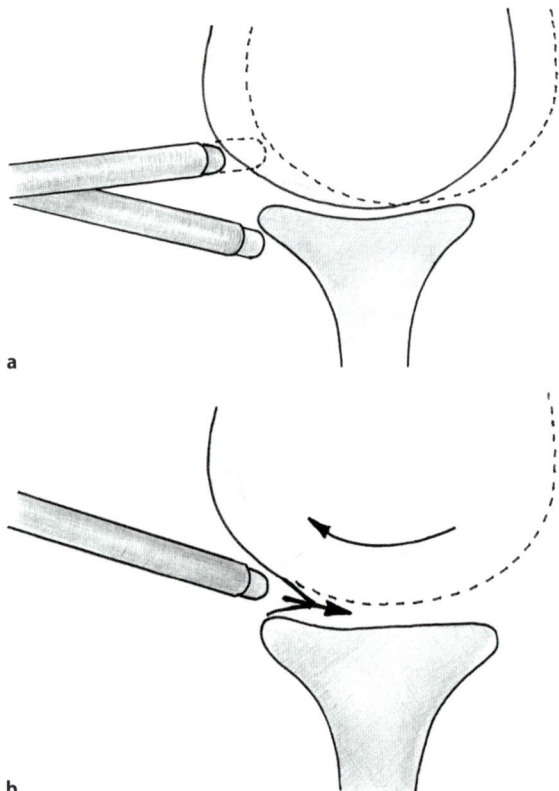

Abb. 2.3a,b. Punktionstechnik des Schultergelenks. Die Orientierung des Operateurs erfolgt durch den Palpationsbefund des stumpfen Trokars an Skapula oder Humeruskopf (**a**). Durch die Mobilität des Humeruskopfes empfindet der Operateur ein weiches, elastisches Punktionsgefühl (*gestrichelt*), die Skapula entwickelt dagegen einen festen Widerstand. Die palpable Delle mit elastischem Widerstand nach lateral entspricht dem dorsalen Gelenkspalt (**b**, *gerader Pfeil*), bei laxen Schultern kann durch eine leichte Innenrotation die Kapselperforation erleichtert werden

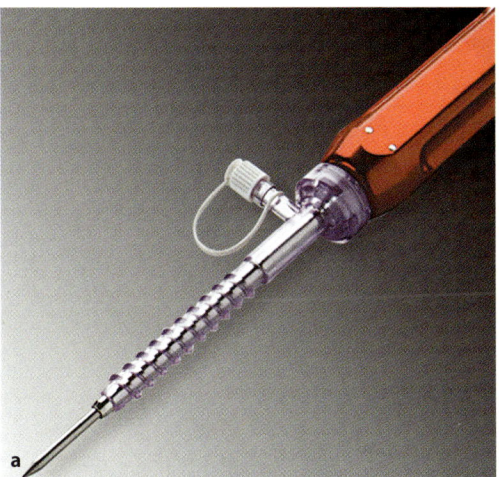 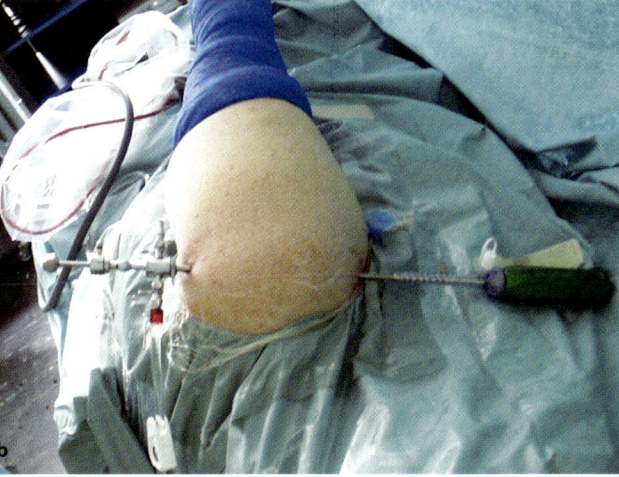

Abb. 2.4. Die eindrehbare Arthroskopiekanüle (Arthrex) kann über einen vorher eingebrachten Wechselstab positioniert werden (**a**). Anlage eines ventralen Arbeitszugangs in Inside-out-Technik (**b**): Im Dreieck zwischen Subskapularissehne, Bizepssehne und oberem Labrum befindet sich der Eintrittspunkt eines Schulterstabes (Wissinger-Rod). Nach Perforation der ventralen Kapsel und der Muskulatur wird die Haut entsprechend der geplanten Kanülengröße an der Austrittsstelle inzidiert, und eine Kanüle kann von ventral über den Stab geschoben werden

enten und schwierigen Palpationsverhältnissen von knöchernen Bezugspunkten (z. B. dem Korakoid) anwendbar. Wichtig ist aber, den primären dorsalen Zugang nicht zu hoch zu legen, da sonst die ventrale Austrittsstelle zu weit inferior in potentieller Gefäßnähe erreicht wird.

- **Zweite Variante (outside-in):**
Nach Palpation des Korakoids wird genau lateral der Korakoidspitze (Abb. 2.5) mit einer Spinalnadel in Richtung des Gelenks vorgegangen. Der durch das Arthroskop beleuchtete Gelenkraum scheint durch die Haut und ist so relativ leicht zu treffen (Abb. 2.6). Nach Erkennen der Richtung wird ein Wechselstab eingebracht, über den dann die definitive Arbeitskanüle eingedreht werden kann.

Das Outside-in-Verfahren verlangt etwas mehr Erfahrung. Die routinemäßige Durchführung dieses Manövers trainiert jedoch die Fähigkeit, auch andere Portale in Outside-in-Technik zu legen, und wird daher von uns empfohlen.

Tipps und Tricks

Unabhängig von der verwendeten Technik sollte sich der Eintrittspunkt des ventralen Arbeitsportals ausreichend lateral befinden. Nur so ist zu erreichen, dass über dieses Portal effektiv am Glenoid gearbeitet werden kann. Ist das Portal zu weit medial, also auf Pfannenniveau, können beispielsweise keine Anker eingebracht werden, weil sie einfach an der Pfanne abgleiten.

2.2.2 Suprabizipitaler Zugang (ventrale Kapselrekonstruktion)

Das Arthroskop wird etwas zurückgezogen und die Bizepssehne lokalisiert. Nach Palpation des anterolateralen Akromionecks wird wenige Millimeter ventral desselben mit einer Spinalnadel in Gelenkrichtung eingegangen. Der Eintritt der Nadel in das Gelenk wird arthroskopisch kontrolliert (Abb. 2.8). Die Kanüle sollte knapp oberhalb der Bizepssehne eintreten. Anschließend wird die Kanüle gegen einen Wechselstab getauscht, der an gleicher Stelle in das Gelenk eintreten sollte. Wird dieser Zugang als Arthroskopiezugang genutzt, so kann über den Wechselstab der Arthroskopschaft eingebracht werden, ansonsten kann bei Bedarf auch eine Arbeitskanüle eingedreht werden.

2.2.3 Anteroinferiores Portal (ventrale Kapselrekonstruktion)

Erstmals von Resch [3, 4] angegeben und später von anderen Autoren [1, 2] aufgegriffen, kann zur besseren Erreichbarkeit des ventrokaudalen Glenoidbereichs ein weiter inferior des Korakoids liegender Zugang benutzt werden. In der Originaltechnik nach Resch wird etwa 1 cm lateral und 2 cm distal des Korakoids mit einem stumpfen Trokar zunächst 45° nach lateral auf den Humeruskopf vorgegangen, dann die Richtung geändert und auf das Schulterge-

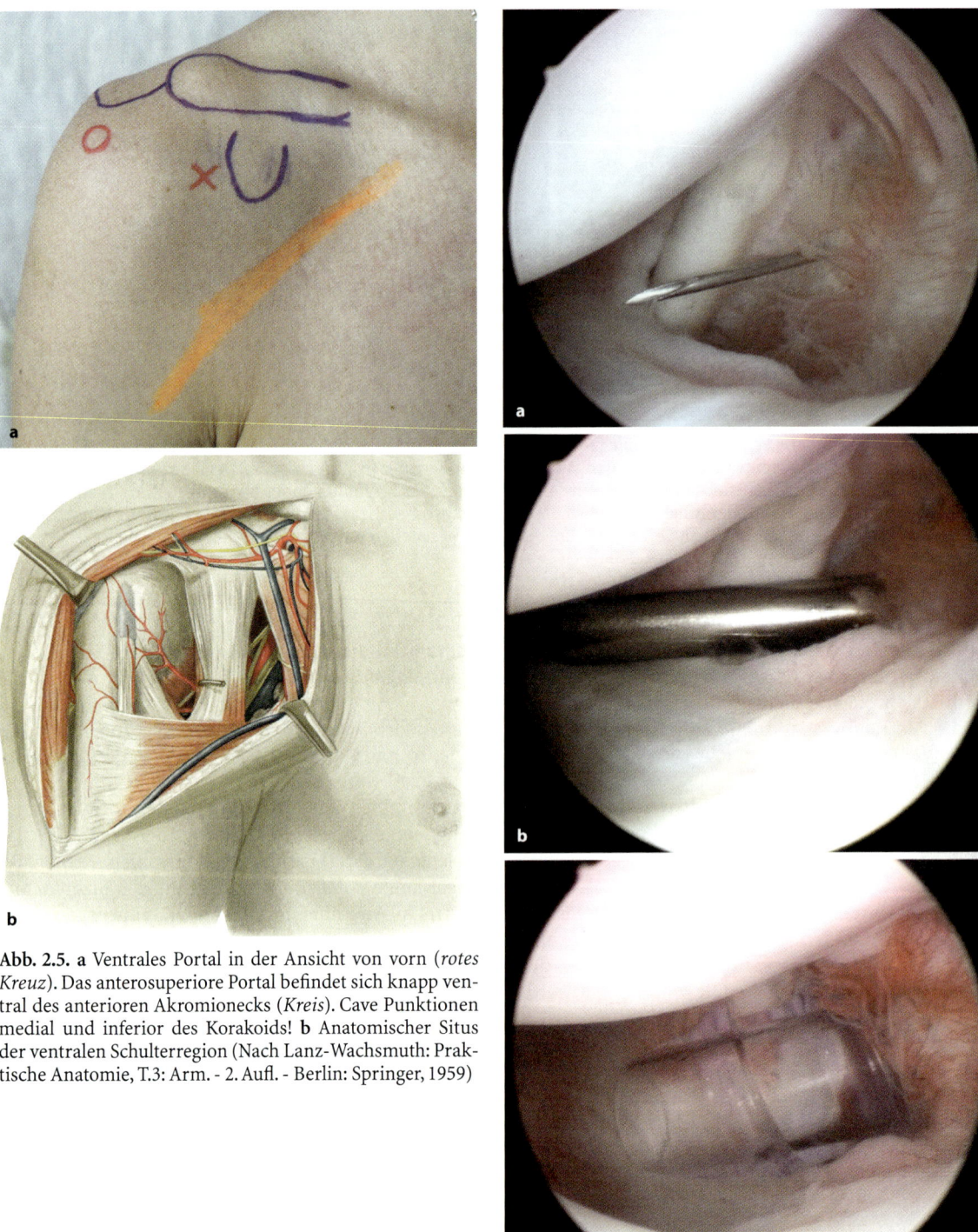

Abb. 2.5. a Ventrales Portal in der Ansicht von vorn (*rotes Kreuz*). Das anterosuperiore Portal befindet sich knapp ventral des anterioren Akromionecks (*Kreis*). Cave Punktionen medial und inferior des Korakoids! **b** Anatomischer Situs der ventralen Schulterregion (Nach Lanz-Wachsmuth: Praktische Anatomie, T.3: Arm. - 2. Aufl. - Berlin: Springer, 1959)

Abb. 2.6. Eine eingebrachte Spinalnadel lokalisiert die geplante Lokalisation einer Arbeitskanüle (**a**). Durch Variation der Punktionsrichtung und Perforationsstelle in das Gelenk kann der Zugang für eine möglicherweise geplante Labrumrekonstruktion optimiert werden. Über einen Wechselstab (**b**) wird bei Bedarf eine Arbeitskanüle eingesetzt, die Lokalisation knapp oberhalb der Subskapularissehne ermöglicht den Zugang zum gesamten ventralen Glenoid (**c**)

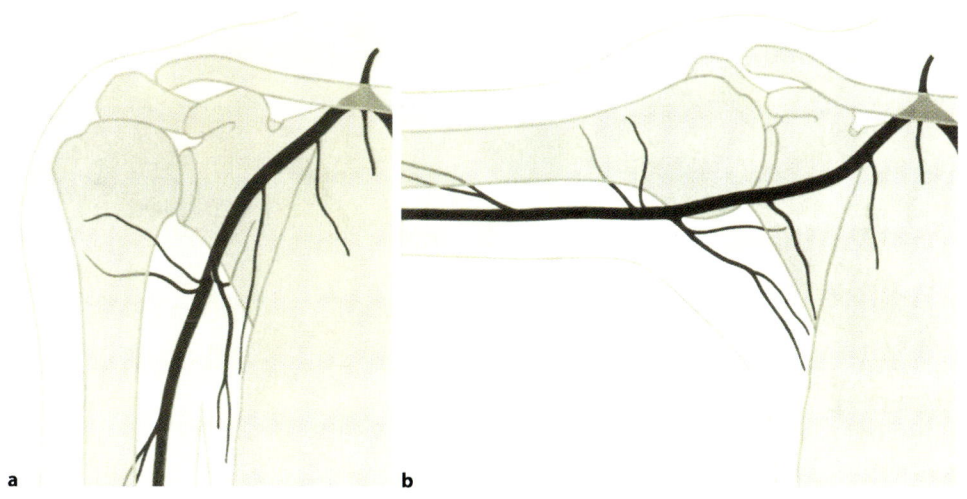

Abb. 2.7a,b. Veränderung der Lagebeziehung des Gefäß-Nerven-Bündels zum anterioren Gelenkspalt durch Abduktion des Armes. Bei adduziertem Arm (**a**) ist der Zugang ungefährlich, bei zunehmender Abduktion (**b**) wird das Gefäß-Nerven-Bündel zunehmend in die Zielrichtung des Zugangsweges gebracht. (Nach Lanz-Wachsmuth: Praktische Anatomie, T.3: Arm. - 2. Aufl. - Berlin: Springer, 1959)

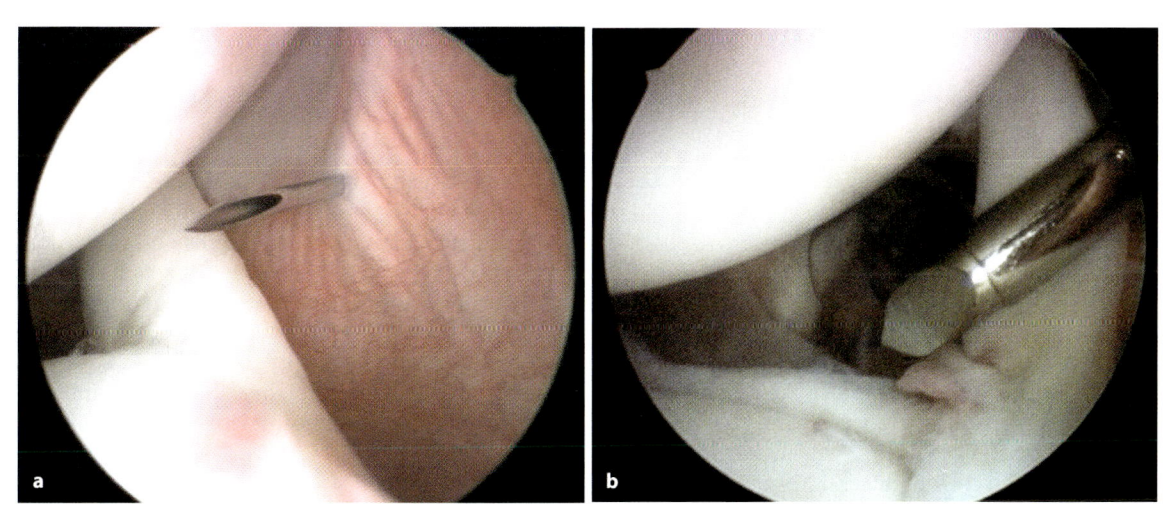

Abb. 2.8a,b. Anlage eines suprabizipitalen Arthroskopieportals. Nach Einstellung des oberhalb der Bizepssehne gelegenen Gelenkanteils kann der optimale Eintrittspunkt einer Spinalkanüle am Vorderrand der Supraspinatussehne gefunden werden (**a**). Anschließend werden nach einer Stichinzision ein spitzer Wechselstab oder eine Spülkanüle mit scharfem Trokar eingesetzt (**b**)

lenk nach medial vorgegangen („Slalomtechnik", Abb. 2.9). Die veränderte Richtung der Weichteilperforation mit dem lateralen Ausweichmanöver soll die Gefährdung des N. musculocutaneus vermindern. Arthroskopisch kann der stumpfe Trokar, der die Kapsel in das Gelenk vorwölbt, visualisiert werden. Dieser Zugang ist prinzipiell in Beach-chair-Position und in Seitenlage verwendbar.

Allerdings wurde in Kadaverstudien nachgewiesen, dass der Zugang in unmittelbarer Nähe (unter 2 mm) zur V. cephalica verläuft und daher durchaus Risiken in sich birgt. Bei zunehmender Abduktion des Armes verlagert sich das Gefäß-Nerven-Bündel nach lateral und kranial, was unbedingt vermieden werden muss (Abb. 2.7).

Inzwischen sind weitere Modifikationen des anteroinferioren Zugangs untersucht worden. Eine klinisch verwendbare Möglichkeit besteht im Eingehen 8 cm distal des Korakoids und etwa 2 cm medial der Achselfalte. Von dort wird zunächst eine Nadel schräg aufwärts in Richtung des inferioren Gelenkspaltes vorgeschoben (Imhoff-Technik). Bleibt der Operateur ausreichend weit lateral, ist das Gefäß-Nerven-Bündel nicht gefährdet. Näher am Zugangsweg liegen aber der N. axillaris sowie die V. cephalica.

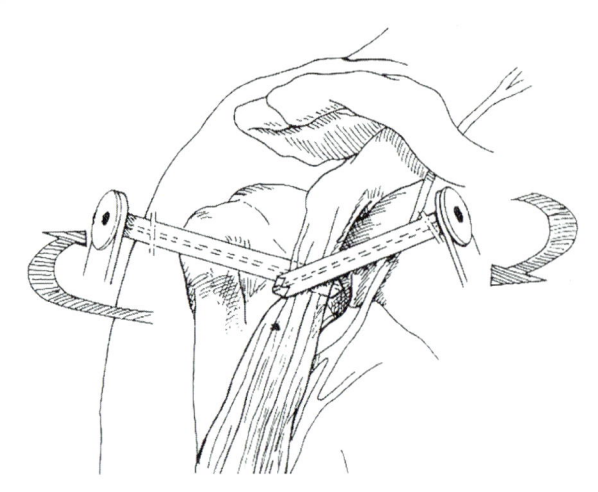

Abb. 2.9. Anlage eines Slalomportals nach Resch. Der Eintrittspunkt liegt 2–3 cm unterhalb des üblichen anterioren Arbeitsportals. Der Operateur zielt zunächst nach lateral, und bei Erreichen des Humeruskopfes wird die Zielrichtung nach medial geändert. Damit soll ähnlich dem Umfahren einer Slalomstange eine Gefährdung des Gefäß-Nerven-Bündels vermieden werden

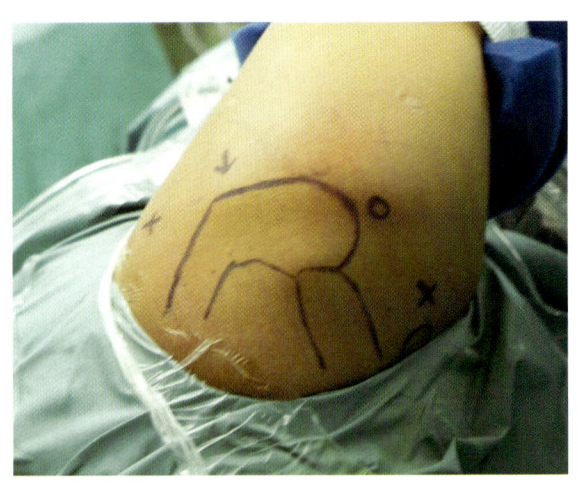

Abb. 2.10. Zugänge zur Rekonstruktion einer SLAP-Läsion (Patient in Seitlage, linke Schulter). Neben dem anterioren Arbeitsportal (*Kreuz*) kann das hohe anteriore suprabizipitale Portal (*Kreis*) genutzt werden. Bei posterior ausgedehnten Befunden kann zur direkten Darstellung ein weiteres posteriores Portal benutzt werden (*Pfeil*)

2.2.4
Posterolaterales Portal
(ausgedehnte SLAP-II-Läsionen, Abb. 2.10)

Die direkte Erreichbarkeit des oberen Pfannenrands bei der Rekonstruktion posteriorer SLAP-Läsionen wird durch ein weiteres laterales Portal ermöglicht. Die Orientierung erfolgt an der palpablen lateralen Akromionkante, etwa 1 cm ventral und lateral des posterolateralen Akromionecks. Mit einer Spinalnadel wird in Gelenkrichtung vorgegangen und der Eintrittspunkt in das Gelenk mit dem Arthroskop kontrolliert. Anschließend kann mit einem spitzen Wechselstab das Einbringen einer Kanüle vorbereitet werden. Dieser Zugang erlaubt das Einsetzen von Nahtankern in den hinteren Bereich des oberen Pfannenrandes und ist zu direkten Rekonstruktionen von SLAP-Läsionen gut geeignet. Da die Rotatorenmanschette perforiert werden muss, verwenden wir möglichst kleine Kanülen für diesen Zugang.

2.2.5
Posteriore Zugänge (dorsales Labrum)

In Fällen einer geplanten dorsalen glenoidalen Reinsertion des Labrums kann im Bedarfsfall ein weiterer posteriorer Zugang neben dem ursprünglichen Punktionszugang gelegt werden. Dazu muss sowohl der geeignete Insertionswinkel eines Nahtankers in das Glenoid als auch der Eintrittspunkt der Kanüle in das Gelenk berücksichtigt werden. Oft kann die ursprüngliche Hautinzision benutzt werden, die Neupositionierung erfolgt mit einem Wechselstab unter arthroskopischer Kontrolle von suprabizipital oder ventral. Ansonsten liegt das verwendete Portal zum Erreichen des posteroinferioren Pfannenrandes weiter inferior als der Standardzugang.

> **Tipps und Tricks**
>
> Alle einmal angelegten glenohumeralen Zugänge müssen während des gesamten Eingriffs gesichert werden. Dies ist eine Hauptaufgabe des Assistenten, die durch die Verwendung von Kanülen mit Gewinde wesentlich erleichtert wird.

Die intraartikulär eingesetzten Arbeitskanülen, welche die Arbeitsportale offen halten, müssen nicht nur beim Herausziehen von Instrumenten, sondern auch während der gesamten Operationszeit kontrolliert und evtl. wieder eingesetzt werden. Befreit sich eine Arbeitskanüle aus dem Zugang, so kommt es sogleich zur Schwellung der Weichteile. Das Arthroskopiemedium läuft durch den Kapseldefekt aus, findet aber nicht bis zur Oberfläche.

2.3
Zugänge für subakromiale Eingriffe (Abb. 2.11)

Die Zugangslänge, also die Entfernung von der Hautinzision bis zum Arbeitsraum eines Instruments, ist im Subakromialraum geringer als im Schultergelenk. Daher ist das Einsetzen von Kanülen nicht durchgängig notwendig. Weichteilschwellungen treten vorrangig durch das Ablösen der Deltoideusfaszie vom Akromion auf, was durch eine Arbeitskanüle nicht verhindert wird.

2.3.1
Lateraler Arbeitszugang
(subakromiale Präparation, Akromioplastik, Rotatorenmanschettennnaht)

Dieser Zugang ist das Standardportal für die subakromiale Präparation. Die laterale Akromionkante wird getastet, und am ventralen Drittelpunkt etwa 3 cm nach lateral wird eine Hautinzision vorgenommen. Der Zugang kann auch etwas weiter ventral in Verlängerung der Akromionvorderkante oder in seitlicher Verlängerung der dorsalen Begrenzung des AC-Gelenks angelegt werden. Durch die Inzision wird ein Shaver unter Knochenkontakt zum Akromion in die Bursa subacromialis vorgeschoben.

Zur Darstellung des Subakromialraums und resektiven Eingriffen ist eine Arbeitskanüle nicht notwendig. Eine Kanüle ist lediglich zum Fadentransport und dem Vorschieben von Knoten anzuraten, sobald die Rotatorenmanschette mittels Nähten rekonstruiert werden soll.

2.3.2
Paraakromialer lateraler Zugang
(Ankerinsertion zur Supraspinatusfixation)

Direkt lateral der Kante kann in der ventralen Hälfte des Akromions mit einer Spinalnadel etwa senkrecht auf den kranialen Teil des Tuberculum majus eingegangen werden. Die Insertion von Nahtankern oder Schrauben kann meist ohne Einsetzen einer Kanüle erfolgen, so dass die Stichinzision nur den Durchmesser des Implantats oder Einsetzinstruments zu berücksichtigen hat. Der Zugang erlaubt das direkte und fast orthograde Einbringen von Nahtankern in das Tuberculum majus. (Kreis in Abb. 2.11 und 2.12).

2.3.3
Posterolateraler Zugang (additives Arthroskopieportal zur arthroskopischen Supraspinatusrekonstruktion)

Zur besseren Einsehbarkeit eines Rotatorenmanschettendefekts kann das Arthroskop in ein weiter lateral gelegenes Portal umgesetzt werden (Abb. 2.12). Wird die Winkeloptik nach medial geschwenkt, ergibt sich eine bessere Darstellbarkeit des Sehnendefektes im Bereich der Supraspinatussehneninsertion. Gleichzeitig können zur Manschettenrekonstruktion die lateralen Zugänge benutzt werden.

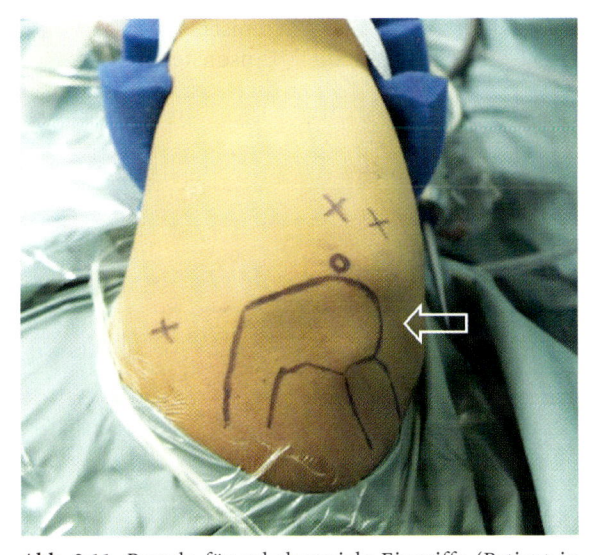

Abb. 2.11. Portale für subakromiale Eingriffe (Patient in Seitlage, linke Schulter). Etwa 3 cm lateral des Akromions befinden sich die Eintrittspunkte zur subakromialen Präparation (*Kreuze*). Das paraakromiale Portal (*Kreis*) kann zum Einsetzen von Nahtankern zur Rotatorenmanschettennaht verwendet werden. Der *weiße Pfeil* kennzeichnet das ventrale Portal, das zur Rotatorenmanschettennaht oder AC-Resektion Verwendung findet

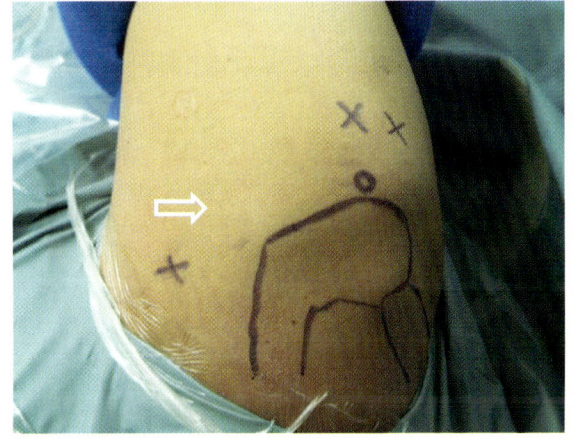

Abb. 2.12. Posterolaterales Ausweichportal bei arthroskopischer Rotatorenmanschettennaht (*weißer Pfeil*). Mitunter ergibt sich eine bessere Einsehbarkeit des Befundes, besonders zur Kontrolle der Nahtanlage durch die Manschette

2.3.4
**Superoventraler Zugang
(laterale Klavikularesektion, Rotatorennnaht)**

Dieser Zugang kann für 2 Operationen benutzt werden. Einerseits kann man über diesen Zugang die Unterkante der lateralen Klavikula erreichen und eine laterale Klavikularesektion durchführen. Andererseits dient der Zugang dem Einsatz von Nahtinstrumenten bei der arthroskopischen Rotatorenmanschettennaht. Mit einer Spinalnadel wird etwa 1 cm kaudal der ventralen Akromionkante eingegangen. Zur Manschettennaht erscheint die Nadel knapp lateral des AC-Bandes im Gelenk, zur AC-Resektion weiter medial.

Der Zugang erlaubt das Einbringen von Nähten in die Rotatorenmanschette; mit gebogenen Instrumenten kann über diesen Zugang von bursaseitig zur Gelenkseite hin der mobilisierte Sehnenrand perforiert werden. Eine entsprechende Darstellung der Technik ist in Kapitel 14 angegeben.

Literatur

1. Davidson PA, Tibone JE (1995) Anterior-inferior (5 o'clock) portal for shoulder arthroscopy. Arthroscopy 11: 519–525
2. Pearsall AW, Holovacs TF, Speer KP (1999) The low anterior five-o'clock portal during arthroscopic shoulder surgery performed in the beach-chair position. Am J Sports Med 27: 571–574
3. Resch H, Povacz P, Wambacher M, Sperner G, Golser K (1997) Arthroscopic extra-articular Bankart repair for the treatment of recurrent anterior shoulder dislocation. Arthroscopy 13: 188–200
4. Resch H, Wykypiel HF, Maurer H, Wambacher M (1996) The antero-inferior (transmuscular) approach for arthroscopic repair of the Bankart lesion: an anatomic and clinical study. Arthroscopy 12: 309–319

KAPITEL 3 **Anästhesie bei Schulterarthroskopien**

E. STAROSKE

3.1   Regionalanästhesie/Interskalenusblock   23
3.1.1   Grundlagen und Technik   23
3.1.2   Vorteile   24
3.1.3   Komplikationen und Nebenwirkungen   24
3.2   Allgemeinanästhesie   25
3.3   Postoperative Schmerztherapie   25
3.3.1   Lokale Schmerztherapie   26
3.3.2   Regionale Schmerztherapie   26
3.3.3   Systemische Schmerztherapie   26

Anästhesie bei Schulterarthroskopien

E. STAROSKE

Die anästhesiologische Versorgung von Patienten zu schulterarthroskopischen Eingriffen kann in Allgemeinanästhesie, in Regionalanästhesie mittels einer interskalenären Blockade oder in einer Kombination beider Verfahren erfolgen [2]. Bei der Prämedikationsvisite werden die Patienten stets über beide Verfahren aufgeklärt. Die Vorteile der regionalen Schmerzausschaltungsverfahren in der postoperativen Phase sind dem Patienten besonders zu erklären, da viele Patienten kaum Vorstellungen von lokalen Anästhesieverfahren besitzen. Besonders bei Schulterarthroskopien wissen die operativ tätigen Kollegen um die Vorteile regionaler Blockaden und unterstützen in diesen Fällen die Aufklärung des Patienten.

Ein besonderes Problem bei schulterarthroskopischen Eingriffen sind gestörte Sichtverhältnisse während des Eingriffs; eine verminderte Blutungsneigung kann den Eingriff wesentlich erleichtern. Andererseits können Blutungen die Gelenkeinsicht so beeinträchtigen, dass eine Weiterführung der Operation unmöglich wird. Eine optimale intraartikuläre Hämostase muss durch das Anästhesieverfahren unterstützt werden.

Auch schulterarthroskopische Eingriffe können postoperativ mit erheblichen Schmerzen verbunden sein, besonders wenn durch eine vermehrte Flüssigkeitssammlung im periartikulären Gewebe Spannungsschmerz entsteht. Intra- und postoperative Schmerzausschaltungsverfahren sollten deshalb bei Schulteroperationen eine Einheit bilden.

Die Kenntnis der jeweiligen Probleme und Möglichkeiten des anderen Fachgebietes ist eine optimale Grundlage für eine kooperative Zusammenarbeit zwischen Narkosearzt und Operateur.

3.1 Regionalanästhesie/Interskalenusblock

3.1.1 Grundlagen und Technik

Bei der Regionalanästhesie wird die Impulsleitung der Nerven durch Lokalanästhetika reversibel unterbunden, eine Körperregion gezielt ausgeschaltet. Der Plexus cervicobrachialis entspringt aus den Rami ventrales von C5 bis Th1. In Höhe von C6 erscheinen die Trunci nach ihrem Durchtritt durch die Foramina intervertebralia in der Lücke zwischen M. scalenus anterior und M. scalenus medius. Mit ausreichend hohem Volumen an Lokalanästhetika (LA) kann der Plexus brachialis in Höhe der interskalenären Lücke blockiert werden (Abb. 3.1).

Die kaudalen Teile des Plexus cervicobrachialis (N. ulnaris, N. medianus und sensible Hautäste zur

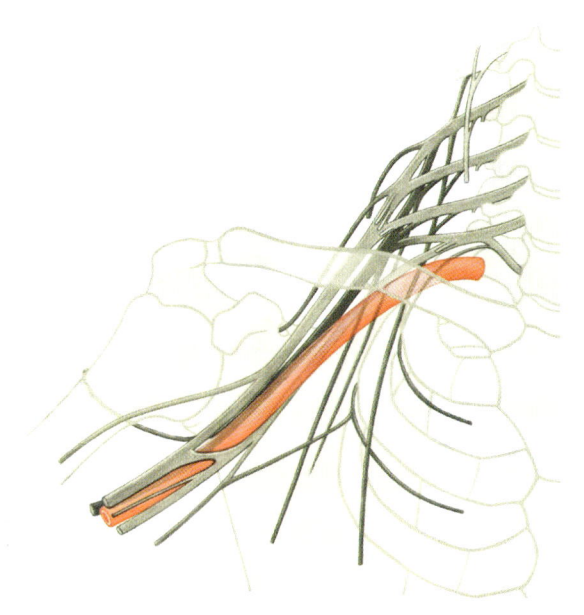

Abb. 3.1. Anatomische Lagebeziehungen des Plexus brachialis. (Nach Lanz-Wachsmuth: Praktische Anatomie, T.3: Arm. – 2. Aufl. – Berlin: Springer, 1959)

Versorgung der Innenseite des Oberarms) werden durch eine interskaläre Plexusanästhesie meist nicht erreicht, so dass vorwiegend ein Schulterblock angelegt wird.

Die ursprünglich von Winnie [20] beschriebene Methode beinhaltet bestimmte Risiken und Nebenwirkungen, z. B. Gefäßverletzungen und Liquorpunktion; deshalb ist eine veränderte Blockadetechnik nach Meier [10] vorzuziehen.

Der Patient liegt auf dem Rücken, der Kopf ist zur kontralateralen Seite gedreht, was auch für Patienten mit ausgeprägten Schulterschmerzen gut möglich ist. Zwei Finger palpieren die Skalenuslücke am Unterrand des M. sternocleidomastoideus, wobei man den Kopf etwas anheben lässt (Abb. 3.2). Nach Desinfektion und sterilem Abdecken wird die Einstichstelle lokal anästhesiert. Sie liegt in der Skalenuslücke 2–3 cm kranial des Ringknorpels und oberhalb der Kreuzungsstelle Skalenuslücke und V. jugularis externa. Die Punktion erfolgt mit einer immobilen Nadel in Richtung auf den Übergang vom mittleren zum lateralen Drittel der Klavikula, die Identifikation des Plexus mit Hilfe eines Nervenstimulators (Stromstärke 0,3–0,5 mA, Reizdauer 0,1 ms) in 1–3 cm Tiefe. Das gezielte Aufsuchen des Plexus brachialis verhindert iatrogene Nervenschäden und erhöht die Erfolgsrate des lokalen Anästhesieverfahrens. Mittels Stimulation müssen motorische Antworten im Bereich von Schulter, Ellenbogen und Hand ausgelöst werden. Kontraktionen des Zwerchfells zeigen eine Reizung des N. phrenicus an. In diesem Fall befindet sich die Kanüle zu weit medial.

Bei der Single-shot-Technik erfolgt nun die Injektion von 40–50 ml Lokalanästhetikum. Es besteht auch die Möglichkeit der Einlage eines interskalenären Katheters zur intra- und postoperativen Schmerztherapie. Nach 5–10 min tritt eine vollständige motorische Blockade im Schultergelenk ein: der Patient kann den Arm nicht mehr anheben. Wärmegefühl und gesteigerte Venenfüllung als Folge der Sympathikusblockade sind zu registrieren.

> **Tipps und Tricks**
>
> Kann der Patient den Arm etwa 15 min nach der Lokalanästhetikumapplikation nicht mehr heben, reicht die alleinige Lokalanästhesie zur Schmerausschaltung für fast alle arthroskopischen Eingriffe aus.

Etwa 20–30 min nach der Injektion kann mit der arthroskopischen Operation begonnen werden.

3.1.2
Vorteile

Es können in alleiniger Regionalanästhesie fast alle arthroskopischen Operationen in Seitenlage oder Beach-chair-Position durchgeführt werden. Die wichtigsten Vorteile sind:
- effektivste Form der intra- und postoperativen Schmerztherapie;
- geringe Kreislaufbeeinträchtigung des Patienten;
- Patienten mit internistischen Erkrankungen sind in der postoperativen Phase durch eine gute Analgesie vor kardialen Ischämien geschützt;
- günstig bei bekannten Intubationsschwierigkeiten;
- einfache Lagerung zur Punktion von Patienten mit Frakturen oder Gelenkschmerzen;
- Chronifizierungsmechanismen des Schmerzes werden durchbrochen, sog. präemptive Analgesie;
- geringe Inzidenz von Übelkeit und Erbrechen;
- suffiziente Schmerzausschaltung führt zu einem niedrigen Blutdruck mit geringer Blutungsneigung im Operationsgebiet;
- kontinuierliche Gabe von LA postoperativ über einen interskalenären Katheter erleichtert physiotherapeutische Maßnahmen.

3.1.3
Komplikationen und Nebenwirkungen

Sie ergeben sich aus der unmittelbaren Nähe benachbarter Strukturen und sollten bei der Patientenaufklärung erwähnt werden [10, 17–20].
- Gefäßpunktion führt sofort zu Überdosierungszeichen von LA.
- Diffusion von LA durch Gefäßwände: erst nach freiem Intervall Überdosierungszeichen.

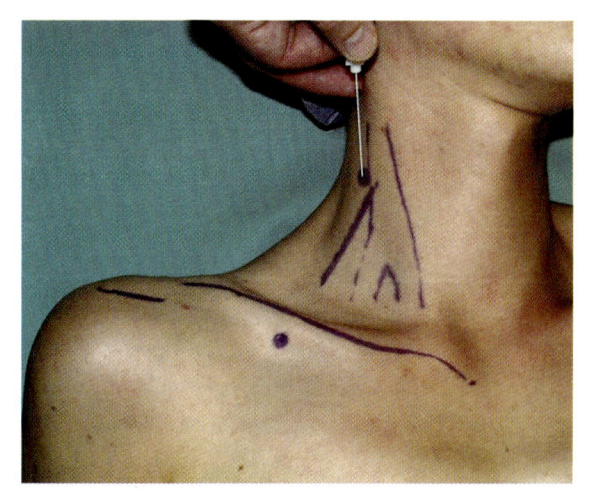

Abb. 3.2. Leitstrukturen zur Durchführung der interskalenären Blockade des Plexus brachialis

Wir unterscheiden kardiale und neurotoxische Überdosierungszeichen. Kardiale Nebenwirkungen sind Bradykardie mit Blutdruckabfall bis zum Herzstillstand. Neurotoxische Nebenwirkungen äußern sich in Übelkeit, Erbrechen, Sehstörungen, Krampfanfällen und Atemstörungen. Weitere mögliche Komplikationen sind [4, 7, 9, 10, 12, 13, 16]:
- Nervenläsionen direkt durch Punktion oder indirekt durch Hämatombildung,
- Pneumothorax,
- Phrenikusparese,
- Rekurrensparese,
- Horner-Syndrom,
- Bronchospasmus,
- reversible Höreinschränkung.

Auch auf allgemeine allergische Reaktionen sollte hingewiesen werden; Hypotension und Bradykardie können bei arthroskopischen Operationen in sitzender Position nach 30–60 min auftreten und sind sofort therapiepflichtig. Als Ursache werden der Bezold-Jarisch-Reflex oder eine orthostatische Kreislaufreaktion diskutiert.

Kontraindikationen ergeben sich aus den möglichen Komplikationen und Nebenwirkungen.
- Absolute Kontraindikationen:
  - kontralaterale Rekurrensparese,
  - kontralaterale Phrenikusparese,
  - Pyodermien im Punktionsbereich,
  - schwere chronische Lungenerkrankungen,
  - ungünstige anatomische Verhältnisse.
- Relative Kontraindikationen:
  - hämorrhagische Diathesen,
  - bereits bestehende Nervenläsionen,
  - Ablehnung durch den Patienten.

In diesen Fällen erfolgt die Entscheidung nach einer Nutzen-Risiko-Abwägung für den Patienten.

Die Patientenaufklärung erfordert, besonders im Fall einer beabsichtigten Regionalanästhesie, die gegenseitige Unterstützung zwischen Operateuren und Anästhesisten. Indikationen, Vor- und Nachteile sowie die besondere Situation, die ein wacher Patient im Operationssaal darstellt, sollten beiden Partnern bekannt und bewusst sein.

3.2
Allgemeinanästhesie

Die Allgemeinanästhesie ist das am häufigsten durchgeführte Schmerzausschaltungsverfahren in der Schulterchirurgie. Beide Lagerungsvarianten, die Seitenlage wie auch die Beach-chair-Position, erfordern eine Intubationsnarkose mit Relaxierung zur Sicherung freier Atemwege. Ein spezielles Problem bei der Schulterarthroskopie sind erschwerte Sichtverhältnisse durch Blutungen, die bei Blutdruckschwankungen vermehrt auftreten können. Zur Unterstützung des Operateurs ist eine gleichmäßige Narkoseführung ohne Blutdruckspitzen notwendig.

Geeignet zur konstanten Narkoseführung sind die Anwendung von Propofol via Perfusor oder die Verwendung von Inhalationsanästhetika. Intraoperativ kann auch eine kurzfristige Blutdrucksenkung mit Nitraten oder Antihypertensiva erreicht werden.

Der Operateur kann den Durchfluss der druckgesteuerten Rollenpumpe so einstellen, dass der Spüldruck über dem systolischen Blutdruck liegt. Nach Rücksprache mit dem Anästhesisten können auch Spüllösungen mit Adrenalin zur lokalen Hämostase eingesetzt werden (1 mg/3 l). Kontraindikationen für die Verwendung adrenalinhaltiger Spüllösungen sind:
- Hyperthyreose,
- Phäochromozytom,
- Engwinkelglaukom,
- Tachyarrhythmien,
- chronisch-ischämische Herzkrankheit,
- Hypertonie.

Die Allgemeinanästhesie findet große Akzeptanz beim Patienten. Bei gleichmäßiger Narkoseführung, optimaler Spüldruckeinstellung und lokaler Hämostase bietet sie sehr gute Operationsbedingungen, besonders für ausgedehnte Eingriffe im Schulterbereich.

Der Nachteil der „reinen" Allgemeinanästhesie zeigt sich postoperativ. Die Patienten klagen u. U. schon bald über sehr starke Schmerzen und können deshalb schlecht mobilisiert werden. Das kann zu schlechteren funktionellen Ergebnissen führen.

3.3
Postoperative Schmerztherapie

Spannungsschmerzen durch die während der Arthroskopie eingeschwemmte Spülflüssigkeit und entzündliche Prozesse mit nachfolgenden Verklebungen können das Operationsergebnis in Frage stellen, da sie die durch die Physiotherapie unterstützte Mobilisation erschweren. Arthrolysen und Gelenkmobilisationen können postoperativ wieder einsteifen. Deshalb sollte nach arthroskopischen Operationen möglichst frühzeitig und effektiv mit der Schmerztherapie begonnen werden.

Die postoperative Schmerztherapie kann lokal, regional oder systemisch erfolgen. Auch die Kombination einzelner Verfahren ist möglich.

3.3.1
Lokale Schmerztherapie

Die Wundinfiltration mit Lokalanästhetika am Ende der Operation ist eine einfache und wirkungsvolle Methode der postoperativen Schmerzausschaltung, die sich schon nach arthroskopischen Eingriffen am Knie bewährt hat. Der Operateur gibt über die Drainagen am Operationsende 20–30 ml eines langwirksamen Lokalanästhetikums, z. B. Bupivacain oder Ropivacain. Das führt zu einer 4–5 h anhaltenden Analgesie. Die Kombination mit einem ebenfalls lokal verabreichten Opioid, z. B. 10 mg Morphin, verstärkt und verlängert die Wirkung. Systemische Nebenwirkungen sind dabei nicht zu befürchten [15, 17].

3.3.2
Regionale Schmerztherapie

Regional über einen interskalenären Plexuskatheter verabreichte Medikamente führen zu einer gezielten Schmerzausschaltung im Schulterbereich [3]. Der Katheter wird präoperativ gelegt und zur Operation beschickt. Die Analgesie reicht in der Regel in Abhängigkeit vom verwendeten LA bis in die postoperative Phase. Nach Gabe von Ropivacain kann die Schmerzfreiheit 8–12 h anhalten. Der Katheter kann dann diskontinuierlich 2- bis 3-mal pro Tag oder kontinuierlich über Perfusoren beschickt werden. Auch die Möglichkeit der patientenkontrollierten Analgesie über entsprechende Pumpen besteht. Die Betreuung peripherer regionaler Katheter kann auf der Allgemeinstation erfolgen. Ein patientenspezifisches Katheterprotokoll beinhaltet Anordnungen für die stationäre Betreuung:
- Art, Menge, Konzentration und Zusätze des LA,
- Dosis und Zeitangaben bei diskontinuierlicher Beschickung des Katheters,
- Infusionsrate bei kontinuierlicher Zufuhr.

Angaben über die zu überwachenden Vitalparameter, Verhalten bei auftretenden Zwischenfällen und Nebenwirkungen und Beurteilung der Schmerzintensität sollten durch Information und regelmäßige Fortbildung bei allen an der Schmerztherapie Beteiligten bekannt sein.

Beschickt wird der interskalenäre Katheter mit einem Lokalanästhetikum in geringerer Konzentration als zur Operation, um die motorische Komponente der Blockade so gering als möglich zu halten. Wir verwenden Ropivacain (0,2%). Bei unzureichender Analgesie hat sich die Kombination mit einem Opioid, z. B. Sufentanil, bewährt.

Die sympathikolytische Wirkung peripherer Blockaden ist bekannt und führt zu einer verbesserten Durchblutung im Operationsgebiet. Die Inzidenz von Wundheilungsstörungen wird dadurch deutlich gesenkt.

3.3.3
Systemische Schmerztherapie

Die systemische Anwendung von Analgetika ist eine weit verbreitete und bekannte Methode der Schmerztherapie. Es können sowohl peripher wirksame Analgetika als auch zentral wirksame Opioidanalgetika eingesetzt werden. Peripher wirksame Antiphlogistika, Antipyretika und Antirheumatika sind die grundlegenden Bestandteile jeder Schmerztherapie. Die Anwendung ist einfach und leicht auf Allgemeinstationen durchzuführen.

Die analgetische Wirkung reicht bei schweren postoperativen Schmerzen jedoch oft nicht aus. Deshalb werden diese Analgetika häufig mit zentral wirksamen Opioiden kombiniert.

Sie sollten in regelmäßigen Abständen intravenös oder intramuskulär gegeben werden, um eine gleichmäßige Schmerzlinderung zu erzielen. Auch die intravenöse patientenkontrollierte Analgesie mit Opioiden, z. B. Dipidolor, kann zur Anwendung kommen. Bekannte Nebenwirkungen der Therapie mit Opioiden sind Übelkeit und Erbrechen, Pruritus und nicht zuletzt die Gefahr der Atemdepression [18, 19].

Gute Ergebnisse bei der postoperativen Analgesie erzielt man deshalb durch die Kombination von peripher und zentral wirksamen Substanzen, wodurch die Nebenwirkungen minimiert werden.

Literatur

1. Borgeat A, Tewes E, Biasca N, Gerber C (1998) Patient-controlled interscalene analgesia with ropivacaine after major shoulder surgery: PCIA vs. PCA. Br J Anaesth 81: 603–605
2. Brandl F, Taeger K (1991) Die Kombination von Allgemeinanästhesie und Interskalenusblockade bei Operationen an der Schulter. Anaesthesist 40: 537–542
3. Haasio J, Tuominen M, Rosenberg PH (1990) Contiuous interscalene brachial plexus block during and after shoulder surgery. Ann Chir Gynaecol 79: 103–107
4. Hempel V (1998) Interskalenusblock bei Infektionen der Schulter. Anaesthesist 47: 940
5. Hirschel G (1911) Die Anästhesierung des Plexus brachialis bei Operationen an der oberen Extremität. MMW 58: 1555–1556
6. Kamradt, D, Röse W (1998) Pharmacokinetics of ropivacaine 2 mg/ml used for continuous epidural infusion over a five-day period after total knee arthroplasty. Int Monitor Regional Anaesthesia 10/3: 143 (abstract)

7. Kulenkampff D (1911) Die Anästhesierung des Plexus brachialis. Zentralbl Chir 38: 1337
8. Lierz P et al. (1998) Treatment of frozen shoulder with interscalene blockade of the brachial plexus. Anesth Analg 86: 284 (abstract)
9. Lim EK (1979) Interscalene brachial plexus block in the asthmatic patient. Anaesthesia 34: 370 (letter)
10. Meier G, Bauereis C, Heinrich C (1997) Der interskalenäre Plexuskatheter zur Anästhesie und postoperativen Schmerztherapie. Anaesthesist 46: 715–719
11. Michiels I, Schmitz B, Palme E, Kuleshynski P (1992) Die interscalenäre Blockade nach Winnie in der erfolgreichen Behandlung der schmerzhaften Schultersteife. Orthop Praxis 3: 166–170
12. Ribeiro FC, Georgousis H, Bertram R et al. (1996) Plexus irritation caused by interscalene brackial plexus catheter for shoulder surgery. Anesth Analg 82: 870–872
13. Roch J, Sharrock NE (1991) Hypotension during shoulder arthroscopy in the sitting position under interscalene block. Reg Anesth: 1991; 1 S. (Suppl.: 64)
14. Rudof B, Durstewitz-Knierim D, Ridderskamp I, Scharenberg C, Brandt L (1995) Verstärkung der Prilocain induzierten Methämoglobinämie durch Narkoseeinleitung? Anaesthesist 44: 445–449
15. Schnorr C, Menges T, Hempelmann G (1990) Lokalanästhetika-Mischungen bei verschiedenen Verfahren der Regionalanästhesie. Anästhesiol Intensivmed Notfallmed 25: 193–197
16. Thiagarajah S, Lear E, Azar I et al. (1984) Bronchospasm following interscalene brachial plexus block. Anesthesiology 61: 759–761
17. Tryba M (1991) Sind Mischungen von Lokalanästhetika toxischer als Monosubstanzen? Anästhesiol Intensivmed Notfallmed Schmerzther 26: 286–287
18. Tuominen M, Haasio J, Hekali R et al. (1989) Continuous interscalene brachial plexus block: Clinical efficacy, technical problems and bupivacaine plasma concentrations. Acta Anaesthesiol Scand 33: 84–88
19. Vester-Andersen T, Cristiansen C, Hansen A et al. (1981) Interscalene brachial plexus block: area of analgesia, complications and blood concentrations of local anaesthetics. Acta Anaesthesiol Scand 25: 81–84
20. Winnie AP (1970) The interscalene brachial plexus block. Anesth Analg 49: 455–466
21. Zinganell K, Hempel K (1993) Vereinbarung zur Organisation der postoperativen Schmerztherapie. Anästh Intensivmed 34: 28–32

KAPITEL 4 **Arthroskopische Anatomie**

A. MACHNER · G. PAP

4.1   Glenohumeralgelenk   31
4.1.1 Bizepssehne   31
4.1.2 Synovialmembran   31
4.1.3 Glenoidale und humerale Knorpelfläche   32
4.1.4 Subskapularissehne   32
4.1.5 Labrum glenoidale   33
4.1.6 Glenohumerale Bänder   33
4.1.7 Recessus axillaris und posteriore Züge des IGHL   34
4.1.8 Humeruskopf und Rotatorenmanschette   34
4.2   Subakromialraum   35

Arthroskopische Anatomie

A. Machner · G. Pap

Dem arthroskopisch tätigen Arzt eröffnet sich durch die Schultergelenkspiegelung ein vollkommen neuer Blickpunkt in die Anatomie des Schultergelenks. Im Folgenden wollen wir die wichtigsten Merkmale der arthroskopisch darstellbaren Strukturen des Schultergelenks vorstellen.

Für die Beurteilung ist ein standardisierter Untersuchungsgang zu empfehlen. Ziel ist es, eine vollständige Inspektion der Schulter zu ermöglichen, ohne dass kleinere Veränderungen übersehen werden. Mit der Standardisierung der arthroskopischen Untersuchung ist nicht so sehr eine strikt einzuhaltende Reihenfolge beim Betrachten der anatomischen Strukturen gemeint, sondern vielmehr die Forderung, dass die Hauptstrukturen des Schultergelenks sicher beurteilt werden müssen.

4.1 Glenohumeralgelenk

Nach Punktion der Schulter über der dorsalen Zugang sowie dem anschließenden Auffüllen erfolgt die Inspektion des Glenohumeralgelenks.

4.1.1 Bizepssehne

Bei der Inspektion des Schultergelenks dient die lange Bizepssehne als Leitstruktur; sie wird nach erfolgreicher Punktion des Gelenks (s. Kap. 2) zunächst aufgesucht. Sie zieht von ihrem Ursprung am Tuberculum supraglenoidale durch das Gelenk in den Sulcus bicipitalis des Humeruskopfes.

> **Tipps und Tricks**
>
> Wenn man sich bei schwierigen Sichtverhältnissen, aus welchen Gründen auch immer, nicht mehr arthroskopisch orientieren kann, sollte man nach der Bizepssehne Ausschau halten. Diese einfach zu findende Leitstruktur erlaubt eine schnelle Orientierung im „arthroskopischen Raum".

Die Bizepssehne bildet mit der horizontal ausgerichteten Cavitas glenoidalis und dem medialen Humeruskopfanteil ein charakteristisches Dreieck, dass für die Anlage des anterioren Portals eine große Bedeutung besitzt. Die Befestigung der Bizepssehne ist primär posterosuperior, wobei Faserzüge in das anterosuperiore Labrum ziehen. Die Bizepssehne als ein Depressor des Humeruskopfes spielt bei Verletzungen der Rotatorenmanschette eine wichtige Rolle (Abb. 4.1a).

4.1.2 Synovialmembran

Die synoviale Auskleidung des Schultergelenks besitzt normalerweise ein rosiges Aussehen, im arthroskopischen Bild sind feine Äderchen durchscheinend (Abb. 4.1b). Die Synovialis der Kapsel ist zum einen als Vagina synovialis intertubercularis nach außen vorgestülpt und umscheidet so die Sehne des langen Bizepskopfes bis zum distalen Ende des Sulcus intertubercularis. Zum anderen befindet sich eine Ausstülpung etwas unterhalb des Processus coracoideus, die sog. Bursa subcoracoidea. Darüber hinaus steht häufig auch die Bursa subtendinea M. subscapularis, die unter der Ansatzsehne des M. subscapularis liegt, mit der Gelenkhöhle in Verbindung.

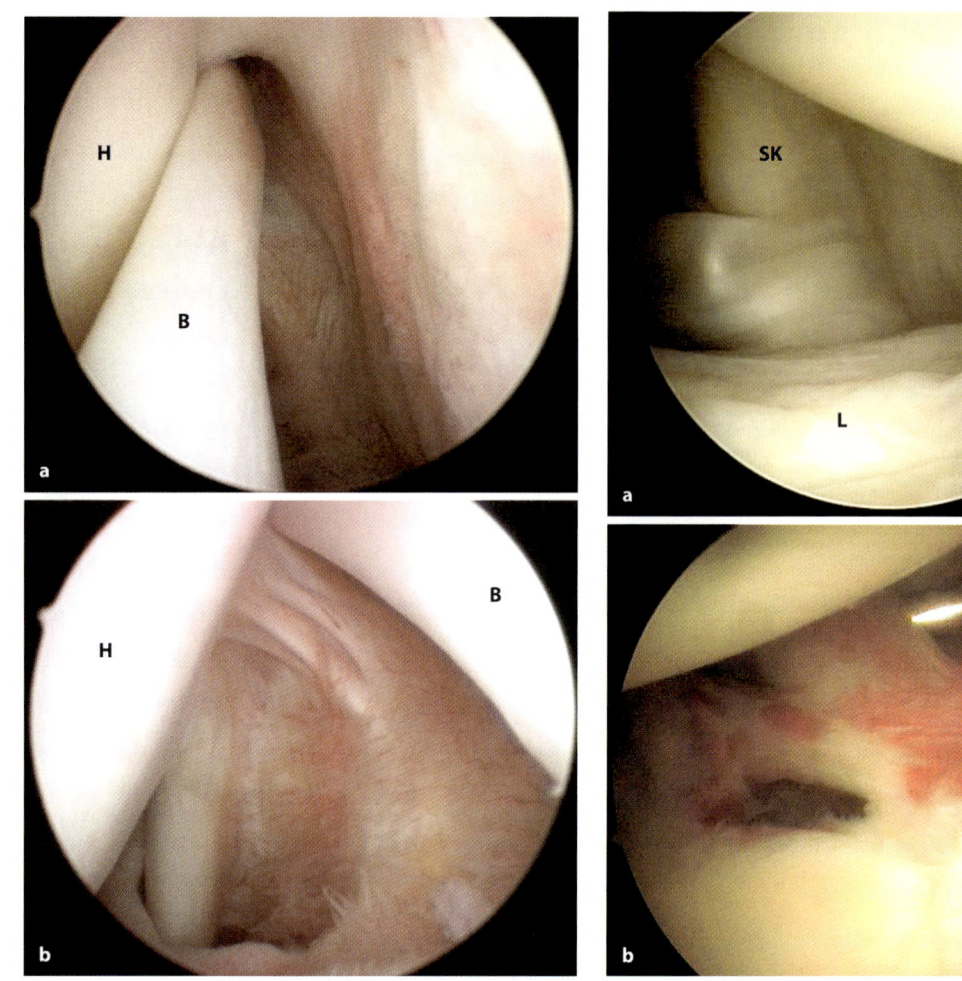

Abb. 4.1. Die arthroskopisch erkennbare Leitstruktur des Schultergelenks ist die Bizepssehne (**a**); nach medial ist stets ein typisches Dreieck aus Bizepssehne, Humeruskopf und Cavitas sowie Labrum glenoidale erkennbar (**b**). *H* Humeruskopf, *B* Bizepssehne

Abb. 4.2. Die Subskapularissehne (*SK*) verläuft senkrecht zum Labrum (*L*) und wird vom medialen glenohumeralen Band überkreuzt (**a**). Als Normvariante findet man mitunter ein sublabrales Foramen; in größerer Ausprägung des Befundes spricht man von einem Buford-Komplex (**b**)

4.1.3
Glenoidale und humerale Knorpeloberfläche

Im weiteren Untersuchungsgang erfolgt dann die Inspektion der birnenförmigen Cavitas glenoidalis, deren hyaliner Knorpel zentral dünner (etwa 1,3 mm) und peripher stärker (etwa 3,5 mm) ist. Sie ist vom dorsalen Zugang aus gut einsehbar ist (Abb. 4.2). Kleinere, zentrale Usuren sind klinisch nicht bedeutsam und finden sich recht häufig.

Zur Inspektion des Humeruskopfes empfiehlt es sich, den Arm entsprechend zu rotieren, um alle Anteile der konvexen Gelenkfläche einzustellen. Zur Inspektion im posterioren Anteil muss das Arthroskop etwas zurückgezogen und die Winkeloptik nach lateral gedreht werden. Dabei findet sich posterolateral regelmäßig eine knorpelfreie Zone, die nicht mit einer chondralen Hill-Sachs-Läsion verwechselt werden darf.

4.1.4
Subskapularissehne

Bei der Betrachtung der ventralen Kapsel-Band-Strukturen beginnt man am besten mit dem freien Rand der Subskapularissehne, die sich leicht auffinden lässt (Abb. 4.2). Die Subskapularissehne ist hier, kurz vor ihrer Insertion am Humerus, in der Regel kräftig ausgebildet und kann im Rahmen der Arthroskopie nur in einer Länge von etwa 5–10 mm eingesehen werden. Das Lig. glenohumerale medius bedeckt den Rest der Subskapularisschicht. Die Sehne wird von variablen Rezessus umgeben, in denen sich freie Gelenkkörper verbergen können. Erwähnt sei in diesem Zusammenhang die Bursa subscapularis, die sich gelenkseitig der Subskapularissehne befindet. Nun führt man die Inspektion nach kaudal fort, um die Gelenkkapsel und die glenohumeralen Bänder zu beurteilen.

4.1.5
Labrum glenoidale

Zusammen mit der Inspektion der glenohumeralen Bänder erfolgt auch die Betrachtung des Labrum glenoidale ventrale (Abb. 4.2). Dieses vergrößert die Tiefe der Cavitas glenoidalis um etwa 50% und kann ebenfalls zahlreiche anatomische Varianten in seiner Ausprägung aufweisen. Es gibt zwei wesentliche Variationen der Verbindung zwischen dem Labrum glenoidale und dem Glenoid: Bei der ersten Variante (ca. 60% der Normalbevölkerung) ist das Labrum nur im vorderen, unteren und hinteren Anteil völlig fest mit dem Glenoid verwachsen. Im oberen Anteil dagegen liegt ein Teil des glenoidseitigen Labrumanteils dem Glenoid nur an, so dass es möglich ist, mit einem Tasthaken von der Cavitas glenoidalis aus unter das Labrum zu fahren [2]. Bei der anderen Variante (ca. 40%) ist das gesamte Labrum fest mit dem Glenoid verbunden, und eine Unterminierung mit dem Tasthaken ist nicht möglich.

Bei 10–19% der arthroskopierten Patienten steht der anterosuperiore Anteil nicht mit dem Pfannenrand in Verbindung. Damit bildet sich ein „sublabral hole", das jedoch keinen Schaden, sondern eine anatomische Normvariante darstellt.

4.1.6
Glenohumerale Bänder

Die glenohumeralen Bänder sind in ihrer Stärke sehr unterschiedlich ausgebildet, von starken gut sichtbaren Bandstrukturen über die nur als leichte Kapselfältelung reichende Ausprägung bis hin zum völligen Fehlen.

Das Lig. glenohumerale superius (superior glenohumeral ligament, SGHL) ist variabel geformt und meist sehr schmal. Es verläuft schräg hinter dem Ansatz der Bizepssehne und bildet das obere Verstärkungsband der Kapsel vom oberen Pfannenrand zum Oberrand der Subskapularissehne bis zum Eintritt in den Sulcus bicipitalis. Normalerweise kann es nur schwer von angrenzenden Kapselstrukturen unterschieden werden (Abb. 4.3).

Das Lig. glenohumerale medius (MGHL) ist häufig gut sichtbar und verläuft von seinem Ursprung schräg über die Subskapularissehne, um dann am ventralen Pfannenrand zu inserieren (Abb. 4.4). Es

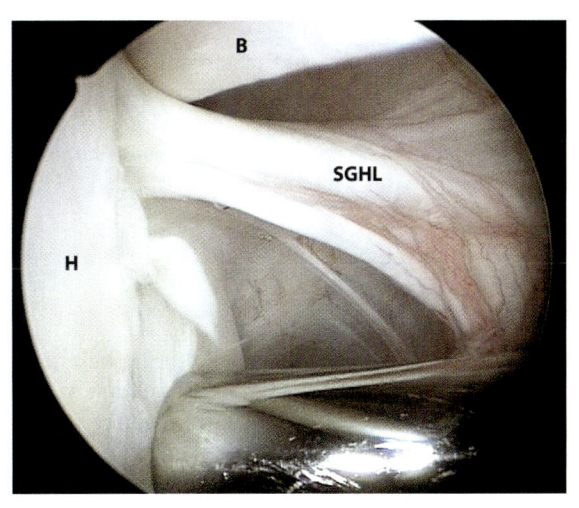

Abb. 4.3. Bizepssehne (*B*) mit Lig. glenohumerale superius (*SGHL*), *H* Humeruskopf

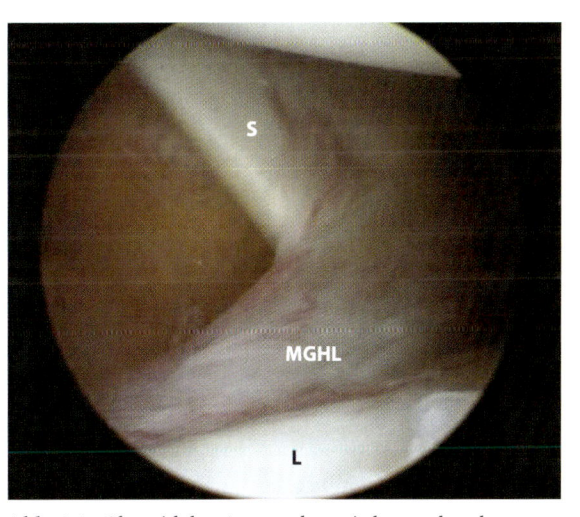

Abb. 4.4. Glenoidaler Ansatz des mittleren glenohumeralen Bandes (*MGHL*). Das Band überquert die Sehne des M. subscapularis (*S*) in schräger Richtung. *L* Labrum glenoidale

dient zur ventralen Verstärkung der Kapsel und zeigt zahlreiche Variationen, von denen der Buford-Komplex (kräftiges, strangförmiges MGHL bei fehlendem Labrum glenoidale ventrale) häufiger Erwähnung findet, da er leicht mit einer ventralen Labrumablösung verwechselt werden kann (Abb. 4.2b). Die Inzidenz wird mit etwa 2% in 200 Untersuchungen beschrieben.

Das Lig. glenohumerale inferius (IGHL) variiert gleichfalls in seiner Ausprägung und stellt sich häufig nur als kräftiger, nach kaudal zum Recessus axillaris hin öffnender intrakapsulärer Faserzug dar. Es besteht insgesamt aus 3 Teilen, dem anterioren Faserzug, dem axillären Recessus und dem posterioren Faserzug. Der vordere Teil (anterior band, AB) des IGHL hat eine besonders große Bedeutung für die anteroinferiore Schulterstabilität. Der ventrale Teil des IGHL verläuft nahezu parallel zum vorderen Gelenkpfannenrand kaudal des MGHL und strahlt zusammen mit dem Labrum glenoidale in den Pfannenrand ein.

Untersuchungen zur Ausprägung der glenohumeralen Bänder führten zu einer Zusammenfassung der Normvarianten in 4 verschiedenen Gruppen [1, 2]:

Gruppe 1 (66%)
klassische Anordnung mit gut differenzierbaren SGHL, MGHL und IGHL

Gruppe 2 (7%)
konfluierende MGHL und IGHL ohne Differenzierungsmöglichkeit zwischen den beiden Bändern

Gruppe 3 (19%)
strangförmiges MGHL mit hochsitzendem Ansatz und darunter liegendem Foramen

Gruppe 4 (8%)
nicht erkennbare MGHL und IGHL, jedoch eine zusammenhängende Kapselscheide

Tipps und Tricks

Die Beurteilung der inferioren ventralen Kapsel-Band-Strukturen ist wesentlich einfacher über den ventralen Zugang möglich. Das Arthroskop sollte bei allen vermuteten Instabilitäten in das ventral angelegte Arbeitsportal umgesteckt werden.

4.1.7
Recessus axillaris und posteriore Züge des IGHL

Über die kraniokaudale Betrachtung des ventralen Labrum-Kapsel-Komplexes gelangt man dann in den Recessus axillaris (Abb. 4.5), in dem gelegentlich freie Gelenkkörper zu finden sind. Bedeutsam ist die Inspektion des Recessus axillaris aber auch deshalb, weil sich nach stattgefunden Luxationen hier häufig Kapseltaschen mit einer deutlichen Ausweitung des Rezessus bilden können.

Bei entsprechender Laxität kann durch ein leichtes Zurückziehen des Arthroskops der hintere Pfannenrand mit den im kaudalen Bereich inserierenden dorsalen Faserzügen des IGHL sowie teilweise auch die hintere Gelenkkapsel und das Labrum glenoidale dorsale betrachtet werden.

Tipps und Tricks

Den Recessus axillaris kann man auch von posterior einsehen; man fährt dann mit dem Arthroskop am hinteren Pfannenrand entlang und schaut nach anterior. Damit sind, wenn vorhanden, die hinteren Faserzüge des IGHL und der Rezessus problemlos einzusehen.

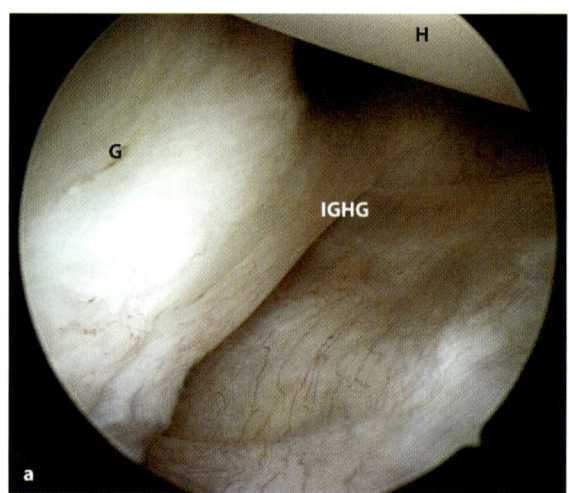

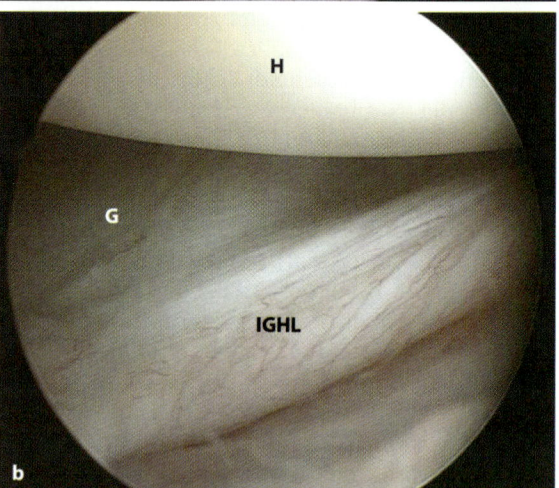

Abb. 4.5a,b. Vorderer Anteil des Lig. glenohumerale inferius (*IGHL*). Die Untersuchung sollte mit dem Arthroskop im ventralen Zugang erfolgen. Das Band ist eher schlaff in Neutralrotation (**a**), spannt sich jedoch in Außenrotation an (**b**). *G* Glenoid, *H* Humeruskopf

4.1.8
Humeruskopf und Rotatorenmanschette

Nach dem Zurückschwenken in die Ausgangsposition erfolgt dann die Inspektion der Pars supraglenoidalis des Schultergelenks (Abb. 4.6). Dazu muss die Winkeloptik des Arthroskops nach kranial gedreht werden. Zunächst wird die Rotatorenmanschette in ihrem Ansatzbereich am Humeruskopf beurteilt, wobei durch Rotation des Humeruskopfes der ventrale und dorsale Anteil sichtbar gemacht werden.

Nach ventral lässt sich im Bereich des Schulterdaches die Bizepssehne bis zu ihrem Eintritt in den Sulcus bicipitalis verfolgen. Dies bildet mit dem sog. Rotatorenmanschettenintervall die Grenze zwischen M. subscapularis und M. supraspinatus. Anschlies-

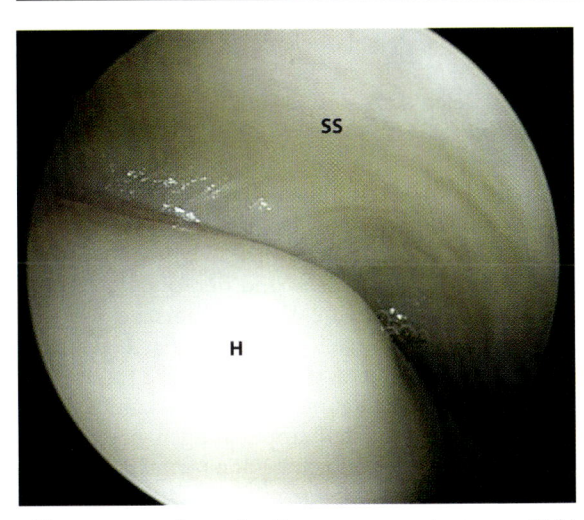

Abb. 4.6. Darstellung der Rotatorenmanschette aus Sicht des Gelenks. Die Winkeloptik muss dazu nach oben geschwenkt werden, zusätzlich kann eine leichte Abduktion des Armes die Ansicht verbessern. Hier ist der Ansatz M. supraspinatus am Tuberculum majus von der Gelenkseite dargestellt. *H* Humeruskopf, *SS* Supraspinalussehne

send erfolgt, gleichfalls unter Rotation des Humeruskopfes, die Inspektion seiner Knorpeloberfläche.

Posterolateral findet sich eine bereits erwähnte knorpelfreie Zone („bare spot"), die nicht mit einer pathologischen Hill-Sachs-Läsion verwechselt werden darf.

Die Inspektion nach dorsal findet ihren Abschluss mit der Überprüfung der Rotatorenmanschette, deren synovialer Überzug normalerweise glatt mit leichter Gefäßinjektion ist.

Posteriore Anteile der Manschette lassen sich besser durch das Arthroskop im ventralen Zugang überblicken, was bei der Beurteilung des hinteren Läsionsrandes bei Rupturen hilfreich sein kann.

4.2 Subakromialraum

Nach Abschluss der Arthroskopie des Glenohumeralgelenks schließt sich die Inspektion des Subakromialraumes an. Auch hier empfiehlt sich ein standardisierter Untersuchungsgang, der am Ende die Beurteilbarkeit folgender wichtiger Strukturen zum Ergebnis haben sollte:

- Lig. coracoacromiale mit anterolateralem Akromioneck,
- Bursa subacromialis/subdeltoidea,
- Rotatorenmanschette mit Impingement-Region,
- Ansatzbereich der Rotatorenmanschette am Tuberculum majus.

Im Anschluss an die Punktion des Subakromialraumes wird zunächst der stumpfe Trokar fächerförmig bewegt. Dies hilft stärkere, durch fibröse Verwachsungen verursachte Sichtbehinderungen zu beseitigen [3].

Nach Einführen des Arthroskops und dem Auffüllen mit Arthroskopiespülflüssigkeit verschafft man sich zunächst einen Überblick über den Zustand der Bursa subacromialis, wobei für die weitergehende Beurteilung des Subakromialraumes und besonders der Rotatorenmanschette meist eine Entfernung von Verklebungen und synovialitischen Zotten mit einem Shaver notwendig ist. Die Bursa subacromialis dehnt sich verschieden weit zwischen Akromion und Rotatorenmanschette aus, kann gekammert sein und geht in die Bursa subdeltoidea über, die sich zwischen der Deltoideusfaszie und dem Rotatorenmanschettenansatz ausdehnt.

Tipps und Tricks

In Fällen mit problematischen Sichtverhältnissen im Subakromialraum kann man sich am einfachsten an der knöchernen Akromionunterkante und dem Lig. coracoacromiale orientieren.

Mitunter ist die Platzierung von Markierungskanülen, die transkutan in den Subakromialraum vorgeschoben werden und das anterolateale Akromioneck markieren, hilfreich. Primär sollte aber in schwierigen Situationen versucht werden, die Sichtverhältnisse zu verbessern (s. Kap. 1).

Zur Darstellung des Subakromialraumes sollten nun die Akromionunterkante mit der anterolateralen Akromionbegrenzung, Lig. coracoacromiale, von Verklebungen befreit und dargestellt werden (Abb. 4.7). Diese Strukturen dienen als Leitstrukturen und Orientierungshilfe im Subakromialraum.

Der Subakromialraum wird kranioventral von der Akromionunterkante und dem Lig. coracoacromiale begrenzt. Es wird zunächst die Akromionunterkante und die Form des anterolateralen Akromionrandes (Hakenakromion) betrachtet. Gleichzeitig erfolgt die Inspektion des Lig. coracoacromiale, wobei auf Auffaserungen zu achten ist. Am lateralen Ende des Akromions sind die Fasern des M. deltoideus zu sehen, die von einer dünnen Faszie bedeckt sind und in Richtung des Humerus ziehen.

Die mediale Begrenzung bildet das Akromioklavikulargelenk (ACG), das meist von gelblichem, lockererem und leicht blutendem Bindegewebe bedeckt ist.

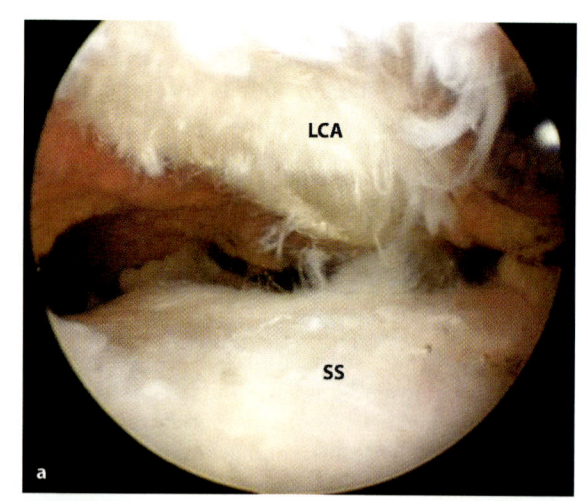

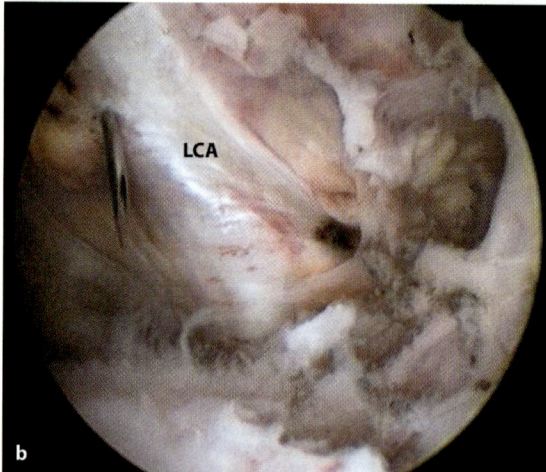

Abb. 4.7a,b. Darstellung des Subakromialraumes. **a** Oben das schräg nach medial ziehende Lig. coracoacromiale (*LCA*), unten die Rotatorenmanschette. In diesem Fall zeigen beide Strukturen Aufrauungen, die auf ein Outlet-Impingement-Syndrom hinweisen. **b** Hilfsweise kann zur Markierung des anterioren Knochenrandes eine Kanüle eingesetzt werden. Hier im Gegensatz zu **a** normale Weite des Subakromialraumes. Weiter nach medial findet sich oft etwas Fettgewebe, welches das AC-Gelenk markiert. *A* Akromion, *SS* Supraspinalussehne

Tipps und Tricks

Entschließt man sich zur Freilegung, was wir nicht routinemäßig durchführen, kann nach Weichteilresektion und Blutstillung die Darstellung des ACG durch manuellen Druck auf das laterale Klavikulaende erleichtert werden.

Das Akromioklavikulargelenk wird von einer schlaffen, kranial durch ein Lig. acromioclaviculare verstärkten Gelenkkapsel umgeben und hat als funktionelles Kugelgelenk gleichfalls 3 Grade der Freiheit. Die Bewegungen im Akromioklavikulargelenk sind mit denen im Sternoklavikulargelenk kombiniert und werden durch das kräftige Lig. coracoclaviculare abgebremst. Dieses spannt sich zwischen dem Knie des Processus coracoideus und der Unterfläche der Klavikula aus und lässt 2 Anteile unterscheiden: den medial gelegenen kegelfömigen Teil, das Lig. conoideum, sowie das lateral gelegene, nahezu sagittal gestellte Lig. trapezoideum. Das trapezförmige Band bremst dabei die Schulterbewegungen nach vorne ab, während das kegelförmige Band jene nach hinten abbremst. Darüber hinaus wird durch das gesamte Lig. coracoclaviculare in Zusammenarbeit mit der Schultergürtelmuskulatur das Gewicht des Armes auf das Schlüsselbein und damit auf den Rumpf übertragen.

Lateral und kaudal bildet die Rotatorenmanschette mit ihrem muskulären und sehnigen Anteil den Boden des Subakromialraumes. Sie ist von einem unterschiedlich dickem Bursablatt bedeckt und deshalb häufig erst nach Entfernung desselben gut zu beurteilen. Von besonderem Interesse ist die sog. Impingement-Region der Rotatorenmanschette, jenem Anteil, der dem anterolateralen Akromioneck gegenüberliegt. Diese Region kommt meist erst nach Innenrotation des Armes gut zur Darstellung. Hier zeigen sich in besonderem Maße Auffaserungen und Rissbildungen der Rotatorenmanschette, die Zeichen eines chronischen Impingements bei knöchernen Akromionveränderungen sind.

Literatur

1. Morgan CD (1992) Arthroscopic shoulder anatomy and pathology of inferior instability. In: Esch JC (ed) Arthroscopic surgery of the shoulder. 9th Annual San Diego Meeting, American Shoulder and Elbow Surgeons, Rosemont, pp 57–61
2. Esch JC, Baker CL (1993) Surgical arthroscopy: the shoulder and elbow. Lippincott, Philadelphia
3. Jensen K-U (1996) Diagnostische Arthroskopie der Schulter und Bursa subacromialis. In: Habermeyer P, Schweiberer L (Hrsg) Schulterchirurgie. Urban & Schwarzenberg, München, S 151–172

KAPITEL 5 # Klinische Untersuchung

R. BECKER · M. RÖPKE

5.1	Anamnese	39
5.2	Inspektion, Palpation und Bewegungsprüfung	40
5.3	Schulterschmerz und Zervikalsyndrom	41
5.4	Untersuchungstechniken	41
5.4.1	Schultersteife	41
5.4.2	Rotatorenmanschette	41
5.4.3	AC-Gelenk-Arthrose	45
5.4.4	SLAP- und Labrumläsionen	45
5.4.5	Bizepssehnenuntersuchung	50
5.4.6	Injektionen	51

Klinische Untersuchung

R. Becker · M. Röpke

Die Schulter stellt eine komplexe anatomische und funktionelle Einheit von mehreren Gelenken dar, wodurch der oberen Extremität eine große Beweglichkeit in allen Ebenen ermöglicht wird. Die Hauptbewegung erfolgt dabei im Glenohumeralgelenk. Da nur 25–30% des Humeruskopfes mit dem Glenoid artikulieren, besteht kaum eine ossäre Führung, so dass eine statische und dynamische Stabilisierung durch das Labrum glenoidale, die Rotatorenmanschette sowie durch die umgebende Muskulatur gewährleistet werden muss. Pathologische Veränderungen einzelner Strukturen führen somit frühzeitig zu einer u. U. komplexen Dysfunktion.

Die Suche nach der korrekten Diagnose erfordert eine genaue Differenzierung der Symptome, um sie pathologisch veränderten Strukturen zuordnen zu können. Eine sorgfältige Anamnese und klinische Befunderhebung erlauben in den meisten Fällen, den Grund der Beschwerden bereits zu verifizieren. Bildgebende Untersuchungsmethoden wie Sonographie, Röntgen, CT oder MRT stehen zusätzlich zur Verfügung und können besonders für die operative Planung von Bedeutung sein.

5.1
Anamnese

Die Hauptsymptome Schmerz, Bewegungseinschränkung, muskuläre Schwäche und Instabilität liefern bereits erste Informationen zur vermutlichen Pathologie. So dominiert beispielsweise bei kleineren Rupturen der Rotatorenmanschette eher der Schmerz, wogegen bei größeren Rupturen die Bewegungseinschränkung und muskuläre Schwäche in den Vordergrund tritt.

Der typische Schulterschmerz wird häufig im ventralen oder dorsalen Bereich des M. deltoideus angegeben und strahlt in den Arm aus. Schmerzen, die sich in den Ansatzbereich des M. trapezius projizieren und mit Verspannungen einhergehen, lassen degenerative Erkrankungen der zervikalen oder zervikothorakalen Wirbelsäulenregion oder am AC-Gelenk vermuten.

Typische Schultererkrankungen treten in bestimmten Altersgruppen gehäuft auf (Tabelle 5.1). So erlaubt der Schulterschmerz eines 70-jährigen Patienten den Rückschluss auf eine Rotatorenmanschettenruptur oder Omarthrose. Bei einem 25-jährigen Patienten sollte hingegen an eine Bursitis subacromialis, eine superiore Labrumläsion (SLAP-Läsion) oder ein Instabilitätsimpingement gedacht werden.

Der Krankheitsverlauf sollte detailliert eruiert werden. Die Schulterbeschwerden können eine plötzliche oder allmähliche Genese besitzen. An die zeitliche Abhängigkeit der Schmerzen muss gedacht werden, wobei die Symptome vorrangig nachts oder tagsüber während der körperlichen Belastung dominieren können. Im Falle traumatisch bedingter Schulterprobleme sollte auch nach evtl. schon früher bestandenen Beschwerden gefragt werden, da das Ausmaß unfallbedingter Schäden durch degenerative oder habituelle Vorschäden beeinflussbar ist.

Tabelle 5.1. Häufige Schultererkrankungen in Abhängigkeit vom Alter

Erkrankung	Alter (Jahre)
Labrumläsion	18–36
Impingement	30–46
Tendinitis calcarea	30–50
Frozen shoulder	40–60
Rotatorenmanschettenruptur	50–70
Osteoarthrose	60–70

Die körperlichen Aktivitäten des Patienten in Beruf und Sport können prädisponierend für Schultererkrankungen sein, wie z. B. Überkopfarbeiten bei Maurer- und Malertätigkeiten, bestimmte Wurfsportarten, Windsurfen oder Delphinschwimmen.

5.2
Inspektion, Palpation und Bewegungsprüfung

Die klinische Untersuchung konzentriert sich auf 3 Schwerpunkte: Inspektion, Palpation, Bewegung. Dazu sind in Tabelle 5.2 relevante Aspekte zusammengefasst. Folgende praktische Hinweise sollten bei der Untersuchung eines Schultergelenks berücksichtigt werden:
- Die Messung der Bewegung sollte aus der Nullstellung der Extremität erfolgen.
- Das Bewegungsausmaß sollte mit der kontralateralen Seite verglichen werden.
- Bei zusätzlichen Pathologien der kontralateralen Seite empfiehlt es sich, den Befund mit einer entsprechend dem Alter und Geschlecht normalen Person zu vergleichen.
- Die Bewegungskontrolle sollte sowohl aktiv als auch passiv vorgenommen werden.
- Während der Untersuchung ist darauf zu achten, dass der Patient eine bequeme Haltung einnimmt.

Mit der Palpation in der Technik von Codman [5] gewinnt man einen guten Eindruck von der passiven Beweglichkeit der Schulter (Abb. 5.1). Dabei kann das Gelenk in allen Ebenen geprüft werden, ohne ein Umgreifen des Untersuchers zu erfordern. Der Untersucher steht hinter dem Patienten und legt seine kontralaterale Hand auf die zu untersuchende Schulter, Daumen unter Spina scapulae und Zeigefinger lateral des dorsalen Akromionecks. Der Mittelfinger umfasst den Humeruskopf von lateral, der Ring- und Kleinfinger von ventral. Die Hohlhand fixiert das Akromion. Mit der anderen Hand wird der Arm des Patienten am gebeugten Ellenbogen gegriffen und passiv bewegt. Durch diese Bewegungskontrolle ist gleichzeitig ein evtl. vorhandenes intra- oder periartikuläres Krepitieren feststellbar.

Entsprechend der Null-Durchgangsmethode wird der passive und aktive Bewegungsumfang der Ante- und Retroflexion, Innen- und Außenrotation bei 0° und 90° abduziertem Schultergelenk sowie die Abduktion und Adduktion überprüft.

Bei der Abduktion wird auf den sog. „schmerzhaften Bogen" (painful arc) geachtet, der typisch für ein Impingement-Syndrom (schmerzhafte Abduktion zwischen 60° und 120°) ist. Differentialdiagnostisch können Beschwerden am AC-Gelenk erst bei einer Abduktion über 120° gefunden werden („supraklavikulärer schmerzhafter Bogen").

Tabelle 5.2. Schwerpunkte bei der klinischen Untersuchung des Schultergelenks

	Merkmale	Klinischer Befund
Inspektion	Schultersilhouette im Seitenvergleich	Muskelatrophie, besonders des M. deltoideus
	Deformitäten	Scapula alata kann verstärkte anteriore Luxation bedingen
	Hautbeschaffenheit	Kollagene Störungen, allgemeine Bandlaxität, Pergamenthaut bei Rheumatikern
	Narben	Hinweis auf Voroperationen, Injektionen oder Verletzungen
Palpation	Schmerzhafte Druckstellen	Triggerpunkte bei Sehnenpathologie durch lokale Entzündung
	Überwärmung	Intra- oder periartikuläre Entzündung, Rheuma, reaktive Arthritis, Pyarthros
	Beurteilungen der anatomischen Strukturen	Knöcherne Formgebung und Silhouette
	Palpation der oberflächlichen und tiefen Strukturen	Krepitation oder schnappendes Geräusch bei Bewegung
Bewegung	Aktive und passive Bewegung unter Verwendung der Null-Durchgangsmethode	Außenrotationseinschränkung bei Frozen shoulder, Abduktionseinschränkung bei Impingement oder RM-Ruptur
	Glenohumerale Bewegung, thorakoskapuläre Bewegung	Störung der glenohumeralen Bewegung bei Frozen shoulder
	Schürzen- und Nackengriff	Orientierender Überblick der Kombinationen IRO-Adduktionsbewegung und ARO-Abduktionsbewegung

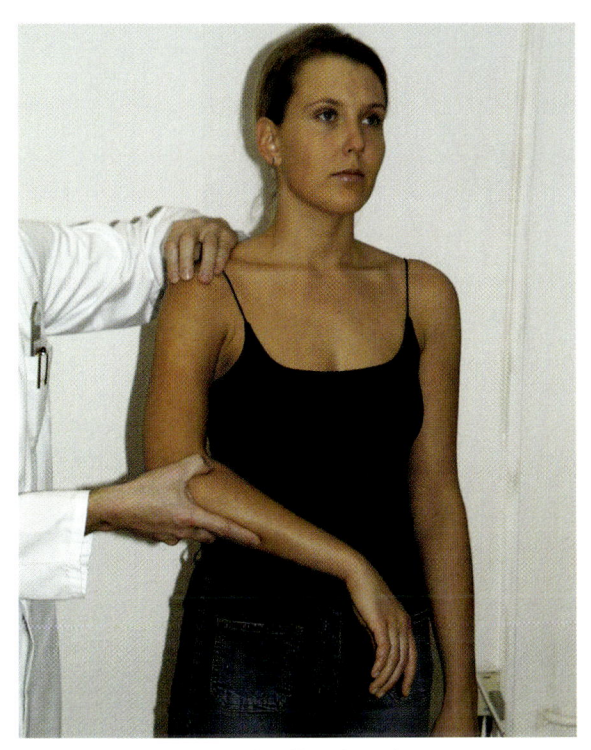

Abb. 5.1. Palpationshandgriff nach Codman

5.3
Schulterschmerz und Zervikalsyndrom

Die Untersuchung der Halswirbelsäule ist obligater Bestandteil der Beurteilung des Schultergelenks, da unspezifische Schulterbeschwerden auch an Affektionen der Wirbelsäule denken lassen müssen. Degenerationen oder Bandscheibenvorfälle der unteren HWS (Zervikalnerven C4/C5) können radikuläre Schmerzsyndrome im Schulterbereich auslösen.

Der typische Schulterschmerz wird im ventralen oder dorsalen Bereich des M. deltoideus angegeben. Oftmals lassen sich sog. Triggerpunkte palpieren, in die eine maximale Schmerzprojektion erfolgt. Beschwerden, die hingegen im Bereich des M. trapezius auftreten und mit Verspannungen einhergehen, sind häufig durch eine degenerative Erkrankung der Halswirbelsäule bedingt.

Orientierend sollte auch die Beweglichkeit der Halswirbelsäule geprüft werden, um funktionelle Störungen zu lokalisieren [16]. Der Kompressions- und Distraktionstest zur Abklärung einer spinalen oder radikulären Stenose kann Hinweis auf einen Bandscheibenvorfall geben.

Die neurologische Untersuchung der oberen Extremität umfasst die Kontrolle der Sensibilität, Motorik und der Reflexe. Die Sensibilität wird entsprechend den einzelnen Dermatomen überprüft (C4–Th2). Das Radikulärsyndrom des 5. Zervikalnervs hat besonders engen Bezug zur Schulter. So finden sich Sensibilitätsstörungen im Dermatom C5 an der Oberarmaußenseite (Deltoideusbereich). Läsionen des N. suprascapularis (C5/C6; Mm. supraspinatus und infraspinatus) bzw. des N. axillaris (C5/6; Mm. deltoideus und teres minor) können Paresen im Bereich der Schultermuskulatur auslösen.

Im Gegensatz dazu werden Kraft- oder Bewegungseinschränkungen, die durch eine Rotatorenmanschettenruptur bedingt sind, als „Pseudoparesen" bezeichnet. Diese müssen von neurologischen Symptomen abgegrenzt werden.

5.4
Untersuchungstechniken

Die im Folgenden beschriebenen Untersuchungstechniken beziehen sich auf das rechte Schultergelenk.

5.4.1
Schultersteife

Bei der Schultersteife (frozen shoulder) entspricht die Einschränkung der Beweglichkeit in allen Ebenen dem Bewegungsmuster nach Cyriax. Typischerweise ist die Beweglichkeit der Schulter zu Beginn der Erkrankung am stärksten in ihrer Außenrotations- und Abduktionskomponente eingeschränkt [10].

Von der generalisierten Kapselsteife ist die posteriore Kapselsteife abzugrenzen. Diese zeigt sich in einer eingeschränkten Innenrotation in 90°-Abduktion und durch die Schmerzangabe im dorsalen Schulterbereich bei Hyperadduktion in 90°-Anteversion (Hyperadduktionstest). Diskrete Einschränkungen der Beweglichkeit bei dorsaler Kapselsteife lassen sich erfassen, indem der Patient die Hände auf den Nacken legt und die Ellenbogen vom Untersucher in die Anteversion gehoben werden (Abb. 5.2). Bei einer dorsalen Kapselsteife zeigt sich eine Höhendifferenz zwischen beiden antevertierten Ellenbogen.

5.4.2
Rotatorenmanschette

Isometrische Tests

Die isometrische Funktionsprüfung erlaubt die gezielte Untersuchung jedes einzelnen Muskels der Rotatorenmanschette hinsichtlich Schmerz und Kraft.

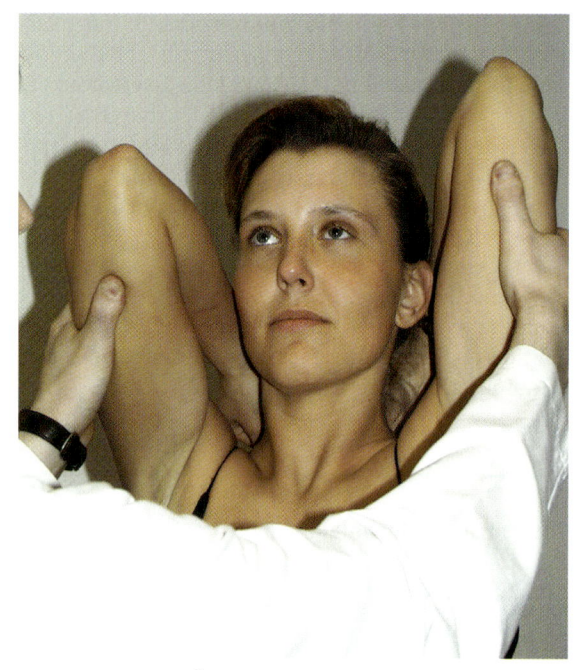

Abb. 5.2. Test zur Überprüfung der dorsalen Kapselsteife

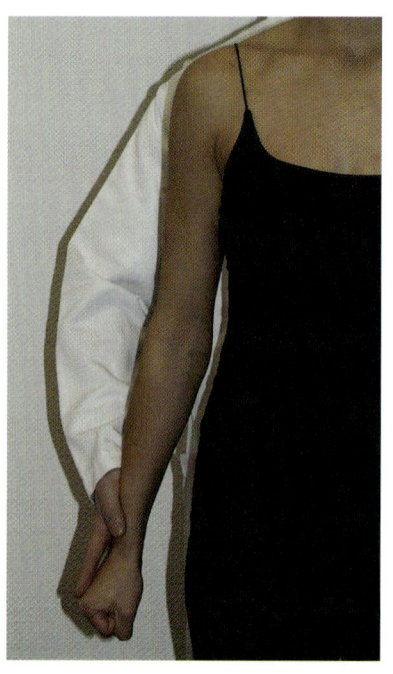

Abb. 5.3. Null-Grad-Abduktionstest

Tabelle 5.3. Einteilung der Muskelkraft

Grad 0	Vollständiges Fehlen einer Muskelfunktion
Grad 1	Anspannen der Muskulatur, ohne die Extremität aktiv zu bewegen
Grad 2	Bewegung unter Aufhebung der Schwerkraft möglich
Grad 3	Bewegung nur gegen die Schwerkraft möglich
Grad 4	Bewegung gegen leichten Widerstand
Grad 5	Vollständige Muskelkraft

Die Muskelfunktion wird in sechs Grade untergliedert (Tabelle 5.3). Die 3 Hauptmuskeln der Rotatorenmanschette, M. supraspinatus, M. infraspinatus und M. subscapularis, müssen dabei isoliert untersucht werden.

Ist eine neurologische Erkrankung ausgeschlossen, so weist eine Schwäche auf eine partielle oder totale Ruptur der Sehne des untersuchten Muskels hin (Pseudoparese). Isolierte Schmerzen ohne Kraftminderung lassen entzündliche Erkrankungen von Sehnen oder angrenzenden Bursen vermuten.

M. supraspinatus

Der 0-Grad-Abduktionstest erfasst die sog. Startfunktion der Abduktion, die durch den M. supraspinatus erfolgt. Der Patient versucht hierbei, den am Körper anliegenden Arm gegen Widerstand des Untersuchers zu abduzieren (Abb. 5.3).

Der von Jobe [9] beschriebene Supraspinatustest prüft im Seitenvergleich die Haltefunktion des M. supraspinatus in 90°-Abduktion, 30°-Anteflexion und Innenrotation. Beide Arme werden dazu bis zur Horizontalen abgespreizt, und die Daumen zeigen bodenwärts. In dieser Stellung wird das Glenohumeralgelenk korrekt in die Skapulaebene eingestellt und der lange Kopf des M. bizeps als Agonist ausgeschaltet (Abb. 5.4). Der Patient wird aufgefordert, beide Arme gegen Widerstand zu abduzieren, wodurch ein Schmerz auf der erkrankten Seite ausgelöst wird.

Ist der Patient nicht in der Lage, den eingestellten Arm aktiv in 90°-Abduktion zu halten, so spricht man vom „Drop-arm-sign", das auf eine ausgedehnte Läsion der Rotatorenmanschette hinweist.

M. subscapularis

Zur isolierten Funktionsprüfung des M. subscapularis wird der von Gerber und Krushell [6] beschriebene „Lift-off-Test" durchgeführt. Der Patient rotiert den Arm zum Schürzengriff nach innen und drückt ihn dabei zusätzlich vom Rücken ab. Durch Widerstand des Untersuchers kann die isometrische Kraft geprüft werden.

Um eine zu starke Retroversion auszuschließen, wird der Arm durch den Untersucher auf dem Rücken passiv in die maximale Innenrotation geführt. In dieser Stellung soll der Arm nun aktiv vom Patienten gehalten werden, was nur im Fall einer intakten Muskelinsertion gelingt („Innenrotations-lag-sign"; Abb. 5.5).

Abb. 5.4. Supraspinatustest nach Jobe

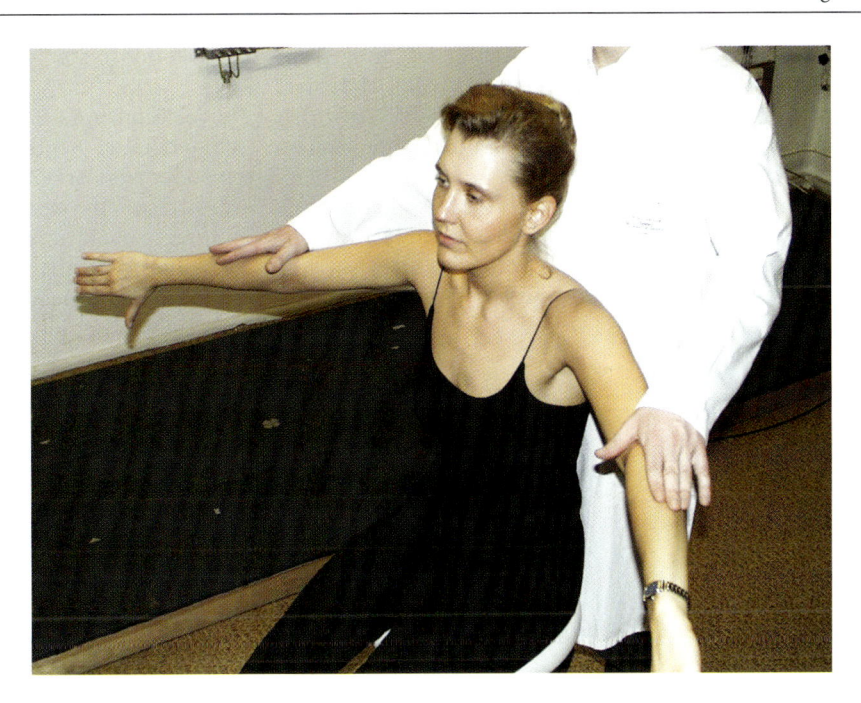

Abb. 5.5. Lift-off-Test nach Gerber und Krushell zur Testung des M. subscapularis

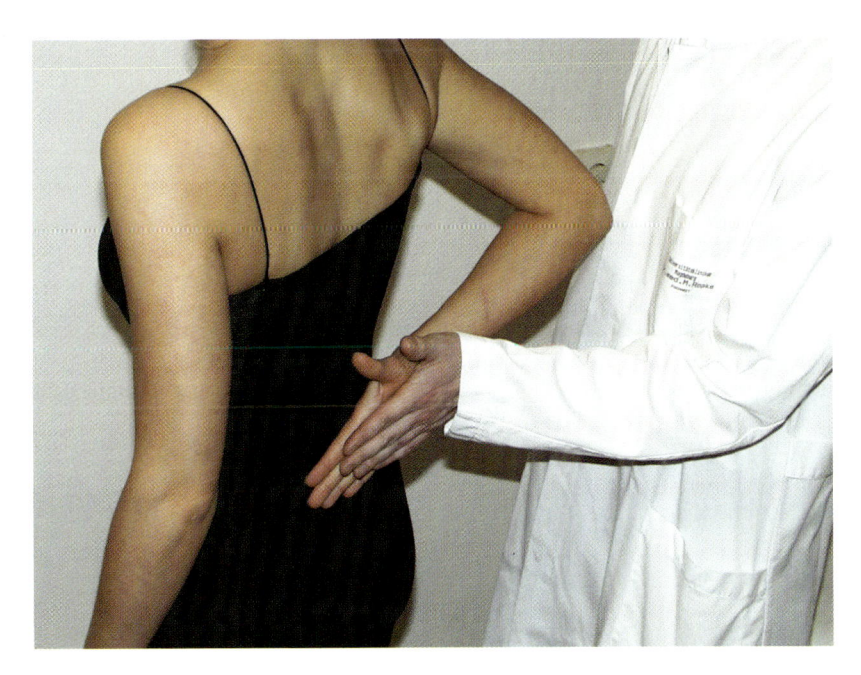

Ist der Schürzengriff aufgrund einer Bewegungseinschränkung nicht möglich, kann der M. subscapularis auch vor der Körperebene getestet werden. Hierzu hält der Patient seine Hand in Höhe des Epigastriums und versucht eine maximale isometrische Innenrotation gegen die flache Hand des Untersuchers auszuführen. Dabei ist jedoch darauf zu achten, dass nicht eine Retroversion des Arms oder ein Vorbeugen des Rumpfes als Ausweichbewegung vorgenommen wird (Abb. 5.6).

M. infraspinatus
Die Außenrotation kann isometrisch in 0- und 90°-Abduktion geprüft werden. Wenn der Arm nicht aktiv in maximaler Außenrotation gehalten werden kann, sondern sich passiv in die Neutralposition zurückdreht, spricht man auch vom „dropping sign" (Abb. 5.7).

Um die synergistische Funktion des M. deltoideus auszuschalten, empfiehlt es sich, den Außenrotationstest nach Möglichkeit in 90°-Abduktion in der

Skapulaebene durchzuführen. Der im Ellenbogen 90° flektierte Arm wird im Schultergelenk 90° abduziert und 30° anteflektiert. Der Patient drückt gegen den Widerstand des hinter ihm stehenden Untersuchers in die Außenrotation (Abb. 5.8).

Im Falle einer Ruptur der Infraspinatussehne kann der vom Untersucher in die maximale Außenrotation geführte Arm vom Patienten nicht aktiv in dieser Position gehalten werden („Außenrotations-lag-sign").

Provokationstests

Provokationstests dienen zur Differenzierung schmerzhafter Syndrome und lenken durch Auslösen oder Verstärken von Schmerzen die Aufmerksamkeit auf eine bestimmte anatomische Struktur.

Eine subakromiale *Impingement-Symptomatik* kann klinisch mit dem Provokationstest von Neer und Welsh [13] nachgewiesen werden. Der Untersucher steht hinter dem Patienten und hebt den innen-

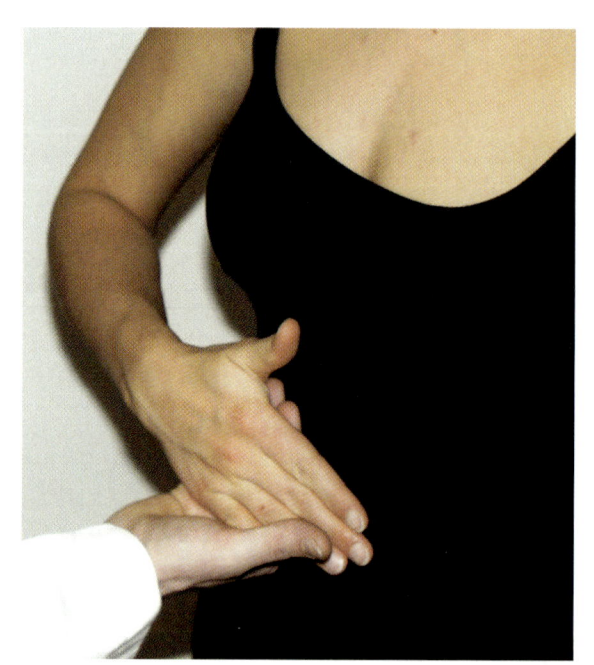

Abb. 5.6. Isometrische Testung des M. subscapularis vor der Körperebene

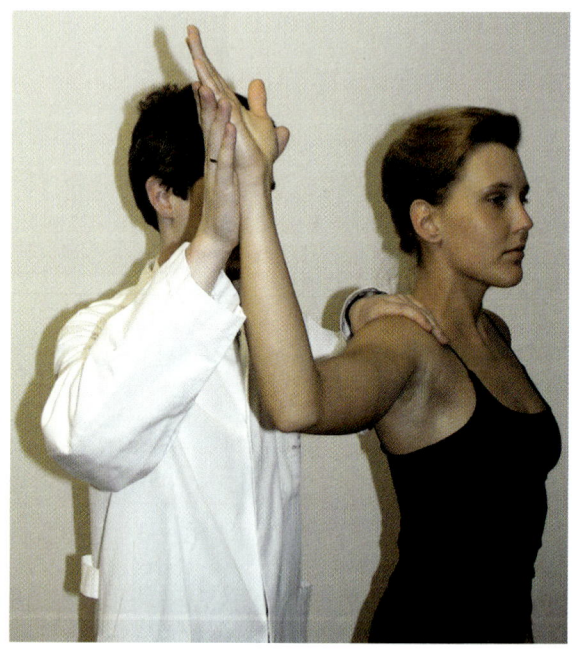

Abb. 5.8. Isometrische Testung des M. infraspinatus in abduzierter Schulterstellung

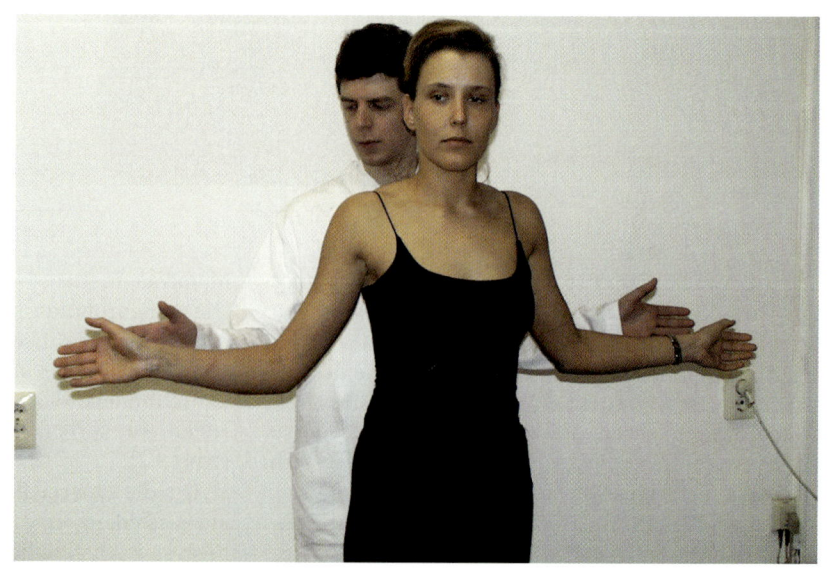

Abb. 5.7. Isometrische Testung des M. infraspinatus

rotierten Arm forciert in die Anteversion. Dadurch trifft der Ansatzbereich der Supraspinatussehne am Tuberculum majus auf die anteriore Akromionkante, was im Fall eines Impingement-Syndroms schmerzhaft ist. Eine zusätzliche Bestätigung für ein Impingement lässt sich durch eine subakromiale Infiltration mit einem Lokalanästhetikum (Lidocain, Scandicain) vornehmen, gefolgt von einem nun negativen Impingement-Test [11].

Der Impingement-Test nach Hawkins und Kennedy [7] erfasst ebenfalls ein subakromiales Impingement. Der hinter dem Patienten stehende Untersucher rotiert hierbei den Arm in mittlerer Anteflexion forciert nach innen. Das Tuberculum majus stößt dabei gegen das Akromion (Abb. 5.9).

5.4.3
AC-Gelenk-Arthrose

Das AC-Gelenk ist palpatorisch einfach zu erfassen, so dass Druckdolenzen gut lokalisierbar sind. Ein Verschiebeschmerz kann ausgelöst werden, indem von kranial auf das laterale Klavikulaende gedrückt wird. Als Provokationstest dient hier der Hyperadduktionstest, bei dem der 90° anteflektierte Arm maximal vor dem Körper adduziert wird, wodurch eine Kompression des AC-Gelenks erfolgt (Abb. 5.10).

Ein weiterer Test ist der von O'Brien [14] beschriebene aktive Kompressionstest. Der Untersucher steht hinter dem Patienten, fixiert von dorsal die Schulter der Gegenseite. Der Arm des Patienten befindet sich in 90° Anteflexion, 10–15° Adduktion und maximaler Innenrotation. Durch den Patienten wird gegen die Kraft des Untersuchers eine Aufwärtsbewegung ausgeführt. Dadurch treten wiederum Torsions- und Kompressionsschmerzen im AC-Gelenk auf.

Der Patient muss jedoch den Schmerz wirklich im AC-Gelenk lokalisieren, da ähnliche Beschwerden auch bei dorsaler Kapselsteife, ausgeprägter Synovitis der Bizepssehnenscheide und bei subkorakoidalem Impingement provoziert werden können. Nach intraartikulärer Injektion mit einem Lokalanästhetikum (Lidocain, Scandicain) sollte der Test negativ werden.

5.4.4
SLAP- und Labrumläsionen

Die Frage nach der Häufigkeit sowie dem letztmaligen Ereignis einer Luxation sollte eingangs geklärt werden. Die Anzahl der Luxationen erlaubt bereits einen Rückschluss auf den Grad der Instabilität. Eine große Bedeutung für das therapeutische Vorgehen besitzt der Auslösemechanismus im Sinne einer willkürlichen oder unwillkürlichen Luxation. Häufig kann allein durch die Anamnese eine habituelle von einer traumatisch bedingten Schulterluxation abgegrenzt werden.

Das Ziel der klinischen Untersuchung besteht einerseits darin, im Seitenvergleich die Translation des

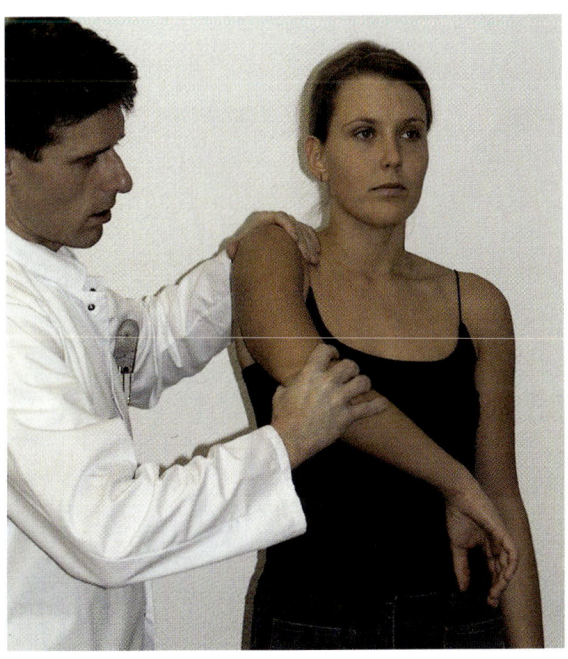

Abb. 5.9. Impingement-Test nach Hawkins und Kennedy zur Untersuchung der Supraspinatussehne

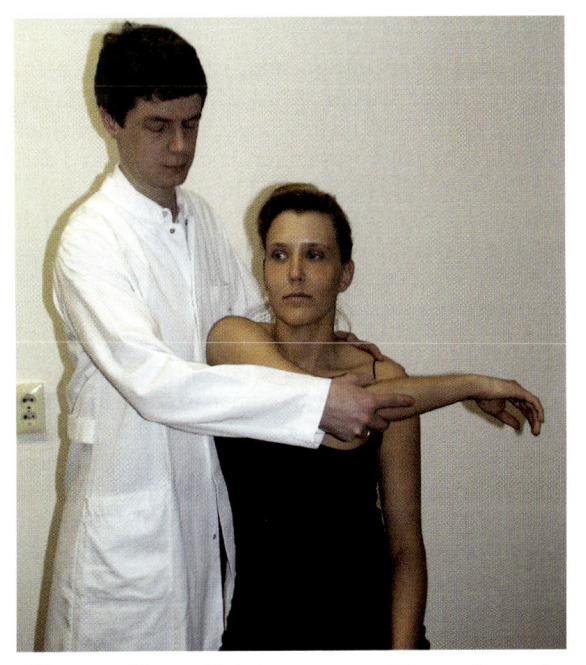

Abb. 5.10. Hyperadduktionstest zur Untersuchung des AC-Gelenks

Tabelle 5.4. Klinische Tests zur Differenzialdiagnose am Schultergelenk

Schultererkrankung	Klinischer Test
Ventrale Instabilität	Load-und-Shift-Test Apprehensionstest nach Rowe Relokationstest
Posteriore Instabilität	Jerk-Adduktionstest
Inferiore Instabilität (multidirektionale Instabilität)	Sulkustest
SLAP-Läsion	SLAP-Prehensionstest Speed-Test O'Brien-cross-arm-Test
Bizepssehnenpathologie	Speer-Test Yergason-Test Bizepssehneninstabilitätstest

Humeruskopfes auf dem Glenoid als Maß für die Kapselweite festzulegen, um so einen Eindruck von der Gelenklaxität zu erhalten. Andererseits müssen durch Provokationsbewegungen der Grad und die Richtung der glenohumeralen Instabilität festgestellt werden. Hierfür werden spezielle Tests eingesetzt, die durch Subluxationsphänomene oder Provokation einer Abwehrspannung (Apprehension) die Richtung der Instabilität (anterior, posterior oder multidirektional) zu differenzieren erlauben (Tabelle 5.4).

Load-und-Shift-Test
(anteroposteriore glenohumerale Translation)

Das Ausmaß der glenohumeralen Translation wird durch Verschieben des Humeruskopfes in der anteroposterioren Gelenkebene bei fixierter Skapula untersucht.

Zu Beginn der Untersuchung ist darauf zu achten, dass der Humeruskopf auch wirklich in der Pfanne zentriert ist. Dies kann besonders bei Vorliegen einer multidirektionalen Instabilität leicht zu einer Fehleinschätzung führen. Für die Einteilung des Ausmaßes der anteroposterioren Translation wurde durch die Gesellschaft der amerikanischen Schulter- und Ellenbogenchirurgen die in Tabelle 5.5 aufgeführte Graduierung aufgestellt.

Technik. Die Untersuchung kann am sitzenden oder liegenden Patienten vorgenommen werden. Beim sitzenden Patienten umfasst die linke Hand des Untersuchers von kranial kommend das rechte Akromion zur Fixation des Schulterblatts. Die rechte Hand des Untersuchers ergreift den proximalen Oberarm des Patienten, um eine Verschiebung in anteroposteriorer Richtung vorzunehmen. Während der Translationsbewegung ist daran zu denken, dass die glenohumerale Gelenkebene nicht in der sagittalen Körperebene liegt, sondern hierzu 30° innenrotiert steht (Abb. 5.11, 5.12).

Tabelle 5.5. Einteilung der glenohumeralen Translation (Society of American Shoulder and Elbow Surgeons)

Grad 0	Keine Translation möglich
Grad 1	Humeruskopf lässt sich etwas auf den Glenoidrand translozieren (1 cm)
Grad 2	Humeruskopf lässt sich bis auf den Glenoidrand verschieben, ohne über den Rand zu rutschen (1–2 cm)
Grad 3	Humeruskopf lässt sich über den Glenoidrand translozieren (>2 cm)

Beim liegenden Patienten wird der Arm 20° abduziert und anteflektiert, wobei die rechte Hand des Untersuchers den Ellenbogen des Patienten fasst. Mit der linken Hand wird nun der proximale Oberarm ergriffen und eine Bewegung nach anterior oder posterior ausgeübt. Durch leichte Innen- oder Außen-

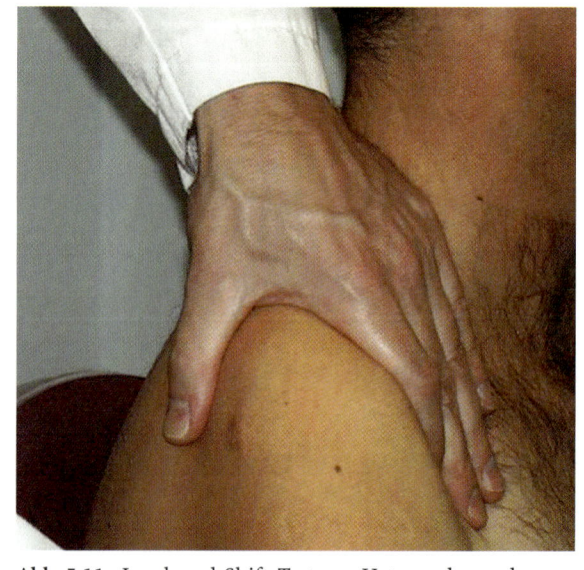

Abb. 5.11. Load-und Shift-Test zur Untersuchung der anterioren und posterioren Stabilität (dorsaler Schub)

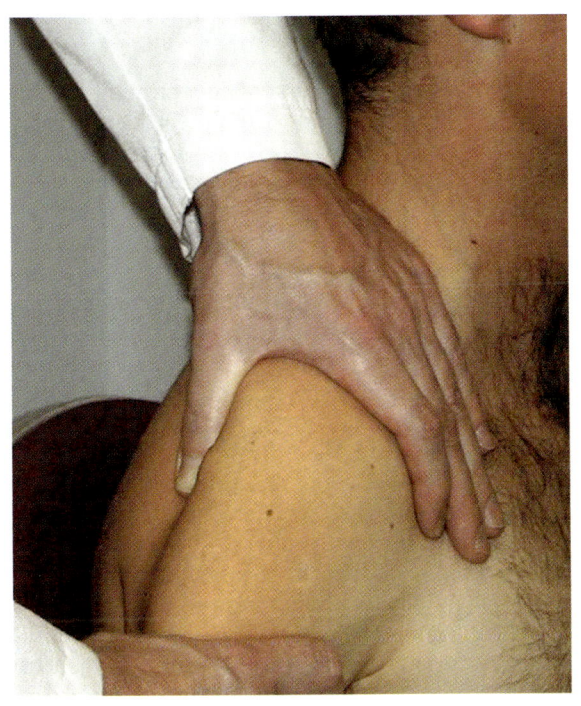

Abb. 5.12. Load-und-Shift-Test zur Untersuchung der anterioren und posterioren Stabilität (dorsaler Schub)

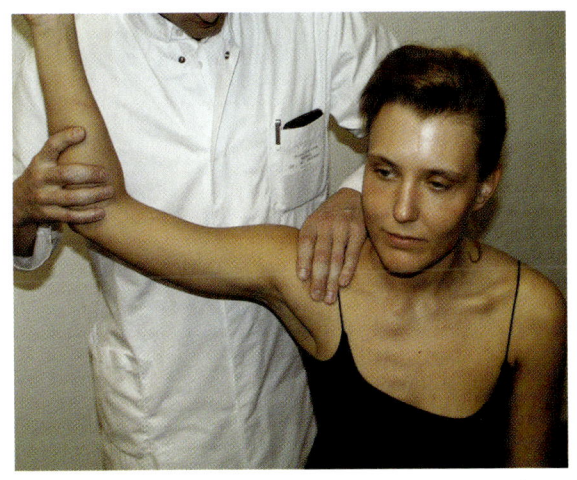

Abb. 5.13. Apprehensionstest nach Rowe zur Untersuchung der ventralen Schulterinstabilität

rotation lässt sich bei der Untersuchung das frühzeitige Anspannen der ventralen oder dorsalen Kapselstrukturen beurteilen.

Apprehensionstest nach Rowe

Der Apprehensionstest nach Rowe ist der bekannteste Test zur Beurteilung der vorderen Schulterinstabilität. Dieser Test kann im Stehen, Sitzen oder Liegen ausgeführt werden. Der Patient ist jedoch nur im Liegen in der Lage, sich wirklich zu entspannen, wodurch der Test auch eine weitaus höhere Sensitivität erhält.

Technik. Der Untersucher befindet sich hinter dem stehenden oder sitzenden Patienten. Der zu untersuchende Arm wird um 90° im Schultergelenk abduziert und im Ellenbogengelenk um 90° flektiert. Die rechte Hand umfasst den Ellenbogen und kann nun den Arm durch langsame Drehung in die Außenrotation führen. Die linke Hand umfasst während des Manövers von kranial die Schulter (Abb. 5.13).

Bei der Untersuchung im Liegen wird der Patient am Rand der Untersuchungsliege auf dem Rücken gelagert, damit die zu testende Schulter frei bewegt werden kann. In Analogie zur Untersuchung im Stehen erfolgt die Abduktion im Schultergelenk und Flexion im Ellenbogengelenk bis 90°. Nun wird die passive Außenrotationsbewegung ausgeführt. Die rechte Hand des Untersuchers wird von ventral auf die Schulter gelegt, um Verschiebungen des Humeruskopfes zu ertasten.

Pathomechanismus. Durch die Außenrotationsbewegung wird der Humeruskopf bei ungenügender Zentrierung wie z. B. bei einer Bankart- oder Weichteilläsion nach ventral geschoben. Zum Zeitpunkt der beginnenden Subluxation kann gelegentlich ein Schmerz, meist aber nur eine Missempfindung des Patienten ausgelöst werden. Die typische Reaktion ist eine Abwehrspannung durch Kontraktion der Mm. subscapularis und pectoralis (Apprehension), um einer weiteren Außenrotation entgegenzuwirken.

Relokationstest

Der Relokationstest wird am liegenden Patienten vorgenommen und dient gleichfalls zur Diagnose einer ventralen Schulterinstabilität.

Technik. Der Patient liegt auf dem Rücken mit 90° abduziertem Schulter- und 90° gebeugtem Ellenbogengelenk. Mit zunehmender Außenrotation der Schulter wird der ventrale Labrum-Kapsel-Komplex belastet, und Schmerzen oder Subluxationsgefühle treten auf (Abb. 5.14, 5.15). Drückt der Untersucher mit der rechten Hand von ventral auf die Schulter,

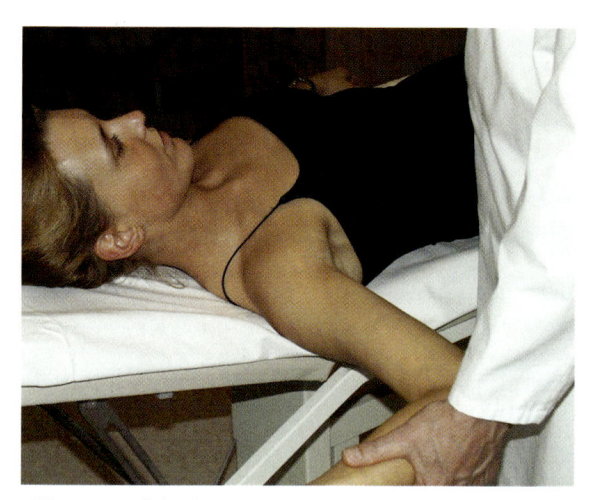

Abb. 5.14. Relokationstest zur Untersuchung der ventralen Schulterinstabilität

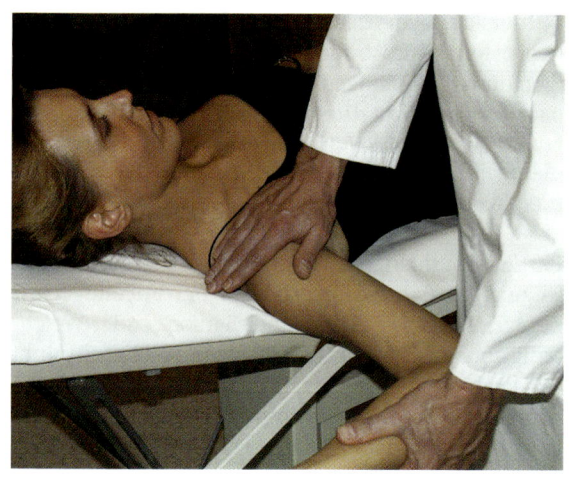

Abb. 5.15. Relokationstest zur Untersuchung der ventralen Schulterinstabilität mit ventraler Stabilisierung durch den Untersucher

kommt es zur Schmerzlinderung und Verringerung der Abwehrspannung. Das Schultergelenk lässt sich nun weiter nach außen rotieren, bis die Symptomatik erneut auftritt.

Pathomechanismus. Wie beim Apprehensionstest kann die ventrale Kapsel einschließlich der glenohumeralen Bänder bei einer Instabilität den Humeruskopf nicht ausreichend im Glenoid zentrieren. Die Hand des Untersuchers, die von ventral auf die Schulter drückt, stabilisiert den Humeruskopf von extern, und eine Subluxation wird verhindert. Damit ist eine Weiterführung der Außenrotation möglich, bis auch die von außen aufgebrachte Kraft nicht mehr zur Stabilisierung genügt.

Adduktionstest

Der Adduktionstest dient zur Untersuchung der posterioren Instabilität und wird mit einer Sensitivität von 100% angegeben [15]. Dieser Test ist auch als „Jerk"-Test bekannt, da der Humeruskopf durch ruckartiges (jerking) Selbstreponieren seine physiologische glenohumerale Position wieder einnimmt.

Technik. Der Untersucher steht hinter dem sitzenden oder stehenden Patienten und greift mit der rechten Hand den rechten Ellenbogen des um 90° anteflektierten Arms. Die rechte Hand des Untersuchers schiebt jetzt den Ellenbogen nach dorsal, wodurch der Humeruskopf in diese Richtung subluxiert. Unter langsamer Aufhebung der Anteflexion kommt es zur Reposition des Schultergelenks, wobei ein schnappendes Geräusch auftritt (Abb. 5.16).

Bei einer isolierten posterioren Instabilität tritt die Subluxation des Humeruskopfes in ca. 80°- bis 90°-Anteflexion auf. Liegt eine kombinierte posteroinferiore Instabilität vor, so zeigt sich die Subluxation eher bei 110° Anteflexion [3].

Pathomechanismus. Die insuffizienten posterioren Labrum- und Kapselstrukturen erlauben unter axialem Druck das Subluxieren des Humeruskopfes nach dorsal. Unter langsamer Retroversion des Arms kommt es zum Anspannen der posterioren Kapselstrukturen, bis diese eine ausreichende Spannung aufweisen und somit den Humeruskopf in das Glenoid rezentrieren.

Sulkustest

Der Sulkustest weist auf eine inferiore Instabilität hin, die häufig mit einer multidirektionalen Instabilität einher geht [12]. Bei dieser habituellen Form der Schulterinstabilität sollte auch die Mobilität anderer Gelenke begutachtet werden, wie die des Daumensattel- oder Handgelenks. Am Schultergelenk wird das Ausmaß der Instabilität von Silliman und Hawkins in 4 Grade eingeteilt [17].

Technik. Am sitzenden oder stehenden Patienten wird der frei hängende Arm axial fußwärts gezogen. Dabei zeichnet sich eine Einziehung der Haut zwischen Akromionaußenkante und Humeruskopf ab, die in Zentimetern gemessen werden kann. Der Test wird im Seitenvergleich in neutraler Rotation und in Außenrotation vorgenommen (Abb. 5.17).

Pathomechanismus. Dieser Test fokussiert auf die Stabilität des Rotatorenmanschettenintervalls sowie auf die Funktionalität des korakohumeralen Bandes.

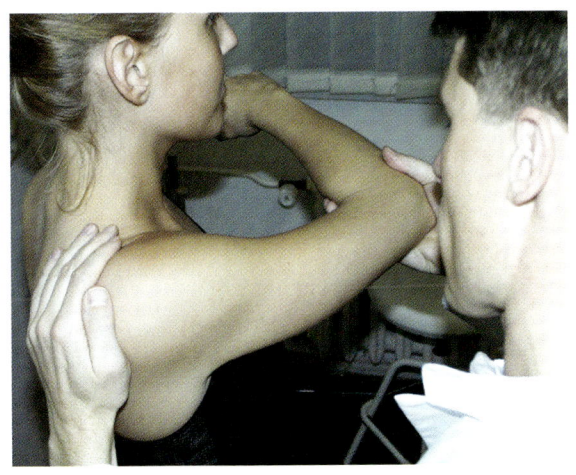

Abb. 5.16. Jerk-Adduktionstest nach zur Untersuchung der posterioren Instabilität

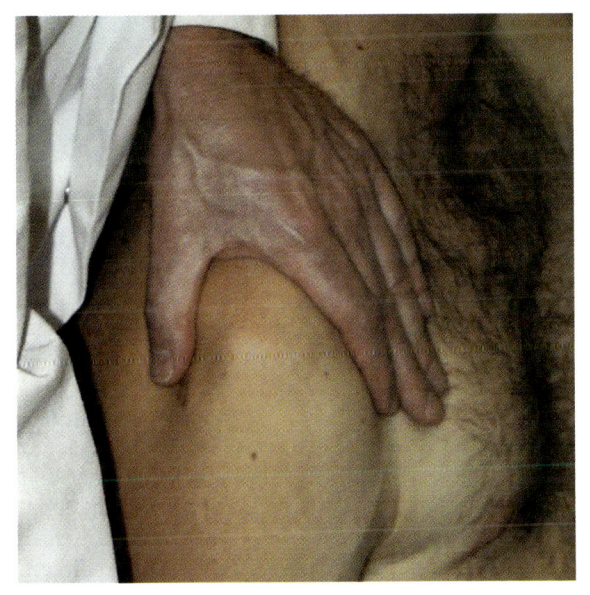

Abb. 5.17. Sulkustest zur Untersuchung der inferioren Instabilität

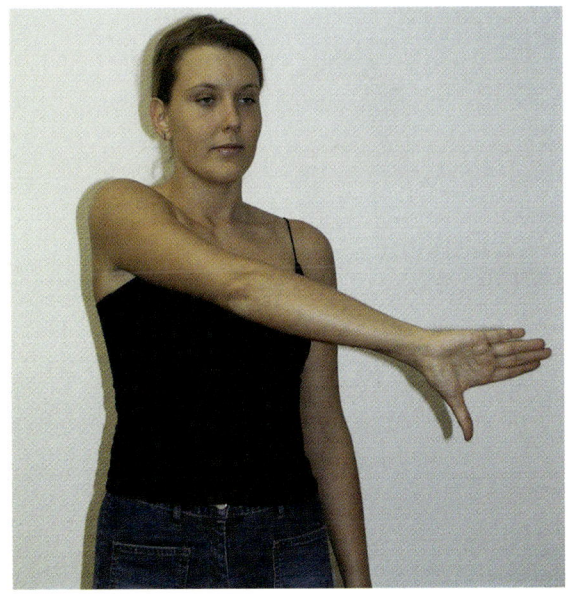

Abb. 5.18. SLAP-Prehensionstest zur Untersuchung des Bizepssehnenankers

Technik. Der sitzende oder stehende Patient wird aufgefordert, seinen gestreckten und pronierten Arm bis 90° zu flektieren. In pronierter und adduzierter Position des Armes ist ein Schmerz provozierbar. Wird der Test in supinierter Position des Arms wiederholt, tritt eine Schmerzlinderung auf. Die Sensibilität des Tests wird von Berg mit 87,5% angegeben [2] (Abb. 5.18).

Pathomechanismus. In Pronationsstellung des Unterarms ist die Bizepssehne angespannt. Die Spannung wird durch Adduktion im Schultergelenk verstärkt, so dass Zug auf den Bizepssehnenanker ausgeübt wird. Hierdurch kommt es zur Einklemmung der instabilen Sehne zwischen Glenoid und Humeruskopf. Wird der Arm nun in Supination gebracht, entspannt sich die Bizepssehne und die Adduktionsbewegung verläuft ohne oder unter geringerer Beschwerdesymptomatik.

Beide Strukturen sind in neutraler Position entspannt. Bei einer Instabilität kommt es auch in Aussenrotation zur Sulkusbildung, wobei auf der gesunden Seite die Anspannung der genannten Strukturen dieses Zeichen verhindert.

SLAP-Prehensionstest

Die von anterior nach posterior reichende superiore Labrumläsion (SLAP) wird häufig erst arthroskopisch diagnostiziert, da die klinischen Symptome einer AC-Arthrose oder Rotatorenmanschettenpathologie ähnlich sein können.

O'Brien-cross-arm-Test

Der O'Brien-cross-arm-Test dient gleichfalls zur Diagnostik einer SLAP-Läsion. Ähnlich dem SLAP-Prehensionstest wird durch erhöhte Spannung auf den Bizepssehnenanker ein Schmerz hervorgerufen. Der Test kann auch bei einer AC-Pathologie positiv ausfallen, da in pronierter und adduzierter Stellung bei 90° Anteflexion das Tuberculum majus unter isometrischer Anspannung des Arms gegen das Akromion stößt, wodurch ein Druck auf das AC-Gelenk ausgeübt wird.

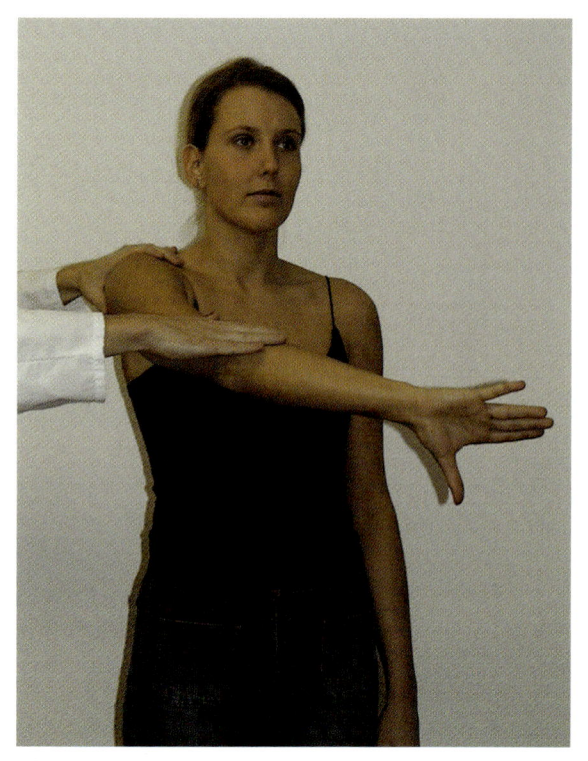

Abb. 5.19. O'Brien-cross-arm-Test zur Untersuchung des Bizepssehnenankers

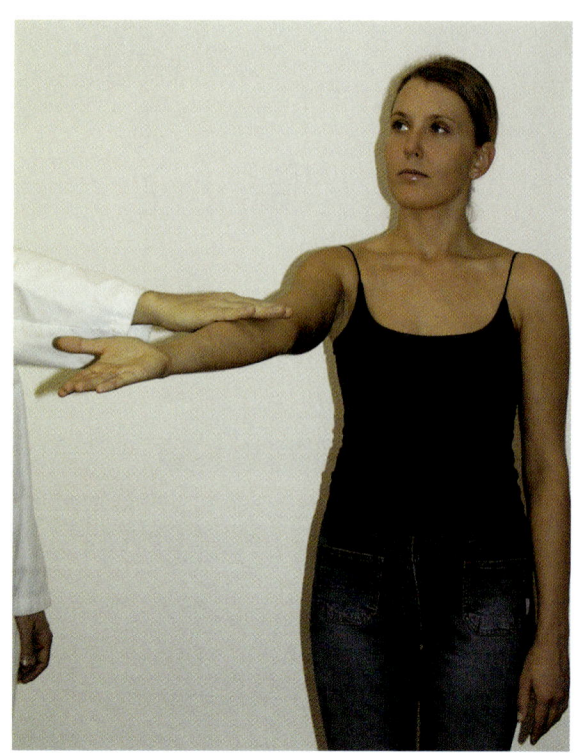

Abb. 5.20. Speed-Test zur Untersuchung der Bizepssehne

Technik. Der Patient hält den Arm 90° anteflektiert, 10–15° adduziert und proniert, so dass der Daumen bodenwärts zeigt. Zur Schmerzprovokation wird durch den Untersucher eine Kraft auf das Ellenbogengelenk des Patienten bodenwärts ausgeübt. Bei vollständiger Supination kann der Schmerz dagegen nicht ausgelöst werden [14]. Der Test wird mit einer Sensitivität von 100% angegeben (Abb. 5.19).

5.4.5
Bizepssehnenuntersuchung

Speed-Test

Der Speed-Test dient zur Evaluierung von Bizepssehnenpathologien wie der Tendinitis oder einer Instabilität. Bei der Untersuchung besteht eine Druckdolenz im Bereich des Sulcus bicipitalis, der sich bei 10° Innenrotation des Arms ventral der Schulter einstellt.

Technik. Der sitzende oder stehende Patient bringt seinen supinierten, gestreckten Arm in 90°-Anteflexion. Durch den Untersucher wird nun ein nach unten gerichteter Druck auf den Unterarm des Patienten ausgeübt, wodurch ein Schmerz in der Schulter provoziert wird (Abb. 5.20).

Pathomechanismus. Die Anteflexion des Arms gegen Widerstand bewirkt ein Anspannen der Bizepssehne im Sulcus bicipitalis sowie ein Impingement der Sehne am knöchernen Akromion, wodurch ein Schmerz ausgelöst wird. Die Sensitivität des Tests wird mit 90% angegeben [1]. Die Spezifität des Tests erreicht hingegen nur 17,5%, d. h., dass in hohem Maß auch andere Erkrankungen, wie z. B. Rotatorenmanschettenbefunde, einen positiven Test hervorrufen können.

Yergason-Test

Technik. Der Patient flektiert seinen Arm zum rechten Winkel im Ellenbogengelenk. Der pronierte Unterarm wird vom Untersucher ergriffen. Jetzt wird der Patient zur forcierten Supination gegen Widerstand aufgefordert (Abb. 5.21).

Pathomechanismus. Die Supination in flektierter Ellenbogenstellung erfolgt primär durch den M. biceps. Bei der forcierten Bewegung gegen Widerstand kommt es zur Schmerzverstärkung im ventralen Anteil der Schulter, hervorgerufen durch eine plötzliche Spannungssteigerung in der Bizepssehne sowohl in ihrem Ursprungs- als auch Sulkusbereich.

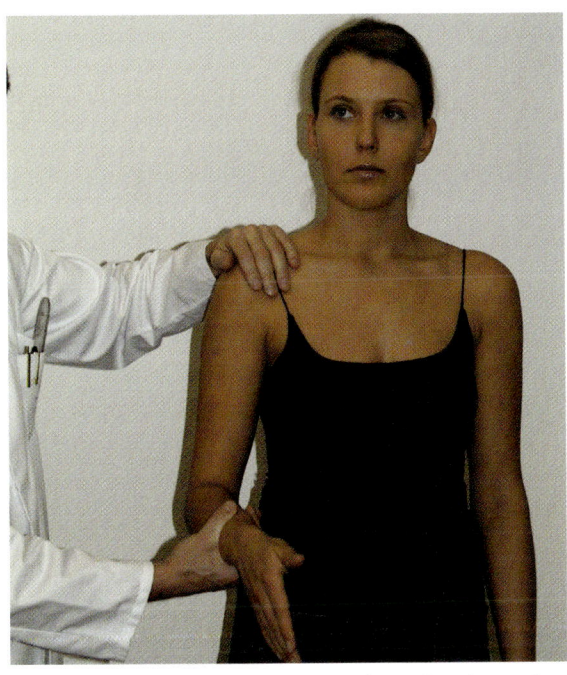

Abb. 5.21. Yergason-Test zur Untersuchung der Bizepssehne

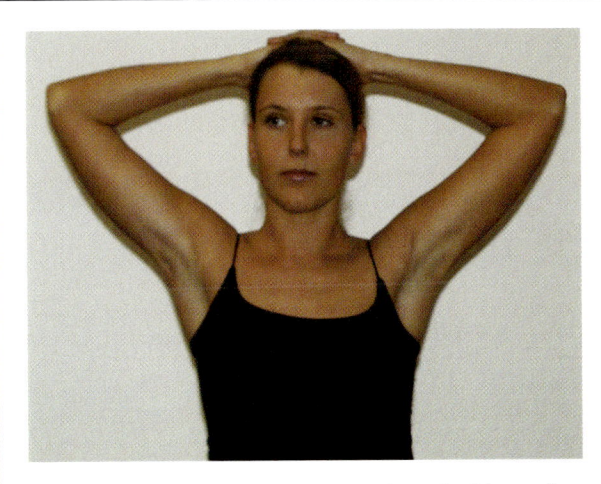

Abb. 5.22. Ludington-Test zur Untersuchung der Bizepssehne

Ludington-Test

Technik. Der Patient wird aufgefordert, beide Hände über dem Kopf zusammenzuhalten. Die Finger werden ineinandergenommen und auf den Kopf gelegt. Intermittierend wird nun der Bizepsmuskel angespannt und entspannt. Bei Entzündung des Peritendineums oder aufgrund einer Instabilität wird dieses Manöver vom Patienten als schmerzhaft empfunden (Abb. 5.22).

Pathomechanismus. Der Kopf dient als Widerstand zum Ausüben der isometrischen Kontraktion der Bizepsmuskulatur. Auch hier wird durch Spannungsänderung in der Sehne ein schmerzhafter Reiz ausgeübt.

Bizepssehneninstabilitätstest

Technik. Der Unterarm wird in maximal supinierter Stellung gehalten. Aus der vollständigen Abduktionsstellung heraus wird der Arm nun langsam in der Skapulaebene adduziert. Dabei kann ein schmerzhaftes Subluxieren ausgelöst werden, das häufig mit einem vernehmbaren Klicken einhergeht.

Pathomechanismus. In Abduktionsstellung ist die Bizepssehne entspannt. Durch zunehmende Adduktion wird sie gespannt und aufgrund der Außenrotationsstellung aus dem Sulcus bicipitalis nach ventral subluxiert.

5.4.6
Injektionen

Die Beschwerdesymptomatik am Schultergelenk ist häufig vielschichtig, wodurch eine eindeutige Diagnosefindung erschwert sein kann. Bestimmte Beschwerdemuster können verschiedene Ursachen besitzen. Die von Neer beschriebenen Injektionstechniken erlauben durch gezielte Betäubung die Lokalisation der pathologischen Struktur. Etwa 5 ml 1%ige Lidocainlösung sind dafür ausreichend.

Subakromiale Injektion

Bei Unklarheit sollte diese Injektion zuerst vorgenommen werden. Am einfachsten lässt sich der Subakromialraum von posterolateral infiltrieren. Die Einstichstelle der Nadel liegt ca. 2 cm kaudal und lateral der posterioren Akromionecke. Nach Perforation der Haut wird die Nadel in Richtung Akromionunterkante vorgeschoben. Die Impingement-Tests werden anschließend wiederholt. Sie werden im Fall einer Pathologie des Subakromialraums nun negativ ausfallen (Abb. 5.23).

Injektion des AC-Gelenks

Das akromiale Ende der Klavikula wird palpiert, um nachfolgend auch wirklich den Gelenkspalt zu treffen, der bei arthrotischen Veränderungen des Gelenks oftmals schwer zu punktieren ist. Zur Injektion wird die Kanüle von kranial in das AC-Gelenk eingebracht. Bei regelrechter AC-Gelenkspunktion, sollte die Injektion leicht und ohne Widerstand möglich sein. Negative Provokationstests am AC-Gelenk nach Injektion des Lokalanästhetikums, bestätigen die Primärursache der Beschwerden in dieser Region (Abb. 5.24).

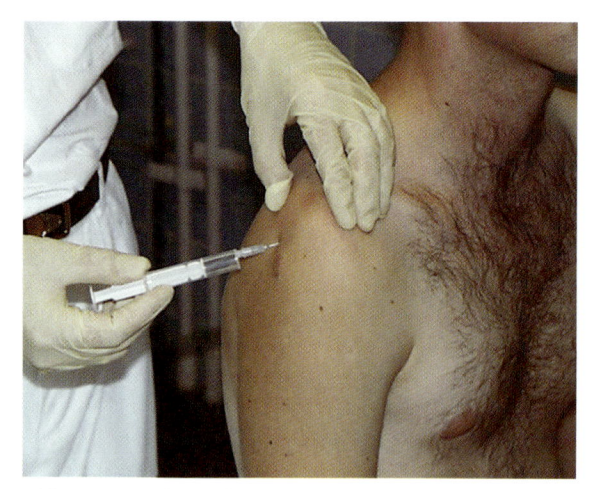

Abb. 5.23. Injektion des Subakromialraums

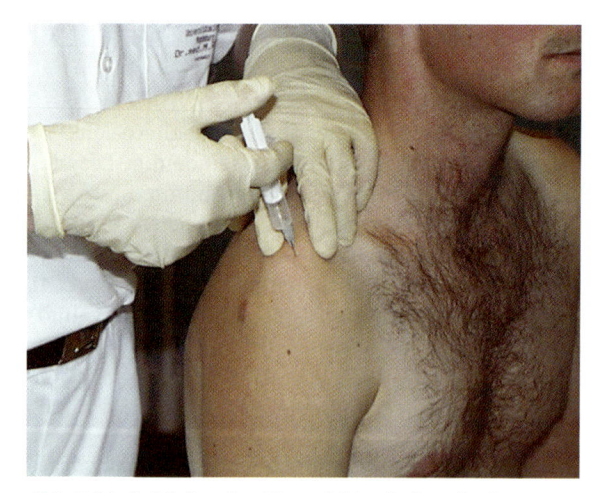

Abb. 5.24. Injektion des Akromioklavikulargelenks

Injektion des Sulcus bicipitalis

In Analogie zu den beiden beschriebenen Tests wird das Lokalanästhetikum in den Sulcus bicipitalis instilliert. Der Arm wird um 10° nach außen rotiert, wodurch sich der Sulcus bicipitalis direkt ventral einstellt. Bei der Injektion muss mit Vorsicht vorgegangen werden, damit das Anästhetikum nicht direkt in die Bizepssehne injiziert wird.

Literatur

1. Bennett WF (1998) Specificity of the Speed's test: arthroscopic technique for evaluating the biceps tendon at the level of the bicipital groove. Arthroscopy 14: 789–796
2. Berg EE, Ciullo J. V (1998) A clinical test for superior glenoid labral or 'SLAP' lesions. Clin J Sport Med 8: 121–123
3. Bigliani L U, Pollock RG, McIlveen SJ, Endrizzi DP, Flatow EL (1995) Shift of the posteroinferior aspect of the capsule for recurrent posterior glenohumeral instability. J Bone Joint Surg Am 77: 1011–1020
4. Bridgman J (1972) Periarthritis of the shoulder and diabetes mellitus. Ann Rheum Dis 31: 69–72
5. Codman EA (1934) The shoulder: rupture of the supraspinatus tendon and other lesions in or about the subacromial bursa. In: Thomas T (ed) The shoulder. Little & Brown, Boston
6. Gerber C, Krushell RJ (1991) Isolated rupture of the tendon of the subscapularis muscle. Clinical features in 16 cases. J Bone Joint Surg Br 73: 389–394
7. Hawkins RJ, Kennedy JC (1980) Impingement syndrome in athletes. Am J Sports Med 8: 151–158
8. Hintermann B, GachterA (1995) Arthroscopic findings after shoulder dislocation. Am J Sports Med 23: 545–551
9. Jobe FW, Jobe CM (1983) Painful athletic injuries of the shoulder. Clin Orthop 173: 117–124
10. Lewit K (1997) Untersuchung der Extremitätengelenke. In: Lewit K (Hrsg) Manuelle Medizin. Barth, Leipzig, S 165
11. Neer CS (1983) Impingement lesions. Clin Orthop 173: 70–77
12. Neer CS, Foster CR (1980) Inferior capsular shift for involuntary inferior and multidirectional instability of the shoulder. A preliminary report. J Bone Joint Surg Am 62: 897–908
13. Neer CS 2nd, Welsh RP (1977) The shoulder in sports. Orthop Clin North Am 8: 583–591
14. O'Brien SJ, Pagnani MJ, Fealy S, McGlynn SR, Wilson JB (1998) The active compression test: a new and effective test for diagnosing labral tears and acromioclavicular joint abnormality. Am J Sports Med 26: 610–613
15. Pollock RG, Bigliani LU (1993) Recurrent posterior shoulder instability. Diagnosis and treatment. Clin Orthop 291:85–96
16. Sachse J, Schildt-Rudloff K (1997) Untersuchung und Behandlung der Halswirbelsäule und der Kopfgelenke. In: Sachse J, Schildt-Rudloff K (Hrsg) Wirbelsäule – Manuelle Untersuchung und Mobilisationsbehandlung, 3. Aufl. Ullstein Mosby, Wiesbaden, S 146–201
17. Silliman JF, Hawkins RJ (1993) Classification and physical diagnosis of instability of the shoulder. Clin Orthop 291: 7–19
18. Snyder SJ, Karzel RP, Del Pizzo W, Ferkel RD, Friedman MJ (1990) SLAP lesions of the shoulder. Arthroscopy 6: 274–279

KAPITEL 6 # Bildgebende Diagnostik

D. URBACH

6.1 Röntgendiagnostik 55
6.2 Sonographie 57
6.3 Computer- und Magnetresonanztomographie 58
6.4 Subakromialer Raum und Schultereckgelenk 58
6.5 Instabiles Schultergelenk 60

KAPITEL 6

Bildgebende Diagnostik

D. URBACH

Anamnese und klinische Untersuchung sind die Grundlage bei der Diagnostik von Schultererkrankungen. Sie werden ergänzt durch bildgebende Verfahren, die für die vollständige Untersuchung der Schulter unverzichtbar sind. Ihre Aufgabe besteht darin, klinische Arbeitsdiagnosen zu bestätigen oder in Frage zu stellen und pathologische Veränderungen möglichst exakt darzustellen. Nur so können Indikation und Durchführung einer konservativen wie operativen Therapie auf eine ausreichende Wissensgrundlage gestellt werden.

Als etablierte Standardverfahren stehen uns die konventionelle Röntgendiagnostik, die Sonographie, Computertomographie, Magnetresonanztomographie und die Szintigraphie zur Verfügung. Jedes Verfahren hat spezifische Aufnahmeparameter, wie z. B. die Projektionsebene, die Schichtdicke oder die Kontrastmittelverstärkung, und manche haben spezielle Auswertungstechniken, wie z. B. die 3D-Rekonstruktionsmöglichkeit. Hieraus ergeben sich eine Vielzahl von Untersuchungsmöglichkeiten, deren Bedeutung für die jeweilige Region bzw. Erkrankung der Schulter unterschiedlich ist. Deshalb soll dieses Kapitel einen aktuellen Überblick über die sinnvolle Anwendung der bildgebenden Diagnostik geben.

6.1
Röntgendiagnostik

Bei der konventionellen Röntgenuntersuchung erhalten wir ein zweidimensionales Summationsbild aller Strukturen, die die Röntgenstrahlen auf ihrem Weg von der Röhre zur empfindlichen Schicht des Film-Folien-Systems abschwächen. Daher sind grundsätzlich Röntgenaufnahmen in mindestens 2 Ebenen zu fordern, die möglichst senkrecht zueinander stehen sollten. Als Basis der Röntgendiagnostik bieten sich die anteroposteriore und eine axiale Standardprojektion an. Spezialaufnahmen können dann bei gezielten Fragestellungen ergänzend angefordert werden. Im Folgenden werden die Einstelltechniken der Aufnahmen erläutert, die in diesem Buch Verwendung finden und die von den Autoren bevorzugt werden.

Die Ebene, in der die Glenoidoberfläche steht, bildet mit der Sagittalebene des Patienten einen Winkel von ca. 40°. Daher kann der Humeruskopf ohne Überlagerung durch das Glenoid in der a.p.-Projektion nur dargestellt und der Gelenkspalt eingesehen werden, wenn der Zentralstrahl entsprechend korrigiert wird. Bei der im amerikanischen Sprachraum als *true-a.p.-view* bezeichneten Aufnahme muss der Zentralstrahl um diese 40° in der Horizontalebene gekippt und auf die Korakoidspitze gerichtet werden. Technisch ist dies am einfachsten zu realisieren, indem nicht der Zentralstrahl korrigiert, sondern der Patient gedreht wird. Deshalb wird der Patient mit dem Schulterblatt der zu untersuchenden Schulter direkt der vertikalen Untersuchungsplatte mit dem Film-Folien-System angelegt und steht somit etwa 40° schräg vor dem Stativ.

Eine zusätzliche Neigung des Zentralstrahls nach kaudal um 20° verbessert die Darstellung des subakromialen Raums. Das Ellenbogengelenk wird 90° gebeugt und die Handfläche wird für die Aufnahme senkrecht gehalten, d. h., der Daumen zeigt zur Decke. Der Humeruskopf wird entsprechend der schrägen Körperposition bereits in leichter Außenrotation abgebildet und damit das Tuberculum majus bestmöglich dargestellt. Unter Nutzung der Belichtungsautomatik wird die Strahlenqualität je nach Patient und Film-Folien-System zwischen 60 und 75 kV eingestellt. Die True-a.p.-Projektion sollte in jedem Fall als Standardaufnahme der einfachen a.p.-Projektion vorgezogen werden (Abb. 6.1).

Die zweite Standardprojektion ist die *axiale Aufnahme*, bei der der Patient sitzend den Arm in neutraler Rotationsstellung mit etwa 70° Abduktion auf den Untersuchungstisch legt. Der Zentralstrahl wird auf das Akromion in kraniokaudaler Richtung eingestellt. Aus technischen Gründen ist die Nutzung eines Rasters und der Belichtungsautomatik hier nicht möglich. Die manuelle Einstellung beträgt für normal proportionierte Patienten ca. 65 kV mit einem mAs-Produkt von 4.

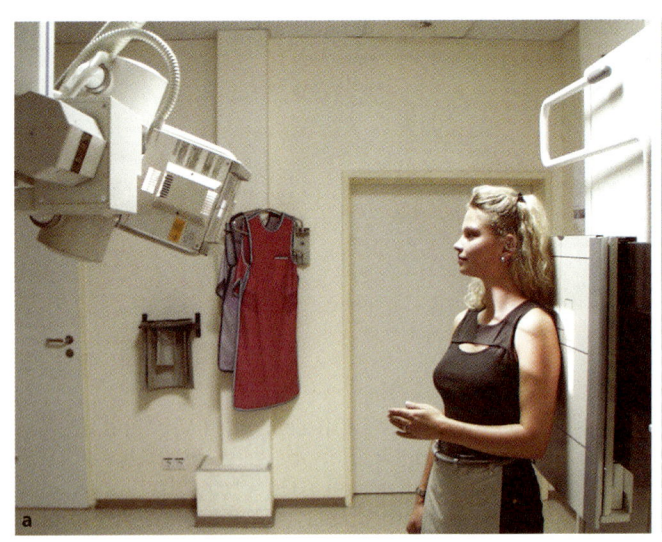

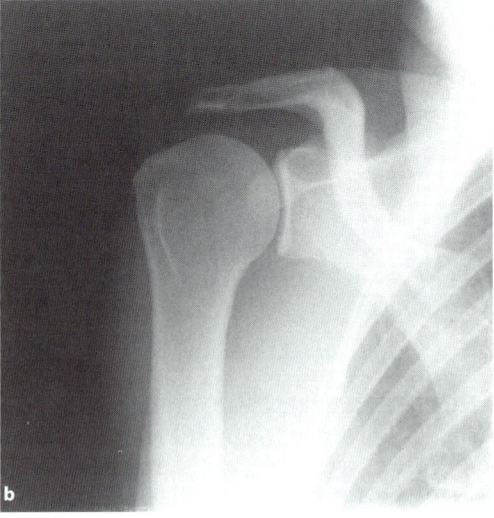

Abb. 6.1a,b. Durchführung einer True-a.p.-Aufnahme im Stehen. Der Patient steht 40° schräg zum Röntgenstativ, der Zentralstrahl zielt auf den Processus coracoideus und ist um 20° geneigt (**a**). Das entsprechende Röntgenbild zeigt einen Normalbefund, der Gelenkspalt und der subakromiale Raum können eingesehen werden (**b**)

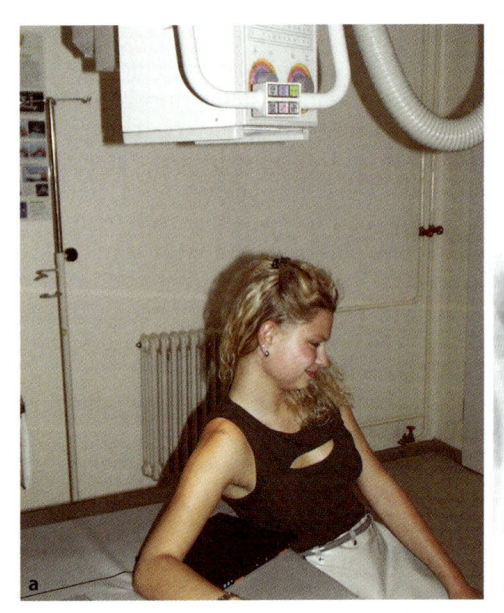

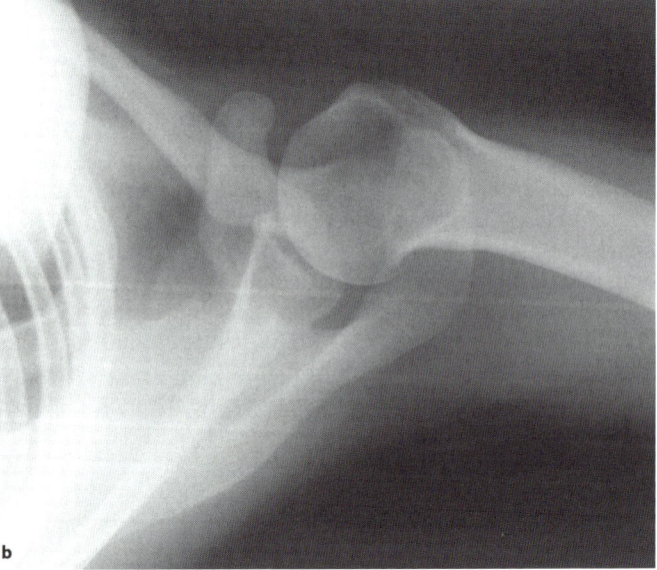

Abb. 6.2. Durchführung einer axialen Schulteraufnahme im Sitzen (**a**) und das entsprechende Röntgenbild eines gesunden Schultergelenks (**b**)

Die axiale Aufnahme kann auch in liegender Position durchgeführt werden. Hierbei wird die Röntgenröhre in der Nähe der gleichseitigen Hüfte des Patienten positioniert und die Röntgenkassette von kranial der Schulter angelegt, so dass der Zentralstrahl in kaudokranialer Richtung auf die Axilla fällt. Da diese Technik schwieriger einzustellen ist und somit die Qualität der Projektion stärker variiert, bevorzugen wir die sitzende Aufnahmetechnik (Abb. 6.2).

Bei einem Patienten mit einem akuten Trauma ist die axiale Aufnahme nicht durchführbar, solange potentielle Folgen wie eine Fraktur oder Luxation nicht ausgeschlossen sind. Die unabdingbare Darstellung in zweiter Ebene erfolgt dann durch die Anfertigung einer *transskapulären Aufnahme* („Y-Aufnahme"). Der Patient wird mit der betroffenen Schulter schräg an das Rasterstativ gesetzt oder gestellt, so dass das Schulterblatt senkrecht zur Röntgenkassette steht

Abb. 6.3a–c. Durchführung der Outlet-view-Aufnahme. Der Zentralstrahl läuft tangential zur Spina scapulae. Hierzu sollte der Patient schräg zur röntgenempfindlichen Schicht stehen, und zusätzlich muss der Zentralstrahl geneigt werden (**a**). Die entsprechende Röntgenaufnahme lässt eine Beurteilung des subakromialen Raums sowie der Akromionform zu (**b,c**). Gezeigt sind Typ I und Typ III (Hakenakromion) in der Klassifikation nach Bigliani mit den entsprechenden Hilfslinien

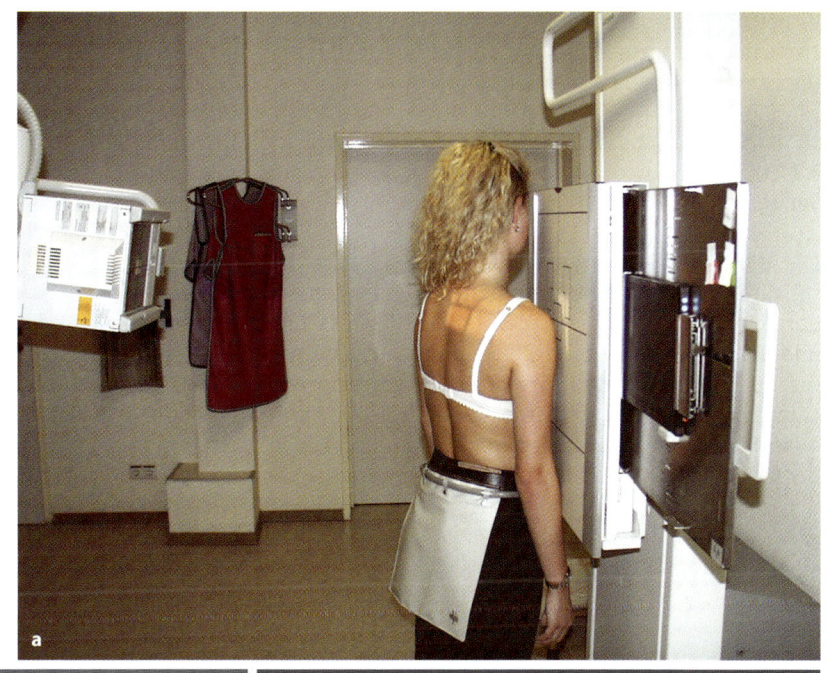

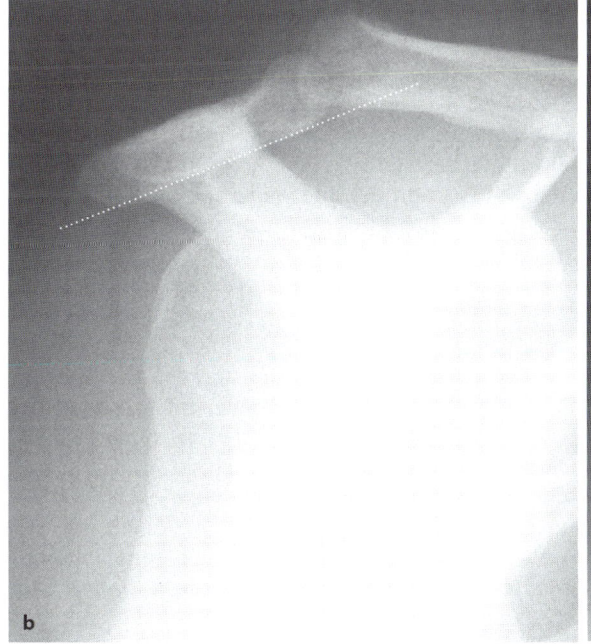

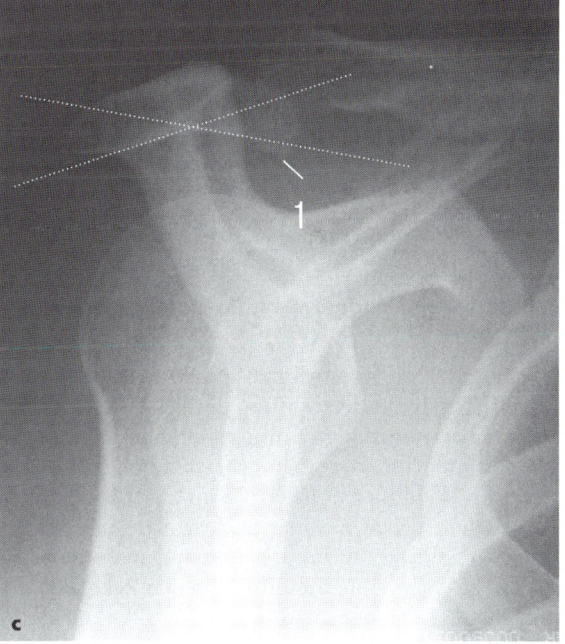

und der Zentralstrahl parallel zum Schulterblatt verläuft. Die Frontalebene des Patienten und die Ebene des Stativs bilden dann einen Winkel von ca. 50°.

Auf der Y-Aufnahme erhält man einerseits zum Frakturausschluss die zweite Ebene zur Beurteilung des proximalen Humerus, des Processus coracoideus und des Schulterblatts, andererseits ist bei korrekt durchgeführter Aufnahme eine Dezentrierung des Kopfs aus dem Mittelpunkt des „Y" (dem Zentrum des Glenoids) beweisend für eine Schulterluxation.

Für die nicht akut traumatisierte Schulter benutzen wir die *Outlet-view-Aufnahme* als dritte Standardebene, um Informationen über den Subakromialraum zu erhalten (Abb. 6.3). Zusammen mit der True-a.p.-Aufnahme ist dann auch der Subakromialraum in 2 Ebenen dargestellt. Die Einstelltechnik der Outlet-view-Aufnahme gleicht jener der transskapulären Y-Aufnahme. Zusätzlich erfolgt hier jedoch eine Neigung der Röntgenröhre um 10° nach kaudal (Abb. 6.3).

Für die Arthrographie als invasive Diagnostik mit einfacher Röntgentechnik sehen wir keine Indikation mehr.

6.2
Sonographie

Die Sonographie ermöglicht eine Darstellung der subakromialen und subdeltoidalen Schleimbeutel, der Rotatorenmanschette, der langen Bizepssehne und eingeschränkt auch des Labrums und der Kontur des Humeruskopfs. Einerseits ist die Untersuchung kostengünstig, dynamisch durchführbar und ohne Strahlenbelastung, andererseits findet sich in der Literatur eine beträchtliche Schwankungsbreite der Wertigkeit der Methode bei unterschiedlichen Erkrankungen der Schulter. Sicher ist, dass die Qualität der Sonographie sowohl von der Erfahrung des Untersuchers als auch der Geräteausstattung abhängt.

Unseres Erachtens ist die Sonographie in der Hand des Erfahrenen ein wertvolles bildgebendes Verfahren, durch das in vielen Fällen in Kombination mit Anamnese, Untersuchung und Röntgenaufnahmen auf teure Schnittbildverfahren verzichtet werden kann. Wichtig ist zur Dokumentation die Einhaltung der empfohlenen Standardebenen [1].

6.3
Computer- und Magnetresonanztomographie

CT und MRT sind mehrdimensionale Schnittbildverfahren. Durch die Betrachtung der Schnittbilder der aneinander grenzenden Schnittebenen ist es mit unserer räumlichen Vorstellungskraft möglich, Strukturen im dreidimensionalen Raum zu erfassen und zu beurteilen. Für bestimmte Spezialanwendungen (z. B. komplexe Frakturen, Anpassung von Spezialprothesen) kann eine dreidimensionale Rekonstruktion interessierender Strukturen interaktiv auf dem Bildschirm oder als Ausdruck erfolgen.

Bei der Computertomographie erfolgt für jede einzelne Schicht eine vollständige 360°-Rotation einer Röntgenquelle um den Körper. Die Abschwächung des Röntgenstrahls wird über Detektoren registriert und für jeden Volumenpunkt der Schicht berechnet. Da es sich letztendlich jeweils um eine kurze Durchleuchtung handelt, ist die Strahlenbelastung im Vergleich zum konventionellen Röntgen hoch.

In der Schulterdiagnostik hat die Nativ-CT folgende Einsatzbereiche:
- bei Frakturen,
- in der Tumorchirurgie,
- in der Endoprothetik zur Beurteilung der Verhältnisse am Glenoid.

Mit der Doppelkontrast-CT können zusätzlich zu der Beurteilung des Knochens Informationen über die Beschaffenheit folgender Weichgewebe gewonnen werden:
- Rotatorenmanschette,
- Kapsel,
- Knorpel,
- Labrum glenoidale.

Die MRT nutzt anstelle ionisierender Strahlen Magnetfelder zur Untersuchung von Gewebeeigenschaften. In der Schulterdiagnostik werden am häufigsten Spinechosequenzen verwendet. Sie beruhen auf dem Prinzip, dass paramagnetische Wasserstoffatomkerne (Protonen) durch ein starkes Magnetfeld ausgerichtet und durch ein gleichzeitiges magnetisches Hochfrequenzfeld, das senkrecht zum Grundmagnetfeld steht, in einen gleichgerichteten Kernspin gebracht werden. Nach Abschalten der Hochfrequenzfelder kehren die Protonen wieder in ihren Ausgangszustand zurück, was ein messbares elektrisches Signal induziert. Das Signal hängt von Gewebeeigenschaften wie der Protonendichte und den Relaxationszeiten T1 und T2 ab. Durch die Veränderung der Zeit zwischen Anregung und Echoauslesung (TE) und der Bildwiederholzeit (TR) können Protonendichte, T1 und T2 unterschiedlich gewichtet abgebildet werden.

In der Schulterorthopädie werden üblicherweise 3 Standardebenen beurteilt. Es sind die senkrecht zur Pfanne stehende koronare Ebene, entsprechend der True-a.p.-Aufnahme, die parallel zur Gelenkpfanne stehende sagittale Ebene, entsprechend der Outlet-view-Aufnahme und eine transversale Ebene, entsprechend der axialen Aufnahme. Während sich die T1-gewichteten Aufnahmen vorwiegend zur Beurteilung der Morphologie eignen, können die T2-gewichteten Aufnahmen zur Beurteilung von Gelenkpathologien verwendet werden, da in der T2-betonten Darstellung Synovialflüssigkeit, Infiltrate und Ödeme signalreich wiedergegeben werden.

Die Beurteilbarkeit von partiellen Rotatorenmanschettenrupturen und Verletzungen des Labrums kann durch eine zusätzliche Arthrographie mit Gadolinium verbessert werden. Vorläufige Studien weisen darauf hin, dass die Arthro-MRT der Arthro-CT diesbezüglich überlegen ist [2, 3].

Besonders bei der MRT ist es wichtig, dass der Radiologe die genaue Fragestellung kennt, um optimale Aufnahme- und Darstellungsparameter, ggf. mit Kontrastmittelgabe, anzuwenden.

6.4
Subakromialer Raum und Schultereckgelenk

Die bildgebende Diagnostik beginnt bei der klinischen Verdachtsdiagnose eines Impingement-Syndroms mit der Anfertigung von Röntgenaufnahmen in den beiden Standardebenen sowie der Outlet-view-Aufnahme.

In den Standardaufnahmen können Veränderungen der normalen Knochendarstellung als indirekte Zeichen bereits häufig die Diagnose sichern. So ist ein Höhertreten des Humeruskopfes in Bezug auf das Glenoid in der a.p.-Projektion ein sicherer Hinweis für eine ausgedehnte Rotatorenmanschettenruptur. Noch häufiger sind Sklerosierungen am Oberrand des Tuberculum majus, die der Reaktion des Knochens auf beginnende Abnützungserscheinungen im Ansatzgebiet der Rotatorenmanschette entsprechen. Auch eine hypertrophe Schultereckgelenkarthrose ist auf den beiden Standardaufnahmen zu erkennen.

Native Röntgenbilder sind auch eine einfache Maßnahme, um Weichteilverkalkungen darzustellen. Eine Tendinitis calcarea (Abb. 6.4) kann so von einem Impingement-Syndrom abgegrenzt werden.

Um die knöcherne Formgebung des Subakromialraums und die Lagebeziehung des Humeruskopfs in Bezug auf das Akromion zu beurteilen, sollte zusätzlich zu den Standardprojektionen eine subakromiale Zielaufnahme, die Outlet-view-Aufnahme, angefertigt werden. Dadurch gelingt die Darstellung der Form des Akromions sowie des spinoakromialen Winkels (vgl. Kap. 12). Dies ist deshalb von Bedeutung, weil gezeigt werden konnte, dass es eine Assoziation zwischen der Krümmung des Akromions und einem Impingement-Syndrom bzw. einer Rotatorenmanschettenruptur gibt [4]. Eine Einteilung des Akromions in 3 Formtypen, wie sie von Bigliani vorgeschlagen wurde, ist daher von klinischem Interesse [5]. Anhand der Outlet-view-Aufnahme erfolgt die Zuordnung zu Typ I bei einem flachen Akromionunterrand, zu Typ II bei leicht gebogenem und zu Typ III bei stark gebogenem Akromionunterrand (Hakenakromion). Abbildung 6.3 zeigt die unterschiedlichen Akromiontypen.

In Abbildung 6.5 wird ein Beispiel gezeigt, bei dem es zu deutlichen Osteophyten an der Unterkante des Akromions gekommen ist. Hier wird die a.p.-Aufnahme nach Rockwood verwendet, die ebenfalls den Subakromialraum darstellt und praktisch die zweite Ebene zur Outletaufnahme darstellt. Sie unterscheidet sich von der a.p.-Aufnahme lediglich dadurch, dass der Zentralstrahl 30° nach kaudal abgesenkt wird. In der Rockwood-Aufnahme ist der Knochensporn lateral erkennbar. Zusammen mit der

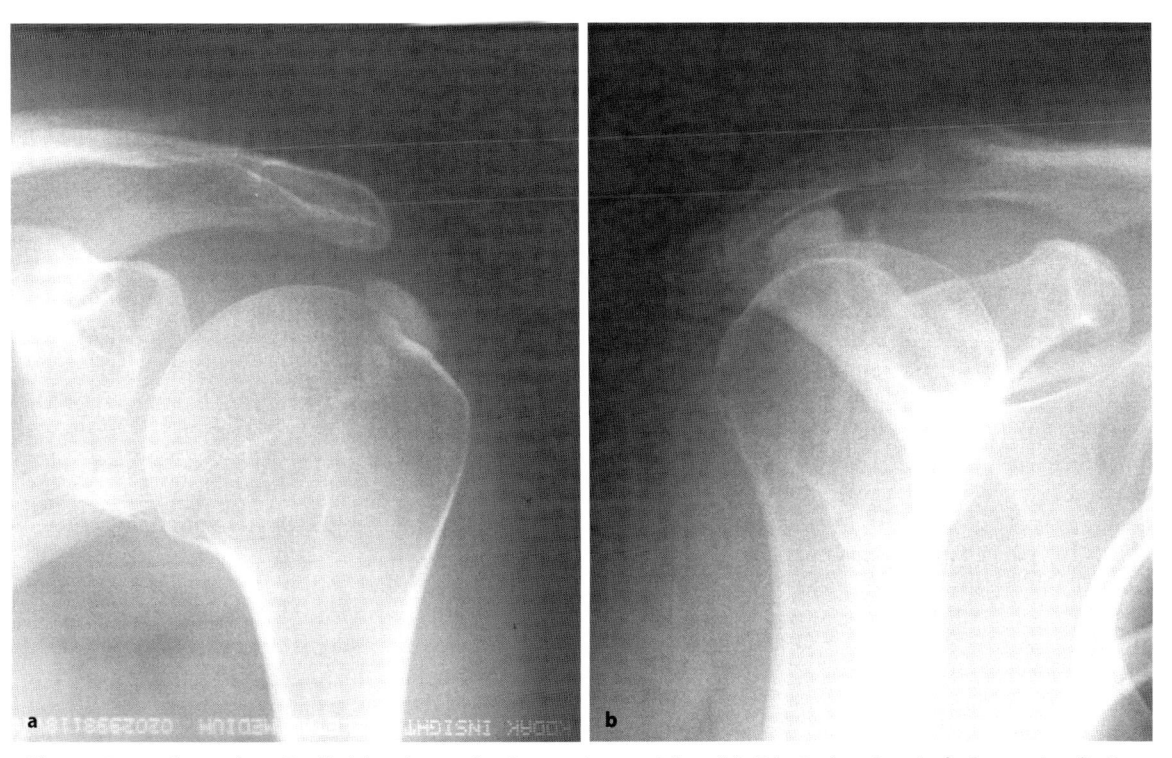

Abb. 6.4. Darstellung einer Tendinitis calcarea der Supraspinatus-Sehne (**a**). Die Outlet-view-Aufnahme zeigt die Lage des Kalkherdes unter dem Schulterdach (**b**)

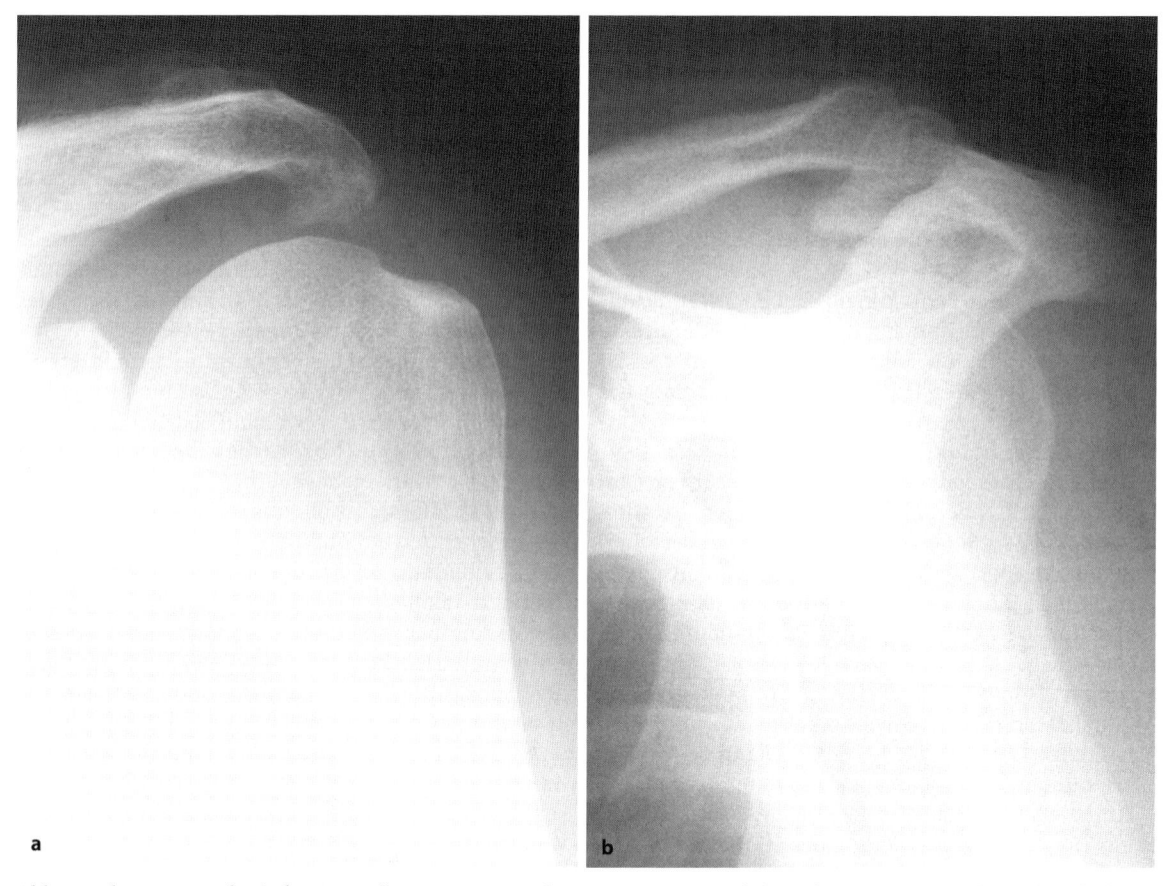

Abb. 6.5a,b. Röntgenologische Darstellung von Osteophyten am Unterrand des Akromions. **a** Rockwood-Aufnahme, **b** Outlet-view-Aufnahme

Outlet-view-Aufnahme kann er topographisch dem vorderen Akromion zugeordnet werden.

Die Sonographie eignet sich als Zusatzuntersuchung für die Weichteilstrukturen der Schulter beim Impingement-Syndrom. Veränderungen der Bursa subacromialis und subdeltoidea, wie Flüssigkeitsansammlungen oder Verdickungen, und die komplette Rotatorenmanschettenruptur lassen sich mit hoher Treffsicherheit beurteilen [6]. Dagegen kann eine partielle Rotatorenmanschettenruptur nur mit mäßiger Sicherheit diagnostiziert werden [7]. Des Weiteren liefert die Sonographie Zusatzinformationen über eine mögliche Bizepssehnenluxation oder -tendinitis und über einen intraartikulären Erguss. Bei einer Tendinitis calcarea kann durch die exakte präoperative Lokalisation und Markierung des Kalkdepots das intraoperative Aufsuchen des Kalkherds erleichtert werden.

Die MRT ermöglicht eine gute Bildpräsentation der Gesamtmorphologie des subakromialen Raums. Durch die Schnittbilddarstellung ist es möglich, seine Weite und die Form des Akromions ohne Überlagerungen exakt zu beurteilen. Auch die Bizepssehnenluxation und -tendinitis, der intraartikuläre Erguss und entzündliche Veränderungen der Schleimbeutel lassen sich in der T2-gewichteten Aufnahme leicht diagnostizieren.

Das AC-Gelenk ist ebenfalls durch die MRT gut beurteilbar. Bei der AC-Arthrose kann es sowohl durch eine knöcherne als auch kapsuläre Verdickung zu einem Impingement-Syndrom kommen. Der MR-tomographisch leicht zu erkennende intraartikuläre Erguss des AC-Gelenks scheint jedoch keine klinische Bedeutung zu haben [8].

Während die komplette Rotatorenmanschettenruptur mit großer Treffsicherheit mit der MRT diagnostiziert werden kann, bereiten die partiellen Rupturen diagnostische Schwierigkeiten, da sich die Tendinitis mit Ödematisierung und die Partialruptur sehr ähnlich darstellen. Signalveränderungen am Ansatzbereich der Supraspinatussehne sind im T2-Bild auch bei gesunden Probanden zu finden [9]. Die Intra- und Interobserver-Reliabilitäten sind für die Beurteilung der gesunden Rotatorenman-

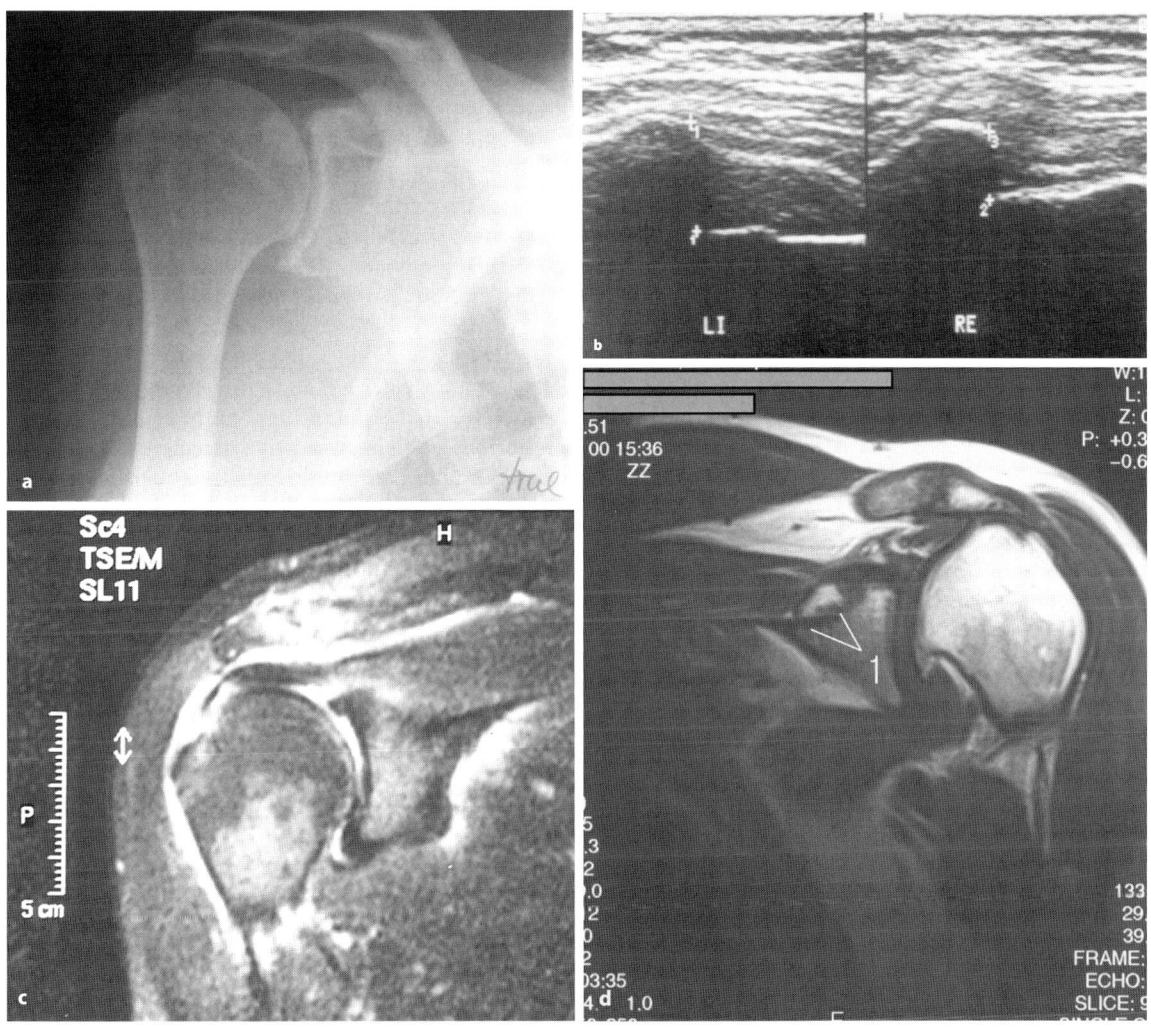

Abb. 6.6. a–c 61-jähriger Patient mit einer älteren Ruptur der Supraspinatussehne. Die Röntgendiagnostik zeigt einen bereits eingetretenen Hochstand des Humeruskopfs (**a**). Die Schultersonographie (**b**, Längsschnitt im Seitenvergleich) und die MRT-Aufnahme (**c**) stellen die Ruptur mit Verschmälerung des humero-akromialen Abstands dar. **d** Beispiel eines Patienten mit älterer Rotatorenmanschetten-Massenruptur. Die MRT lässt eine bereits eingetretene fettige Degeneration und weite Retraktion des M. supraspinatus erkennen. Intraoperativ zeigte sich eine nicht rekonstruierbare Massenruptur der Rotatorenmanschette, die mit einem Transfer des M. latissimus dorsi versorgt wurde

schette, der Tendinitis und der partiellen Ruptur als schlecht einzustufen [10]. Inwieweit die Arthro-MRT, insbesondere in Verbindung mit Fettunterdrückungssequenzen [3], hier eine Verbesserung der Treffsicherheit bewirkt, die die Invasivität und die zusätzlichen Kosten rechtfertigt, wird die Zukunft zeigen.

Bei der Indikationsstellung für eine Rekonstruktion einer älteren RM-Ruptur kann die MRT genutzt werden, um die Retraktion und eine möglicherweise bereits eingetretene fettige Degeneration des betroffenen Muskels zu beurteilen (Abb. 6.6).

6.5
Instabiles Schultergelenk

Die Diagnose einer *Schulterluxation* kann durch die True-a.-p.- und transskapuläre Y-Aufnahme gestellt werden, sofern die Kalotte des Humeruskopfes außerhalb der Pfanne gelegen ist. Sie sollten nach Möglichkeit vor jedem Repositionsversuch durchgeführt werden, um größere knöcherne Verletzungen auszuschließen. Der Nachweis der erfolgreichen Reposition erfolgt ebenfalls durch die Darstellung in 2 Ebenen. Anstelle der Y-Aufnahme empfehlen wir als zweite

Sollte sich klinisch der Verdacht auf eine Begleitverletzung der Rotatorenmanschette oder der Bizepssehne ergeben, besteht die Indikation zur Sonographie oder MRT.

Bei der *rezidivierenden oder habituellen Schulterluxation* hat die Bildgebung in erster Linie die Aufgabe, die Beschaffenheit von Glenoid, Labrum und Kapsel zu beurteilen. Die Standardröntgenaufnahmen zeigen in aller Regel Normalbefunde, soweit keine großen Bankart- oder Hill-Sachs-Läsionen vorliegen. Obwohl die axiale Aufnahme den vorderen Pfannenrand abbildet, sind kleine knöcherne Bankart-Läsionen oder ein abgerundeter kaudaler Pfannenbereich nicht ausreichend zu beurteilen. Soweit dies erforderlich ist, kann eine genauere Darstellung entweder über Schnittbildverfahren oder durch eine der folgenden Röntgenspezialaufnahmen erfolgen:
- West-Point-Axillaraufnahme [11],
- Pfannenprofilaufnahme [12],
- apikale Schrägaufnahme nach Garth [13].

Allen ist gemeinsam, dass eine Beurteilung des interessierenden Bereichs des Pfannenrands nur auf exakt eingestellten Aufnahmen möglich ist, die nicht immer auf Anhieb gelingen. Für die West-Point-Aufnahme ist eine vorhergehende Hilfsaufnahme als Einstellhilfe zu empfehlen. Die genauen Einstelltechniken dieser Spezialaufnahmen sind jeweils in der zitierten Literatur beschrieben.

Die Sonographie hat ihre Indikation zur Beurteilung von begleitenden Rotatorenmanschettenrupturen, Bizepssehnenluxationen oder einer Hill-Sachs-Läsion. Dagegen sind Pfannendysplasien und Pfannenfehlstellungen nur durch die Schnittbildverfahren sicher zu beurteilen.

Eine genaue Beurteilung von Verletzungen des Labrums und der Kapsel ist mit der Doppelkontrast-CT-Untersuchung und der Arthro-MRT möglich. Die einfache MRT-Untersuchung, die konventionelle Arthrographie und die Sonographie sind bezüglich dieser Fragestellung deutlich unterlegen und nur selten indiziert. In Studien konnte gezeigt werden, dass die MRT-Arthrographie der Doppelkontrast-CT-Untersuchung in Bezug auf die Beurteilung der Rotatorenmanschette und des Kapsel-Labrum-Komplexes insbesondere der SLAP-Region überlegen ist [2, 14]. Ein weiterer Vorteil der MRT-Arthrographie ist die fehlende Strahlenbelastung, die bei der CT nicht unerheblich ist. Insgesamt müssen aber sicherlich die Kosten und die Invasivität der Untersuchung im Einzelfall gegenüber dem diagnostischen Nutzen abgewogen werden (Abb. 6.7).

Ebene die axiale Aufnahme zur besseren Beurteilung der Postion des Humeruskopfes zur Gelenkpfanne. Durch die Kontrollaufnahmen können so gelegentlich auch kleinere knöcherne Verletzungen, wie beispielsweise knöcherne Bankart-Läsionen, beurteilt werden, die bei den Aufnahmen in noch luxiertem Zustand durch Überlagerungen leicht übersehen werden.

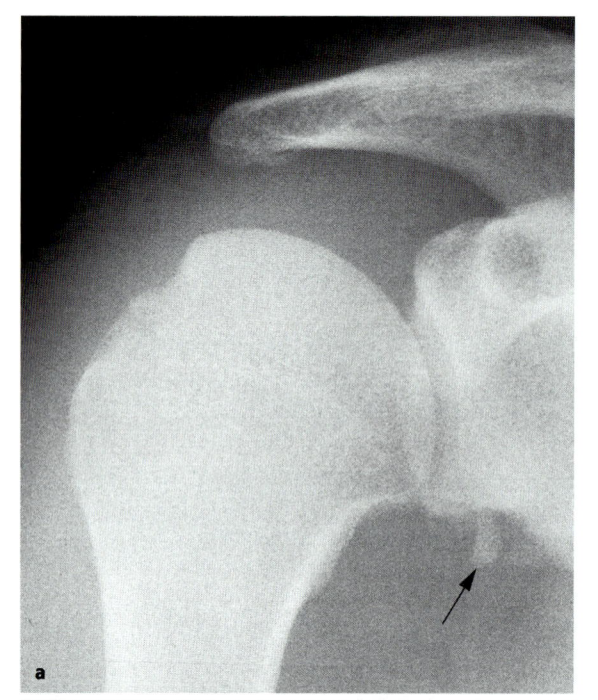

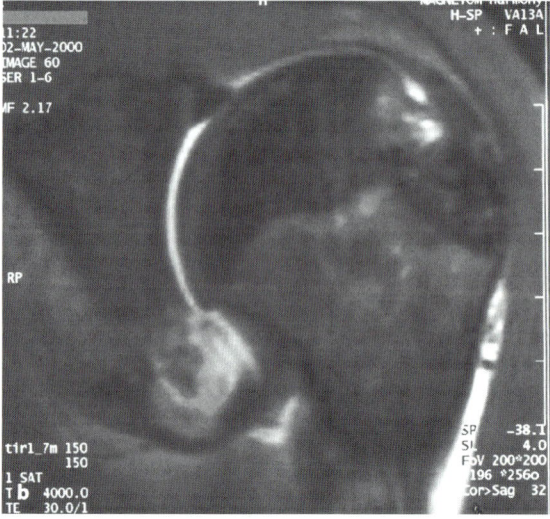

Abb. 6.7 a,b. 28-jähriger übergewichtiger Patient mit der Diagnose einer knöchernen Bankart-Läsion des vorderen unteren Glenoids nach erstmaliger Schulterluxation. Bereits auf der True-a.-p.-Aufnahme ist die knöcherne Absprengung erkennbar (*Pfeil*) (a). Die MRT-Diagnostik erlaubt eine ausreichende morphologische Beurteilung (b); auf eine CT wurde verzichtet

Literatur

1. Konermann W, Gruber G (1998) Standard ultrasound sections of the upper extremity-shoulder and elbow joint. Ultraschall Med 19: 130–138
2. Lill H, Lange K, Reinbold WD, Echtermeyer V (1997) MRT-Arthrographie – verbesserte Diagnostik bei Schultergelenksinstabilitäten. Unfallchirurg 100: 186–192
3. Palmer WE, Brown JH, Rosenthal DI (1993) Rotator cuff: evaluation with fat-suppressed MR arthrography. Radiology 188: 683–687
4. Epstein RE, Schweitzer ME, Frieman BG, Fenlin JMJ, Mitchell DG (1993) Hooked acromion: prevalence on MR images of painful shoulders. Radiology 187: 479–481
5. Bigliani L, Morrison D, April E (2000) The morphology of the acromion and rotatorcuff impingement. Orthop Trans 10: 228–228
6. Olive RJJ, Marsh HO (1992) Ultrasonography of rotator cuff tears. Clin Orthop: 110–113
7. Brandt TD, Cardone BW, Grant TH, Post M, Weiss CA (1989) Rotator cuff sonography: a reassessment. Radiology 173: 323–327
8. Schweitzer ME, Magbalon MJ, Frieman BG, Ehrlich S, Epstein RE (1994) Acromioclavicular joint fluid: determination of clinical significance with MR imaging. Radiology 192: 205–207
9. Liou JT, Wilson AJ, Totty WG, Brown JJ (1993) The normal shoulder: common variations that simulate pathologic conditions at MR imaging. Radiology 186: 435–441
10. Robertson PL, Schweitzer ME, Mitchell DG, Schlesinger F, Epstein RE, Frieman BG, Fenlin JM (1995) Rotator cuff disorders: interobserver and intraobserver variation in diagnosis with MR imaging. Radiology 194: 831–835
11. Rokous JR, Feagin JA, Abbott HG (1972) Modified axillary roentgenogram. A useful adjunct in the diagnosis of recurrent instability of the shoulder. Clin Orthop 82: 84–6: 84–86
12. Goutallier D, Bernageau J (1991) Examination of the non-injured shoulder. Orthopäde 20: 295–301
13. Garth WPJ, Slappey CE, Ochs CW (1984) Roentgenographic demonstration of instability of the shoulder: the apical oblique projection. A technical note. J Bone Joint Surg Am 66: 1450–1453
14. Chandnani V, Ho C, Gerharter J, Neumann C, Kursunoglu-Brahme S, Sartoris DJ, Resnick D (1992) MR findings in asymptomatic shoulders: a blind analysis using symptomatic shoulders as controls. Clin Imaging 16: 25–30

Kapitel 7 # Arthroskopische Diagnostik und Therapie der Instabilität

W. Nebelung · E. Wiedemann

7.1 Faktoren der Schulterstabilität 67
7.1.1 Formschluss zwischen Kopf und Pfanne 67
7.1.2 Labrum glenoidale 67
7.1.3 Intraartikulärer Druck, Adhäsion und Kohäsion 68
7.1.4 Kapsuloligamentäre Strukturen 68
7.2 Pathologische Anatomie der Schulterinstabilität 70
7.2.1 Bankart-Läsion 70
7.2.2 Kapselelongation 70
7.2.3 HAGL-Läsion 70
7.2.4 Humeraler Knochensubstanzverlust 70
7.2.5 Glenoidaler Knochensubstanzverlust 71
7.2.6 Rotatorenmanschettenläsion 71
7.3 Klassifikation der Schulterinstabilität 71
7.4 Arthroskopische Befunde der Instabilität und ihre Klassifikation 72

KAPITEL 7

Arthroskopische Diagnostik und Therapie der Instabilität

W. NEBELUNG · E. WIEDEMANN

7.1 Faktoren der Schulterstabilität

Unter *Laxität* versteht man die passive Verschieblichkeit (Translation) des Humeruskopfes in der Glenoidebene, wie sie schmerzfrei und asymtomatisch bei der klinischen Untersuchung gefunden wird. Die Laxität ist positionsabhängig von der Stellung des Humeruskopfes und Bedingung für eine normale glenohumerale Motilität. Konstitutionelle Faktoren sowie Alter [9] und Geschlecht beeinflussen die individuelle Ausprägung der Laxität.

Unter Instabilität verstehen wir dagegen einen pathologischen Zustand, der mit Beschwerden oder Schmerzen bei Translationsbewegungen des Humeruskopfes in der Pfanne einhergeht, weil der Patient nicht mehr in der Lage ist, sein Gelenk zu zentrieren. Abhängig vom Ausmaß der Störung statischer oder dynamischer stabilisierender Faktoren existiert ein breites Spektrum an Instabilitätsbefunden des Schultergelenks. Im Falle einer Schulterinstabilität sind aus der Wechselwirkung von Anatomie und Biomechanik die pathophysiologischen Veränderungen zu erklären.

Sowohl statische als auch dynamische Faktoren sind für die Stabilität des Schultergelenks bedeutsam (Tabelle 7.1).

Tabelle 7.1. Statische und dynamische Faktoren der Schulterinstabilität

Statische Faktoren	Dynamische Faktoren
Formschluss zwischen Kopf und Pfanne	Rotatorenmanschette
Anteversion des Glenoids	Bizepssehne
Labrum glenoidale	Skapulamuskulatur
Luftdruck	
Adhäsion, Kohäsion	
Kapsel und glenohumerale Bänder	

7.1.1 Formschluss zwischen Kopf und Pfanne

Die artikulierende Oberfläche des Humeruskopfes ist etwa dreimal so groß wie die der Gelenkpfanne [32]. Zudem liegt hinsichtlich des ossären Formschlusses eine geringere Konkavität des Glenoids im Vergleich zur Konvexität des Humeruskopfes vor [30]. Der Knorpel in der Mitte des Glenoids ist dünner als an der Peripherie, so dass Röntgendarstellungen des Glenoids die Konkavität unterschätzen. An einem dynamischen Schultermodell [18] wurde gezeigt, dass in endgradigen Rotationsstellungen die Abrollbewegung des Kopfes in der Pfanne nur durch ein geringes Maß an Translation (unter 2 mm) erweitert wird. Aus den Untersuchungen der Formschlüssigkeit und der minimalen Translation kann man schlussfolgern, dass Größenminderungen des Glenoids (Dysplasie, Gelenkfraktur) klinisch bedeutsamer sind als röntgenologisch vermutete flache Glenoidkonfigurationen.

7.1.2 Labrum glenoidale

Die geringe Tiefe der Gelenkpfanne wird durch einen fibrösen Randwulst, der ringförmig die Gelenkpfanne umspannt, kompensiert (Abb. 7.1). Im kranialen Teil strahlt die Bizepssehne, im kaudalen Teil das Lig. glenohumerale inferius (IGHL) in das Labrum glenoidale ein [8, 28].

Einerseits trägt das Labrum als Insertionspunkt der glenohumeralen Bänder zur Schulterstabilität bei. Andererseits erhöht das Labrum die Konkavität der Schulterpfanne etwa um das Doppelte, so dass die Tiefe in kraniokaudaler Richtung auf durchschnittlich 9 mm und in anteroposteriorer Richtung auf 5 mm ansteigt [14]. Zusätzlich übernimmt das Labrum eine Stoßdämpferfunktion ähnlich den Menisken im Kniegelenk.

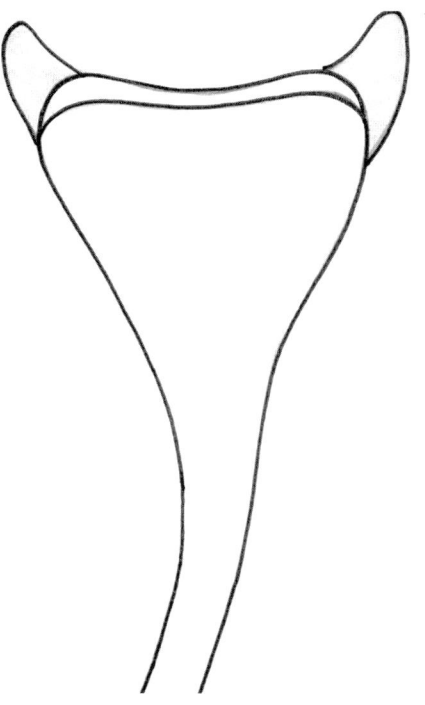

Abb. 7.1. Schematische Darstellung der Skapula und des Glenoids. Erhöhung der Glenoidkonkavität durch die unterschiedliche Dicke des hyalinen Gelenkknorpels sowie des Faserknorpels des Labrum glenoidale. Die ossäre Konkavität ist damit wesentlich geringer als die effektive chondral-fibröse Konkavität der Gelenkpfanne

Der Widerstand gegen eine glenohumerale Translation wird nach Labrumentfernung deutlich vermindert [17]. Auch unter Kompression des Kopfes in die Pfanne, wie z. B. während einer aktiven Anspannung der Rotatorenmanschette, ist die Sicherung der Konkavität im Funktionsablauf bedeutsam. Ein Labrumdefekt mit Verminderung der Glenoidhöhe um 80% führt zu einer 65%igen Minderung des Stabilitätsindex aus Kompressionskraft und Scherkraft [16].

7.1.3
Intraartikulärer Druck, Adhäsion und Kohäsion

Wegen des bei Belastungen dynamisch auftretenden intraartikulären Unterdrucks führt der Luftdruck zur zusätzlichen Kompression. Zudem tragen die Kohäsions- und Adhäsionskräfte der Gelenkpartner zur Stabilität bei.

Therapeutisch kann man die intraartikuläre Druckentlastung zur Therapie einer traumatischen Erstluxation nutzen. In einer prospektiv randomisierten Studie wurde der Effekt einer arthroskopischen Spülung gegenüber der konservativen Behandlung überprüft [42, 43]. Dabei reduzierte die alleinige Spülung des Hämarthros die Rezidivqoute nach 2 Jahren von 60 auf 25%, im Längsschnitt konnte sonographisch eine geringere Hämarthrosbildung nach arthroskopischer Lavage nachgewiesen werden [44].

Die alleinige Punktion eines Hämarthros nach einer Erstluxation ist möglicherweise eine interessante Therapieoption. Vermutlich legen sich nach intraartikulärer Druckentlastung rupturierte Weichteile besser an und heilen.

7.1.4
Kapsuloligamentäre Strukturen

Aus anatomischer Sicht sind die glenohumeralen Bänder Verdickungen der Gelenkkapsel, die sich bei endgradigen Rotationsbewegungen anspannen. In mittleren Bewegungspositionen trägt dagegen die axiale Kompression durch die Rotatorenmanschette wesentlich zur Stabilität des Schultergelenks bei [16].

Superiores glenohumerales Band (SGHL)

Bei der Arthroskopie können wir das superiore glenohumerale Band erkennen, das vom oberen Glenoidrand zum Tuberculum minus zieht und recht unterschiedlich ausgeprägt ist. Diese Struktur ist aus funktioneller Sicht eng mit dem korakohumeralen Band (CHL) verbunden, da beide wesentliche Anteile des Rotatorenintervalls bilden. Dieses stellt einen Trichter dar, der die lange Bizepssehne in ihrem Eintritt in den Sulcus bicipitalis führt und stabilisiert.

Ähnlich dem Leistenkanal hat dieser Trichter 4 Wände: Superior den Vorderrand der Supraspinatussehne, inferior den Oberrand der Subskapularissehne, innenseitig das SGHL bzw. die Gelenkkapsel und außenseitig das korakohumerale Band. Dieses Band ist ein extraartikulär verlaufendes fibröses Segel, das von der lateralen Fläche der Korakoidbasis ausgeht, relativ dünn, aber 1–2 cm breit ist und in beide Tuberkula gemeinsam mit den Anteilen der Rotatorenmanschette einstrahlt [13]. Funktionell bedeutsam ist das CHL, weil es einer inferioren Translation bei adduziertem Arm entgegenwirkt [19]. Praktisch relevant erscheint uns die Möglichkeit, mit einem Verschluss des Rotatorenintervalls die inferiore Translation des Humeruskopfes zu verringern und die Redislokationsrate nach Stabilisierungsoperationen zu minimieren.

Mediales glenohumerales Band (MGHL)

Die Anatomie dieser bandartigen Verstärkung der ventralen Schultergelenkkapsel stellt sich bei der Arthroskopie sehr variabel dar [22]. Es entspringt, oft gemeinsam mit dem SGHL, vom Tuberculum supraglenoidale und dem superioren Labrum und zieht zur Vorderfläche des Tuberculum minus, wobei es die Subskapularissehne überkreuzt. Das Band kann entweder seilartig und kräftig ausgeformt sein („cord-like"MGHL), oder die Kapselverstärkung geht relativ glatt aus dem anterioren Anteil des inferioren glenohumeralen Bandes (IGHL) hervor und ist dann meist zarter ausgeprägt.

Etwa 12% der Patienten weisen ein kleines sublabrales Foramen im ventrokranialen Labrumbereich auf. Meistens ist in diesen Fällen ein kräftiges und hoch inserierendes MGHL nachweisbar. In 1,5% der Fälle ist dieser Defekt stärker ausgeprägt, so dass das Labrum vom Bizepssehnenansatz bis zur Taille des ventralen Glenoids nicht ausgebildet ist; man spricht dann von einem Buford-Komplex (Abb. 7.2). Eine solche anatomische Normvariante darf nicht verkannt und fälschlicherweise verschlossen werden, da postoperativ Rotationseinschränkungen und Schmerzen entstehen können [41].

Das MGHL wirkt als passiver Stabilisator zur Verhinderung einer Ventraltranslation des Humeruskopfes in Abduktionspositionen zwischen 60 und 90°. Klinisch wesentlich ist, dass die Bankart-Läsion, besonders bei Patienten mit kräftigem MGHL, auch eine Ablösung des Ursprungs dieses Bandes beinhaltet.

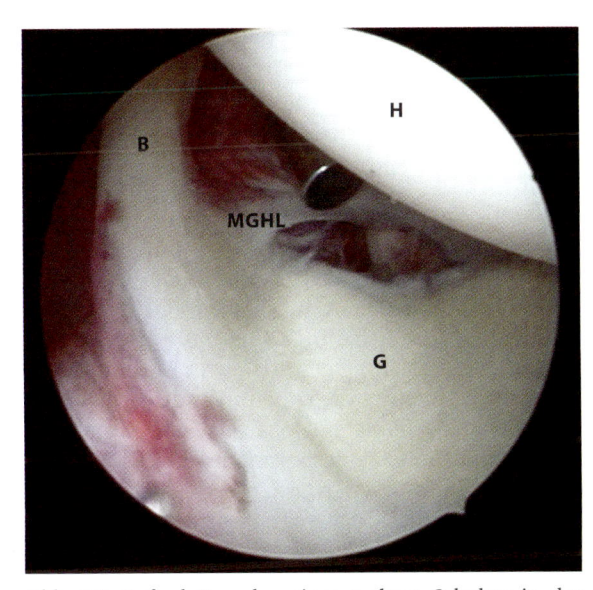

Abb. 7.2. Buford-Komplex einer rechten Schulter in der Ansicht von posterior. Ventrokranial imponiert eine Lösung des Labrum-Kapsel-Komplexes vom Glenoid; sehr kräftige Ausbildung des mittleren glenohumeralen Bandes
B Bizepssehne, *H* Humeruskopf, *G* Glenoid

Inferiores glenohumerales Band (IGHL)

Unter dem inferioren Ligamentkomplex werden 3 Anteile definiert [22]. Jeweils ventral und dorsal sind in der inferioren Kapsel zwei bandartige Verdickungen nachweisbar, dazwischen befindet sich der Recessus axillaris („Hängematten-Konstruktion"). In 90°-Abduktion wird in maximaler Innenrotation der posteriore Anteil angespannt, in Außenrotation der ventrale Anteil. Im typischen Fall inseriert das IGHL, womit hier das vordere Verstärkungsband gemeint ist, etwa in der Mitte oder der inferioren Hälfte des Glenoids. In Adduktion verhindert das angespannte IGHL die exzessive Translation des Humeruskopfes nach inferior. In Abduktion und Außenrotation spannt sich das Band ebenfalls an und verhindert als wichtigster statischer Faktor die Verschiebung des Humeruskopfes nach vorn und unten.

Als pathologisches Substrat der vorderen Schultergelenkinstabilität ist das IGHL von wesentlicher Bedeutung.

Rotatorenmanschette

Die Rotatorenmanschette ist der wichtigste dynamische Stabilisator der Schulter, deren Wirkung durch 2 Mechanismen zu erklären ist. Erstens erfolgt eine Gelenkkompression durch die synerge Kontraktion verschiedener Muskeln, z. B. des Subskapularis und Supraspinatus. Zweitens erfolgt durch die Kontraktion der Rotatorenmanschette die Dynamisierung, also Anspannung von kapsuloligamentären Strukturen.

Beide Mechanismen begründen teilweise das theoretische Konzept der muskulären und koordinativen Beeinflussung von Instabilitätsproblemen.

Lange Bizepssehne

An Leichenversuchen wurde experimentell nachgewiesen, dass die Bizepssehne während einer Wurfbewegung die anteriore Translation des Humeruskopfes vermindern kann [29]. Die Spannung im IGHL steigt nach Durchtrennung der Bizepssehne signifikant an. Weiterhin zeigte sich an Leichenschultern, dass besonders bei geringen und mittleren Elevationswinkeln die Bizepssehne in Rotationsstellungen die Schulter stabilisiert [24]. Klinische Relevanz besitzen diese Zusammenhänge in der Erklärung von Veränderungen der Bizepssehne bei Überkopfsportlern und Bizepssehneninstabilitäten.

Neuere elektromyographische Untersuchungen belegen jedoch, dass nach Ausschaltung der Ellenbogenflexion der Bizeps keine wesentliche Funktion bei Abduktions- oder Wurfbewegungen übernimmt

[46]. Die funktionelle Bedeutung als Kopfdepressor und Gelenkstabilisator erscheint uns für den Alltag daher gering zu sein, was hinsichtlich der Indikationsstellung zu Bizepstenodesen relevant ist.

Skapulamuskulatur

Die Skapulamuskulatur stabilisiert den Humeruskopf indirekt, da dieser allen Skapulabewegungen während komplexer Schulterbewegungen folgen muss. Unklar ist, ob eine nachgewiesene skapulothorakale Dysfunktion Folge oder Ursache der Schulterinstabilität ist [23, 39]. Klinisch wesentlich ist, dass die Rehabilitation der Skapulamuskulatur essentieller Bestandteil eines jeden konservativen Therapiekonzepts bei einer glenohumeralen Instabilität ist.

7.2
Pathologische Anatomie der Schulterinstabilität

7.2.1
Bankart-Läsion

Die rezidivierende posttraumatische Schulterinstabilität geht mit einer Ablösung des Labrum-Kapsel-Komplexes vom ventralen Glenoid einher und wird nach den Erstbeschreibern [3, 26] als Perthes-Bankart-Läsion bezeichnet. Allerdings ist unklar, inwiefern diese Ablösung des Labrums schlechthin für Reluxationen verantwortlich ist. In einer Arbeit von Speer et al. [33] wurde gezeigt, dass nach artifizieller Anlage einer Bankart-Läsion keine wesentliche Zunahme der anterioren Translation messbar war, woraus geschlussfolgert wurde, dass weitere Faktoren beim Auftreten von Reluxationen existieren. Tatsächlich konnte experimentell gezeigt werden [5], dass eine Dehnungsbeanspruchung am IGHL-Komplex zuerst plastische, irreversible Veränderungen erzeugt und erst danach eine definitive Ablösung seines Ursprungs im Sinn einer Bankart-Läsion entsteht.

7.2.2
Kapselelongation

Neben der Labrum-Kapsel-Ablösung am Glenoid ist offensichtlich die kapsuläre Elongation [15, 34] ein wesentliches pathomorphologisches Substrat für die vordere Schulterinstabilität. Die irreversible Dehnung und plastische Deformation der Kapsel vor dem Auftreten einer Bankart-Läsion wurde experimentell belegt [5]. Bei der Arthroskopie nach traumatischer Erstluxation wurden bei 97% der Patienten isolierte Ablösungen des Labrum-Kapsel-Komplexes ohne erkennbare Ruptur der Kapsel gefunden [35]. Dies schließt allerdings das Vorliegen ultrastruktureller Veränderungen nicht aus, da diese arthroskopisch nicht nachweisbar sind.

Klinisch ist dieses Konzept außerordentlich relevant, da in praktisch allen Fällen von Schulterluxationen von einer plastischen Deformation der Kapsel auszugehen ist. Diese kapsuläre Deformation muss in das therapeutischen Konzept integriert werden. Das bedeutet, dass die isolierte arthroskopische Refixation des Labrums nicht immer die gesamte Pathologie behandelt und deshalb kritisch hinterfragt werden muss. Im Gegensatz zum offenen Vorgehen fehlt bei der arthroskopischen Stabilisierung die kapsuläre Verkürzung, die durch den operativen Zugang und die damit verbundene Narbenbildung verursacht ist. Dies erklärt zum Teil die höheren Reluxationsraten nach arthroskopischem Vorgehen.

7.2.3
HAGL-Läsion

Die humerale Ablösung der glenohumeralen Bänder (*h*umeral *a*vulsion of *g*lenohumeral *l*igaments [45]) ist selten und wurde zunächst nur in Einzelfällen beschrieben [1, 35]. Prinzipiell ist auch eine Kombination aus glenoidaler und humeraler Kapselablösung möglich [38]. Andere Autoren berichten über teilweise erhebliche Zahlen humeraler Avulsionsläsionen. So fanden Bokor et al. [6] in 41 von 529 Fällen HAGL-Läsionen als Ursache einer Schulterinstabilität. Besonders häufig wurden die humeralen Kapselablösungen bei Patienten mit traumatischer Schulterluxation, aber fehlender Bankart-Läsion gefunden.

7.2.4
Humeraler Knochensubstanzverlust

Eine Hill-Sachs-Läsion entsteht, wenn der Humeruskopf in Luxationsstellung am Glenoidrand imprimiert wird. Voraussetzung dafür ist eine entsprechend weitgehende Dezentrierung des Kopfes. Im Fall einer anterioren Instabilität ist die chondrale oder osteochondrale Läsion posterolateral lokalisiert und in mehr als 80% der Fälle mit Schulterluxationen und in 25% der Fälle mit Subluxationen nachweisbar [7, 25]. Der Nachweis einer Hill-Sachs-Läsion spricht zunächst für eine traumatische Genese der Schulterinstabilität.

Problematisch sind nur sehr große Defekte, die sich trotz einer ventralen Stabilisierungsoperation am Pfannenrand einhaken und zu einer Reluxation führen können. Diese seltenen Fälle kann man mit einer Rotationsosteotomie [40] oder einer direkten Defektauffüllung [11] behandeln.

7.2.5
Glenoidaler Knochensubstanzverlust

Die knöcherne Absprengung eines Fragments vom ventralen Pfannenrand, auch als Bankart-4-Läsion bezeichnet, tritt zwischen 15 und 50% der Fälle einer anterioren Instabilität auf [25]. Größere Fragmente können und sollten nach Möglichkeit offen reponiert und mit einer Osteosynthese versorgt werden. Bei kleineren Fragmenten kann eine Kapsel- und Labrumrefixation im Sinne einer Bankart-Operation durchgeführt werden, wobei das Fragment entweder verworfen oder in die Weichteilrekonstruktion integriert werden kann. Die Existenz einer knöchernen Glenoidabsprengung spricht eindeutig für eine traumatische Genese der Instabilität.

7.2.6
Rotatorenmanschettenläsion

Besonders bei Patienten jenseits des 40. Lebensjahres treten gehäuft Rotatorenmanschettenrupturen in Zusammenhang mit traumatischen Schulterluxationen auf. Wahrscheinlich spielt die mit dem Alter abnehmende Elastizität der Sehnen eine Rolle. Zudem sieht man im Alter zunehmend Intervallläsionen. Eine Supraspinatusruptur heilt spontan nicht, weshalb ihre Rekonstruktion beim älteren Menschen noch wichtiger ist als die der Perthes-Bankart-Läsion.

7.3
Klassifikation der Schulterinstabilität

Die genaue Klassifikation von Schulterinstabilitäten ist notwendige Voraussetzung zur Wahl eines optimalen Therapieverfahrens. Die Vielzahl der Befunde lassen verschiedene Einteilungssysteme zu. Aus eher deskriptiver Betrachtung wird heute meist eine Klassifikation verwendet, die den Grad, die Häufigkeit, die Ätiologie und Richtung der Instabilität berücksichtigt (Tabelle 7.2).

Der Grad der Instabilität entspricht dem Umfang der kapsuloligamentären Schädigung. Neben der echten Ausrenkung kennen wir traumatisch entstandene Subluxationsbefunde, die bei arthroskopischer Untersuchung manifeste Labrumschäden zeigen. Dagegen entstehen minimale Instabilitäten nach repetitiven Mikrotraumata, z. B. beim Überkopfsportler. Sowohl Patienten mit Minimalinstabilitäten als auch mit Subluxationen sind sich häufig der ursächlichen Schultergelenkinstabilität nicht bewusst.

Neben der Gruppe der atraumatischen Instabilitätsformen gibt es die willkürlichen Instabilitäten, bei denen die Patienten durch ihre muskuläre Steuerung den Humeruskopf aktiv luxieren können. Meist sehen wir eine posteriore Instabilitätsrichtung, die in Flexion, Adduktion und Innenrotation demonstriert werden kann. In diesen Fällen sind operative Eingriffe nicht angezeigt, weshalb die begleitende Psychopathologie in das Therapiekonzept integriert werden sollte.

Eher positionsabhängige atraumatische Instabilitäten sind mit einer erhöhten allgemeinen Gelenklaxität assoziiert. Zudem kann man davon ausgehen, dass in einer disponierten Gruppe von Patienten Instabilitäten auch durch repetitive Mikrotraumata erzeugt werden können. Überkopfsportler, vorrangig Werfer, setzen ihre vordere und untere Schultergelenkkapsel permanent einem repetitiven Stress aus, so dass besonders bei eher laxer Konstitution eine klinisch manifeste Instabilität entstehen kann. Neurologische Störungen (Plexuslähmung, Insult, Epilepsie) können Instabilitäten bedingen, ferner können kongenitale Gelenkfehlbildungen bestehen.

Tabelle 7.2. Kategorien der Schulterinstabilität

	Grad der Instabilität	Luxation
		Subluxation
		Minimalinstabilität
	Häufigkeit	Akut
		Chronisch (rezidivierend oder verhakt)
	Ätiologie	Traumatisch
		Atraumatisch (willkürlich/muskulär oder unwillkürlich/positionsabhängig)
		Erworben (Mikrotrauma)
		Kongenital
		Neuromuskulär
	Richtung	Unidirektional (anterior, posterior, inferior)
		Bidirektional (anteroinferior, posteroinferior)
		Multidirektional

Die häufigste Richtung sowohl traumatischer als auch atraumatischer Instabilitäten ist nach ventral. Einige Autoren [4, 27] beschreiben kombinierte anteroinferiore und posteroinferiore Instabilitäten. Für die operative Strategie ist es wichtig, die ursächliche Pathologie in jedem Einzelfall genau zu definieren, da eine nicht versorgte Instabilitätsrichtung Ursache eines Rezidivs oder anhaltender Beschwerden sein kann.

Die Ätiologie der Schulterinstabilität hat einen zentralen Einfluss auf die klinische Manifestation eines instabilen Schultergelenks und deren Klassifikation. Ein Konzept, das die Ätiologie in den Vordergrund stellt, drückt sich in den Akronymen TUBS und AMBRII aus [37].

Die traumatisch bedingten Instabilitätsformen sind unidirektional, weisen pathoanatomisch eine Bankart-Läsion auf und sind chirurgisch gut zu therapieren. Atraumatische Instabilitätsformen sind eher multidirektional, treten beidseitig auf, eignen sich primär zur Rehabilitation und sind in seltenen Fällen mit einer Kapselraffung und einem Intervallverschluss operativ zu behandeln.

Das in Tabelle 7.3 wiedergegebene Konzept darf nicht im Sinn von 2 Klassen verstanden werden, in die alle Instabilitätsformen einzuordnen wären. Vielmehr handelt es sich nur um die beiden Endpunkte eines Kontinuums unterschiedlicher Ausprägungen. Beispielsweise schützt eine AMBRII-Läsion nicht vor einem zusätzlichen Trauma, eine vorbestehende vordere Instabilität schützt nicht vor einer traumatischen hinteren Luxation, oder vorbestehende repetitive Mikrotraumen schützen nicht vor einem anschließenden Makrotrauma. Aus diesen Gründen ist die klinische Verwertbarkeit einer rein ätiologischen Konzeption limitiert.

Die Schwierigkeiten in der diagnostischen Klassifikation haben Gerber veranlasst, eine neue Klassifikation von Schulterinstabilitäten vorzuschlagen, die wir sowohl aus theoretischer als auch als praktischer Sicht für besonders wertvoll halten [10]:

Tabelle 7.3. Einteilung der Schulterinstabilitäten entsprechend der Ätiologie (nach MATSEN)

Traumatische Instabilitäten TUBS	Atraumatisch Instabilitäten AMBRII
traumatisch	atraumatische
unidirektional	multidirektional
Bankart-Läsion	bilateral
surgery	rehabilitation
	inferiorer Kapselshift
	intervall

Tabelle 7.4. Einteilung der Schultergelenkinstabilitäten aus der klinischen Synopse (nach GERBER)

Typ 1
Chronische, verhakte Luxation

Typ 2
Unidirektionale Instabilität ohne Hyperlaxität

Typ 3
Unidirektionale Instabilität mit multidirektionaler Hyperlaxität

Typ 4
Multidirektionale Instabilität ohne Hyperlaxität

Typ 5
Multidirektionale Instabilität mit multidirektionaler Hyperlaxität

Typ 6
Unidirektionale oder multidirektionale willentliche Instabilität

Diese Einteilung vermindert das eigentliche Problem des Operators, eine Klassifikation zu benutzen, die für Therapie und Prognose relevante Zustände einschätzt. Die klinische Einteilung kann gut mit der weiter unten dargestellten arthroskopischen Klassifikation intraartikulärer Befunde kombiniert werden.

7.4
Arthroskopische Befunde der Instabilität und deren Klassifikation

Die Arthroskopie des Schultergelenks erreicht in der subtilen Klassifikation der Strukturen des Kapsel-Band-Apparates eine neue Qualität. Veränderungen gegenüber der Normalsituation können wesentlich genauer erfasst und in das Therapiekonzept integriert werden. Neben der Beurteilung des Labrum glenoidale ist die Erkennung multipler Begleitpathologien, z. B. von Veränderungen im Bereich der Bizepssehne, des dorsalen Labrums oder der Rotatorenmanschette möglich. Diese Veränderungen können klinisch außerordentlich relevant sein und bei offener Exploration nur schwer eingeschätzt werden.

In der Literatur sind verschiedene Klassifikationen von Labrumveränderungen beschrieben [2, 12], die jedoch aus unserer Sicht entweder sehr umständlich anzuwenden sind oder aber die Komplexität des Schadens nicht ausreichend beschreiben. Daher schlagen wir zur Ergänzung der klinischen Klassifikation die im Folgenden dargestellte arthroskopische Klassifikation der Instabilitätsbefunde am Kapsel-Band-Apparat vor.

Die individuelle Befundkonstellation der Kapsel-Labrum-Veränderungen bei instabilen Schultergelenken hängt von 3 Faktoren ab:

- dem Ort der (Primär-)Läsion,
- der kongenitalen Laxität des Gelenks,
- der Häufigkeit der durchgemachten Luxationen.

Im Folgenden sollen nacheinander die einzelnen Faktoren in ihrem Zusammenhang besprochen werden.

Eine vorliegende Instabilitätssituation kann prinzipiell 3 Lokalisationen einer Schädigung des Kapsel-Band-Apparates aufweisen (Abb. 7.3):
- das Labrum glenoidale,
- die ventrale Gelenkkapsel mit ihren Verstärkungszügen,
- die humerale Kapselinsertion.

Zur vollständigen arthroskopischen Diagnostik ist die Inspektion aller 3 möglichen Lokalisationen notwendig.

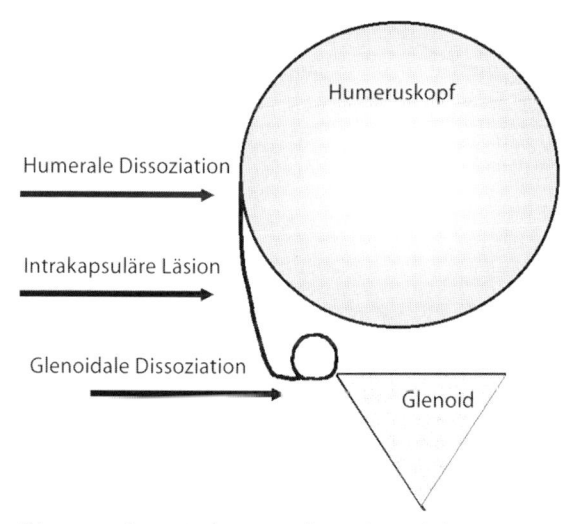

Abb. 7.3. Schematische Darstellung der Lokalisation einer Schädigung des ventralen Kapsel-Band-Apparates. Glenoidale und humerale Kapseldesinsertion als auch eine intrakapsuläre Störung können isoliert oder in Kombinationen auftreten

Abb. 7.4a,b. Veränderungen des Kapsel-Band-Apparates bei rezidivierenden Luxationen. Das Labrum tritt durch zunehmende Elongation des inferioren glenohumeralen Bandes tiefer (a), und die glenoidale Kapselinsertion verschiebt sich nach inferior (b)

Die Lösung des Labrum glenoidale vom Glenoid (als Perthes- oder später im englischen Sprachraum als Bankart-Läsion bezeichnet) ist nach Literaturangaben ein sehr häufiger Befund bei Erstluxationen des Schultergelenks [36]. Der komplette Abriss manifestiert sich als typischer arthroskopischer Befund einer unidirektionalen Instabilität ohne Hyperlaxität (Typ 2 nach Gerber). Assoziiert sind meist Hill-Sachs-Läsionen, die wie die komplette Ausbildung der Bankart-Läsion bis in die 6-Uhr-Position oder in den Bizepssehnenanker nach kranial die traumatische Genese bei normaler Laxität unterstreichen.

Eine weitere typische Lokalisation der Schädigung des Kapsel-Labrum-Komplexes an einer Knochen-Sehnen-Insertion ist die humerale Dissoziation der Gelenkkapsel (HAGL-Läsion). Auch in diesem Fall liegt klinisch eine unidirektionale Instabilität ohne Hyperlaxität vor.

Dagegen disponiert die vermehrte Laxität der Gelenkkapsel zu einer intraligamentären Läsion. Ähnlich dem schwächsten Glied einer Kette gibt die bei vermehrter Laxität elastischere Kapsel vorrangig bei entsprechender mechanischer Beanspruchung nach. Im typischen Fall ist das Labrum glenoidale vollständig erhalten, dagegen findet sich eine ausgeprägte ventroinferiore Kapseltasche.

Neben dem primären Ort der Läsion, der eng mit einer kongenitalen Hyperlaxität assoziiert ist, spielt die Zahl der durchgemachten Reluxationen eine wesentliche Rolle für die zu beobachtende intraartikuläre Kapsel-Labrum-Situation. Eine Hill-Sachs-Delle oder die glenoidale Perthes-Tasche, die beide primär durch die kapsuläre Stabilität verursachte Schäden darstellen, verstärken sich nicht, dagegen nimmt die kapsuläre Instabilität mit steigender Reluxationszahl zu (Abb. 7.4).

Arthroskopische Befunde des ventralen Labrum-Kapsel-Komplexes bei wachsender Reluxationszahl sind:

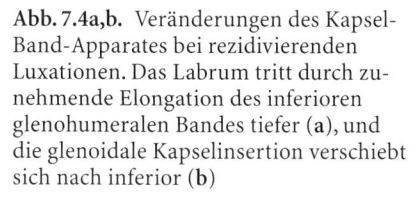

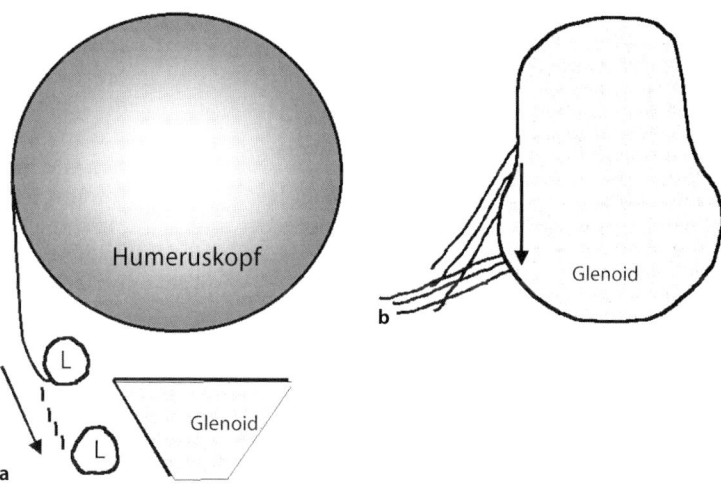

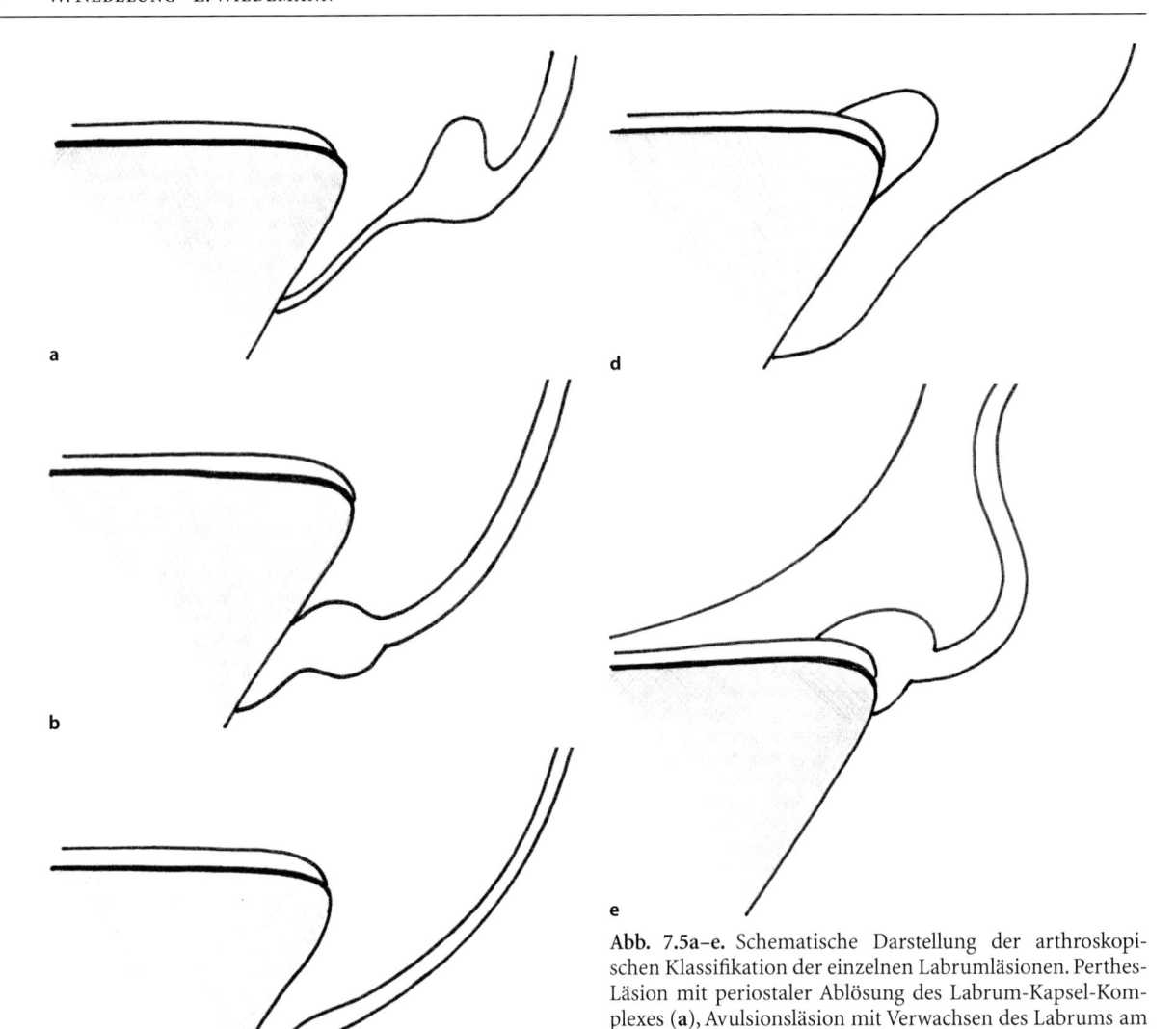

Abb. 7.5a–e. Schematische Darstellung der arthroskopischen Klassifikation der einzelnen Labrumläsionen. Perthes-Läsion mit periostaler Ablösung des Labrum-Kapsel-Komplexes (**a**), Avulsionsläsion mit Verwachsen des Labrums am Glenoidhals (**b**), kapsuläre Läsion mit guter Kapselqualität (**c**) und hypotropher Kapseltextur (**d**). Selten, aber wichtig ist das Erkennen einer humeralen Kapsellösung (**e**)

- Fehlinsertion des Labrum-Kapsel-Komplexes inferior und medial,
- Degeneration und Aufbrauch des Labrum glenoidale (Korbhenkel- oder andere Läsionen),
- ventroinferiore Kapseltasche,
- Verlust der Strukturierung der ventralen Kapsel in glenohumerale Bänder,
- Vergrößerung des Rotatorenintervalls.

Daher empfehlen wir aus der Zusammenschau zahlreicher arthroskopischer Instabilitätsbefunde eine vereinfachte Klassifikation, die neben dem Zustand des Labrums auch die Funktion des IGHL beurteilt (Abb. 7.5). In den meisten Fällen ist in der Zusammenschau der klinischen Befunde die vorgestellte Klassifikation der arthroskopischen Befunde auch pathophysiologisch relevant, so dass sich hier auch begründete Ansatzpunkte für eine Therapieentscheidung ergeben.

1. **Perthes-Bankart-Läsion:**
   Es liegt eine Ablösung des Labrum glenoidale vom Glenoidrand vor, im typischen Fall ohne wesentliche Elongation des IGHL (Abb. 7.5a, 7.6, 7.7). Treten weitere Dislokationen auf, so findet man eine zunehmende Degeneration des Labrums. In diesen Fällen ist durch die wiederholten Luxationen das Selbstheilungspotential der Kapsel überfordert, und eine begleitende kapsuläre Instabilität tritt auf.

2. **Avulsionsläsion:**
   Im chronischen Fall ist das Labrum glenoidale am Glenoidhals in falscher, zu weit medialer Position verwachsen (Abb. 7.5b, 7.8). Die Fehlinsertion wird durch das intakte Periost des Skapulahalses verursacht, das ein frisch abgelöstes Labrum nach medial zieht, wo es vernarbt (ALPSA-Läsion). Nach akuten Luxationen beschreibt

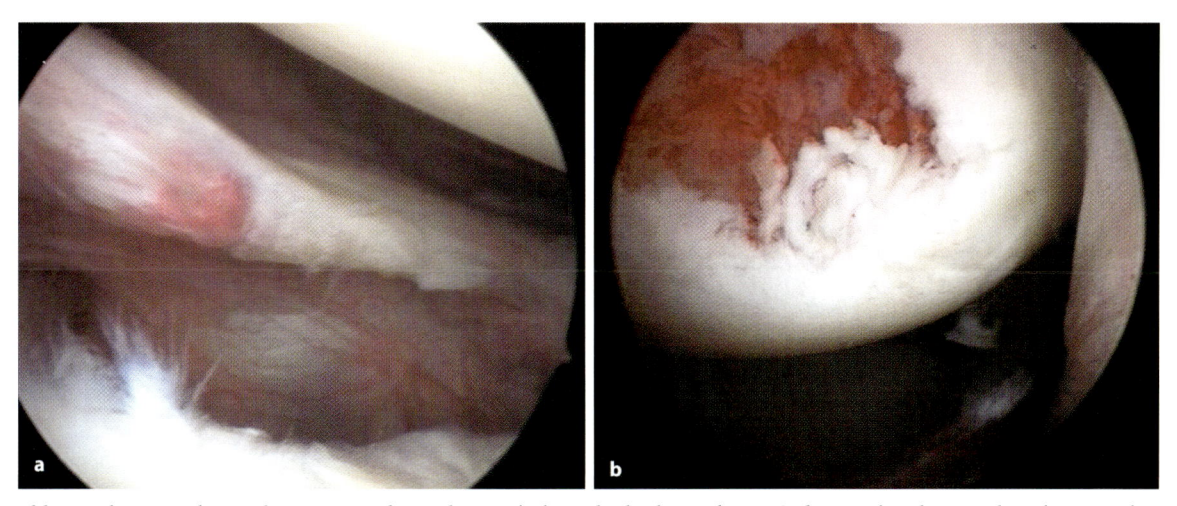

Abb. 7.6a,b. Typische Bankart-Läsion des rechten Schultergelenks, betrachtet mit dem Arthroskop im dorsalen Portal. **a** Das Höhertreten des Labrums gegenüber der Glenoidebene spricht für einen intakten glenohumeralen Bandapparat. **b** Chondrale Hill-Sachs-Läsion als typische Begleitverletzung einer Bankart-Läsion

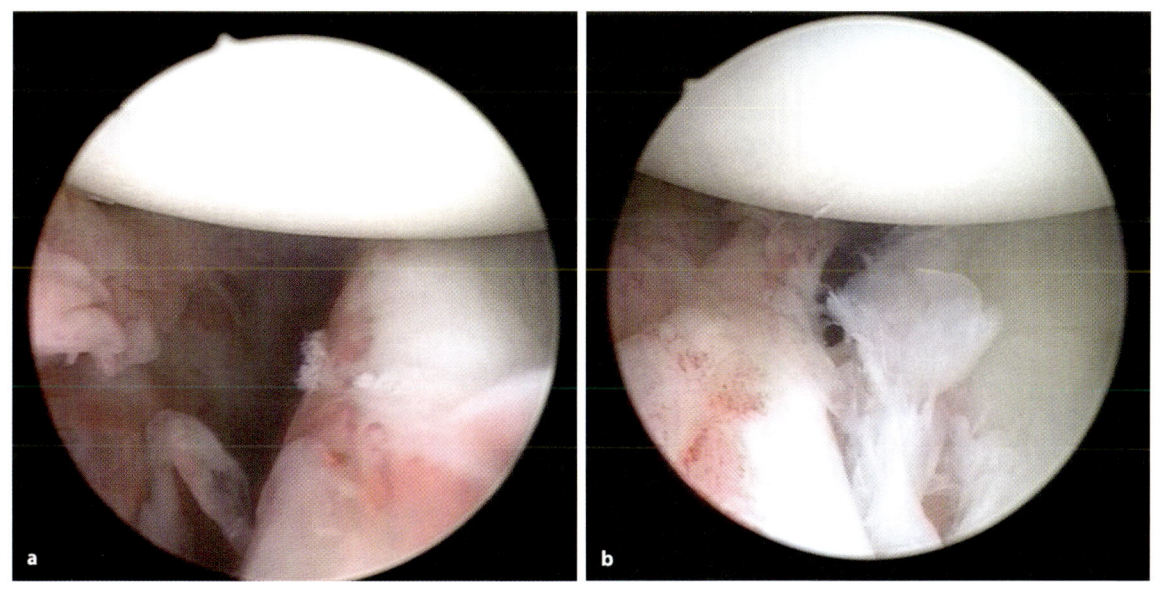

Abb. 7.7. Frische Bankart-Läsion bei einem Patienten mit traumatischer Erstluxation aus der Sicht des oberen Portals (**a**), bei intraartikulärer Druckminderung Anlegen des Labrum-Kapsel-Komplexes an das Glenoid (**b**)

Neviaser in der Hälfte der Fälle eine Avulsionsläsion [20]. Neben der Labrumlösung liegt eine deutliche kapsuläre Instabilität vor. Der Labrumrest kann erhebliche degenerative Veränderungen zeigen. Nach mehrfachen Traumatisierungen und Vernarbungen sind die einzelnen glenohumeralen Bänder nicht mehr identifizierbar. Meist berichten die Patienten über mehrere erlittene Luxationen. Mitunter ist nach zahlreichen Luxationen überhaupt kein eigentliches Labrum nachweisbar.

3. **Kapsuläre Läsion:**
   Bei relativ gut erhaltenem Labrum ist der Hauptbefund eine Ablösung des Kapselkomplexes vom Labrum glenoidale. Nach mehreren Luxationen entwickelt sich eine tiefe anteroinferiore Kapseltasche mit rupturiertem IGHL, wogegen sich das eigentliche Labrum glenoidale am Pfannenrand befindet (Abb. 7.5c, 7.9). Patienten mit habitueller Komponente (multidirektionaler Hyperlaxität) entwickeln bei relativ intaktem hypotrophen Labrum und primär zart ausgebildeten glenohumeralen Bändern häufig diesen Typ der Instabilität (Abb. 7.5d).

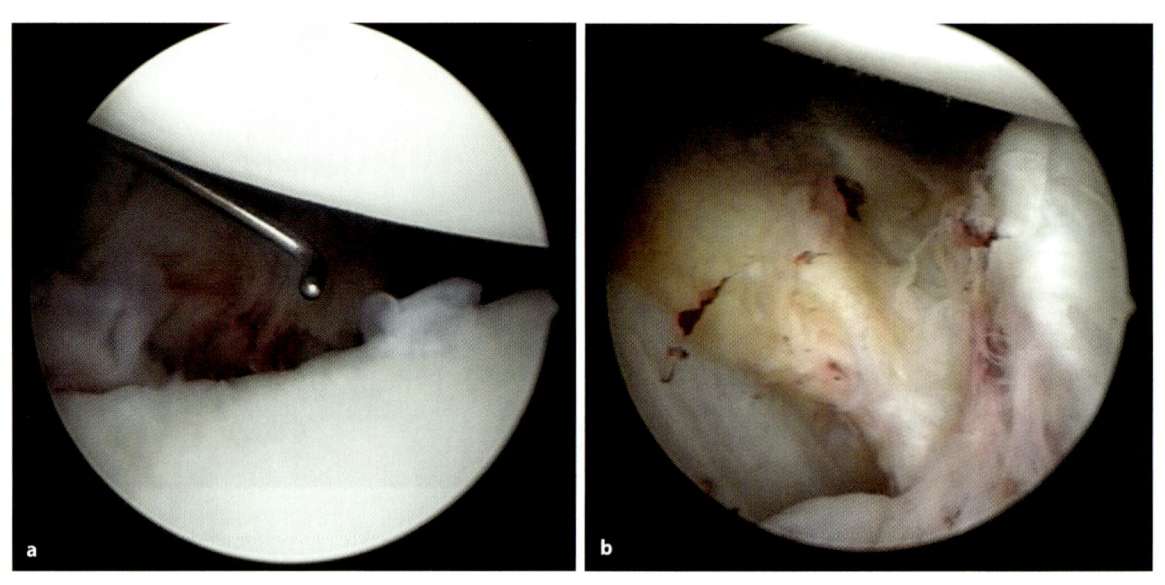

Abb. 7.8a,b. Avulsionsläsion des Kapsel-Labrum-Komplexes, Anwachsen am Glenoid in medialer Fehlposition mit funktioneller Insuffizienz. In der Darstellung von posterior ist der Befund schwer einschätzbar (**a**), dagegen kann nach dem Wechsel des Arthroskops in das suprabizipitale Portal der Befund problemlos eingesehen werden (**b**)

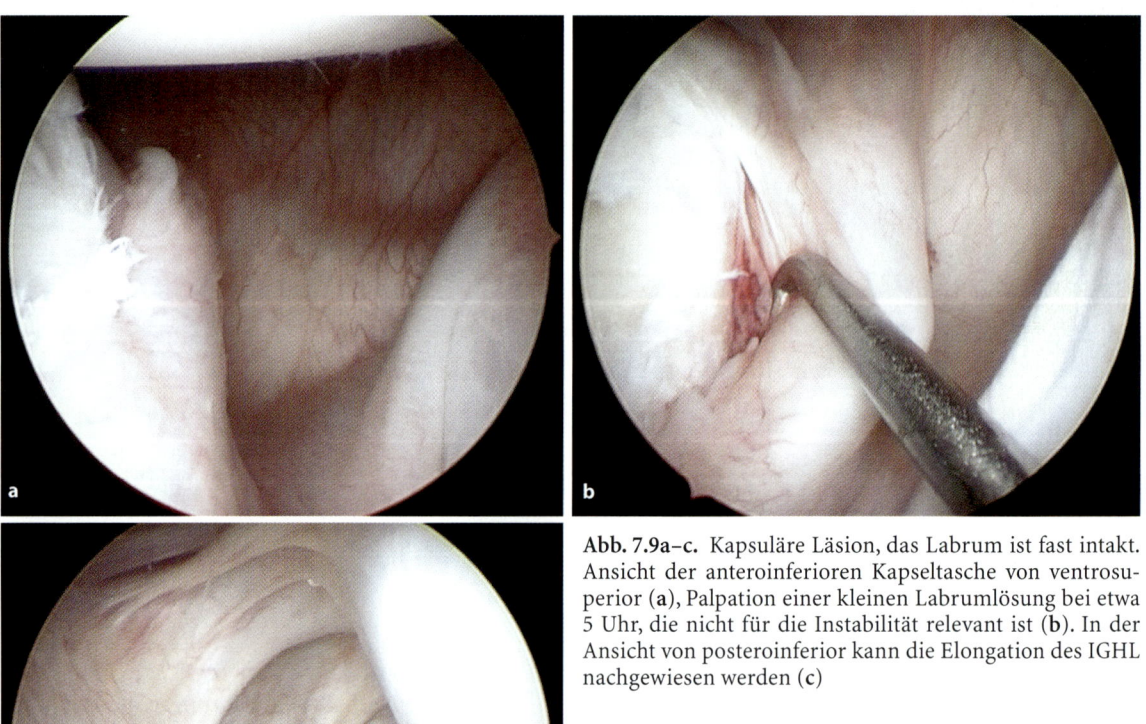

Abb. 7.9a–c. Kapsuläre Läsion, das Labrum ist fast intakt. Ansicht der anteroinferioren Kapseltasche von ventrosuperior (**a**), Palpation einer kleinen Labrumlösung bei etwa 5 Uhr, die nicht für die Instabilität relevant ist (**b**). In der Ansicht von posteroinferior kann die Elongation des IGHL nachgewiesen werden (**c**)

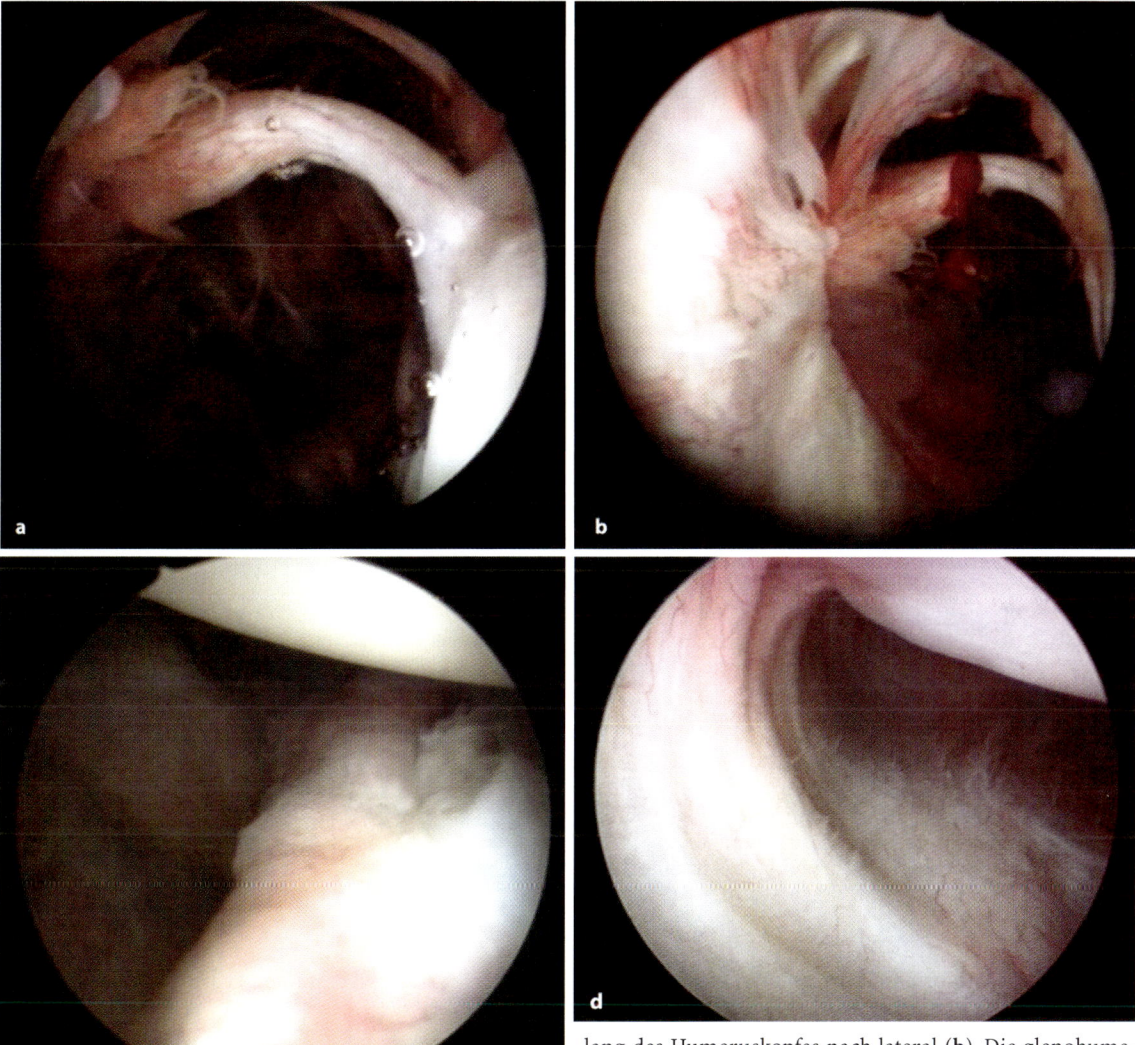

Abb. 7.10a–d. Humerale Kapselläsion. Einblick mit dem Arthroskop im ventrokranialen Portal in den anteroinferioren Gelenkanteil. Inferior der Subskapularissehne (**a**) findet man keinen Kapselansatz, gleichfalls beim Blick entlang des Humeruskopfes nach lateral (**b**). Die glenohumeralen Bänder sind wenig gespannt, jedoch an sich normal bis kräftig ausgebildet, und der Ansatz am Glenoid ist regelrecht. Keine Bankart-Läsion (**c**). Zum Vergleich Darstellung eines Normalbefundes, bei dem die Insertion der ventralen Kapsel am Humerus über das ventrale Portal gut einsehbar ist (**d**)

4. **Humerale Läsion** (Abb. 7.5e und 7.10):
   Eine Sonderform der ventralen Instabilität ist die humerale Ablösung der Gelenkkapsel (HAGL-Läsion). Die distal des Subskapularis gelegene humerale Kapselinsertion des IGHL ist in diesem Fall rupturiert, so dass dem Humeruskopf bei Ventraltranslation das IGHL nicht widerstehen kann. Verdächtig sind Patienten mit einem anamnestisch nachweisbaren echten Trauma anlässlich der Erstluxation, ohne dass arthroskopisch am Pfannenrand eine Bankart-Läsion nachweisbar ist.

Ein besonderer Läsionstyp ist die traumatisch bedingte und vorwiegend beim älteren Patienten auftretende *Intervallläsion* (Abb. 7.11). Humerale Kapselläsionen und Intervallläsionen müssen unbedingt erkannt werden, da nur dann eine entsprechende gezielte operative Intervention möglich ist.

Kommt es zu einer kompletten Ablösung des Labrum glenoidale vom ventralen Glenoid, dann kann sich diese Läsion nach kranial fortsetzen und den Bizepssehnenanker erfassen. Die Instabilitäten des oberen Labrumbereichs werden als SLAP-Läsionen (*s*uperiore *L*abrumläsion von *a*nterior nach *p*osterior) bezeichnet [31].

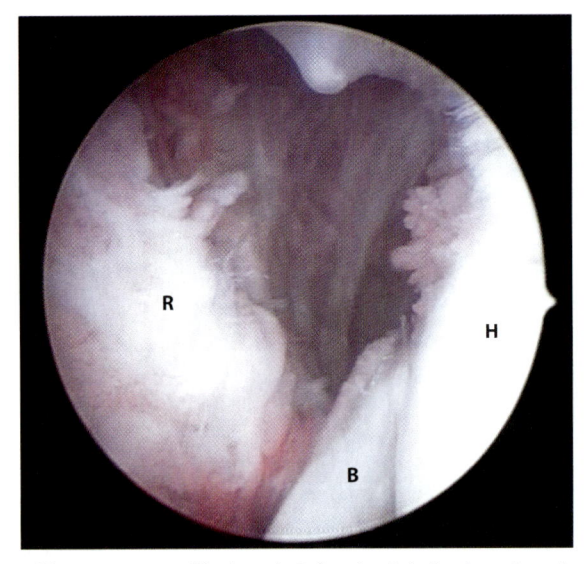

Abb. 7.11. Intervallläsion als Folge der Schulterluxation eines älteren Patienten, hier mit Degeneration der Bizepssehne. *B* Bizepssehne, *H* Humeruskopf, *R* Rotatorenmanschetten

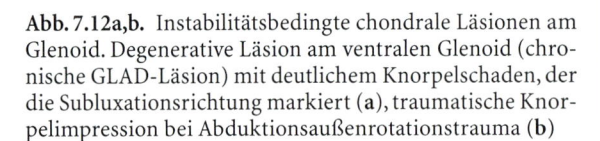

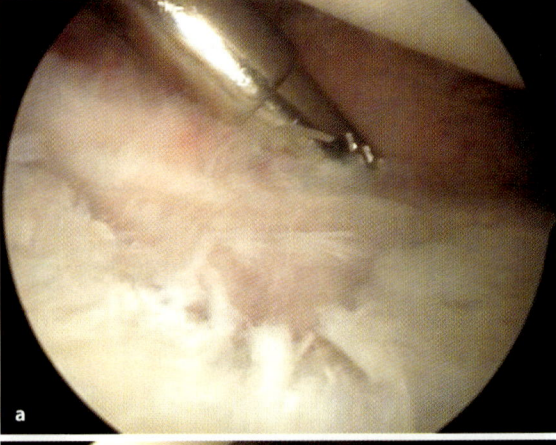

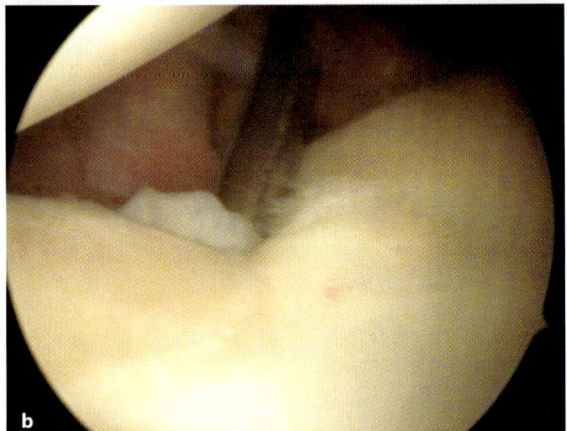

Abb. 7.12a,b. Instabilitätsbedingte chondrale Läsionen am Glenoid. Degenerative Läsion am ventralen Glenoid (chronische GLAD-Läsion) mit deutlichem Knorpelschaden, der die Subluxationsrichtung markiert (**a**), traumatische Knorpelimpression bei Abduktionsaußenrotationstrauma (**b**)

Im Falle der Kombination einer Bankart-Läsion mit einer oberen Labrumläsion handelt es sich meist um eine SLAP-Läsion vom Typ 2, die Lösung des Labrums lässt sich kontinuierlich von vorn nach kranial verfolgen. Kombinierte SLAP-2-/Bankart-Läsionen gehören zu den traumatisch entstandenen Läsionsformen, die nach arthroskopischer Refixation des Labrums eine gute Prognose haben. Die Therapie muss einerseits die ventrale Stabilisierung, zum anderen auch die Refixation im oberen Glenoidbereich beinhalten.

In Kombination mit Knorpelschäden findet man als weitere Manifestationsform glenoidale Impressionsfrakturen der anteroinferior lokalisierten Knorpelsubstanz. Diese Läsionen, die neben dem Knorpel auch den angrenzenden Bereich des Labrums umfassen, werden als GLAD-Läsion bezeichnet (*gleno-labrale artikuläre Disruption*). Nach dem Erstbeschreiber Neviaser [21] sollen die Veränderungen komplikationslos in 3 Monaten ausheilen. Bei chronischen Fällen sind arthroskopisch bei instabilitätsassoziierten Veränderungen neben humeralen besonders glenoidale Knorpelschäden in dieser Lokalisation nachweisbar (Abb. 7.12), die im Sinne

Tabelle 7.5. Klassifikation der Labrumläsionen am ventralen Glenoid

1. *Bankart-Läsion*
   - Perthes-Bankart-Läsion
     (IGHL wahrscheinlich intakt)
   - Knöcherne Bankart-Läsion
     (IGHL wahrscheinlich intakt)
   - Rezidivierende Bankart-Läsion
     (IGHL meist rupturiert)

2. *Avulsionsläsionen* (IGHL meist rupturiert)

3. *Kapsuläre Läsion*
   - Normotrophie der glenohumeralen Bänder
     (kein oder geringes Sulcuszeichen)
   - Hypotrophie der glenohumeralen Bänder
     (habituelle Komponente, Sulcuszeichen)

4. *Humerale Avulsionsläsion*

5. *Andere*
   - Intervall-Läsionen
   - Kombinations-Läsionen
   - GLAD-Läsion

einer beginnenden Omarthrose aufzufassen sind. Wahrscheinlich spielt der Mechanismus einer persistierenden minimalen anterioren Schulterinkongruenz bei gleichzeitiger Belastung (Wurfsportart) eine wesentliche Rolle in der Entwicklung einer Instabilitätsarthrose.

Die in Tabelle 7.5 zusammenfassend aufgeführte Einteilung der hier genannten Labrumläsionen vereinfacht die arthroskopische Befundkonstellation auf 3 essentielle Komponenten: Labrumsituation, Zustand der Kapsel und humerale Kapselinsertion. Die Typen 2 und 3 besitzen eine entscheidende kapsuläre Komponente, meist im Bereich des IGHL, die bei der operativen Therapie berücksichtigt werden muss. Bei Perthes-Bankart-Läsionen treten, besonders bei rezidivierenden Instabilitäten, ebenfalls kapsuläre Elongationen auf, die im operativen Therapiekonzept zu berücksichtigen sind.

Literatur

1. Bach BR, Warren RF, Fronek J (1988) Disruption of the lateral capsule of the shoulder. A cause of recurrent dislocation. J Bone Joint Surg Br 70: 274–276
2. Baker CL, Uribe JW, Whitman C (1990) Arthroscopic evaluation of acute initial anterior shoulder dislocations. Am J Sports Med 18: 25–28
3. Bankart A (1938) The pathology and treatment of recurrent dislocation of the shoulder joint. Br J Surg 26: 23–29
4. Bigliani LU, Kurzweil PR, Schwartzbach CC, Wolfe IN, Flatow EL (1994) Inferior capsular shift procedure for anterior-inferior shoulder instability in athletes. Am J Sports Med 22: 578–584
5. Bigliani LU, Pollock RG, Soslowsky LJ, Flatow EL, Pawluk RJ, Mow VC (1992) Tensile properties of the inferior glenohumeral ligament. J Orthop Res 10: 187–197
6. Bokor DJ, Conboy VB, Olson C (1999) Anterior instability of the glenohumeral joint with humeral avulsion of the glenohumeral ligament. A review of 41 cases. J Bone Joint Surg Br 81: 93–96
7. Calandra JJ, Baker CL, Uribe J (1989) The incidence of Hill-Sachs lesions in initial anterior shoulder dislocations. Arthroscopy 5: 254–257
8. Cooper DE, Arnoczky SP, O'Brien SJ, Warren RF, DiCarlo E, Allen AA (1992) Anatomy, histology, and vascularity of the glenoid labrum. An anatomical study. J Bone Joint Surg Am 74: 46–52
9. Emery RJ, Mullaji AB (1991) Glenohumeral joint instability in normal adolescents. Incidence and significance. J Bone Joint Surg Br 73: 406–408
10. Gerber C (1997) Observations on the classification of instability, complex and revision problems in shoulder surgery (eds Warner JJ, Ianotti JP, Gerber C). Lippincott-Raven, Philadelphia, p 9
11. Gerber C, Lambert SM (1996) Allograft reconstruction of segmental defects of the humeral head for the treatment of chronic locked posterior dislocation of the shoulder. J Bone Joint Surg Am 78: 376–382
12. Habermeyer P, Schweiberer L (1995) Schulterchirurgie. Urban & Schwarzenberg, München
13. Harryman DT, Sidles JA, Harris SL, Matsen FA (1992) The role of the rotator interval capsule in passive motion and stability of the shoulder. J Bone Joint Surg Am 74: 53–66
14. Howell SM, Galinat BJ (1989) The glenoid-labral socket. A constrained articular surface. Clin Orthop: 122–125
15. Jager A, Kandziora F, Bischof F, Herresthal J (1999) [Arthroscopic labral reconstruction for anterior shoulder instability. Failure analysis in 187 patients.] Z Orthop Grenzgeb 137: 17–24
16. Lazarus MD, Sidles JA, Harryman DT, Matsen FA (1996) Effect of a chondral-labral defect on glenoid concavity and glenohumeral stability. A cadaveric model. J Bone Joint Surg Am 78: 94–102, 1996
17. Lippitt S, Matsen F (1993) Mechanisms of glenohumeral joint stability. Clin Orthop: 20–28
18. McMahon PJ, Debski RE, Thompson WO, Warner JJ, Fu FH, Woo SL (1995) Shoulder muscle forces and tendon excursions during glenohumeral abduction in the scapular plane. J Shoulder Elbow Surg 4: 199–208
19. Neer CS, Satterlee CC, Dalsey RM, Flatow EL (1992) The anatomy and potential effects of contracture of the coracohumeral ligament. Clin Orthop: 182–185
20. Neviaser TJ (1993) The anterior labroligamentous periosteal sleeve avulsion lesion: a cause of anterior instability of the shoulder. Arthroscopy 9: 17–21
21. Neviaser TJ (1993) The GLAD lesion: another cause of anterior shoulder pain. Arthroscopy 9: 22–23
22. O'Brien SJ, Neves MC, Arnoczky SP et al. (1990) The anatomy and histology of the inferior glenohumeral ligament complex of the shoulder. Am J Sports Med 18: 449–456
23. Ozaki J (1989) Glenohumeral movements of the involuntary inferior and multidirectional instability. Clin Orthop: 107–111
24. Pagnani MJ, Deng XH, Warren RF, Torzilli PA, O'Brien SJ (1996) Role of the long head of the biceps brachii in glenohumeral stability: a biomechanical study in cadavera. J Shoulder Elbow Surg 5: 255–262
25. Pavlov H, Warren RF, Weiss CBJ, Dines DM (1985) The roentgenographic evaluation of anterior shoulder instability. Clin Orthop: 153–158
26. Perthes G (1906) Über Operationen bei habitueller Schulterluxation. Dtsch Z Chir 85: 199–227
27. Pollock RG, Bigliani LU (1993) Glenohumeral instability: evaluation and treatment. J Am Acad Orthop Surg 1: 24–32
28. Prodromos CC, Ferry JA, Schiller AL, Zarins B (1990) Histological studies of the glenoid labrum from fetal life to old age. J Bone Joint Surg Am 72: 1344–1348
29. Rodosky MW, Harner CD, Fu FH (1994) The role of the long head of the biceps muscle and superior glenoid labrum in anterior stability of the shoulder. Am J Sports Med 22: 121–130
30. Saha AK (1973) Mechanics of elevation of glenohumeral joint. Its application in rehabilitation of flail shoulder in upper brachial plexus injuries and poliomyelitis and in replacement of the upper humerus by prosthesis. Acta Orthop Scand 44: 668–678
31. Snyder SJ, Karzel RP, Del Pizzo W, Ferkel RD, Friedman MJ (1990) SLAP lesions of the shoulder. Arthroscopy 6: 274–279
32. Soslowsky LJ, Flatow EL, Bigliani LU, Mow VC (1992)

Articular geometry of the glenohumeral joint. Clin Orthop 181–190
33. Speer KP, Deng X, Borrero S, Torzilli PA, Altchek DA, Warren RF (1994) Biomechanical evaluation of a simulated Bankart lesion. J Bone Joint Surg Am 76: 1819–1826
34. Symeonides PP (1972) The significance of the subscapularis muscle in the pathogenesis of recurrent anterior dislocation of the shoulder. J Bone Joint Surg Br 54: 476–483
35. Taylor DC, Arciero RA (1997) Pathologic changes associated with shoulder dislocations. Arthroscopic and physical examination findings in first-time, traumatic anterior dislocations. Am J Sports Med 25: 306–311
36. Taylor DC, Arciero RA (1997) Pathologic changes associated with shoulder dislocations. Arthroscopic and physical examination findings in first-time, traumatic anterior dislocations. Am J Sports Med 25: 306–311
37. Thomas SC, Matsen FA (1989) An approach to the repair of avulsion of the glenohumeral ligaments in the management of traumatic anterior glenohumeral instability. J Bone Joint Surg Am 71: 506–513
38. Warner JJ, Beim GM (1997) Combined Bankart and HAGL lesion associated with anterior shoulder instability. Arthroscopy 13: 749–752
39. Warner JJ, Micheli LJ, Arslanian LE, Kennedy J, Kennedy R (1991) Scapulothoracic motion in normal shoulders and shoulders with glenohumeral instability and impingement syndrome. A study using Moire topographic analysis. Clin Orthop: 191–199
40. Weber BG, Simpson LA, Hardegger F, Gallen S (1984) Rotational humeral osteotomy for recurrent anterior dislocation of the shoulder associated with a large Hill-Sachs lesion. J Bone Joint Surg Am 66: 1443–1450
41. Williams MM, Snyder SJ, Buford DJ (1994) The Buford complex – the „cord-like" middle glenohumeral ligament and absent anterosuperior labrum complex: a normal anatomic capsulolabral variant [see comments]. Arthroscopy 10: 241–247
42. Wintzell G, Haglund-Akerlind Y, Ekelund A, Sandstrom B, Hovelius L, Larsson S (1999) Arthroscopic lavage reduced the recurrence rate following primary anterior shoulder dislocation. A randomised multicentre study with 1-year follow-up. Knee Surg Sports Traumatol Arthrosc 7: 192–196
43. Wintzell G, Haglund-Akerlind Y, Nowak J, Larsson S (1999) Arthroscopic lavage compared with nonoperative treatment for traumatic primary anterior shoulder dislocation: a 2-year follow-up of a prospective randomized study. J Shoulder Elbow Surg 8: 399–402
44. Wintzell G, Hovelius L, Wikblad L, Saebo M, Larsson S (2000) Arthroscopic lavage speeds reduction in effusion in the glenohumeral joint after primary anterior shoulder dislocation: a controlled randomized ultrasound study. Knee Surg Sports Traumatol Arthrosc 8: 56–60
45. Wolf EM, Cheng JC, Dickson K (1995) Humeral avulsion of glenohumeral ligaments as a cause of anterior shoulder instability. Arthroscopy 11: 600–607
46. Yamaguchi K, Riew KD, Galatz LM, Syme JA, Neviaser RJ (1997) Biceps activity during shoulder motion: an electromyographic analysis. Clin Orthop: 122–129

KAPITEL 8 Arthroskopische Rekonstruktion des Glenohumeralgelenks

W. NEBELUNG · M. KETTLER · E. WIEDEMANN · A. JÄGER · F. HOFFMANN
W. BIRKNER · M.J. KÄÄB · N.P. SÜDKAMP

8.1	Allgemeine Prinzipien der arthroskopischen Labrum- und Kapselrekonstruktion	83
8.1.1	Auswahl der Zugänge	83
8.1.2	Anfrischung des Glenoids	85
8.1.3	Mobilisation des Labrum-Kapsel-Komplexes	87
8.1.4	Reposition und Perforation des Labrum-Kapsel-Komplexes	88
8.2	Arthroskopische Knotentechnik	97
8.2.1	Fadenmaterial	97
8.2.2	Knotenschieber	97
8.2.3	Knotentechniken	99
8.3	1-Schritt-Techniken mit Fäden oder dem Fastak-Nahtanker	100
8.3.1	Transglenoidale Fasszangennahttechnik	100
8.2.2	Fastak-Fasszangentechnik	103
8.3.3	Spear-Technik	105
8.4	2-Schritt-Techniken mit dem Fastak-Nahtanker	106
8.4.1	Birdbeak	108
8.4.2	Lassofadentransportsystem	108
8.5	Sidewinder-Technik	111
8.6	Arthroskopische Schulterstabilisierung mit resorbierbaren Panalok-Ankern	116
8.6.1	Lagerung und Zugänge	116
8.6.2	Mobilisation	116
8.6.3	Präparation der Bohrlöcher für die Nahtanker	116
8.6.4	Fadentransport durch das Labrum	117
8.6.5	Einsetzen des Ankers und Knotenfixation	118
8.6.6	Nachbehandlung	119
8.6.7	Resümee	119
8.7	Schulterstabilisierung mit dem Suretac	120
8.7.1	Operationsprinzip	120
8.7.2	Operationstechnik	120
8.7.3	Nachbehandlung	126
8.7.4	Komplikationen	126
8.7.5	Ergebnisse und Diskussion	127
8.8	Transglenoidale arthroskopische Technik nach Caspari	127
8.8.1	Lagerung und Zugänge	128
8.8.2	Resektion von Vernarbungen/Mobilisierung Lig. glenohumerale inferius	128
8.8.3	Optionaler Kapselshift	128
8.8.4	Anfrischung des anteroinferioren Skapulahalses	129
8.8.5	Anlage der Fixationsfäden	130
8.8.6	Transglenoidale Bohrung und dorsaler Zugang	130
8.8.7	Durchführen und Verknoten der Fäden	131
8.8.8	Nachbehandlung	132
8.9	Schulterstabilisierung mit dem Tissue-Tac	132
8.9.1	Anfrischung des ventralen Glenoids	133
8.9.2	Anlage des Bohrlochs	133
8.9.3	Reposition	134
8.9.4	Fixation	134
8.9.5	Resümee	136

Arthroskopische Rekonstruktion des Glenohumeralgelenks

W. Nebelung · M. Kettler · E. Wiedemann · A. Jäger · F. Hoffmann
W. Birkner · M.J. Kääb · N.P. Südkamp

8.1
Allgemeine Prinzipien der arthroskopischen Labrum- und Kapselrekonstruktion

W. Nebelung

Die Entwicklung rekonstruktiver Verfahren war ein Meilenstein in der Schulterarthroskopie. Manche arthroskopischen Stabilisierungsoperationen haben nach euphorischem Beginn die Erwartungen enttäuscht. Allerdings war die Fehleranalyse der Rückschläge unentbehrlich, um die Problembereiche des arthroskopischen Vorgehens erkennen zu können.

Nach allgemeiner Auffassung sind arthroskopische Verfahren mit einer höheren Reluxationsrate als offene Stabilisierungen behaftet [4, 7, 8, 16, 18, 21], obwohl es auch Berichte gibt, die hier keinen Unterschied erkennen lassen [9]. Da sich die arthroskopischen Techniken zur Schulterstabilisierung erheblich voneinander unterscheiden, können sie nicht generell mit offenen Verfahren verglichen werden. Vielmehr werden von den meisten Operateuren beide Methoden entsprechend ihrer spezifischen Indikation angewandt. Inzwischen wurde belegt, dass beide Methoden bei geeigneter Indikationsstellung sehr gute Resultate erbringen [3].

Die Problematik der arthroskopischen Stabilisierungsverfahren scheint in der Behandlung der kapsulären Instabilität zu liegen, die, wenn auch in unterschiedlichem Umfang, immer nach durchgemachten Luxationen auftritt [1, 13]. Deshalb sollte bei der Reinsertion des Labrum-Kapsel-Komplexes am Glenoid (Abb. 8.1) die im Kap. 7 dargestellte arthroskopische Klassifikation der Labrumläsionen berücksichtigt werden, da hiermit zumindest eine theoretische Grundlage zur komplexen Schulterrekonstruktion gegeben werden kann.

8.1.1
Auswahl der Zugänge

Prinzipiell besitzen die meisten heute angewandten und, von wem auch immer, empfohlenen Operationstechniken zwei evidente Probleme:

Abb. 8.1. Taktisches Vorgehen zur Refixation des abgelösten Labrum-Kapsel-Komplexes. *Links oben* Normalbefund, die *Pfeile* geben Ort und Richtung der Reinsertion an

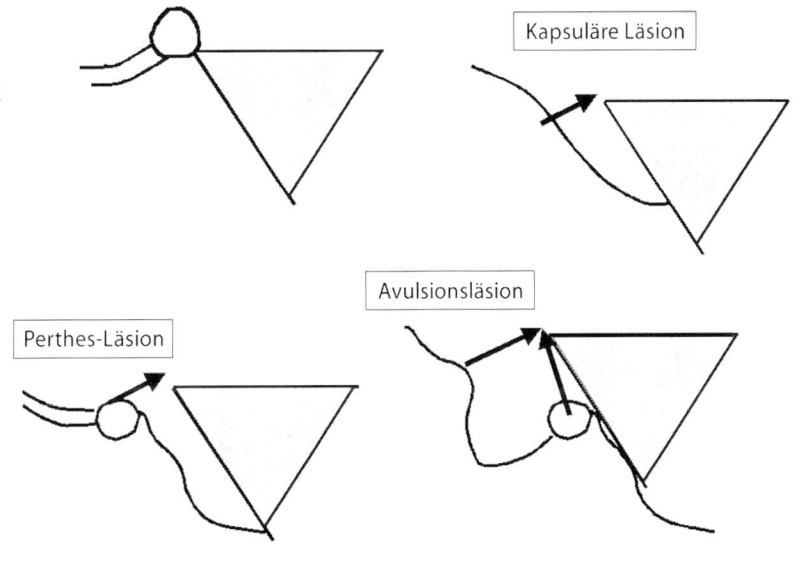

- **Problem 1:** Lokalisation und Umfang des Schadens werden arthroskopisch nicht richtig dargestellt.
  - Blickt man mit einer 30°-Winkeloptik von dorsal auf den ventralen Pfannenrand, befindet sich der knöcherne Glenoidanteil „im toten Winkel" (Abb. 8.2). Gleichfalls sind erhebliche Teile des Kapsel-Labrum-Komplexes nicht einsehbar, da Humeruskopf und Glenoid die Sicht versperren. Schon allein die korrekte Diagnosefindung, z. B. die Identifikation einer Avulsionsläsion oder einer humeralen Kapselläsion, erfordert zwingend das Umsetzen des Arthroskops in ein ventrales Portal. Nur bei sehr laxen oder instabilen Schultergelenken mit positivem „drive through sign" (Abb. 8.3) kann der Gesamtschaden allein von posterior ausreichend diagnostiziert werden.
- **Problem 2:** Operationsschritte am anteroinferioren Glenoid sind mit dem Arthroskop im dorsalen Zugang nicht sicher kontrollierbar.
  - In den meisten Fällen ist es nicht möglich, unter Sicht von dorsal sicher ventrale Operationsschritte auszuführen. Da bei Instabilitätsoperationen mehrere Schritte über das vordere Standardportal durchgeführt werden müssen, wird für das Arthroskop ein weiterer Zugang benötigt. Dieser Zugang muss ausreichend weit ventrokranial in das Gelenk eintreten, um von oben abwärts den ventralen Kapselapparat darstellen zu können. Dazu kann der suprabizipitale oder obere ventrale Zugang (vgl. Kap. 2) benutzt werden.

Für den Wechsel des Arthroskops und den Erhalt des posterioren Zugangs benötigt man 2 Wechselstäbe. Der dorsale Zugang sollte auf keinen Fall aufgegeben werden und muss deshalb mit dem ersten Wechselstab gesichert werden.

Tipps und Tricks

In den meisten Fällen erübrigt sich im suprabizipitalen Zugang das Einsetzen einer Arbeitskanüle, es wird lediglich der Arthroskopschaft über den zweiten Wechselstab geschoben. Damit wird eine unnötige Traumatisierung der Rotatorenmanschette vermieden.

Die prinzipielle Verwendung des hohen ventralen Portals bei Schulterinstabilitäten ermöglicht den gezielten Tasthakeneinsatz unter arthroskopischer Kontrolle, der die Beurteilung des inferioren glenohumeralen Bandes (IGHL), möglicher Avulsionsläsionen und der Gewebequalität wesentlich verbessert (vgl. Abb. 7.8).

Alternativ kann das ventrale Glenoid von dorsal mit einer 70°-Winkeloptik eingesehen werden. Jedoch sind sowohl die Orientierung als auch die Beurteilung der Arthroskopiebefunde mit einer 70°-Winkeloptik stark gewöhnungsbedürftig, so dass meist ein zusätzliches 30°-Arthroskop verwendet werden muss. Bei Verwendung von sterilen Kamerabezügen ist dieses Vorgehen relativ zeit- und kostenintensiv.

Eine weitere, elegante Möglichkeit der Darstellung des IGHL ist die Ansicht von posteroinferior. Dabei

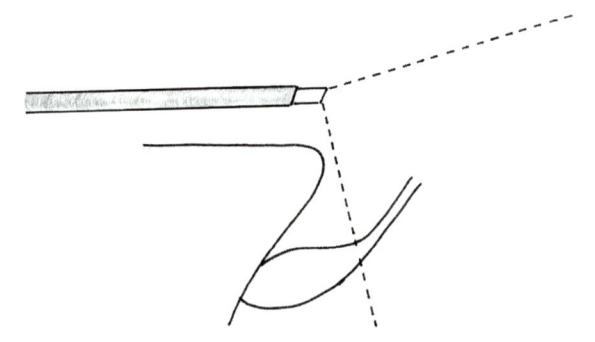

Abb. 8.2. Schematische Darstellung des „toten Sichtwinkels" am ventroinferioren Glenoid sowie der Sichtbehinderung durch den Humeruskopf bei dorsal positioniertem Arthroskop. Die Erkennbarkeit pathologischer Befunde des Labrum-Kapsel-Komplexes ist ventral stark eingeschränkt

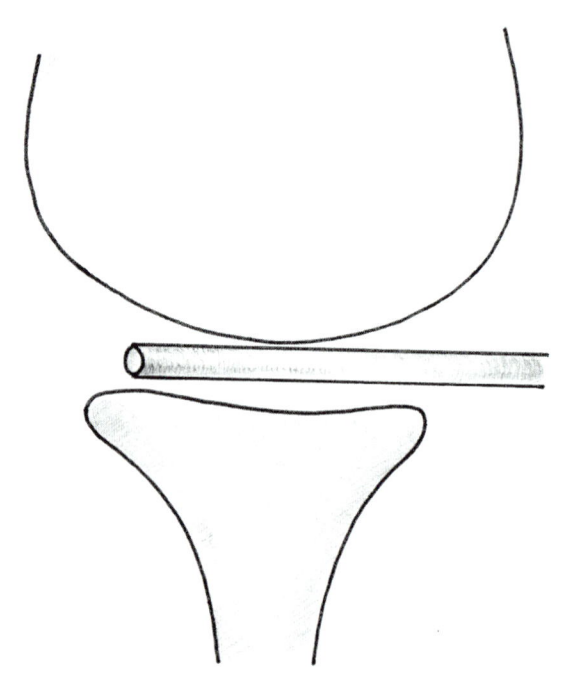

Abb. 8.3. Schematische Darstellung des Drive-through-Zeichens. Der Operateur kann von dorsal das Arthroskop zwischen Humeruskopf und Gelenkpfanne hindurchschieben. Dieser Effekt kann auch auf einer erhöhten Laxität des Gelenks beruhen und muss nicht zwingend pathologisch sein

wird das Arthroskop im dorsalen Zugang an der Hinterkante des Glenoids abwärts geführt und dann die Winkeloptik nach ventral geschwenkt. Das Arthroskop sieht praktisch von unten um die Glenoidkante herum aufwärts (Abb. 8.4). Mit diesem Zugang können nur die inferioren Anteile des IGHL dargestellt werden, und die optische Überwachung von Operationsschritten kann problematisch sein. Die Instrumente sind erst erkennbar, wenn sie das Operationsgebiet im anteroinferioren Gelenkanteil erreicht haben, was sich ohne Sicht problematisch gestalten kann.

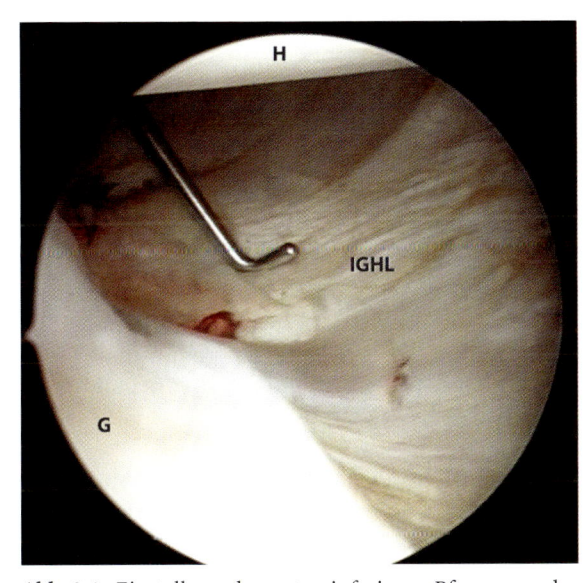

Tipps und Tricks

Die Darstellung der inferioren Kapselinsertion am Glenoid von hinten und unten kann sehr gut zur Beurteilung unklarer Situationen nach ventraler Kapsel-Labrum-Rekonstruktion benutzt werden. Versperrt das rekonstruierte Labrum die Sicht von vorn, kann über diesen Umweg von hinten der Erfolg der Rekonstruktion beurteilt werden.

Unabhängig vom Operationsverfahren, welches im Einzelfall verwandt wird, sind bestimmte Schritte bei allen Techniken der arthroskopischen Schulterstabilisierung notwendig. Dies sind die knöcherne Anfrischung am Glenoid sowie die Mobilisation der Kapsel. Nur bei der Stabilisierung akuter Erstluxationen sind diese Schritte überflüssig bzw. stark vereinfacht.

8.1.2
Anfrischung des Glenoids

Die Entfernung von Narbengewebe sowie ein ossäres Debridement sind bei chronischen Läsionen obligat, da nur so der Heilungsprozess zwischen Labrum und Glenoid einsetzen kann. Besonders im unteren Anteil des Glenoids wird die Darstellung durch das Umsetzen des Arthroskops in den ventrokranialen Zugang verbessert. Folgende Instrumente eignen sich zum Debridement (Abb. 8.5, 8.6):
- Bankart-Raspatorium (möglichst klein, abgewinkelt, mit angerauter Fläche),
- Bankart-Dissektor (möglichst klein, abgewinkelt, glatt),
- Shaver (Weichteilaufsatz, gezahnt, max. 4,2 mm, alternierende Drehrichtung),
- kleine arthroskopische Schere,
- elektrische Ablationsinstrumente.

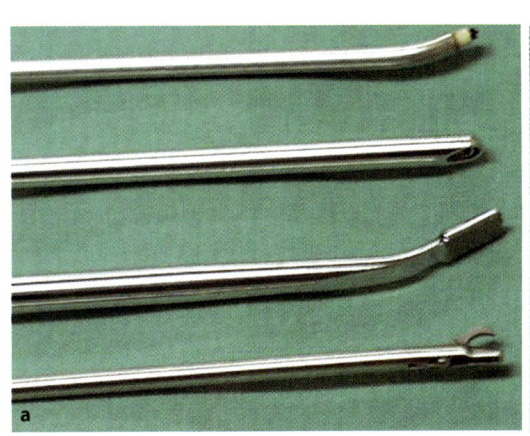

Abb. 8.4. Einstellung des anteroinferioren Pfannenrandes durch Inspektion von dorsal-inferior. Erkennbar sind Ablösungen der Kapsel und die Insertion des inferioren glenohumeralen Bandes am Glenoid, humerale Avulsionen sind dagegen schlecht einzuschätzen. Der Tasthaken befindet sich im anterioren Portal *G* Gleniod, *H* Humeruskopf

Abb. 8.5 a,b. Verschiedene Instrumente zur Mobilisation des Labrum-Kapsel-Komplexes am Glenoid (**a**). Geeignet sind mäßig scharfe, leicht abgewinkelte Instrumente, zusätzlich ein gebogenes Koagulationsinstrument und evtl. eine kleine arthroskopische Schere. Zur weit inferioren oder superioren Anfrischung eignet sich auch eine konkav aufgeraute Raspel (Bankart-Raspel, Arthrex, **b**)

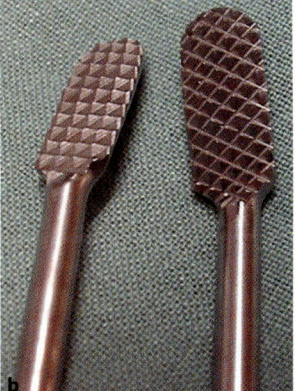

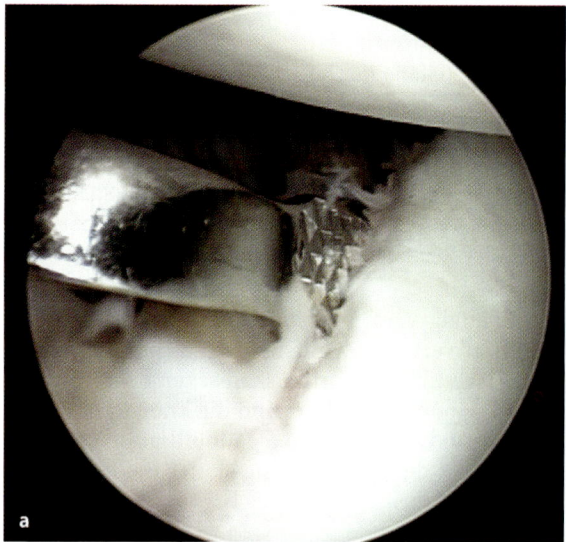

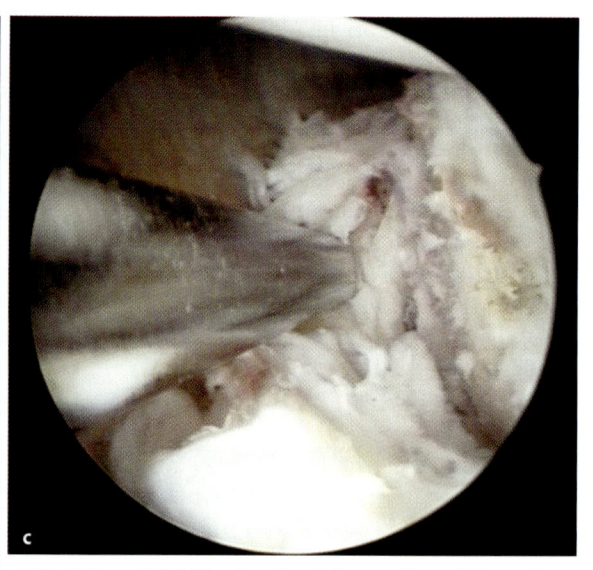

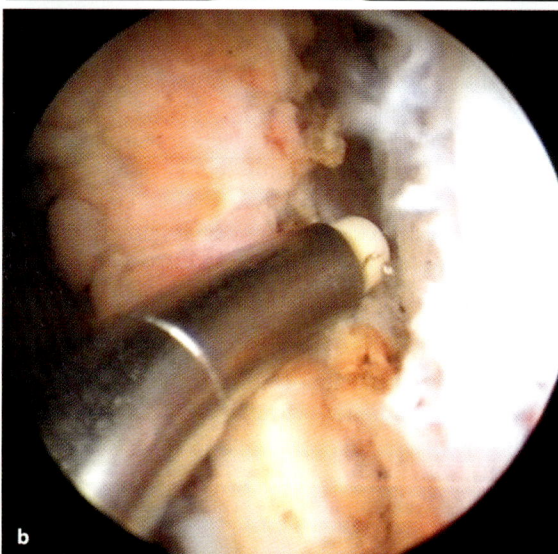

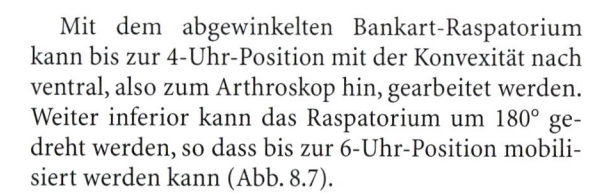

Abb. 8.6a–c. Mobilisation des Labrum-Kapsel-Komplexes mit verschiedenen Instrumenten unter Sichtkontrolle von ventral. Gebogenes Raspatorium (**a**), abgewinkeltes Ansatzstück zum Arthrocare (**b**) und Weichteilshaver (**c**)

Mit dem abgewinkelten Bankart-Raspatorium kann bis zur 4-Uhr-Position mit der Konvexität nach ventral, also zum Arthroskop hin, gearbeitet werden. Weiter inferior kann das Raspatorium um 180° gedreht werden, so dass bis zur 6-Uhr-Position mobilisiert werden kann (Abb. 8.7).

Tipps und Tricks

Mit einem entsprechenden Rotationsmanöver der Winkeloptik des Arthroskops kann eine optimale Darstellung des jeweiligen Operationsgebiets am ventralen Glenoid erfolgen. Zur Visualisierung der ventralen Glenoidkante bis 4 Uhr kann die Winkeloptik nach ventral gedreht werden und behindert so nicht die Instrumente. Weiter inferior gelingt die optimale Darstellung durch die Rotation der Optik nach inferior und medial, der Schaft „taucht" etwas unter der Arbeitskanüle und den Instrumenten durch.

Das in der Vergangenheit oft empfohlene Auffräsen des Knochens bis in die Spongiosa bringt nach tierexperimentellen Untersuchungen keine nachweisbaren Vorteile gegenüber der Fixation an einer kortikalen Knochenfläche [14]. Notwendig ist ein ausgiebiges kortikales Debridement mit Entstehung von knöchernen Blutungspunkten, die natürlich nicht koaguliert werden. Wir verwenden zur Mobilisation den leicht gebogenen Ansatz eines elektrischen Resektionsinstruments, der durch entsprechende Rotation mühelos an jede beliebige Stelle des ventroinferioren Glenoids gebracht werden kann.

Anschließend wird mit der abgebogenen Knochenfeile die ventrale Glenoidfläche angeraut, wozu man auch einen scharfen Weichteilshaver verwenden kann. Eine motorisierte Kugelfräse, die ohne Sicht von ventral nur nach Gefühl am inferioren Glenoid bis zum Erzeugen von „Schneegestöber" zum Einsatz kommt, ist schwer kontrollierbar und sicher entbehrlich.

Tipps und Tricks

Eine Kugelfräse im Shaver muss durch den Operateur sehr fest in der Hand gehalten werden, damit die Fräse sich beim Abtragen von Knochengewebe nicht in den weichen spongiösen Knochen „frisst" und unbeabsichtigte Löcher produziert.

8.1.3
Mobilisation des Labrum-Kapsel-Komplexes

Schrittweise wird eine komplette Ablösung des Labrum-Kapsel-Komplexes von 2–6 Uhr vorgenommen. Bei einer Avulsionsläsion beginnt die Präparation zwischen dem fehlverheilten Labrum und dem knöchernen Pfannenrand. Zur kompletten Mobilisation muss das Periost des Skapulahalses medial des Labrums durchtrennt werden, so dass in der Tiefe die Subskapularisfasern sichtbar werden. Weit inferior muss man dabei vorsichtig sein, um nicht den N. axillaris zu gefährden.

Eine reine Perthes-Bankart-Läsion erfordert nur die unmittelbare Reposition des Labrums, was mit einem Tasthaken problemlos ausprobiert werden kann. Die meisten Befunde gehen jedoch mit einer kapsulären Insuffizienz einher, so dass eine Kapselverkürzung in die Probereposition mit einbezogen werden muss. Zur Testung der Reposition des Labrum-Kapsel-Komplexes stehen verschiedene technische Möglichkeiten zur Verfügung (Abb. 8.8):
- mit einem Tasthaken,
- mit einer kleinen Fadenhol- oder Meniskusfasszange,
- mit eingebrachten Haltefäden.

Der Tasthaken oder andere Instrumente können dabei von ventral durch das Arbeitsportal oder durch ein posteriores Portal eingebracht werden.

Die angestrebte Reinsertion des Labrum-Kapsel-Komplexes muss die Verschiebung der glenoidalen Insertion in mehrere Richtungen erreichen (Abb. 8.9). Bei einer ausgeprägten kapsulären Instabilität mit Ausbildung einer weit nach inferior reichenden Kapseltasche können zunächst Haltefäden eingebracht werden. Als Instrumente eignen sich die gleichen Fadentransportsysteme, die auch zur definitiven Fixation der Kapsel verwendet werden. Das Einsetzen solcher Haltefäden erlaubt das schrittweise Mobilisieren und Reponieren der Kapsel, das Ausmaß der erreichbaren Kapselverkürzung wird in den meisten Fällen verbessert. Jeder Operateur sollte dabei auf das ihm am meisten vertraute Fadentransportsystem zurückgreifen; alle Verfahren besitzen mehr oder weniger vorteilhafte Eigenheiten (Abb. 8.10).

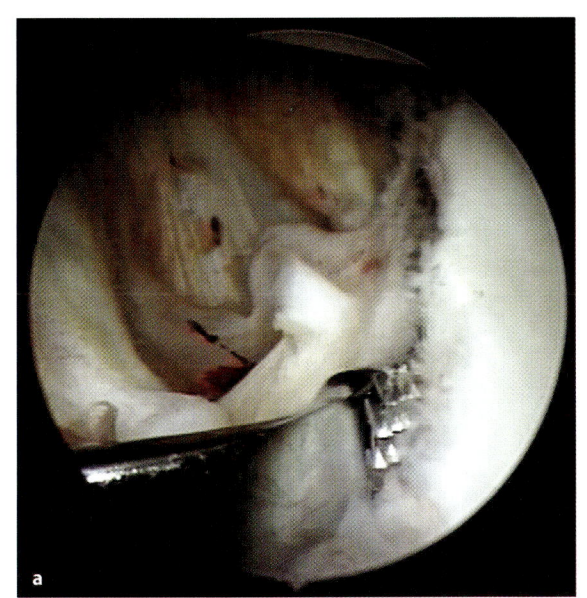

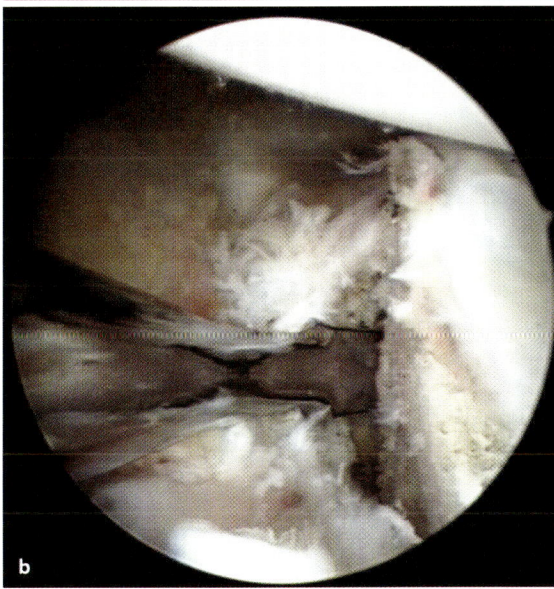

Abb. 8.7a,b. Mobilisation des Labrum-Kapsel-Komplexes mit einem abgewinkelten Raspatorium. Im mittleren Bereich des ventralen Glenoids wird die konvexe Seite zum Glenoid gedreht (**a**); zur Mobilisation im anteroinferioren Bereich kann das Instrument 180° gedreht werden, um sich der Biegung des Glenoids anzupassen (**b**)

Mitunter werden kleine Dellen in das ventrale Glenoid gefräst, damit Anker oder Staples sicherer in den Knochen eingebracht werden können. Diese Knochendefekte im Glenoid verkleinern die effiziente glenoidale Kontaktfläche und sind bei Verwendung von ausreichend kleinen und selbstschneidenden Nahtankern und einer optimalen Darstellung während des Einbringens der Anker unnötig.

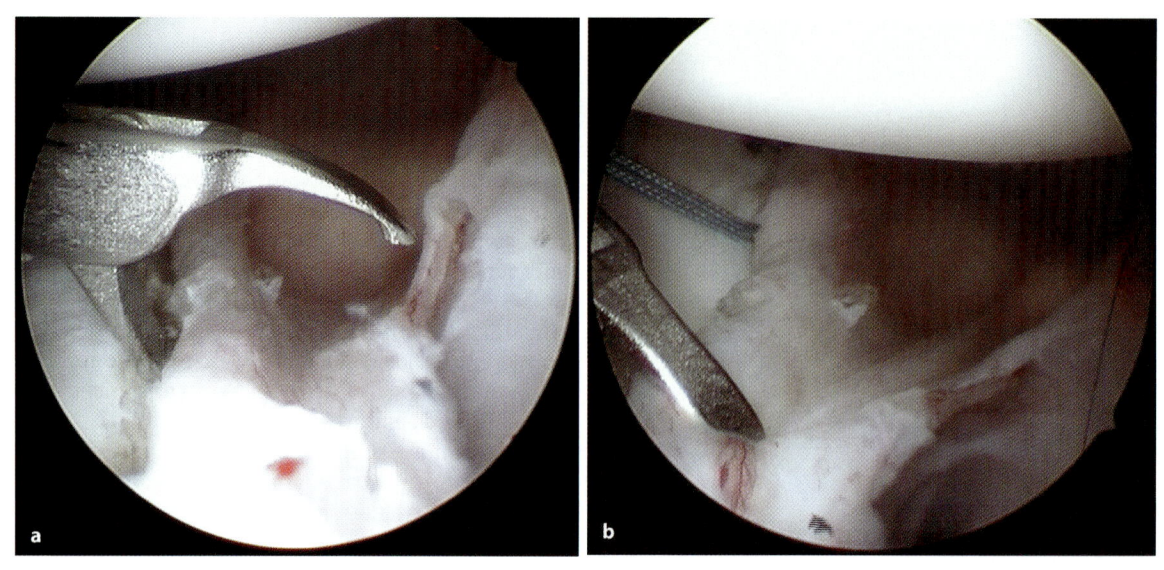

Abb. 8.8a,b. Die intraoperative Testung der Mobilität und Reponierbarkeit des Labrum-Kapsel-Komplexes erfolgt mit dem Arthroskop im superoventralen Portal. Probeweise wird mit einer von dorsal eingebrachten Fasszange der mobilisierte Labrum-Kapsel-Komplex nach kranial auf den vorderen Pfannenrand reponiert (**a**). Die Zange muss dabei um 180° rotiert werden, damit die sich öffnende Branche die Avulsionsläsion fassen kann. Die Anspannung der Kapsel kann so weit verändert werden, dass eine etwa normale anatomische Situation der Ausprägung des IGHL entsteht (**b**)

Abb. 8.9. Schematische Darstellung der angestrebten kapsulären Verkürzung. Die Kapsel und besonders das inferiore glenohumerale Band sind sowohl von inferior nach superior (*links*) als auch von medial nach lateral (*rechts*) entsprechend der Pfeilrichtung zu verkürzen

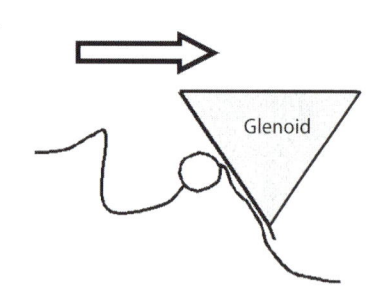

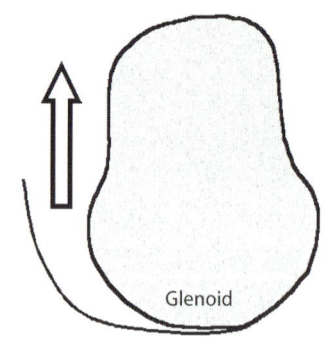

8.1.4
Reposition und Perforation des Labrum-Kapsel-Komplexes

Dieser Teil des Eingriffs berührt das zentrale Problem jeder arthroskopischen Operationstechnik. In den folgenden Abschnitten werden die heute am weitesten verbreiteten Vorgehensweisen in ihren technischen Einzelheiten systematisch dargestellt. In diesem Abschnitt soll zusammenfassend erörtert werden, welche Gesichtspunkte für die verschiedenen Rekonstruktionstechniken relevant sind.

Nicht jede technische Möglichkeit ist immer durchführbar. Deshalb sollte man die gesamte Palette der Alternativen kennen. Die technische Durchführbarkeit einzelner Schritte ist dabei immer an die ausreichende Darstellung mit dem Arthroskop gebunden, d. h., bestimmte Arbeitsgänge erfordern eine entsprechende Einstellungstechnik mit dem Arthroskop.

Prinzipielle Techniken

Die Vielfalt empfohlener Operationstechniken nimmt ständig zu und ist immer schwerer zu überblicken. Im Grunde lassen sich zwei verschiedene Operationsprinzipien der Labrum-Kapsel-Rekonstruktion unterscheiden (Tabelle 8.1).

Bei der *1-Schritt-Technik* erfolgt eine direkte Perforation der Kapsel bzw. des Labrums mit einem Nahtanker oder einem Staple, die dann im Glenoid knöchern fixiert werden. Dieses Operationsprinzip hat den Vorteil, dass die Fäden oder andere Instrumente nicht zusätzlich durch den kapsuloligamentären Komplex transportiert werden müssen. Deshalb ist der Zeitbedarf meist etwas geringer.

Die optimale Platzierung des Ankers oder Staples kann aber schwierig sein, da die arthroskopische Kontrolle wegen der gleichzeitig perforierten Kapsel- oder Labrumanteile eingeschränkt ist. Reposi-

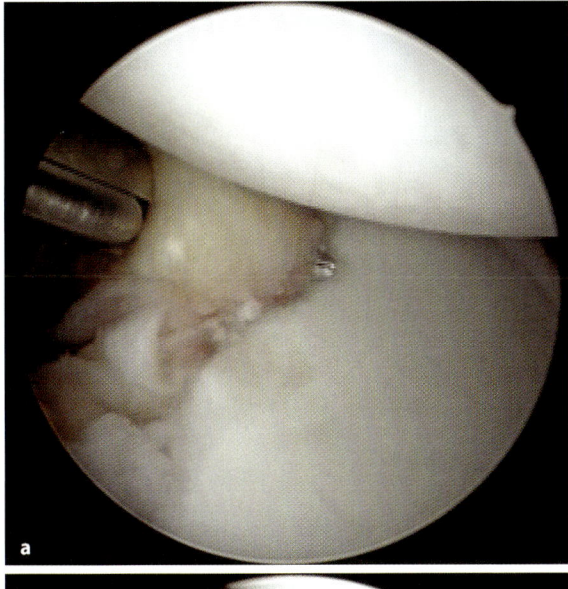

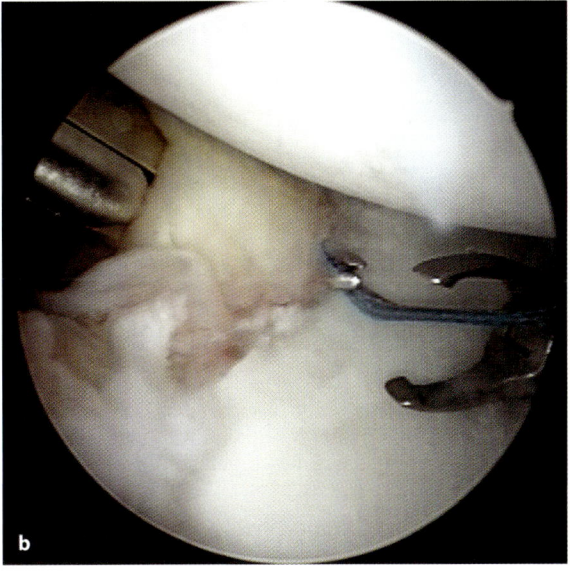

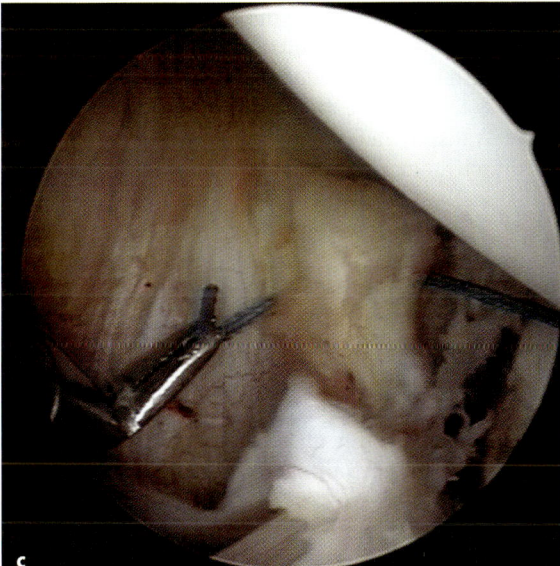

Abb. 8.10a–c. Einbringen eines Haltefadens in Sidewinder-Technik. Zunächst Perforation mit 45°-Sidewinder (**a**), dann Übergeben des Haltefadens (**b**) und Transport durch den Labrum-Kapsel-Komplex (**c**)

tion und Fixation erfolgen gleichzeitig, so dass mitunter die Kontrollierbarkeit beider Schritte eingeschränkt ist. Ebenso kann es schwierig sein, so viel Kapselgewebe zu fassen, dass eine normale Kapselspannung bei guter Fixation resultiert.

> **Tipps und Tricks**
>
> Eine effiziente Kapselverschiebung von inferior nach superior gelingt in der Regel in dieser Technik nur in Höhe des ventralen Zugangs. Über den üblichen anterioren Zugang lateral des Korakoids ist meist nur die kraniale Hälfte des Glenoids zu erreichen (Abb. 8.11).

Tabelle 8.1. Grundlegende Prinzipien und Beispiele verschiedener arthroskopischer Operationstechniken bei Schultergelenksinstabilität

	1-Schritt-Technik	2-Schritt-Technik
Prinzip	Direkte Perforation der Kapsel (des Labrums) mit einem Anker, Staple oder Faden, welcher zeitgleich die definitive glenoidale Fixation realisiert	Zeitlich versetzte Perforation der Kapsel (des Labrums) und Fixation der Fäden bzw. Nahtanker im Knochen
Beispiele	Transglenoidale Nahttechnik	Caspari-Technik
	Fasszangentechnik (Fastak)	Suture-retriever-Technik
	Intraartikulärer Suretac	Panalok
	Extraartikulärer Suretac	Lassotechnik
	Tissue-Tac	Sidewinder-Technik

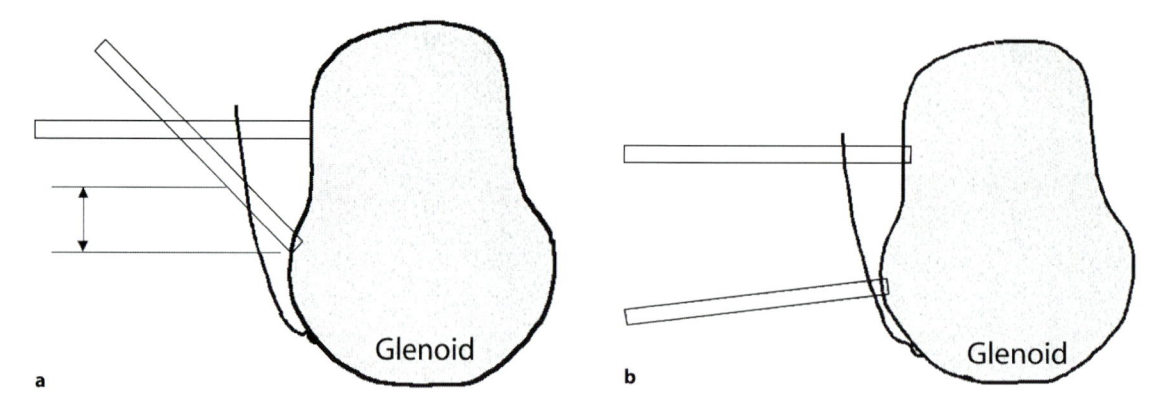

Abb. 8.11a,b. Problem der unzureichenden Erreichbarkeit inferiorer Kapselanteile mit der 1-Schritt-Technik. Bei schräg abwärts gerichtetem Bohrwinkel kommt es zum Repositionsverlust (**a**). Wird dagegen ein inferiores Portal verwendet, wie z.B. Slalomzugang nach Resch, gelingt die direkte Fixation ohne Probleme (**b**)

Bei der *2-Schritt-Technik* erfolgen die Befestigung des Ankers im Knochen und der Transport von Fäden durch getrennte Operationsschritte, wobei abhängig von der Operationstechnik erst der eine oder der andere Schritt durchgeführt wird. Diese Techniken benötigen etwas mehr Zeit, jedoch sind die einzelnen Schritte besser kontrollierbar.

Das Einbringen des Nahtankers ist prinzipiell durch etliche zur Verfügung stehende Systeme gelöst. Das entscheidende Merkmal der verwandten Technik ist die Art des jeweiligen Fadentransportsystems. Diesem Punkt sollte größte Aufmerksamkeit geschenkt werden.

Fadentransportsysteme

Zur Durchführung des Kapselshifts in inferior-superiorer und medial-lateraler Richtung sind meist spezielle Nahtinstrumente notwendig, die dazu dienen, Fäden durch jene Kapsel-Labrum-Anteile zu transportieren, die am Glenoid refixiert werden sollen.

Bei der Auswahl sollte man darauf achten, ob das Instrument durch die Arbeitskanüle passt und lang genug ist, um auch wirklich im inferioren Gelenkanteil arbeiten zu können. Zudem sollte das Instrument eine ausreichende Menge an Gewebe fassen können, was Voraussetzung einer stabilen Fixation mit Fäden ist. Eine weitere Anforderung an ein brauchbares Instrument ist eine gewisse Biegefestigkeit, da das Führungsinstrument mit einem seitlich gerichteten Kraftaufwand in Richtung des Glenoids bewegt werden muss und ein sich verbiegendes Instrument diesen Schritt unnötig erschwert oder verhindert.

> **Tipps und Tricks**
>
> Jeder Operateur sollte mehrere Fadentransportsysteme zur Verfügung haben, da bei technischen Schwierigkeiten ein anderes System oft weiterhilft.

Viele Systeme arbeiten mit einem Fadentransporter (Shuttle relay, Lasso), der selbst nicht zur definitiven Fixation des Labrums verwendet wird. Vielmehr dient der Fadentransporter nur als Verkehrsmittel des definitiven Fixationsfadens (Abb. 8.12). Andere Instrumente kommen dagegen ohne Transportfaden aus, mit Branchen oder einem Draht wird der Fixationsfaden gefasst und durch die Labrum-Kapsel-Anteile transportiert (Abb. 8.13).

Ossäre Fixation

Die meisten Labrum-Kapsel-Rekonstruktionen erfordern die Befestigung der Weichteile am Glenoid. Eine solche Weichteilfixation kann entweder mit transglenoidal geführten Fäden oder aber unter Verwendung diverser Nahtanker erfolgen.

Fixation mit Fäden

Hinsichtlich der Fixation des Labrum-Kapsel-Komplexes mit Fäden bestehen grundsätzlich zwei Möglichkeiten:
- die dorsale Fixation der Fäden an einem Stopperknoten mit Anlage der Knoten von ventral (Morgan-Technik, Abb. 8.14),
- das ventrale Fassen des Kapsel-Labrum-Komplexes mit dorsaler Knotenfixation (Caspari-Technik).

In der klassischen transglenoidalen Nahttechnik von Morgan [10] erfolgt die Fadenfixation im Glenoid durch dorsal positionierte Stopperknoten, die durch ventralen Fadenzug auf die dorsale Kortikalis gezogen werden. Hierzu wird an 2 Stellen ein 2,4-mm-Kirschner-Draht mit Öse von ventral durch das Glenoid gebohrt, mit dem jeweils ein Fixationsfaden durch den Knochen transportiert wird. Wichtig ist dabei, nicht zu hoch zu bohren, weil sonst der N. suprascapularis gefährdet ist. Die posterior ausgelei-

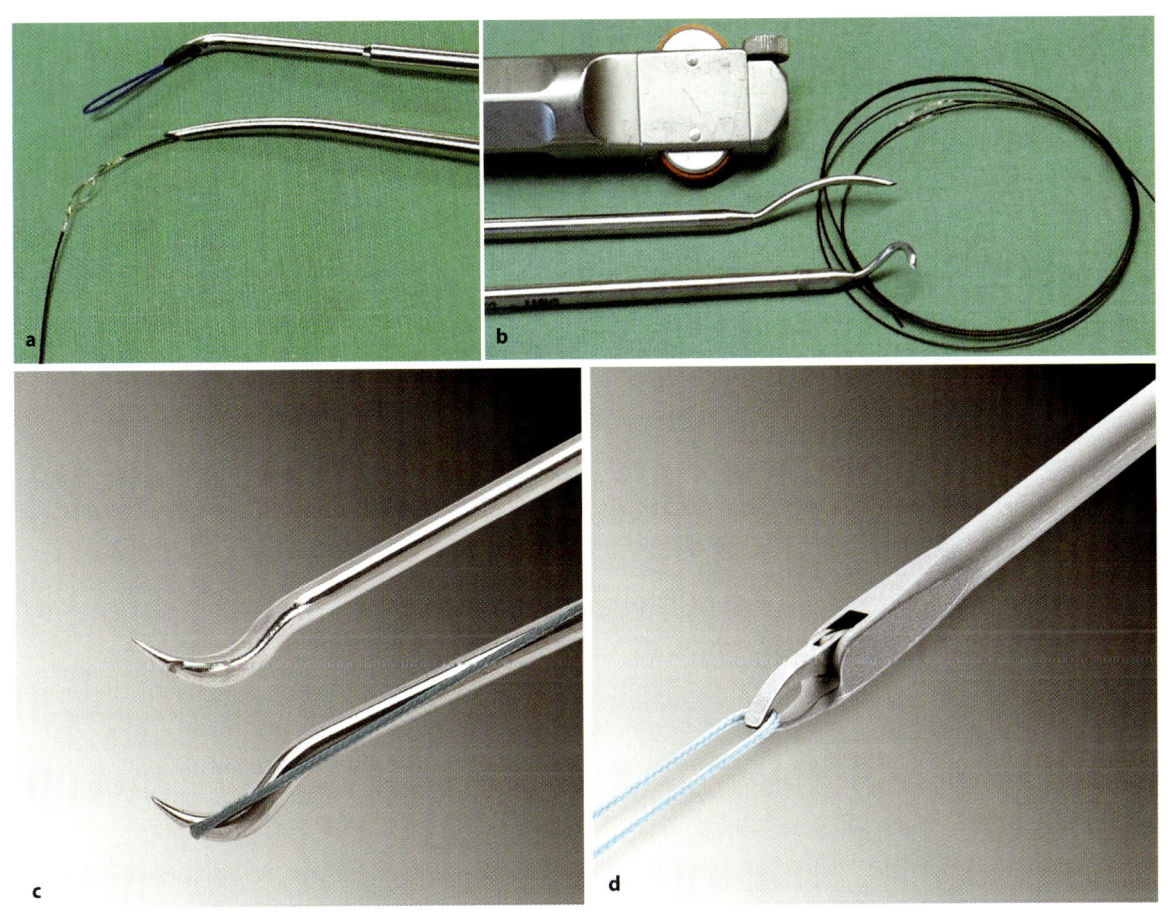

Abb. 8.12a–d. Fadentransportsysteme mit Transportfaden. **a** Oben Lasso (Arthrex), unten Stitcher (Smith-Nephew) mit einem Shuttle relay (Linvatec). Verwendbar sind auch korkenzieherartige Nähinstrumente, die den Transportfaden innen führen (Suture hook, Linvatec, **b**) oder den Transport- bzw. Lassofaden außen führen (Suture hook, Arthrex, **c**). Als Transportmittel dient eine möglichst klein dimensionierte Fadenholzange (Arthrex, **d**)

ten Fäden werden mit einem dicken Stopperknoten versehen. Nach einer kleinen Hautinzision werden die Fäden nach ventral zurückgezogen, und der Stopperknoten verklemmt sich auf der Rückseite des Skapulahalses. Von ventral werden die Fäden dann mit einem Knotenschieber zu einer Matratzennaht verbunden. Wenig komfortabel ist die relativ umfangreiche sterile Abdeckung der dorsalen Schulterblattregion. Trotzdem funktioniert die Methode, wobei die mitgeteilten Resultate recht unterschiedlich sind [18, 11].

Ein anderes Prinzip wird mit der sog. Caspari-Technik realisiert. Nach ventralem Fassen der Kapsel und des Labrums mit Fäden erfolgt die Anlage eines transglenoidalen Bohrlochs und das Ausziehen der Fäden nach dorsal. Dort werden die Fäden dann meist über der Infraspinatusfaszie verknotet.

Verwendet man reine Fadentechniken mit dorsaler Knotenanlage [17] zur Fixation, müssen dort lokale Probleme einkalkuliert werden.

Fixation mit Nahtankern

In den letzten Jahren vollzog sich ein Wandel hinsichtlich der Fixation der Fäden, die zunehmend mit Nahtankern erfolgt (Abb. 8.15). Die Verwendung relativ kleiner Nahtanker ermöglicht eine exakte Implantation und minimiert den ossären Substanzdefekt. Die Ausreißfestigkeit der üblichen Titananker dürfte ausreichend sein, sofern keine Osteopenie im inferioren Glenoidbereich vorliegt (Abb. 8.16). Die Schwachstelle in der Befestigung des Labrum-Kapsel-Komplexes liegt eher im Bereich der Weichteile [6].

Bisher kamen meist Titananker zum Einsatz, was durchaus spätere MRT-Kontrollen ermöglicht. In jedem Fall sollten postoperativ Röntgenaufnahmen zur Abschätzung der Ankerposition erfolgen. Versehentlich nicht exakt in den Knochen eingebrachte Nahtanker, die ursprünglich knapp subperiostal lokalisiert waren, können sekundär wandern und zu Revisionen Anlass geben. Bei Wanderungen metalli-

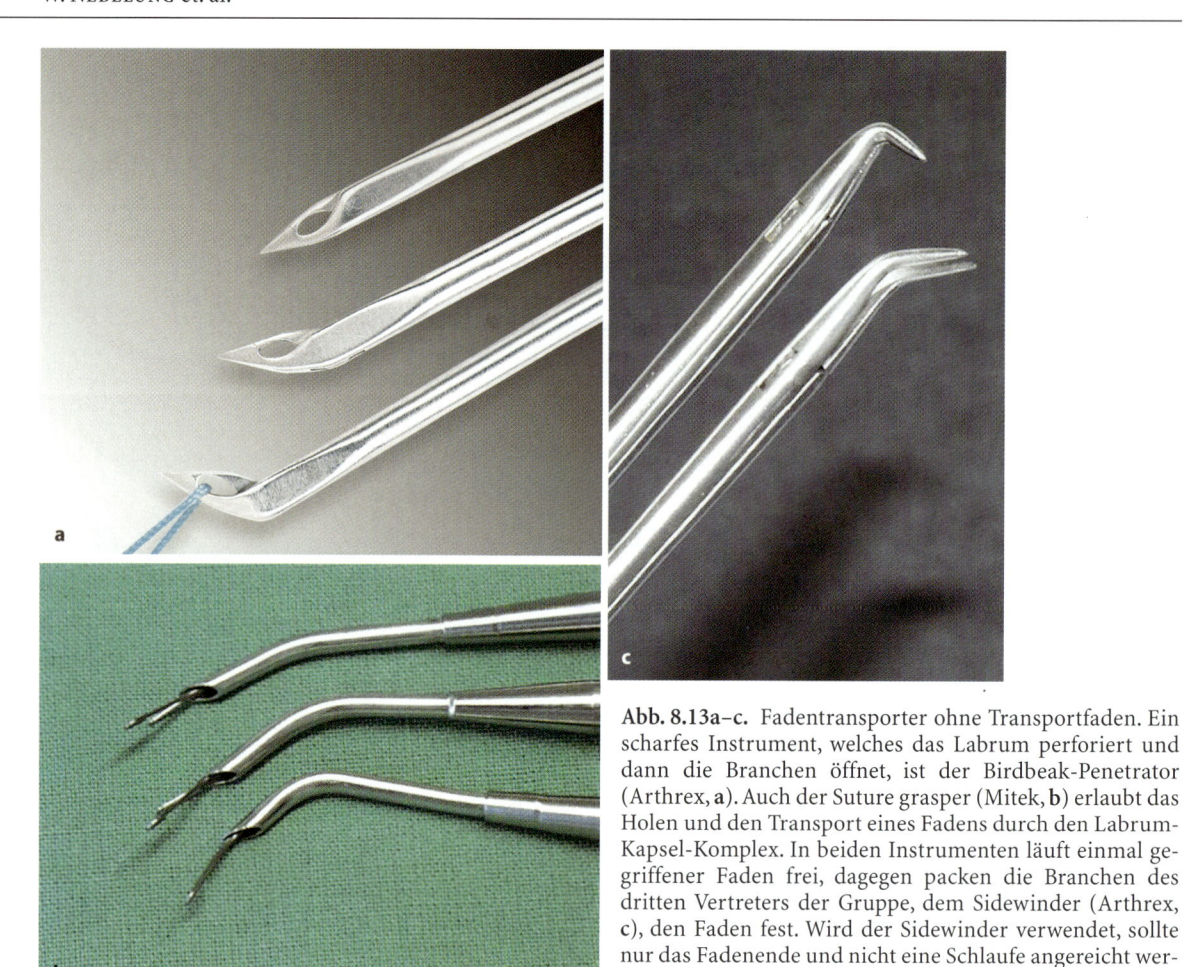

Abb. 8.13a–c. Fadentransporter ohne Transportfaden. Ein scharfes Instrument, welches das Labrum perforiert und dann die Branchen öffnet, ist der Birdbeak-Penetrator (Arthrex, **a**). Auch der Suture grasper (Mitek, **b**) erlaubt das Holen und den Transport eines Fadens durch den Labrum-Kapsel-Komplex. In beiden Instrumenten läuft einmal gegriffener Faden frei, dagegen packen die Branchen des dritten Vertreters der Gruppe, dem Sidewinder (Arthrex, **c**), den Faden fest. Wird der Sidewinder verwendet, sollte nur das Fadenende und nicht eine Schlaufe angereicht werden (vgl. Abschn. 8.6)

Abb. 8.14. Prinzip der Dreipunktfixation mit dorsalen Stopperknoten und transglenoidaler Fadenführung (nach C. Morgan). Die Fadenenden können über eine ventrale Arbeitskanüle verknotet werden. (Mit Genehmigung der Fa. Arthrex, Karlsfeld)

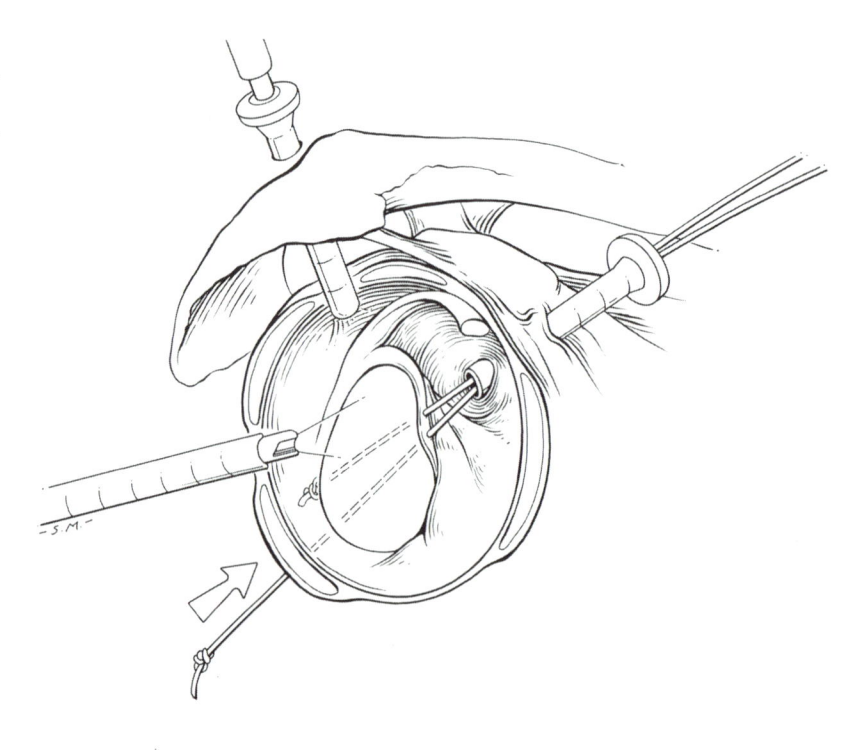

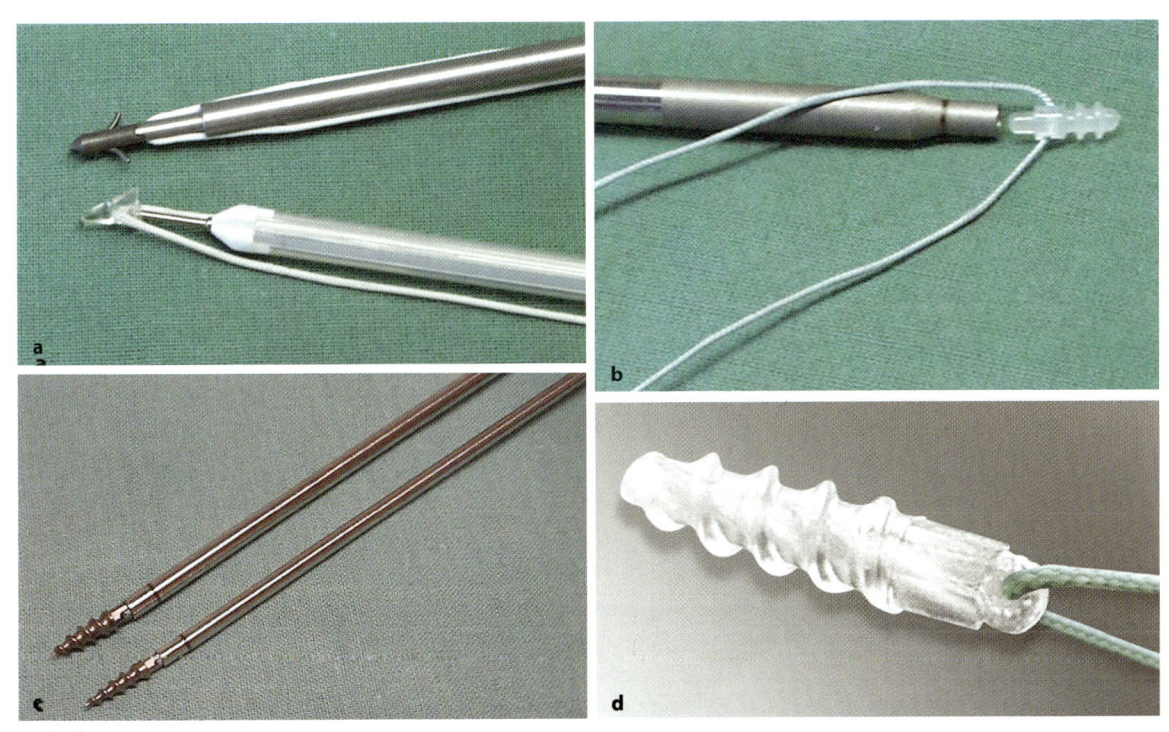

Abb. 8.15a–d. Verschiedene Nahtanker am Glenoid. **a** Implantate mit einem Spreizprinzip sind u. U. schwierig zu entfernen, was besonders auf ausgeklappte Titananker zutrifft (Mitek G3, resorbierbarer Anker Panalok). **b** Auf einem reinen Klemmmechanismus beruht der Bioanchor (Linvatec). **c** Selbstzentrierender Schraubanker aus Titan (Fastak, Arthrex); eine Vorbohrung oder eine Applikationshülse ist bei diesem Anker nicht notwendig. **d** Der resorbierbare Bio-Fastak (Arthrex) benötigt neben einer Applikatorhülse einen Ankörner und einen Gewinde- schneider. Durch das Schneiden des Gewindes ist nur eine minimale Knochenresektion notwendig (mit freundl. Genehmigung der Firma Arthrex, Karlsfeld)

scher „Hardware" sind evidente Probleme für das Schultergelenk zu erwarten, besonders dann, wenn es zur Reibung zwischen dem Knorpel des Humeruskopfes und dem Implantat kommt [12].

Deshalb müssen die Anker unbedingt im Glenoid komplett versenkt werden, herausstehende Ösen können zu erheblichen Abriebproblemen führen. Rekonstruiertes Weichteilgewebe, z. B. im Sinne eines „Neolabrums", bildet nicht zwingend einen dauerhaften Schutz des humeralen Knorpels vor herausstehenden Ankerösen.

Tipps und Tricks

Zu empfehlen ist die sorgfältige Kontrolle der korrekten Eindringtiefe des eingebrachten Nahtankers, was fast immer das Umsetzen des Arthroskops in einen vorderen Zugang erfordert. Mittels Tasthakenpalpation kann die Eindringtiefe des Implantats unter das Knorpelniveau beurteilt werden.

Die Diskussion, ob resorbierbare oder nichtresorbierbare Nahtanker zu favorisieren sind, geht am entscheidenden Problem der arthroskopischen Schulterstabilisierung vorbei, der Behebung der kapsulären Instabilität. Mit resorbierbaren wie nichtresorbierbaren Ankersystemen sind prinzipiell gleiche Ergebnisse erreichbar [19].

Bei resorbierbaren Implantaten sollte auf eine optimale Bioverträglichkeit und auf den ausreichend langen Funktionserhalt des Anker-Naht-Systems während der Resorption geachtet werden. Problematisch ist, dass schon zu Beginn der Resorption der Verklemmmechanismus eines resorbierbaren Ankers beeinträchtigt werden kann. Hinsichtlich des schnell resorbierbaren PGL wurde von Synovitiden berichtet [2], so dass langsam resorbierbare Materialien bevorzugt werden sollten.

Bei Materialwanderungen oder geringen Fehlpositionierungen bereiten resorbierbare Anker kleinere Probleme. Jedoch sind resorbierbare Implantate meist etwas größer und erfordern eine etwas umfangreichere Knochenresektion zur Implantation. Zudem sind sie nicht selbstschneidend, weshalb vor dem definitiven Einsetzen ein passendes Bohrloch angelegt werden muss.

Aus den Ergebnissen der Kreuzbandfixation mit Interferenzschrauben aus kristallinem PLLA wissen wir, das ein wirklicher Ersatz des Knochendefekts

Abb. 8.16a–c. Hilfsmanöver zur inferioren Platzierung eines Nahtankers im Genoid. Der Operateur führt durch die ventral platzierte Arbeitskanüle einen „arthroskopischen Knochenhebel" (**a**), der unter Zug und leichter Innenrotation das Einsetzen eines Nahtankers weit inferior am Pfannenrand ermöglicht (**b,c**). Die Insertionsrichtung ist vergleichbar der Verwendung eines inferioren „5-Uhr-Portals"

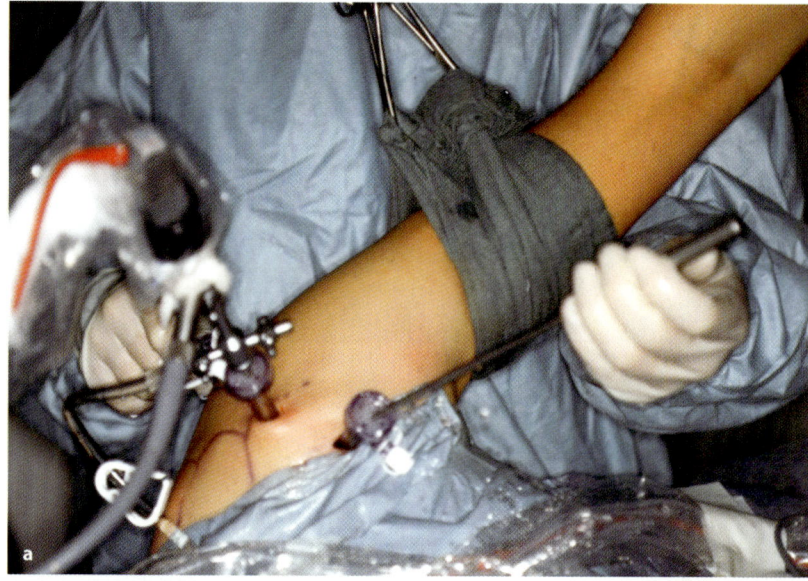

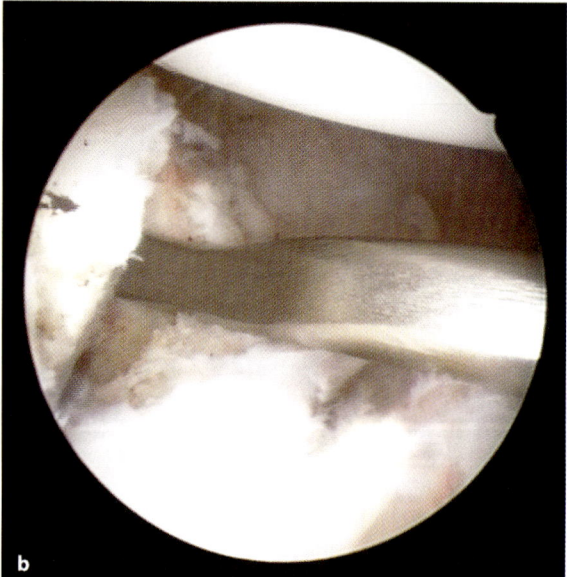

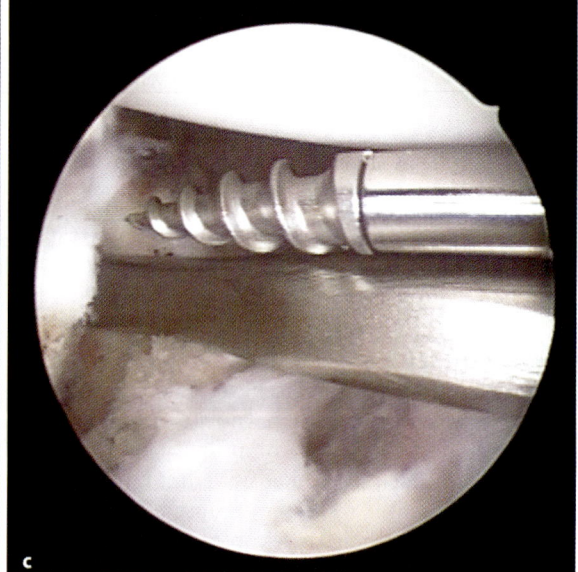

mehrere Jahre benötigt [15], wenn er überhaupt eintritt. Daher wurden in jüngster Zeit zur Verankerung von Fäden im Glenoid Materialien verwendet, die bei nichtkristalliner Grundstruktur eine schnellere biologische Abbaurate versprechen. Damit könnte der definitive Knochenersatz schon nach etwa 1–2 Jahren eintreten, was aus unserer Sicht durchaus vorteilhaft ist [20].

Der Knochenersatz wird durch einen kleinen Defekt begünstigt, so dass es sinnvoll erscheint, auf einen relativ kleinen Knochensubstanzdefekt bei der Ankerauswahl zu achten (Abb. 8.17). Einen Über-

Abb. 8.17a–f. Der Bio-Fastak (Arthrex) kann optional mit einem oder 2 Fäden verwendet werden. Das Arthroskop befindet sich im superoventralen Portal, der erste Anker soll bei 5 Uhr eingesetzt werden. Zunächst wird eine Applikatorhülse direkt auf der Glenoidkante platziert (**a**). Nach dem Ankörnen durch die Hülse (hier nicht gezeigt) wird mit einem Gewindeschneider das Glenoid präpariert (**b**), anschließend kann der Bio-Fastak mit oder ohne Hülse eingedreht werden (**c,d**). Die Fadenöse besteht selbst aus einem Faden, so dass kein Abscheren des Fixationsfadens an einer Metallöse auftreten kann (**e**). Schließlich definitive Weichteilfixation, zur Reposition während des Knotens dient eine von dorsal eingesetzte Fadenfasszange (**f**)

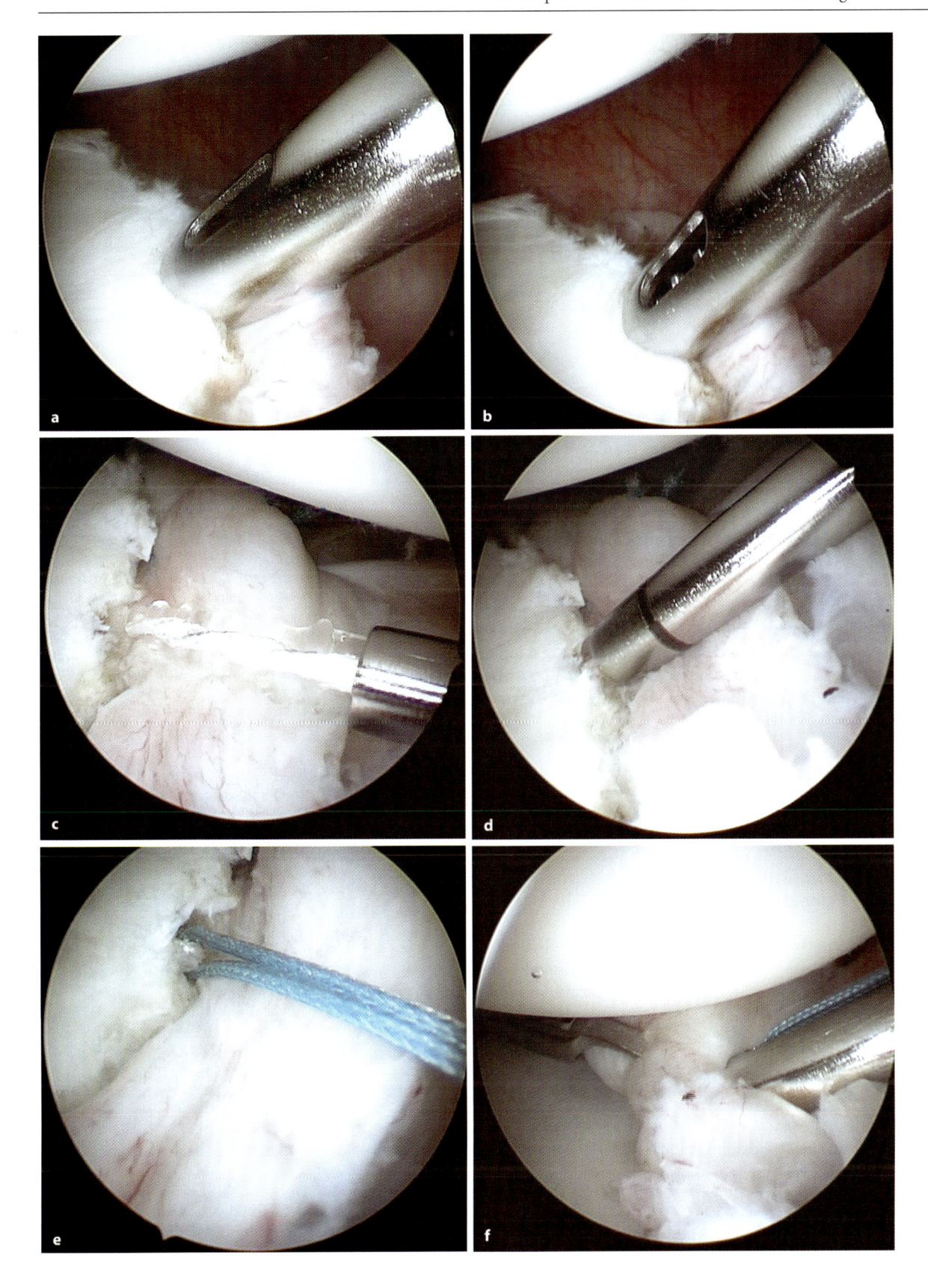

Arthroskopische Rekonstruktion des Glenohumeralgelenks 95

Tabelle 8.2. Resorbierbare Naht- oder Press-fit-Anker zur Labrumrefixation am Glenoid (die Parameter entsprechen den Firmenangaben)

	Material	Verankerung	Durchmesser des Substanzdefekts	Resorptionszeit (Firmenangaben)
Bio-Fastak (Arthrex)	PLDLA (amorph)	Gewinde	1,9 Kern, 3,0 Gewinde	Komplett in 16 Mon.
Panalok (Mitek)	PLA (amorph)	Verkippung	3,5 mm	24–48 Mon.
Tissue-Tac (Arthrex)	PLDLA (amorph)	Klemmung	2,4 mm	Komplett in 16 Mon.
Suretac (Dyonics)	PGA	Klemmung	6 oder 8 mm	2–6 Mon.
Bio-anchor (Linvatec)	PLLA	Klemmung	2,7 mm	16–24 Mon.

blick über einige derzeitig verwendete Systeme zur Schulterstabilisierung zeigt Tabelle 8.2.

Fadenmaterial

Meist wird nichtresorbierbares, geflochtenes Nahtmaterial der Stärke 2 (Ethibond) verwendet. Der geflochtene, gut laufende Faden eignet sich ausgezeichnet zur Anwendung im arthroskopischen Knotenschieber. Zudem sind bei Verwendung des Fastak-Ankers (Arthrex) bei den mitgelieferten Fäden beide Enden starr verklebt, was das Einfädeln in arthroskopische Knotenschieber oder Abschneidinstrumente vereinfacht.

Obwohl es keine Berichte über unvorteilhafte Langzeitwirkungen nichtresorbierbarer Fäden gibt, ist natürlich ein resorbierbares Material zur Labrum- und Kapselrekonstruktion besonders des jüngeren Patienten wünschenswert. Schnell resorbierbare Fäden, wie Vicryl, sind aber nicht lange genug haltbar, um während der Heilungszeit von mindestens 3 Monaten einen ausreichenden Halt zu garantieren.

Alternativ kann als Nahtmaterial Polydioxan (PDS, Ethicon) verwendet werden. Allerdings ist der glatte und etwas starre Faden nicht besonders „knotenfreundlich". Zudem dehnt sich das Material unter dem Einfluss der Synovialflüssigkeit nicht unerheblich [5]. Dennoch ist die Anwendung von PDS weitgehend problemlos, sofern Bedenken gegen die Verwendung nichtresorbierbarer Fäden bestehen.

Eine Alternative ist das neu entwickelte Panacryl (Ethicon), das eine deutlich längere Halbwertszeit als Vicryl besitzt und trotzdem als geflochtener Faden gut zu knoten ist. Allerdings fehlen z. Zt. noch kontrollierte Studien unter Verwendung von Panacryl, die den erfolgreichen klinischen Einsatz am Schultergelenk nachweisen.

Literatur

1. Bigliani LU, Pollock RG, Soslowsky LJ, Flatow EL, Pawluk RJ, Mow VC (1992) Tensile properties of the inferior glenohumeral ligament. J Orthop Res 10: 187–197
2. Burkart A, Imhoff AB, Roscher E (2000) Foreign-body reaction to the bioabsorbable suretac device. Arthroscopy 16: 91–95
3. Cole BJ, L'Insalata J, Irrgang J, Warner JJ (2000) Comparison of arthroscopic and open anterior shoulder stabilization. A two to six-year follow-up study. J Bone Joint Surg Am 82-A: 1108–1114
4. Geiger DF, Hurley JA, Tovey JA, Rao JP (1997) Results of arthroscopic versus open Bankart suture repair. Clin Orthop: 111–117
5. Gerber C, Schneeberger AG, Beck M, Schlegel U (1994) Mechanical strength of repairs of the rotator cuff. J Bone Joint Surg Br 76: 371–380
6. Gohlke F, Schneider P, Siegel K, Balzer C (1993) [Tensile strength of various anchor systems in surgical correction of instability of the shoulder joint]. Unfallchirurg 96: 546–550
7. Guanche CA, Quick DC, Sodergren KM, Buss DD (1996) Arthroscopic versus open reconstruction of the shoulder in patients with isolated Bankart lesions. Am J Sports Med 24: 144–148
8. Jager A, Kandziora F, Bischof F, Herresthal J (1999) [Arthroscopic labral reconstruction for anterior shoulder instability. Failure analysis in 187 patients]. Z Orthop Grenzgeb 137: 17–24
9. Jorgensen U, Svend-Hansen H, Bak K, Pedersen I (1999) Recurrent post-traumatic anterior shoulder dislocation–open versus arthroscopic repair. Knee Surg Sports Traumatol Arthrosc 7: 118–124
10. Morgan CD, Bodenstab AB (1987) Arthroscopic Bankart suture repair: technique and early results. Arthroscopy 3: 111–122
11. O'Neill DB (1999) Arthroscopic Bankart repair of anterior detachments of the glenoid labrum. A prospective study. J Bone Joint Surg Am 81: 1357–1366
12. Silver MD, Daigneault JP (2000) Symptomatic interarticular migration of glenoid suture anchors. Arthroscopy 16: 102–105
13. Speer KP, Deng X, Borrero S, Torzilli PA, Altchek DA, Warren RF (1994) Biomechanical evaluation of a simu-

lated Bankart lesion. J Bone Joint Surg Am 76: 1819–1826
14. St Pierre P, Olson EJ, Elliott JJ, O'Hair KC, McKinney LA, Ryan J (1995) Tendon-healing to cortical bone compared with healing to a cancellous trough. A biomechanical and histological evaluation in goats. J Bone Joint Surg Am 77: 1858–1866
15. Stahelin AC, Weiler A, Rufenacht H, Hoffmann R, Geissmann A, Feinstein R (1997) Clinical degradation and biocompatibility of different bioabsorbable interference screws: a report of six cases. Arthroscopy 13: 238–244
16. Steinbeck J, Jerosch J (1998) Arthroscopic transglenoid stabilization versus open anchor suturing in traumatic anterior instability of the shoulder. Am J Sports Med 26: 373–378
17. Torchia ME, Caspari RB, Asselmeier MA, Beach WR, Gayari M (1997) Arthroscopic transglenoid multiple suture repair: 2 to 8 year results in 150 shoulders. Arthroscopy 13: 609–619
18. Walch G, Boileau P, Levigne C, Mandrino A, Neyret P, Donell S (1995) Arthroscopic stabilization for recurrent anterior shoulder dislocation: results of 59 cases. Arthroscopy 11: 173–179
19. Warme WJ, Arciero RA, Savoie FH, Uhorchak JM, Walton M (1999) Nonabsorbable versus absorbable suture anchors for open Bankart repair. A prospective, randomized comparison. Am J Sports Med 27: 742–746
20. Weiler A, Hoffmann RF, Stahelin AC, Helling HJ, Sudkamp NP (2000) Biodegradable implants in sports medicine: the biological base. Arthroscopy 16: 305–321
21. Youssef JA, Carr CF, Walther CE, Murphy JM (1995) Arthroscopic Bankart suture repair for recurrent traumatic unidirectional anterior shoulder dislocations. Arthroscopy 11: 561–563

8.2
Arthroskopische Knotentechnik

M. Kettler · E. Wiedemann

Mit der Ausweitung des Indikationsspektrums für arthroskopische Techniken sind die Anforderungen an den Operateur gestiegen. Zwar vereinfachen in den letzten Jahren entwickelte arthroskopische Hilfsmittel (wie z. B. Fadenanker, Shuttle relays etc.) das operative Vorgehen. Das Verknoten der Fäden bleibt aber weiterhin ein zeitintensiver Vorgang, der für das Ergebnis des Eingriffs sehr wesentlich ist. Der Knotenschieber stellt den verlängerten Finger des Operateurs dar, mit dem der Knoten an der gewünschten Endposition fixiert wird. Die Schwierigkeiten liegen hier zumeist in der eingeschränkten arthroskopischen Übersicht, dem begrenzten Arbeitsraum sowie der fehlenden taktilen Festigkeitsüberprüfung.

In den folgenden Abschnitten werden die wesentlichen Punkte, welche die Knotenqualität beeinflussen, ausgeführt.

8.2.1
Fadenmaterial

Neben der Entscheidung, welches Prinzip zur Gewebefixierung am Knochen gewählt werden soll (Nahtanker oder transossäre Naht), muss man zwischen nichtresorbierbaren und resorbierbaren Fadenmaterialien wählen. Bei den bisher bekannten resorbierbaren Materialien wird der Vorteil der Biodegradation durch den raschen Festigkeitsverlust bei der Resorption aufgehoben [6]. Sie eignen sich somit nur bei mechanisch weniger beanspruchten Nähten. Neueste Entwicklungen von polyphilen Polydioxanfäden (Panacryl) haben eine deutlich längere Resorptionszeit (bis 180 Tage), wobei die Ergebnisse von mechanischen Testungen in vitro vielversprechend sind.

Zyklische Testungen zeigen, dass polyfiles Fadenmaterial aus Polyester (z. B. Ethibond) eine 50% größere Haltekraft als monofiles resorbierbares Polydioxan (z. B. PDS) besitzt [6]. Polyfile Fäden haben eine bessere Knotensitzfestigkeit [1, 6]. Allerdings besteht hier auch die Gefahr des vorzeitigen Knotenschlusses beim Vorschieben mit dem Knotenschieber, so dass Luftknoten entstehen können.

8.2.2
Knotenschieber

Die üblichen arthroskopischen Knoten werden extrakorporal als Schlingen vorgelegt, mit einem Knotenschieber bis an ihre Endposition vorgeschoben und hier festgezogen. Bei allen Knoten wird der Haltefaden, der bei Rechtshändern zunächst mit der linken Hand geführt wird, vom Knüpffaden unterschieden, mit dem die Schlinge gebildet wird. Der Haltefaden muss stets gespannt bleiben. Beim Vorschieben der Schlinge darf der Knüpffaden unter keinen Umständen angezogen werden, da hierbei der Knoten vorzeitig blockieren könnte. Erst in seiner Endposition wird der Knoten durch gleichzeitigen oder wechselnden Zug an beiden Fadenenden gefestigt. Hierbei wird die Spitze des Knotenschiebers seitlich neben oder über das Knotenniveau hinaus geführt (past pointing), weil dies den Knotensitz nochmals verbessert [5].

Mittlerweile sind eine Reihe von unterschiedlichen Knotenschiebern erhältlich (Abb. 8.18). Die einfachste und gebräuchlichste Variante ist die 1-Loch-Ausführung, die aus einem kleinen Metallring besteht, der am Ende einer dünnen Stange sitzt. Bei der geschlossenen Ausführung dieses Fadenführers muss der Haltefaden einmal eingefädelt werden, und der Knüpffaden kann mit der anderen Hand ohne

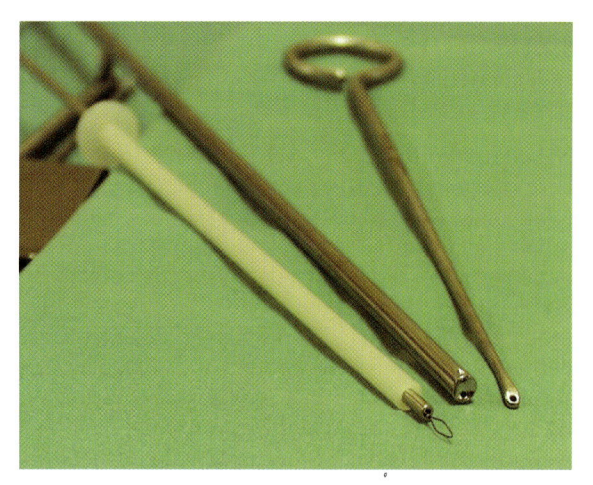

Abb. 8.18. Verschiedene Formen arthroskopischer Knotenschieber. *Links* ein Doppelhülsenschieber (sixth finger, Arthrex), in der *Mitte* ein 2-Loch-Knotenschieber und *rechts* ein geschlossener 1-Loch-Knotenschieber (Arthrex)

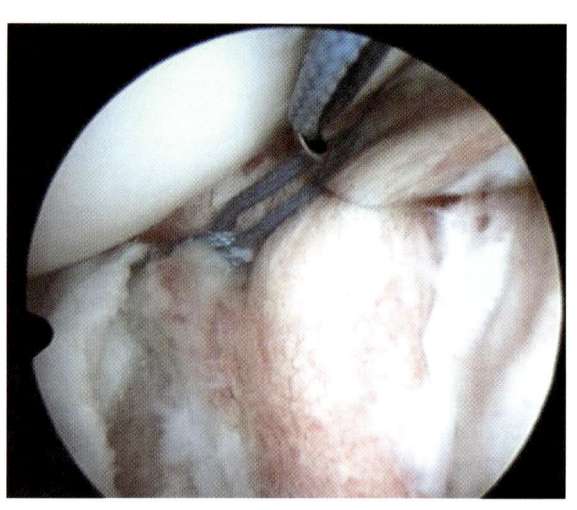

Abb. 8.19. Arthroskopische Kapselplastik mit 2-Loch-Knotenschieber. Der erste Knoten mit einem polyfilen Faden ist bereits gelegt

Einfädeln transportiert werden. Zum Tauschen der Halte- und Knüpffäden zur Anlage eines gegenläufigen Knotens muss der Haltefaden ausgefädelt und anschließend der bisherige Knüpf- und damit neue Haltefaden wieder in den Ring eingefädelt werden. In der offenen Version besitzt der Ring eine schmale Öffnung, so dass der Knotenschieber auf das Innere der Schlinge aufgesetzt werden kann. Allerdings besteht hierbei die Gefahr, dass der Faden aus dem Schieber herausrutscht, sofern die Schlinge nicht kontinuierlich vorgeschoben werden kann.

Der Doppellochknotenschieber gewährleistet eine sehr sichere und leichte Handhabung (Abb. 8.19). Fadenverdrehungen lassen sich einfach beheben, und das Vorschieben der Fadenschlingen ist gut zu kontrollieren. Zeitaufwendig ist aber das jeweilige Einfädeln der Fäden, wobei man sich hier nach der ersten Schlinge auf den Knüpffaden beschränken und den Haltefaden im Knotenschieber belassen kann.

Tipps und Tricks

Am einfachsten kann der Operateur bei Verwendung eines 2-Loch-Knotenschiebers das Ende des Knotenschiebers mit dem eigenen Oberkörper vorwärts transportieren; die Hände halten dabei jeweils ein Fadenende.

Das Doppelhülsenprinzip (sixth finger, Arthrex) eignet sich besonders in Situationen, in denen Knoten unter Spannung geknüpft werden müssen. Die innere Hülse führt den Haltefaden und blockiert gleichzeitig die vorgelegten Knotenschlingen. Mit der äußeren Führungshülse werden weitere Fadenschlau-

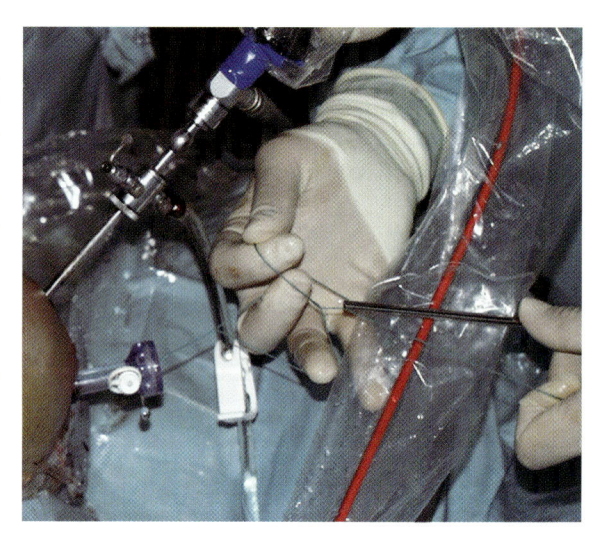

Abb. 8.20. Der Haltefaden wird mit der linken Hand gehalten, der Knüpffaden mit der rechten um den Haltefaden in der Art eines halben Schlags geknüpft. Das Führen des Knüpffadens erfolgt analog der konventionellen offenen Knüpftechnik

fen vorgeschoben (Abb. 8.20). Vergleichende Untersuchungen zeigen bei dieser Methode die beste Knotensitzfestigkeit, die auch handgeknüpften Knoten überlegen ist [1].

Der Druck auf das Ende des Knotenschiebers wird zumeist mit dem Daumen ausgeübt. Er kann mit einer Daumenschlaufe am Knotenschieber bzw. mit der Brust des Operateurs noch verstärkt werden

8.2.3 Knotentechniken

Es gibt eine Vielzahl von Knotenarten, die zur arthroskopischen Anwendung vorgeschlagen wurden:
- Gleitknoten: Duncan loop, Hangman's knot, Overhand loop;
- Blockierbare Gleitknoten: Tautline hitch (Nicky's knot), Giant knot, Tennessee Slider, Roeder, Weston;
- Konventionelle Knotenformen: alternierende Schlingen (alternation half-hitches), Revo-knot, chirurgischer Knoten.

> **Tipps und Tricks**
>
> Wir empfehlen, dass sich jeder Operateur einen oder zwei dieser Knoten aussuchen und „trocken" mit dem Knotenschieber seiner Wahl üben sollte. Nach unserer Überzeugung ist es weniger wichtig, viele Knoten zu kennen, als wenige Knoten gut und sicher technisch zu beherrschen (Abb. 8.21, 8.22).

Die Knotensitzfestigkeit wird durch die Reibung der Fäden sowie die Knotenhaltekraft beeinflusst. Die Haltekraft arthroskopischer Knoten ist entscheidend von der Art des Knüpfens abhängig. Zu beachten ist, dass mehrere gleichläufige Schlingen die Haltekraft eines Knotens nur geringfügig vergrößern, obwohl das Knotenvolumen deutlich ansteigt [1]. Durch wechselnde Schlingenbildung kann dagegen die Gefahr eines Zurückrutschens des Knotens erheblich reduziert werden. Wechselseitiges Festziehen der Knoten und Tauschen von Halte- und Knüpffäden verbessern die mechanische Stabilität [6]. Deshalb ist der sog. Revo-Knoten (Abb. 8.21) mit alternierender Schlingenbildung aus unserer Sicht besonders empfehlenswert.

Etliche Anker, die zur Weichteilrefixation am Knochen dienen, haben die Besonderheit, dass der Faden durch die Öse am Anker gleiten kann. Monofile Fäden gleiten besonders leicht im Anker, so dass sich ihre Verwendung in Gleitknoten anbietet, die auch unter Gewebegegenspannung einfach angelegt werden können. Allerdings müssen selbstblockierbare Gleitknoten exakt geknüpft werden, damit sie gut an ihre Endposition gezogen werden können. Ein technischer Fehler kann zum vorzeitigen irreversiblen Festziehen und damit zum Versagen des Knotens führen. Wie bei allen Knotenformen gilt auch hier, dass für die optimale arthroskopische Übersicht gesorgt werden muss. Dies wird mit durchsichtigen Arbeitskanülen gewährleistet, die für ein freies Arbeitsfeld ohne Weichteilinterposition sorgen (Abb. 8.23).

Vor dem Knüpfen der ersten Schlinge ist es wichtig, Fadenverdrehungen durch einmaliges Vorschie-

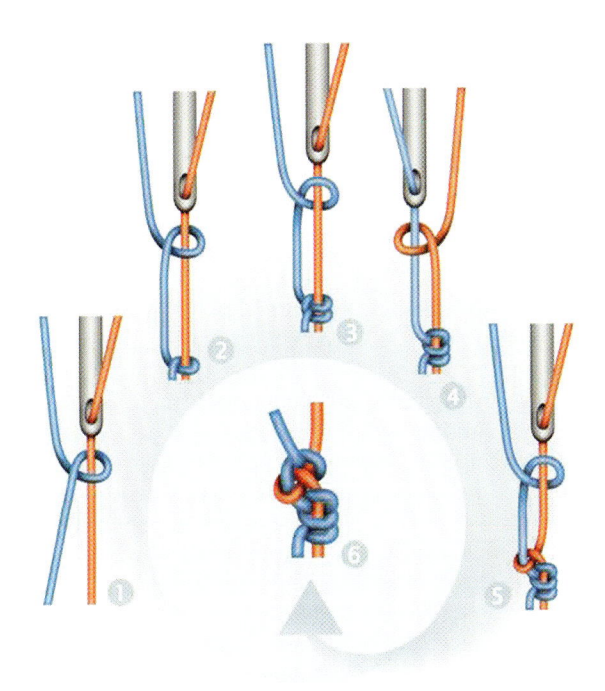

Abb. 8.21. Revo-Knoten mit alternierender Fadenführung. Der Wechsel zwischen Halte- und Knüpffaden erfolgt nach Schritt 3

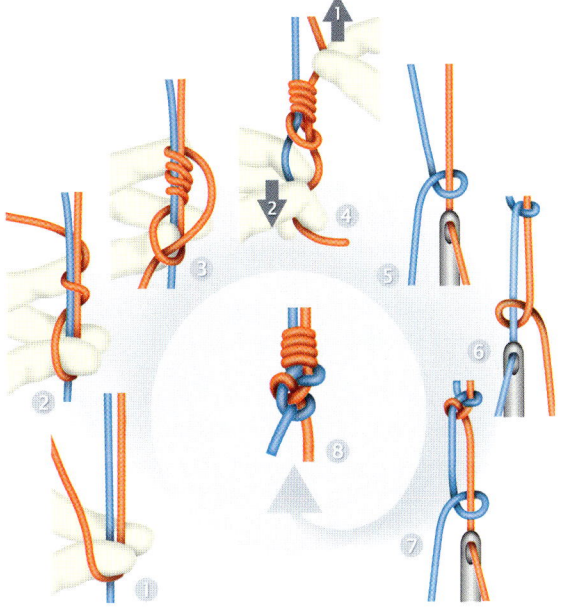

Abb. 8.22. Hangman-Knoten mit sichernden Schlingen. Nach dem Knüpfen des Gleitknotens wird dieser durch Zug am Haltefaden in die Endposition gezogen (1–4). Zur Knotensicherung sind zusätzliche Schlingen notwendig (5–7).

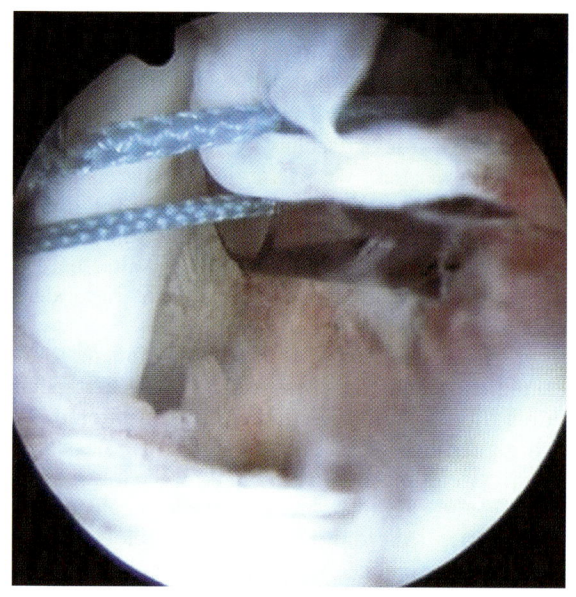

Abb. 8.23. Unerwünschte Weichteilinterposition beim Zurückführen eines Fadens, der im ventralen Portal geparkt wurde

ben des Knotenschiebers (ohne vorgelegte Schlinge) auszuschließen bzw. zu lösen. Pro Kanüle sollten höchstens zwei, besser aber nur ein Fadenpaar ausgeleitet werden. Der Halte- und der Knüpffaden sollten mittels Markierung (z. B. Anklemmen des Haltefadens) unverwechselbar definiert werden. Außerdem muss vor dem Legen der ersten Schlinge berücksichtigt werden, dass alle Gleitknoten erst durch den Zug am Haltefaden in ihre endgültige Position kommen. Deshalb ist eine unterschiedliche Fadenausgangslänge (Haltefaden 1 Drittel, Knüpffaden 2 Drittel) günstig. Gleitknoten müssen zur Knotensicherung mit zusätzlichen, gegenläufigen Fadenschlingen (alternating posts) gesichert werden.

Werden 2 Anker nebeneinander in der 1-Schritt-Technik eingebracht (Matratzennaht), kann das erste Fadenpaar außerhalb des Gelenkraumes geknotet werden. Durch Ziehen an den beiden anderen Fadenenden wird dieser Knoten dann in das Gelenk hineingezogen, so dass nur das zweite Fadenpaar mit einem Knotenschieber verknotet werden muss.

Sämtliche Fadenschlingen müssen einzeln vorgeschoben und fixiert werden. Ein häufiges Problem ist der Gewebegegenzug, der sich durch geeignete Maßnahmen vermindern lässt. Beispielsweise kann durch vermehrte Abduktion die Spannung in der Rotatorenmanschette reduziert werden. Der Labrum-Kapsel-Komplex kann mit einer zusätzlichen Fasszange reponiert gehalten werden, so dass der Knoten damit spannungsfrei gelegt wird. Die Fadenenden werden erst nach dem endgültigen Knüpfen der Knoten unter arthroskopischer Sicht gekürzt.

Literatur

1. Burkhart SS et al. (1998) Loop security as a determinant of tissue security. Arthroscopy 14: 773
2. Chan KC, Burkhart SS (1999) How to switch posts without rethreading when tying half-hitches. Arthroscopy 15: 444
3. De Beer JF (1999) Arthroscopic bankart repair: same aspects of suture and knot management. Arthroscopy 15: 660
4. De Beer JF et al. (1998) Nicky's knot – a new slip knot for arthroscopic surgery. Arthroscopy 14: 109
5. Fischer SP (1999) Techniques of arthroscopic knot-tying. 16th Annual San Diego Meeting, 1999
6. Loutzenheiser TD et al. (1998) Optimizing arthroscopic knots using braided or monofilament suture. Arthroscopy 14: 57

8.3 Ein-Schritt-Techniken mit Fäden oder dem Fastak-Nahtanker

A. JÄGER

8.3.1 Transglenoidale Fasszangennahttechnik

Prinzip:
1-Schritt-Technik
Zugänge: 3
(dorsaler Standardzugang, anteriorer Arbeitszugang, anterosuperiorer Arthroskopiezugang)
Implantate:
Fadenanker (2,4-mm-Fastak, Arthrex)
Fäden:
PDS Nr. 1, alternativ andere Fäden
Instrumente:
2 Arbeitskanülen, 2 Wechselstäbe, kanülierte Fasszange und Zielinstrumentarium (Fa. Arthrex), 1,7-mm-Kirschner-Draht mit Fadenöse, Knotenschieber

Der Eingriff beginnt mit dem Anzeichnen der knöchernen Landmarken und dem Anlegen des dorsalen Standardzugangs, über den zunächst die diagnostische Arthroskopie erfolgt. Ein vorheriges Auffüllen des Gelenkes mit Kochsalzlösung mittels einer Punktion ist nicht notwendig und mitunter schwierig. Oft wird die gleichzeitige Verwendung eines zweiten anterosuperioren Arthroskopiezugangs notwendig, so dass zusätzlich zum ventralen Arbeitsportal frühzeitig ein zweiter anteriorer Zugang angelegt werden muss.

Im Rahmen des diagnostischen Rundganges wird das Arthroskop nach ventral umgesteckt, um die dorsalen Strukturen ausreichend beurteilen zu können. Anschließend erfolgt das Platzieren des Arthroskops in den hohen anterioren Zugang (Abb. 8.24). Von hier aus kann der ventrale Pfannenrand gut eingestellt und der Labrum-Kapsel-Komplex besser beurteilt werden (Abb. 8.25). Die früher angeratene ausschließliche Verwendung des posterioren Zugangs führt meist zu keiner ausreichenden Beurteilung des anteroinferioren Pfannenrandes. Ein weiterer Vorteil des zweiten anterioren Zugangs besteht in der besseren Kontrolle der Anfrischung am vorderen Pfannenrand.

Der eigentliche operative Eingriff beginnt mit dem Mobilisieren des inferioren glenohumeralen Bandes (IGHL) und mit dem Lösen von Verwachsungen über den ventralen Arbeitszugang. Die Mobilisation ist erst dann abgeschlossen, wenn die anatomische Rekonstruktion des mobilisierten Labrum-Kapsel-Komplexes gelingt und der Spannungszustand des IGHL wieder hergestellt werden kann.

Tipps und Tricks

Um das Ausmaß der Mobilisation zu überprüfen, kann man den Zulauf der Spülflüssigkeit schließen und gleichzeitig diese absaugen. Bei ausreichender Mobilisation kann man das Anlegen des Labrum-Kapsel-Komplexes beobachten (Abb. 8.26).

Die Repositon und Fixation des Labrum-Band-Komplexes erfolgt unter Zuhilfenahme der kanülierten Fasszange in der von Morgan entwickelten und von Habermeyer modifizierten Technik. Mittels dieser Fasszange kann die Refixation in der 1-Schritt-Technik erfolgen. Dabei wird der Bandapparat gefasst, anatomisch reponiert und transglenoidal refixiert. Die Fasszange wird durch das ventrale Arbeitsportal eingebracht und sollte so gehalten werden, dass der bewegliche Teil der Zange immer zum Humeruskopf zeigt. Mit der Zange wird der kaudale Teil des Labrums mit dem IGHL gefasst und auf den Pfannenrand, etwa in der 4-Uhr-Position (im Falle einer rechten Schulter), reponiert (Abb. 8.27). Es muss dar-

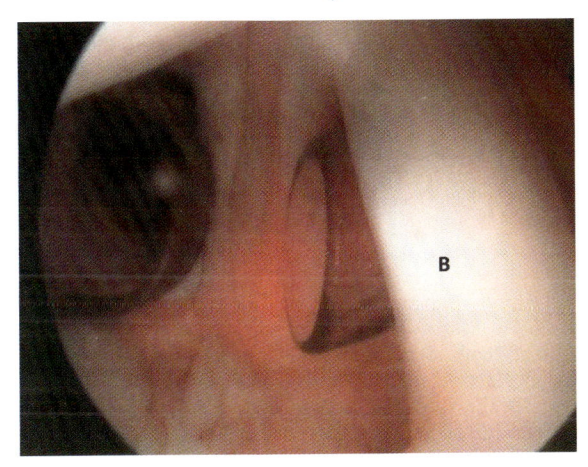

Abb. 8.24. Der hohe anteriore Zugang erleichtert die Darstellung der ventralen Befunde. Hier ist eine kleinere Plastikkanüle eingesetzt, über die nach zeitweiser Benutzung durch das Arthroskop auch Arbeitsinstrumente eingebracht werden können. In diesem Fall liegt die Kanüle infrabizipital, meist erfolgt das Einsetzen der Instrumente jedoch suprabizipital *B* Bizepssehne

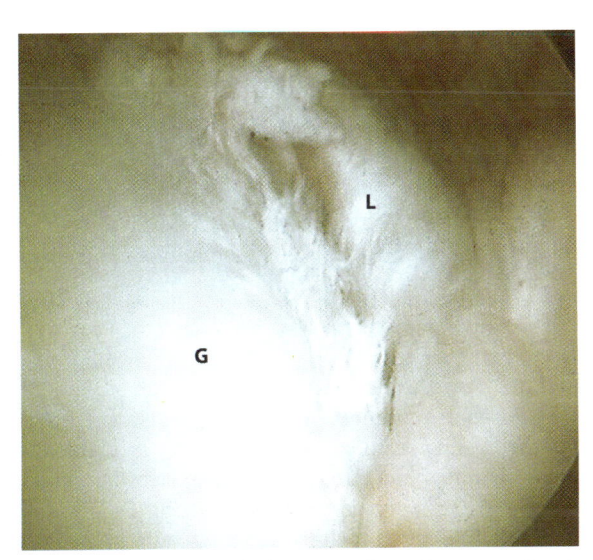

Abb. 8.25. Ansicht auf den ventralen Pfannenrand mit dem Arthroskop im suprabizipitalen Zugang *G* Glenoid, *L* Labrum

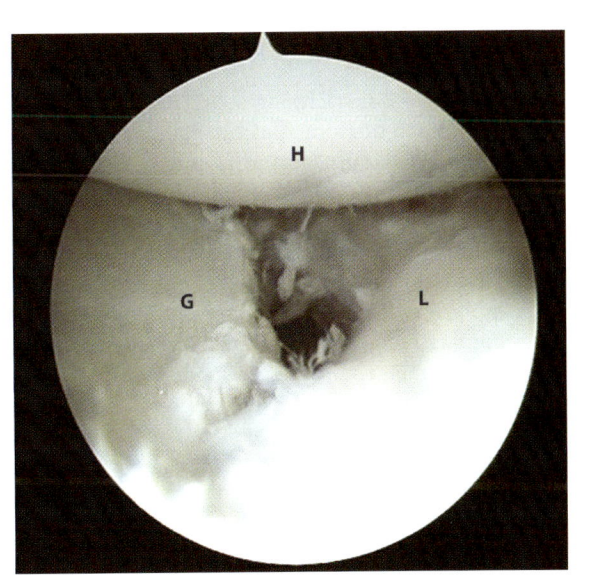

Abb. 8.26. Weitgehendes Anlegen des Labrum-Ligament-Komplexes nach kurzzeitigem Absaugen der Spülflüssigkeit. Damit gelingt eine grobe Abschätzung der erreichten Mobilität des Labrum-Kapsel-Komplexes *G* Glenoid, *L* Labrum, *H* Humeruskopf

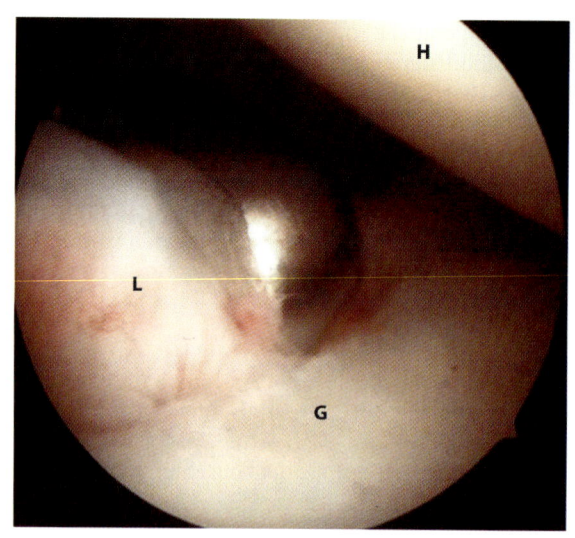

Abb. 8.27. Reposition des Labrum-Ligament-Komplexes mit der kanülierten Fasszange, hier Ansicht mit dem Arthroskop im dorsalen Portal *G* Glenoid, *L* Labrum, *H* Humeruskopf

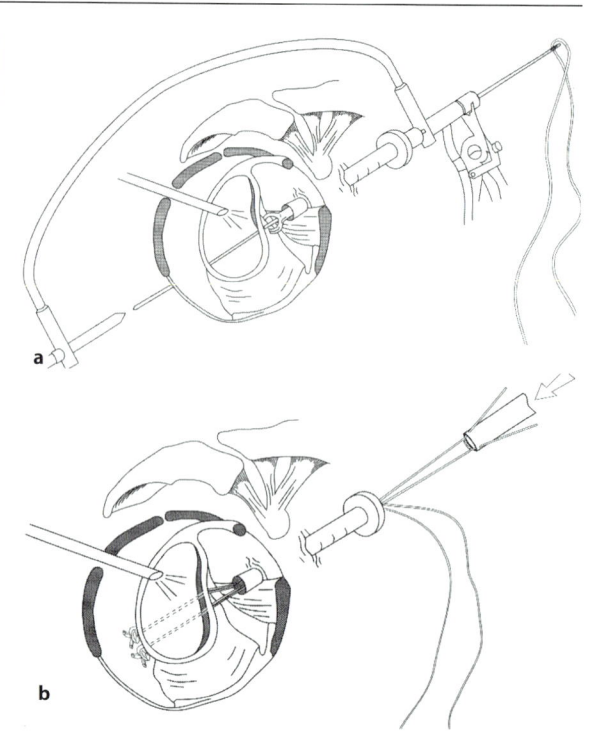

Abb. 8.28a,b. Schematische Darstellung der transglenoidalen Nahttechnik. Zunächst Perforation des Labrums mit dem Draht, die Zielrichtung wird mit einem Bügel bestimmt (**a**). Definitives Knoten nach wiederholter Perforation (**b**) (mit freundl. Genehmigung der Firma Arthrex, Karlsbad)

auf geachtet werden, dass so viel Weichteile wie möglich mit der Zange gefasst werden. Dabei kann gleichzeitig die Mobilität der Labrum-Kapsel-Strukturen überprüft und im Bedarfsfalle verbessert werden. Bei diesem Schritt ist es wichtig, dass eine zufrieden stellende Mobilisation vorliegt, um eine anatomisch korrekte Reposition und schließlich eine ausreichende Spannung des IGHL zu erreichen.

Der eigentliche Fixationsschritt erfolgt mit einem 1,7-mm-Kirschnerdraht, der am Ende eine Fadenöse besitzt. Diese wird mit 2 PDS-Fäden Nr. 1 armiert, und anschließend wird der Draht in die kanülierte Fasszange eingeführt.

Die korrekte Bohrrichtung sollte 30° nach kaudal und ca. 15° nach dorsomedial zur Pfannenebene liegen. Dies wird dadurch erreicht, indem das eigens dafür entwickelte Zielinstrumentarium verwendet wird. Dies gewährleistet, dass der Draht immer in der Fossa infraspinata, ca. 10 cm unterhalb der Spina scapulae ausgebohrt und damit die Schonung des N. suprascapularis erreicht wird (Abb. 8.28). Um die Richtung, die das Zielgerät vorgibt, zu erreichen, sollten keine verbogenen K-Drähte verwendet werden.

Tipps und Tricks

Sehr wichtig ist es, dorsal auf eine ausreichend weite Abdeckung des Operationsgebietes zu achten. Wegen der potentiell relativ großen Austrittsfläche ist der Eingriff eigentlich nur in Seitlage durchführbar.

Das Fadenpaar wird nun nach dorsal so weit ausgezogen, dass ein Ankerknoten (ca. 4–5 mm) geknotet werden kann. Durch kräftigen Zug an dem ventral gelegenen Fadenpaar kann nun der Knoten durch die Weichteile zurückgleiten und sicher über der Skapula verankert werden. Das Gleiten des Knotens wird dadurch erleichtert, das vorher die Austrittsstelle der Fäden stumpf mit einer Klemme erweitert wird. Die Fasszange wird entfernt und das erste Fadenpaar ventralseitig gesichert.

Tipps und Tricks

Damit die Fäden beim Erweitern der Austrittsstelle durch die Klemme nicht beschädigt werden, sollte das Spreizen der Weichteile noch bei liegendem K-Draht erfolgen.

Im folgenden Schritt wird die Fasszange wieder eingeführt und der Labrum-Band-Apparat an die 3-Uhr-Position reponiert. In gleicher Weise wie oben beschrieben wird ein zweites Fadenpaar mit Hilfe eines K-Drahtes eingebracht. Die Bohrrichtung sollte exakt parallel zum ersten Draht liegen. Das dorsal liegende Fadenpaar wird wieder zu einem Ankerknoten mit sich selbst verknotet und nach ventral ausgezogen, sodass eine zweite sichere Verankerung über der Skapula gewährleistet ist.

Das Anlegen von 2 U-Nähten über dem Labrum-Kapsel-Komplex erfolgt mittels eines Knotenschiebers. Dabei sind jeweils 5–6 Knoten zu legen, wobei die ersten beiden gleichläufig und die jeweils weiteren gegenläufig geknotet werden. Diese Reihenfolge muss unbedingt eingehalten werden, um sog. Luftknoten zu vermeiden. Die doppelte U-Naht erlaubt eine anatomische Rekonstruktion des Labrum-Band-Apparates.

8.2.2
Fastak-Fasszangentechnik

Prinzip:
1-Schritt-Technik
Zugänge:
3 (dorsaler Standardzugang, anteriorer Arbeitszugang, anterorsuperiorer Arthroskopiezugang)
Implantate:
Fadenanker (2,4-mm-Fastak, Arthrex)
Fäden:
Ethibond Nr. 2, nichtresorbierbar, geflochten
Instrumente:
Arbeitskanüle (8,5 mm), 2 Wechselstäbe, Fastak-Fasszange (Fa. Arthrex), Knotenschieber

Zunächst sind folgende Vorteile der Fadenankertechnik gegenüber der transglenoidalen Nahttechnik hervorzuheben:
- Die Zange ist größer, und es kann mehr Weichteilmaterial gefasst werden.
- Die Gefahr von Verletzungen des N. suprascapularis im Bereich der Fossa infraspinata durch den K-Draht oder das Fadenmaterial entfällt.
- Da der Fadenanker selbstschneidend und selbstzentrierend ist, kann der Fastak tiefer (ca. 4- bis 5-Uhr-Position) platziert werden.
- Die erhebliche Verlängerung der PDS-Fäden unter Last, die relativ langstreckig intraskapulär verlaufen, sowie deren Biodegradation entfallen.

Wie oben beschrieben, erfolgt nach Anzeichnen der knöchernen Landmarken das Anlegen des posterioren Standardzugangs. Nach Durchführung der arthroskopischen Diagnostik werden das ventrale und das hohe anteriore Portal angelegt.
Die ausreichende Mobilisation, insbesondere des unteren Labrums und des IGHL, sowie das Anfrischen des vorderen Pfannenrandes und des Skapulahalses erfolgen in der oben bereits dargestellten Technik. Es ist wichtig, dass die Präparation bis zu den Fasern des M. subscapularis erfolgt, um eine ausreichende Mobilisation zu erreichen (Abb. 8.29).
Im nächsten Schritt wird die kanülierte Fastak-Zange durch das ventrale Arbeitsportal eingeführt.

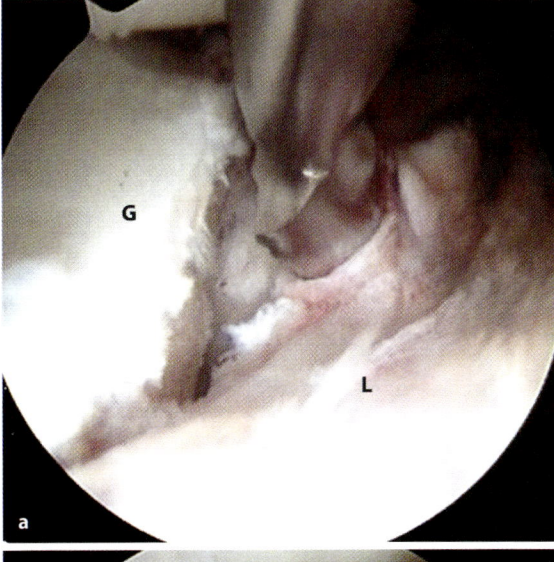

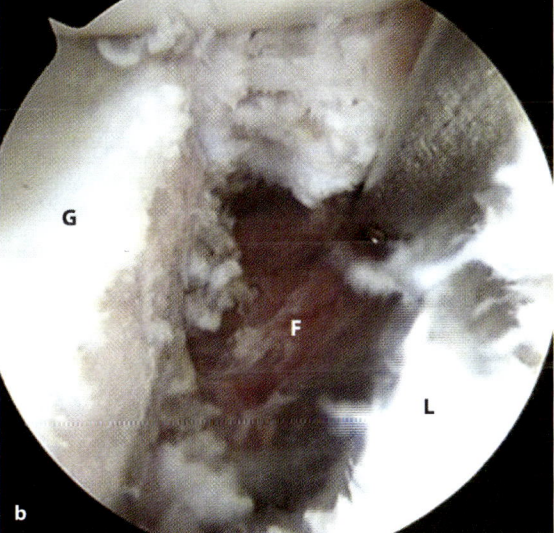

Abb. 8.29a,b. In der Ansicht von suprabizipital Anfrischen des vorderen Pfannenrandes und Skapulahalses mit dem Pasparatorium (**a**); Darstellung der Fasern des M. subscapularis zum Ende der Präparation nach medial (**b**) *G* Glenoid, *L* Labrum, *F* Faszie des M. subscapularis

Auch hier ist wieder darauf zu achten, dass die Öffnung der Zange zum Humeruskopf hin zeigt. Es wird möglichst viel Weichteilgewebe weit kaudal gefasst und in die 4- bis 5-Uhr-Position (rechte Schulter) des Pfannenrandes reponiert (Abb. 8.30).
Nun wird der mit einem Eindreher versehene Fastak-Fadenanker, eine 2,4 mm große, selbstschneidende Titanschraube, in die kanülierte Fadenzange eingebracht. Durch das selbstschneidende Gewinde entfällt ein Vorbohren. Mit Hilfe einer Bohrmaschine wird dieser dann durch die gefassten Weichteile in den Pfannenrand eingebohrt, so dass der gesamte

Anker vollständig im Knochen versenkt ist (Abb. 8.30). Es ist dabei sehr wichtig, dass der Applikator, an dessen Spitze sich der Fadenanker befindet, lang genug in die Bohrmaschine eingespannt wird, so dass der Anker auch tatsächlich komplett in den Knochen eingebracht wird. Deshalb sind am Ende des Applikators sog. Lasermarkierungen, welche die Längenjustierung beim Benutzen der Fasszange erleichtern, angebracht.

Tipps und Tricks

Die exakte Positionierung genau am Pfannenrand ist evtl. schwierig. Deshalb kann man sich mit einem kleinen Punch die Stelle mit einer kleinen Vertiefung vorher markieren. Sollte der Anker die Gelenkfläche minimal kontaktieren, so ist dies besser, als wenn die Position zu weit medial liegt, solange der Anker vollständig im Knochen versenkt ist.

Nach Entfernen der Bohrmaschine wird die Fasszange entfernt, und die Fäden werden mittels einer Moskitoklemme gesichert. Dies ist wichtig, um hinterher die Fadenpaare auseinander halten zu können. In gleicher Weise wird ein weiterer Fadenanker eingebohrt, wobei mit den gefassten Weichteilstrukturen die 3- bis 4-Uhr-Position gewählt wird.

Tipps und Tricks

Beim wiederholten Einführen der Fadenzange in die Arbeitskanüle ist darauf zu achten, das bereits einliegende Fadenpaar nicht zu beschädigen. Der Assistent sollte während des Einbringens der Zange an den Fäden ziehen.

Bevor die Fäden geknotet werden, ist zu prüfen, ob beide Fadenpaare in der Öse des Fadenankers frei laufen. Dies ist Voraussetzung für die nachfolgende Knotentechnik. Jeweils 2 Fadenschenkel der beiden Fadenpaare werden außerhalb des Schultergelenkes miteinander sicher verknotet. Nachdem man sich von der Festigkeit des Knotens überzeugt hat, wird an den verbleibenden beiden Fadenschenkeln so gezogen, dass der Knoten sich langsam in die Kanüle einzieht bis er schließlich auf dem Labrum-Weichteil-Komplex fest aufliegt. Nun können, wie oben bereits beschrieben, die beiden anderen Fadenschenkel mit Hilfe des Knotenschiebers miteinander verknotet werden, so dass eine doppelte U-Naht erzeugt wird. Der Vorteil dieser Knotentechnik liegt darin, dass beide U-Nähte durch ein Knotenmanöver gespannt werden (Abb. 8.31).

Muss ein weiterer Anker in 2-Uhr-Position zur Erhöhung der Nahtstabilität gesetzt werden, so kann ei-

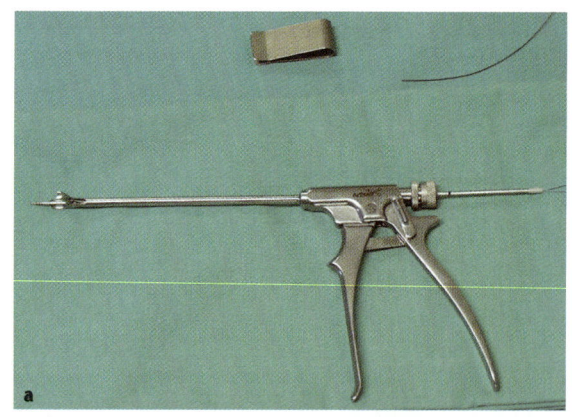

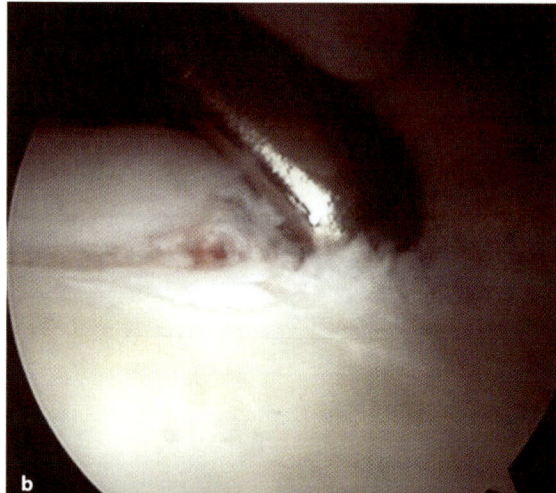

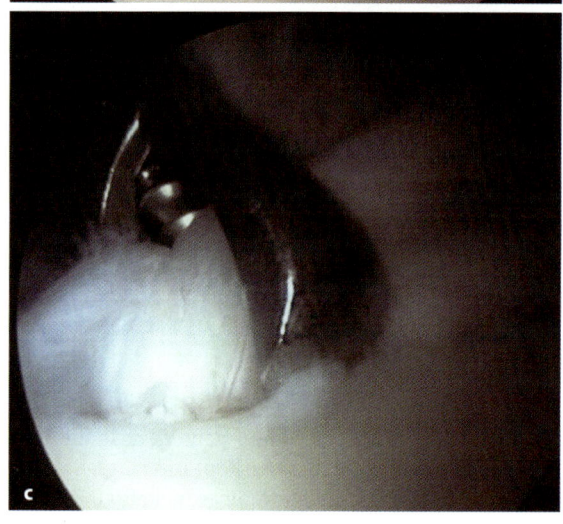

Abb. 8.30. Fassen des Labrums mit der Fastak-Fasszange (a) und Repostion an den Pfannenrand (b), hier wieder in der Ansicht von dorsal. Durch die Fasszange wird ein Nahtanker (Fastak) gebohrt (c). Der optimale Eindrehwinkel entspricht der Winkelhalbierenden aus glenoidaler Knorpelfläche und ventralem Skapulahals. Das Manöver kann auch sehr gut mit dem Arthroskop im oberen ventralen Zugang kontrolliert werden

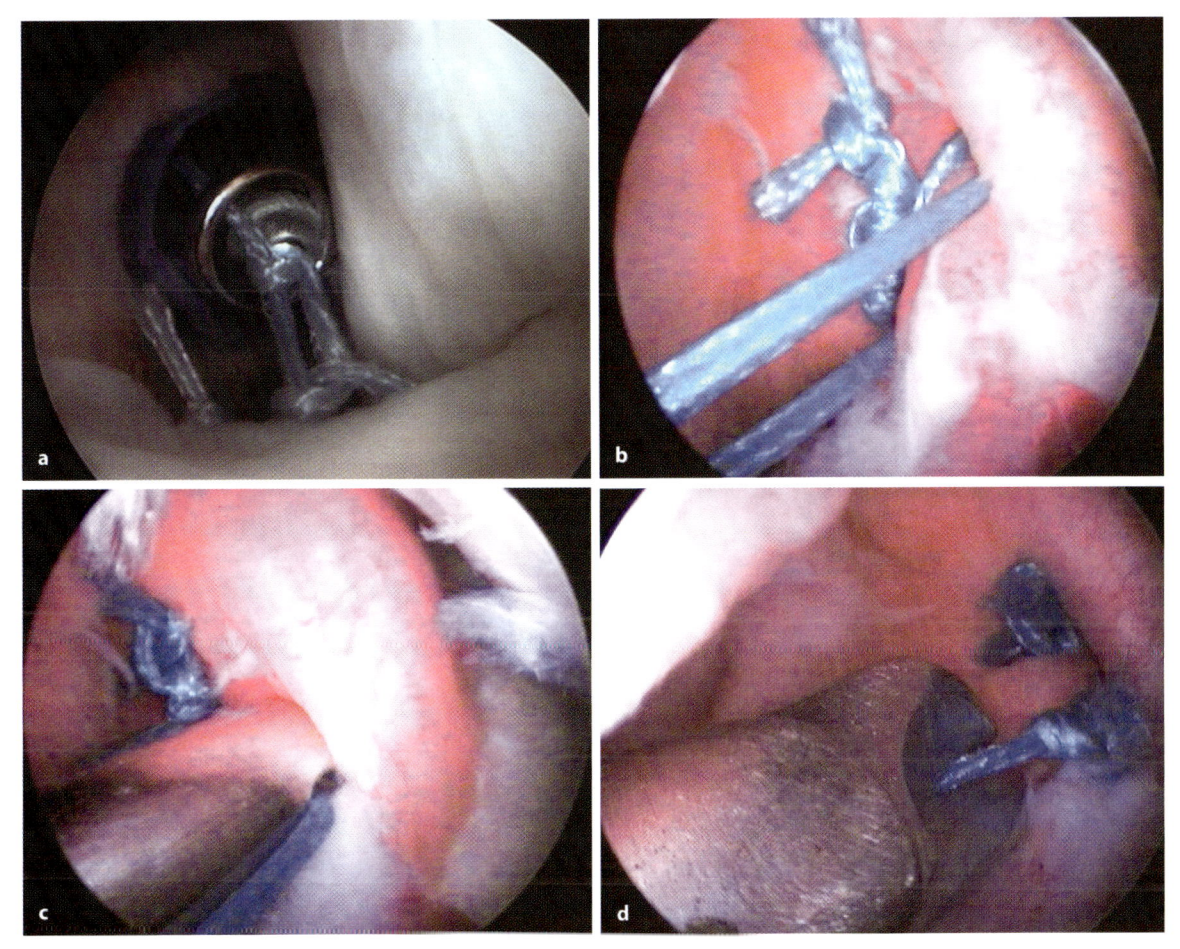

Abb. 8.31a–d. Knotentechnik. Kontrolle der Knotenanlage von dorsal (**a**), das Knoten kann auch von anterosuperior sehr gut kontrolliert werden. Zunächst Einziehen eines außen mit der Hand angelegten Knotens an zwei freien Enden (**b**), dann Knoten des zweiten Knotens (**c**) und definitives Abschneiden (**d**). Dieses einfache und schnelle Manöver funktioniert nur bei Fäden, die in der Nahtankeröse frei laufen!

ne weitere U-Naht nicht erfolgen. In diesem Falle wird mit der Fadenholzange ein Fadenschenkel zwischen Fadenanker und Weichteile gefasst und nach außen gezogen. Mit dem Knotenschieber kann nun eine Einzelknopfnaht gesetzt werden.

8.3.3
Spear-Technik

Prinzip:
1-Schritt-Technik
Zugänge:
3 (dorsaler Standardzugang, anteriorer Arbeitszugang, anteriorsuperiorer Arthroskopiezugang)
Implantate:
Fadenanker (2,4-mm-Fastak, Arthrex)
Fäden:
Ethibond Nr. 2, nichtresorbierbar, geflochten

Instrumente:
2 Arbeitskanülen (6,5 mm), 2 Wechselstäbe, Spear für 2,4-mm-Fastak (Fa. Arthrex), Fadenholzange, Knotenschieber

Die Verwendung des Spears bietet wegen seiner Form und dem innenliegenden spitzen Trokar den Vorteil einer exakten Positionierung am Pfannenrand. Eigentlich zur Weichteilperforation konzipiert, kann das Instrument auch gut zur isolierten Nahtankerinsertion bei der 2-Schritt-Technik eingesetzt werden.

Die Technik der Präparation am vorderen Pfannenrand wurde bereits oben beschrieben. Der Spear besteht aus einer Bohrhülse zur Weichteilperforation mit einem innenliegenden scharfen Trokar. Das Instrument wird mit dem Trokar durch die ventrale Arbeitskanüle in das Gelenk eingebracht und perfo-

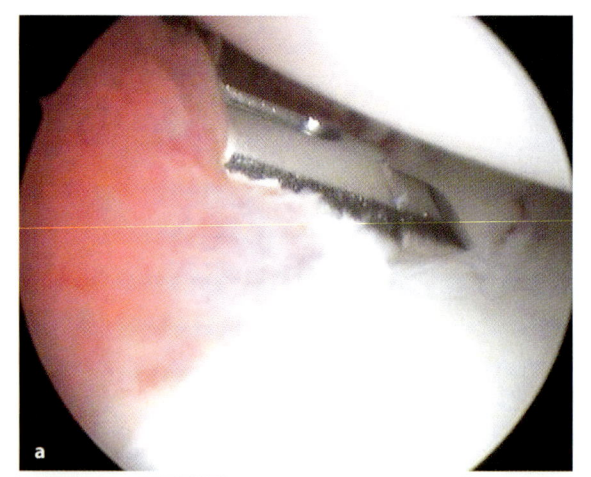

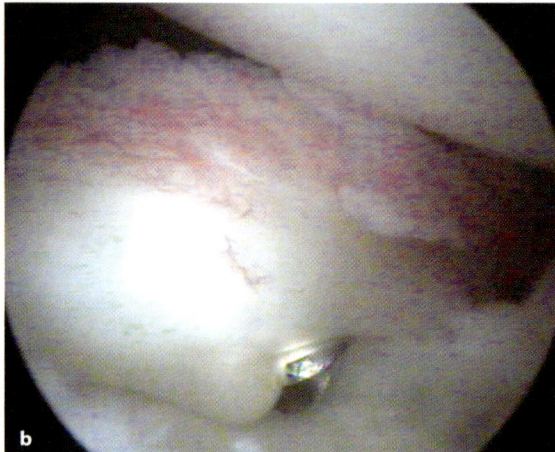

Abb. 8.32a,b. Perforation des Labrum-Kapsel-Komplexes mit dem Spear (Arthrex), einer Bohrhülse, die mit einem scharfen Trokar versehen ist (**a**). Positionieren des Instruments auf dem vorderen Pfannenrand (**b**). Durch die liegende Hülse kann problemlos und sicher ein Fastak-Nahtanker gebohrt werden

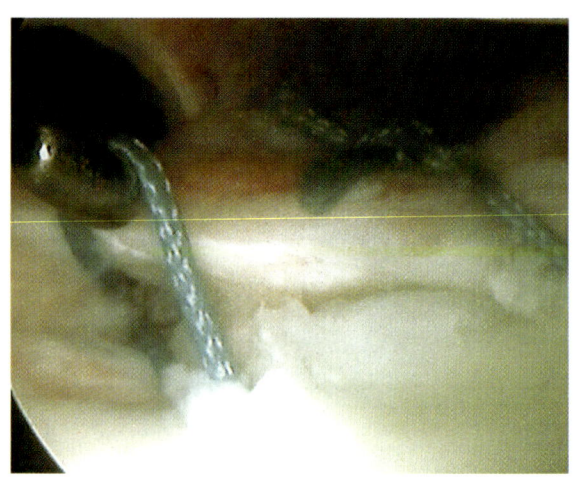

Abb. 8.33. Transport eines der beiden in der 1-Schritt-Technik primär perforierend gesetzten Fadenschenkel über das Labrum. Anschließend kann so eine Vertikalnaht gesetzt werden

riert das Labrum mit dem IGHL an der tiefst möglicher Stelle. Anschließend wird die arthroskopisch gut sichtbare Spitze des Trokars an den vorderen Pfannenrand gebracht und der Trokar entfernt. Durch die fischmaulförmige Öffnung des Spears kann dieser exakt an den Pfannenrand positioniert werden (Abb. 8.32). Wichtig ist, dass diese Position gehalten und gleichzeitig der Fastak-Fadenanker mit Applikator in den Spear eingeführt wird. Dabei muss vorher der Applikator so in die Bohrmaschine eingespannt werden, dass der Anker komplett in den Knochen eingedreht werden kann.

Ein weiterer Vorteil des Spears liegt darin, dass der Fadenanker durch die schlitzförmige Öffnung gut gesehen und das Eindrehen kontrolliert werden kann.

Nach dem Einsetzen des Nahtankers laufen beide Fadenenden durch dasselbe Loch des Labrums, folglich muss mit einer Fadenholzange nun ein Fadenschenkel aus dem Labrum heraus transportiert werden. Beide Fäden werden anschließend mit dem Knotenschieber im Sinne einer Einzelknopfnaht geknüpft (Abb. 8.33).

> **Tipps und Tricks**
>
> Gelingt das Fassen des Fadens nicht gleich mit der Fadenholzange, so sollte vorher der Fadenschenkel mit einer Häkelnadel oder dem Tasthäkchen mobilisiert werden.

In gleicher Weise wird ein zweiter oder dritter Anker eingebracht.

Der Vorteil der 1-Schritt-Technik liegt auf der Hand. Sie ist einfach und zügig durchzuführen. Der Nachteil allerdings ist, dass diese Technik nur bei Erstluxationen oder bei Patienten mit nur 2–3 Reluxationen durchgeführt werden sollte. Diese Technik erlaubt zwar einen kranialen Kapselshift, aber nicht in dem Maße, wie es bei Vielfachluxationen mit erheblicher kapsulärer Instabilität notwendig wird.

8.4
Zwei-Schritt-Techniken mit dem Fastak-Nahtanker

A. Jäger

Die 2-Schritt-Technik zeichnet sich dadurch aus, dass zunächst ein Nahtanker ohne Perforation der Weichteilstrukturen eingesetzt wird. Anschließend erfolgt durch Verwendung von speziellen Faden-

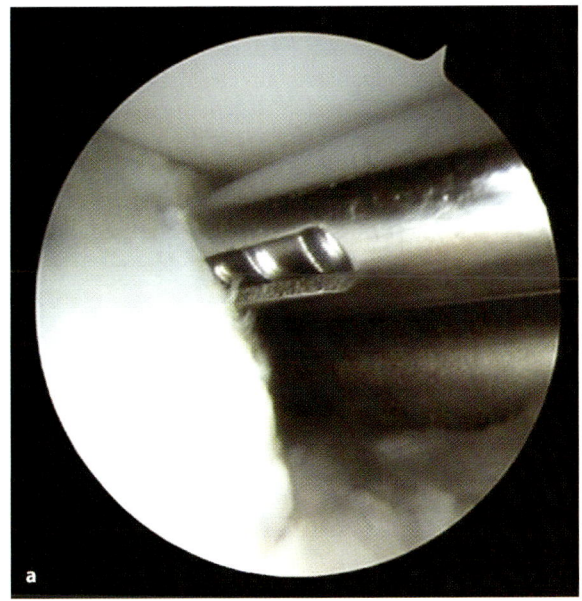

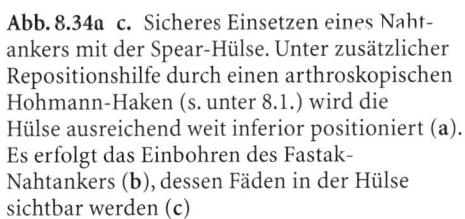

Abb. 8.34a–c. Sicheres Einsetzen eines Nahtankers mit der Spear-Hülse. Unter zusätzlicher Repositionshilfe durch einen arthroskopischen Hohmann-Haken (s. unter 8.1.) wird die Hülse ausreichend weit inferior positioniert (**a**). Es erfolgt das Einbohren des Fastak-Nahtankers (**b**), dessen Fäden in der Hülse sichtbar werden (**c**)

transportsystemen die Perforation des Labrums mit einem oder beiden Fadenenden.

Der Vorteil der Technik besteht darin, dass der Labrum-Kapsel-Komplex weiter kaudal gefasst und reponiert werden kann. Unter 8.1 wurde auf die Problematik der gleichzeitigen Perforation und Refixation des Labrum-Kapsel-Komplexes verwiesen.

Das Hauptproblem für die Entwicklung der Technik war die Entwicklung leistungsfähiger Fadentransportsysteme. Im Folgenden werden 2 Möglichkeiten, das Manöver durchzuführen, vorgestellt. Die Fortsetzung der beiden hier dargestellten Möglichkeiten findet sich unter 8.5 und 8.6.

Prinzip:
2-Schritt-Technik
Zugänge:
3 (dorsaler Standardzugang, anteriorer Arbeitszugang, anterorsuperiorer Zugang)
Implantate:
Fadenanker (2,4-mm-Fastak, Arthrex), oder beliebige Nahtanker
Fäden:
Ethibond Nr. 2, nichtresorbierbar, geflochten

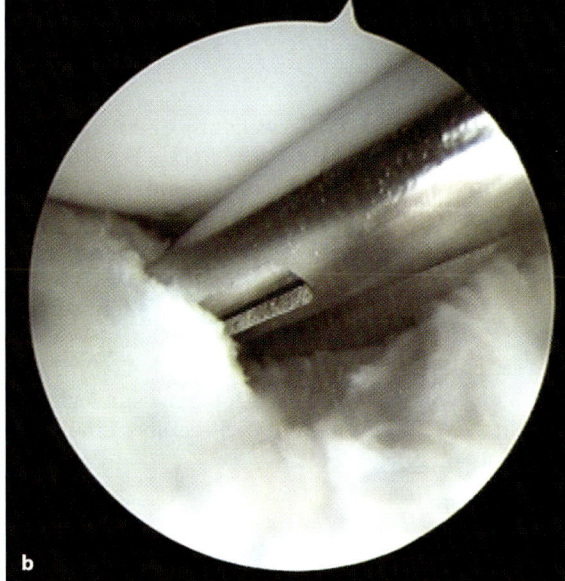

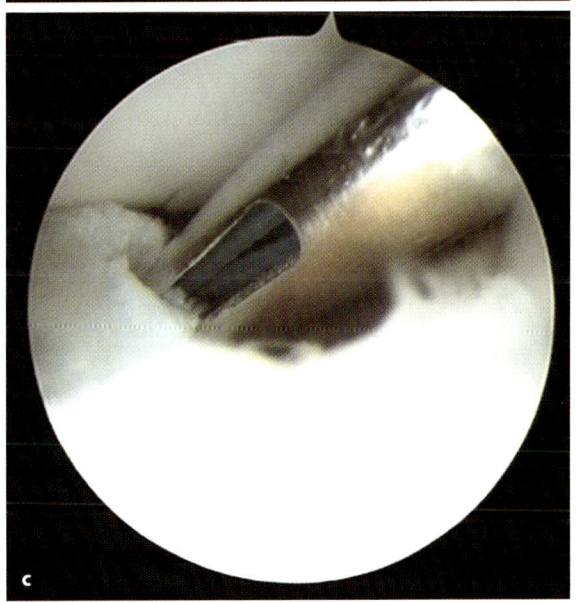

Instrumente:
Arbeitskanüle 8,5 mm, Arbeitskanüle 6,5 mm, 2 Wechselstäbe, Spear (kanülierte Bohrhülse) für 2,4-mm-Fastak (Arthrex), Fadenholzange, Fadenlasso 45°, Birdbeak, Suture hook (Arthrex) o. ä., beliebige Knotenschieber

Nach Mobilisation des Labrums und Anfrischung des Pfannenrandes unter anterosuperiorer Positionierung des Arthroskops erfolgt die Applikation des ersten Fadenankers in der 4- bis 5-Uhr-Position. Mit Hilfe einer Bohrhülse, die eine einfache Positionierung auf dem Pfannenrand ermöglicht (Spear, Arthrex), wird der Anker sicher im Glenoid versenkt (Abb. 8.34).

8.4.1
Birdbeak

Eine Möglichkeit ist die Verwendung eines Fadenretrievers, des sog. Birdbeaks (Arthrex). Das Instrument wird von ventral durch die 8,5-mm-Arbeitskanüle eingeführt und penetriert den Labrum-Kapsel-Komplex möglichst inferior. Dieses Manöver ist einfach durchführbar, da die Spitze des Instruments scharf ist. Anschließend wird die Branche der Zange geöffnet, ein Fadenschenkel sicher gegriffen und langsam nach außen geführt (Abb. 8.35), d. h. durch die anteriore Kanüle ausgezogen. Nun kann in bewährter Weise mit dem Knotenschieber eine Einzelknopfnaht gelegt werden.

Tipps und Tricks

Gelegentlich bleibt man mit der außerordentlich scharfen Spitze am Skapulahals hängen, und bei weiterer Kraftaufwendung würde sich das Instrument verbiegen. Dem kann man vorbeugen, indem nach der Perforation der Weichteile die Spitze des Instrumentes nach kaudal und lateral gedreht wird.

Vorteilhaft ist die Fixation des Labrum-Kapsel-Komplexes mit einer sich etwas aufwulstenden U-Naht. In diesem Fall wird die Kapsel ein zweites Mal perforiert und das Manöver mit dem zweiten Fadenende wiederholt.

Hat man viel Weichteile mit dem Birdbeak gefasst, so können Reposition des Labrums und Fassen des Fadens durchaus schwierig werden. In diesem Fall gibt es die Möglichkeit, die Reposition mit einer Fadenholzange oder durch Einsatz eines Zug- oder Kletterfadens zu unterstützen. Besonders gilt das für den ersten, kaudalen Fadenanker.

Eine Möglichkeit besteht darin, die Fadenholzange durch das posteriore Portal am Humeruskopf vorbei einzusetzen, ventral die Weichteile zu reponieren. Kletterfäden werden durch das anteriore Portal eingebracht, die Technik wurde unter 8.1 dargestellt.

Tipps und Tricks

Um den „Sägeeffekt" des Fixationsfadens am perforierten Labrum beim Fadentransport zu vermindern, kann der Faden zunächst im dorsalen Portal geparkt werden. Dazu muss das Arthroskop natürlich anterosuperior verbleiben.

8.4.2
Lassofadentransportsystem

Bei Verwendung des Lassosystems ist die Verwendung eines dritten Portals wünschenswert. Eine Möglichkeit besteht darin, das Arthroskop vom suprabizipitalen Zugang wieder nach posterior zu wechseln, um das obere Portal für die Fadenholzange freizugeben. Das anterosuperiore Portal wird mit einer Kanüle (6,5 mm oder kleiner) gesichert. Alternativ kann der gesamte Eingriff auch mit dem Arthroskop im suprabizipitalen Portal durchgeführt werden. Die Fäden werden dann durch das posteriore Portal ausgeleitet.

Mit einer Fadenholzange wird das Fadenpaar des Ankers nach oben oder dorsal ausgeleitet und mit einer Moskitoklemme gesichert (Abb. 8.36).

Das Lassofadentransportsystem (Arthrex) besteht aus einer gebogenen Nadel, durch die eine Faden-

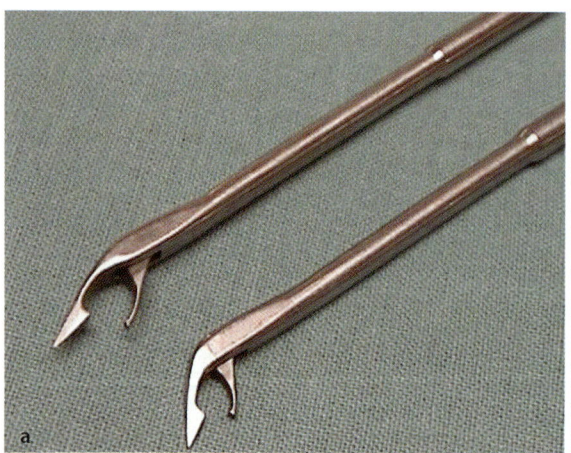

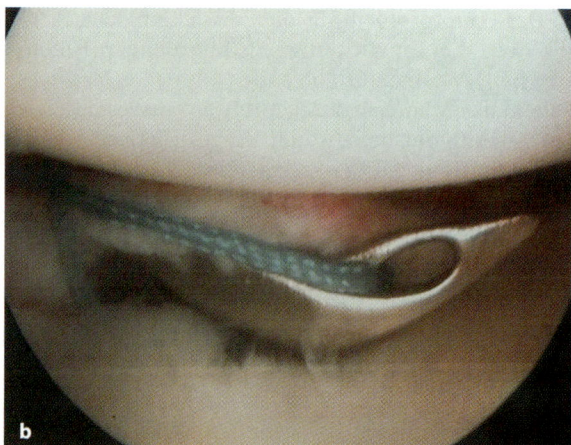

Abb. 8.35a,b. Perforation und Transport. Die scharfe Fadenholzange (Birdbeak, Arthrex) mit unterschiedlichen Abwinkelungen (**a**) erlaubt die Perforation des Labrum-Kapsel-Komplexes an beliebiger Stelle und den anschließenden Transport eines Nahtankerfadens durch den Perforationskanal (**b**)

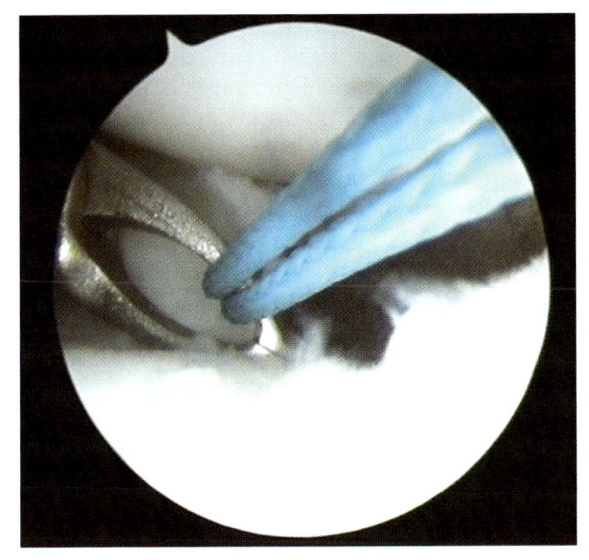

Arthroskopische Rekonstruktion des Glenohumeralgelenks 109

Abb. 8.36. Transport der Fäden durch den suprabizipitalen Zugang; das Arthroskop befindet sich im dorsalen Zugang

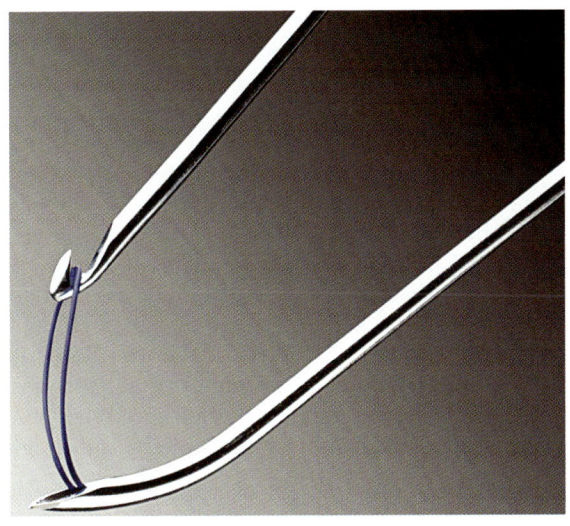

Abb. 8.37. Das Lassofadentransportsystem (Arthrex) besteht aus einer gebogenen Nadel und einer Schlinge, die dem eigentlichen Fadentransport dient (mit freundl. Genehmigung der Firma Arthrex)

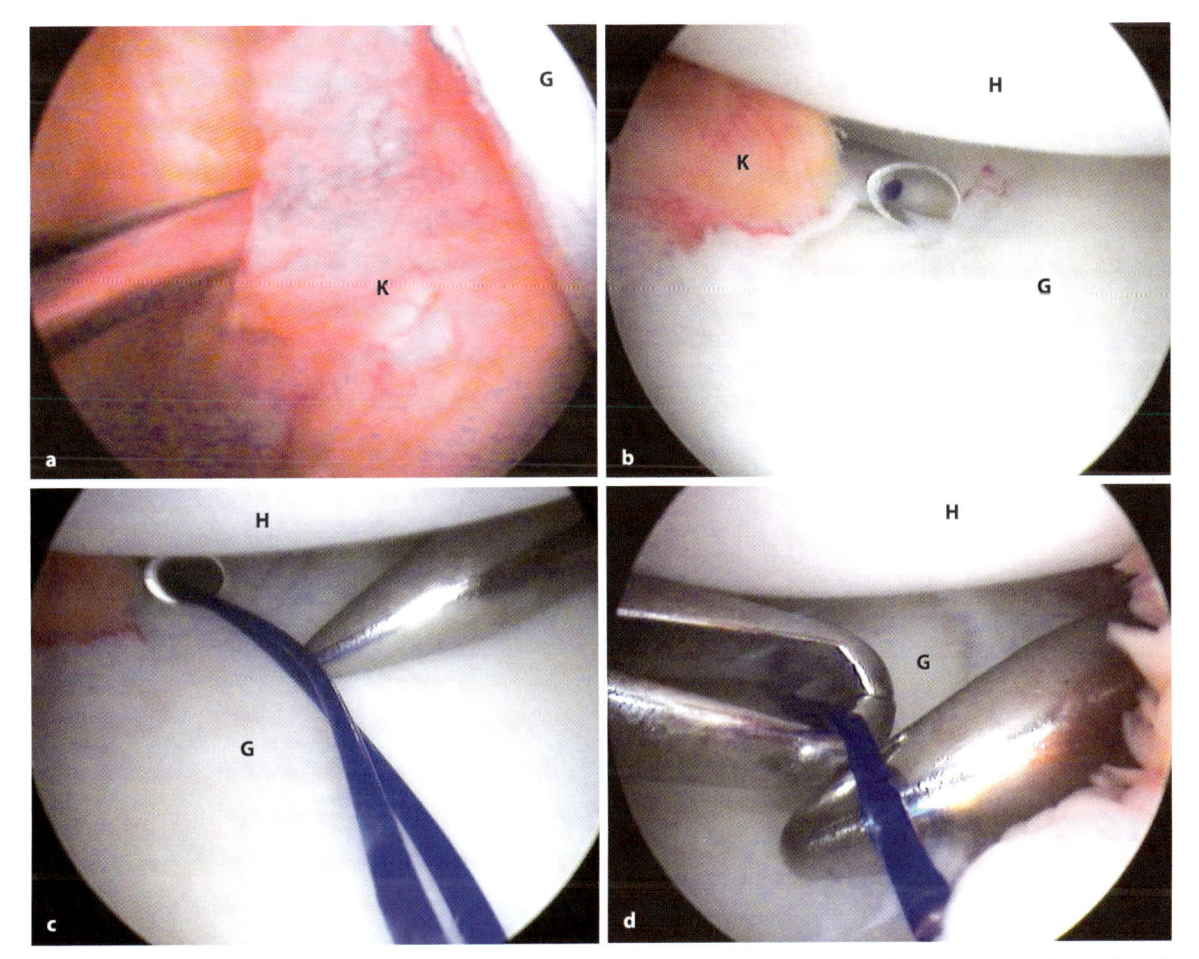

Abb. 8.38 a-d. Verwendung des Lassofadentransportsystems. Das Arthroskop befindet sich im anterosuperioren Portal. Zunächst Perforation des Labrum-Kapsel-Komplexes (**a**), die Spitze der Nadel wird im Gelenk erkennbar (**b**). Vorschieben der blauen Lassoschlinge (**c**) und Rücktransport durch das ventrale Portal mittels Fadenholzange (**d**). *G* Glenoid, *H* Humeruskopf, *K* Kapsel

schlinge geschoben wird (Abb. 8.37). Von ventral wird eine 45°-Fadenlassonadel eingebracht und damit der Labrum-Ligament-Komplex möglichst weit kaudal perforiert.

Hinsichtlich der im Weiteren verwendeten Hilfsportale bevorzugen verschiedene Operateure unterschiedliche Methoden. Die Fadenholzange wird in den superioren (oder posterioren) Zugang eingeführt und transportiert die Fadenschlinge nach oben (oder dorsal) heraus, bevor man die Kanüle des Lassos wieder herauszieht. In die Fadenschlinge wird einer der beiden Fadenschenkel des Nahtankers eingelegt und dieser mitsamt des Fadenlassos nach ventral herausgezogen. In gleicher Weise und mit Hilfe des Fadenlassos kann der zweite Faden des Fadenankers durch das Weichteilgewebe nach außen transportiert werden. Damit kann schließlich die U-Naht mit dem Knotenschieber angelegt werden.

Wegen der besseren Übersicht und der zusätzlichen Repositionsmöglichkeiten bevorzugen wir das anterosuperiore Arthroskopieportal während der gesamten anteroinferioren Stabilisierung (Abb. 8.38, 8.39).

Tipps und Tricks

Ist die Reposition schwierig, sollte man sich zu einer Einzelknopfnaht entscheiden, da beim Knoten die Reposition besser gehalten werden kann. Wichtig ist es dabei, den Knoten mittels des Knotenschiebers nicht unterhalb, sondern über das Labrum zu drücken, um ihn so über das Glenoidniveau zu positionieren (Abb. 8.40).

Zur besseren Beurteilung des Repositionsergebnisses kann das Arthroskop wieder in den oberen Zugang umgesteckt werden. Um das Reponieren an den Pfannenrand zu erleichtern und um gleichzeitig Luftknoten zu vermeiden, ist es empfehlenswert, die Fadenholzange durch den dorsalen Zugang einzuführen und bis zum festen Knotensitz den Labrum-Ligament-Komplex nach kranial gezogen zu halten (Abb. 8.41). Manche Operateure benutzen eine über den hohen anterioren Zugang eingesetzte Zange als Repositionshilfe, was prinzipiell möglich ist.

Die Durchzugmanöver werden für jeden Anker wiederholt, bis schließlich eine komplette Readaptation und Raffung des Kapsel-Labrum-Komplexes am ventralen Pfannenrand entsteht.

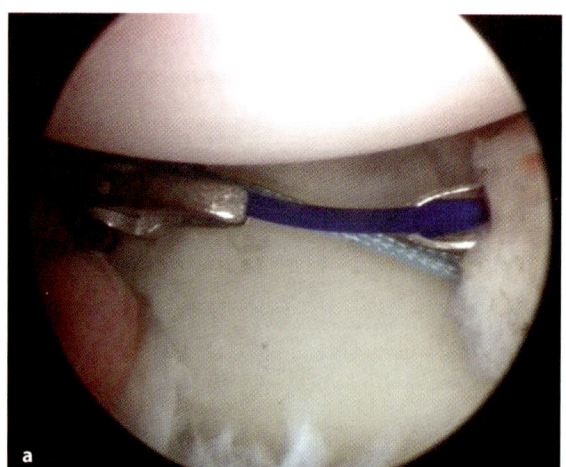

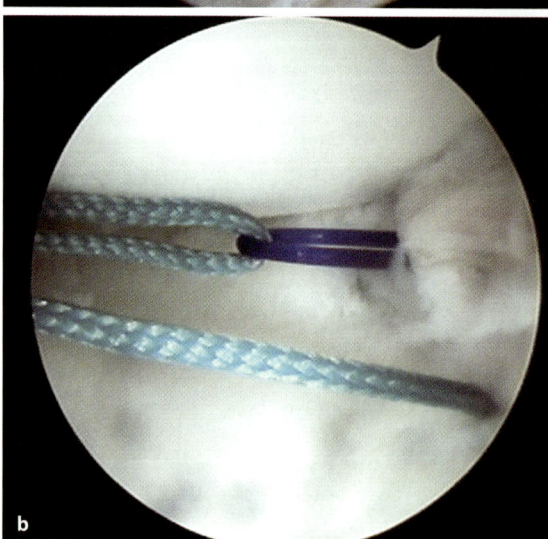

Abb. 8.39a,b. Das Lassomanöver kann auch über das posteriore Portal unterstützt werden. Zunächst Parken der Nahtankerfäden und Ausleiten der Lassoschlinge nach posterior (a), dann Transport der grünen Ankerfäden mittels der blauen Lassoschlinge nach anterior (b). Das Arthroskop befindet sich im anterosuperioren Portal

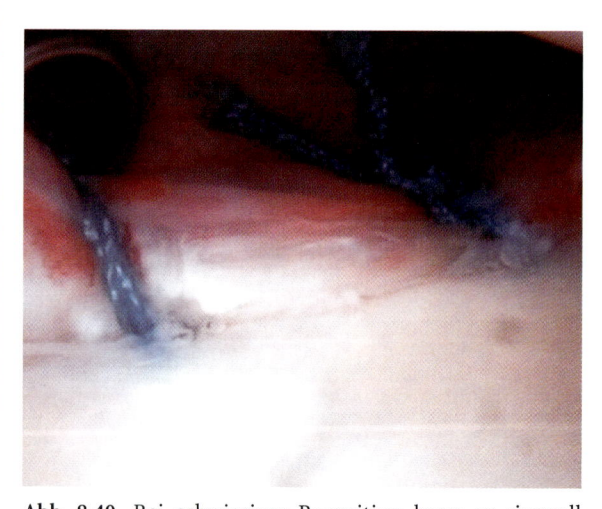

Abb. 8.40. Bei schwieriger Reposition kann es sinnvoll sein, mehrere Einzelknopfnähte zu legen. Darstellung des Operationsergebnisses mit dem Arthroskop im dorsalen Portal

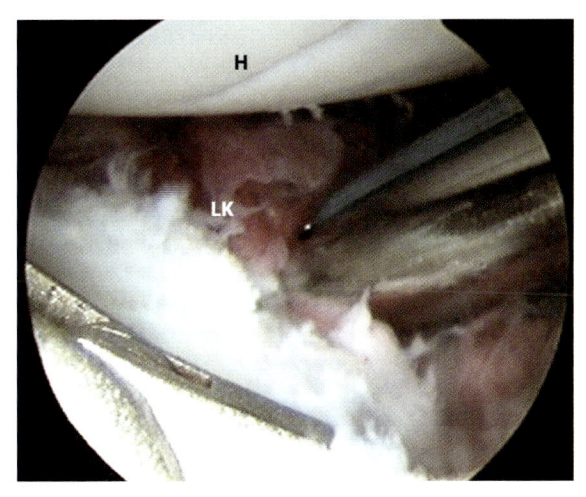

Abb. 8.41. Anlage eines Knotens mit Unterstützung einer von posterior eingesetzten Fadenholzange (Arthrex). Trotz der Erleichterung der Fixation durch dieses Manöver sollte der Operateur unbedingt die primär ausreichende Mobilisation des Labrum-Kapsel-Komplexes sicherstellen *H* Humeruskopf, *LK* Labrumkapselkomplex

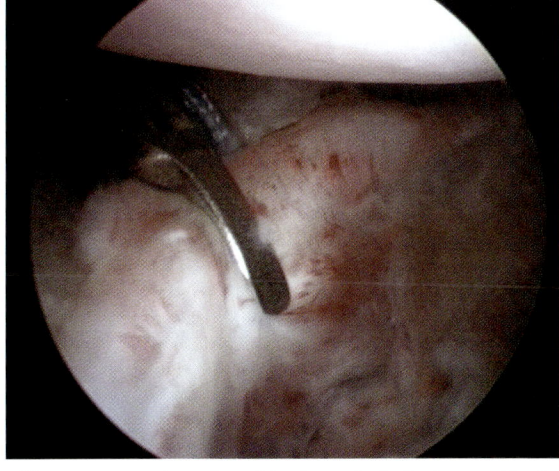

Abb. 8.42. Von dorsal positionierte Fadenholzange (Arthrex), welche die Kapsel auf das Glenoid reponiert. Wichtig ist die Rotation der Zange um 180°, damit die Zange bequem ventrales Kapselgewebe greifen kann

8.5 Sidewinder-Technik

W. NEBELUNG

Prinzip:
2-Schritt-Technik
Zugänge:
3 (dorsaler und anteriorer Arbeitszugang, anterosuperiores Arthroskopieportal)
Implantate:
Nahtanker (2,4-mm-Fastak, Arthrex) oder Mini-Corcscrew (Arthrex) oder ähnlicher, resorbierbarer Nahtanker (Biofastak, Arthrex) oder ähnliche
Fäden:
Ethibond Nr. 2, nichtresorbierbar, geflochten
Instrumente:
2 Arbeitskanülen, 2 Wechselstäbe, kleine Fadenholzange, Sidewinder-Zange 45° (Arthrex), beliebige Knotenschieber

Zunächst erfolgen die Punktion des Schultergelenks von dorsal sowie die diagnostische Arthroskopie. Anschließend werden ein ventraler Arbeitszugang und der suprabizipitale Arthroskopiezugang angelegt. Nach Umstecken des Arthroskops ist der ventrale Pfannenrand gut beurteilbar, die Labrum-Kapsel-Verhältnisse erlauben ein befundorientiertes operatives Vorgehen.

Die Sidewinder-Technik verwendet neben dem ventrosuperioren Arthroskopieportal den dorsalen Zugang, der zur Punktion des Schultergelenks benutzt wurde. Der zur Sicherung des Zugangswegs benutzte Wechselstab wird als Führung zum Eindrehen einer 6,5-mm-Kanüle benutzt. Zur Labrumrekonstruktion sind damit ein posteriorer und ein ventraler Arbeitszugang verfügbar.

Zunächst erfolgt das Anfrischen des Glenoids in der oben dargestellten Technik. Da die zweite Arbeitskanüle einen zusätzlichen Instrumentenzugang von dorsal erlaubt, kann die Mobilität des Labrum-Kapsel-Komplexes durch das Einsetzen der kleinen Fadenholzange (Arthrex) durch die posteriore Kanüle geprüft werden (Abb. 8.42). Die Zange muss vorsichtig am Humeruskopf kranial vorbei geführt werden, zur Kontrolle kann mit dem Arthroskop die Kanüle eingestellt werden. Erreicht die Zange den ventralen Kapselbereich, dann sollte sie durch den Operateur um 180° rotiert werden, so dass die nach medial öffnenden Branchen den kapsuloligamentären Komplex nicht zu kurz fassen. Unter manuellem Zug kann die Verschieblichkeit des Labrum-Kapsel-Komplexes geprüft und eine Probereposition auf der Glenoidkante vorgenommen werden.

In schwierigen Fällen empfiehlt sich das Einsetzen eines Zug- oder Kletterfadens, der unter Zug gebracht wird und eine weitergehende Mobilisation zulässt (Abb. 8.43). Besonders ältere Bankart-4-Läsionen (mit ossärem Fragment) oder kapsuläre Instabilitäten können mit diesem Manöver gut mobilisiert werden.

Das Prinzip der eigentlichen Weichteilrefixation basiert auf der 2-Schritt-Technik. Zunächst erfolgt die Nahtankerapplikation relativ weit anteroinferior, etwa bei 4–5 Uhr. Ideal sind relativ kleine, selbstzentrierende und -schneidende Anker, die sich trotz ei-

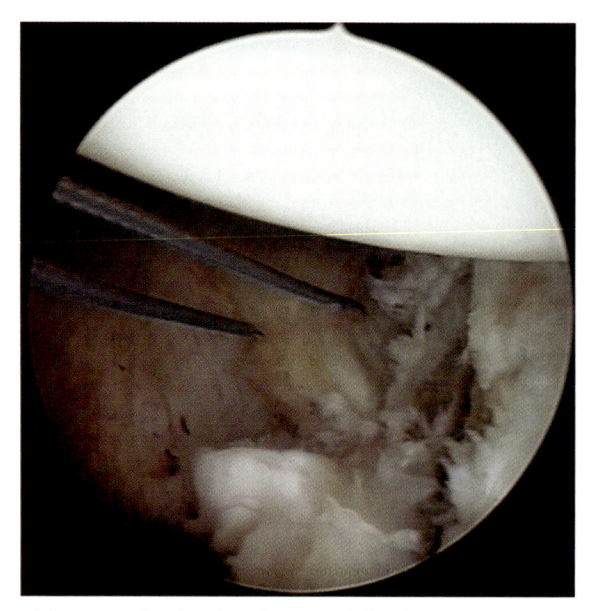

Abb. 8.43. Ein eingebrachter Zugfaden kann zur Testung und Unterstützung der Mobilisation des Labrum-Kapsel-Komplexes verwendet werden

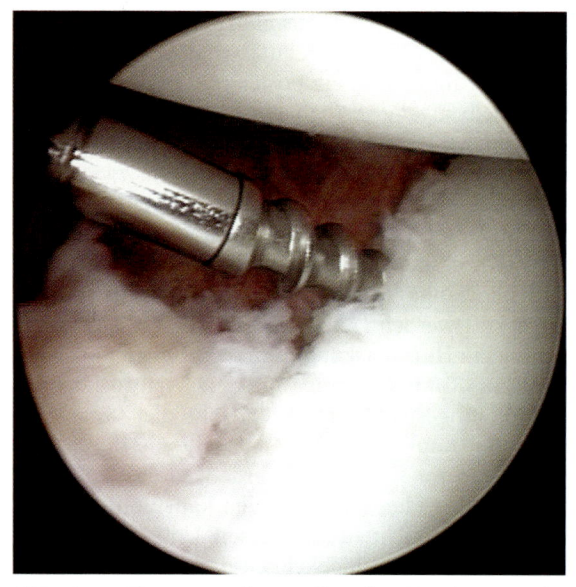

Abb. 8.44. Einsetzen eines selbstschneidenden Fastak-Nahtankers in der 5-Uhr-Position

ner leicht tangentialen Applikationsrichtung sicher im Glenoid verankern (Abb. 8.44). Anschließend werden beide Fäden mit einer kleinen Fadenholzange vom ventralen über das dorsale Portal herausgezogen.

Die eigentliche Perforation des Labrum-Kapsel-Komplexes erfolgt mit dem Sidewinder (Abb. 8.45a). Dieses Instrument erinnert an einen miniaturisierten Overholt-Dissektor, der durch seine schlanke Form die Perforation von Weichteilen erlaubt und dessen Branchen das Greifen von Fäden ermöglichen.

Zum Anspannen des zu perforierenden Labrum-Kapsel-Komplexes stehen 2 Möglichkeiten zur Verfügung. Meist reicht die schon zur Testung der Mobilität des Labrums von dorsal eingesetzte kleine Fadenholzange aus, bei Problemen kann ein Kletterfaden von ventral eingebracht werden. Unter Anspannung durch die dorsale Zange oder den Zug des ventral ausgeleiteten Kletterfadens kann der Sidewinder nun fast beliebig unter direkter visueller Kontrolle den Labrum-Kapsel-Komplex von medial nach lateral, also zum Gelenkspalt hin, perforieren (Abb. 8.45b). Der Operateur kann durch eine leichte Rotation mit der Spitze des Instrumentes das Labrum oder die Kapsel perforieren und Kapselgewebe in beliebigem Umfang aufladen (45c,d). Zwei Vorteile bestehen gegenüber dem Perforationsmechanismus mit gebogenen Nadeln:

- Der Sidewinder verbiegt sich nicht durch die tangentiale Krafteinwirkung des Operateurs beim Manipulieren zur Kapselperforation.
- Die stumpfe Spitze der beiden Branchen erlaubt das Tasten und das Gleiten am knöchernen Glenoidrand.

Die sichtbaren Branchen der Sidewinder-Zange können nun geöffnet werden, und das Ende eines dorsal ausgeleiteten Fadens kann mit der Fadenholzange von dorsal in die geöffneten Branchen transportiert werden (Abb. 8.46). Durch Schließen der Zange wird der Faden gefasst, durch den Labrum-Kapsel-Komplex transportiert und nach ventral ausgeleitet.

> **Tipps und Tricks**
>
> Damit die Sidewinder-Zange den Faden beim Transport durch die Weichteile nicht verliert, muss das Fadenende parallel der Branchen gefasst werden (Abb. 8.46).

Anschließend erfolgt die erneute Perforation des Labrum-Kapsel-Komplexes, wobei jetzt zur zusätzlichen Reposition der erste, schon durch die Kapsel transportierte Faden genutzt werden kann. Das zweite Fadenende wird nach dem gleichen Prinzip durch den Labrum-Kapsel-Komplex transportiert, so dass eine Horizontalnaht entsteht, die gelenkseitig Kapselgewebe im Sinne eines „Neolabrum" aufwulstet (Abb. 8.47). Das Manöver wird mehrmals (meist dreimal) wiederholt, so dass am Ende des Eingriffs das IGHL sich in der Art einer gespannten Hängematte zum ventralen Glenoidrand ausbreitet (Abb. 8.48).

Da die Reposition mitunter etwas unter Spannung steht, verwenden wir zuerst einen chirurgischen Knoten, der nicht zurückrutscht. Danach folgen 2–3 halbe Schläge, die mit einem beliebigen Knotenschieber in das Gelenk gebracht werden können.

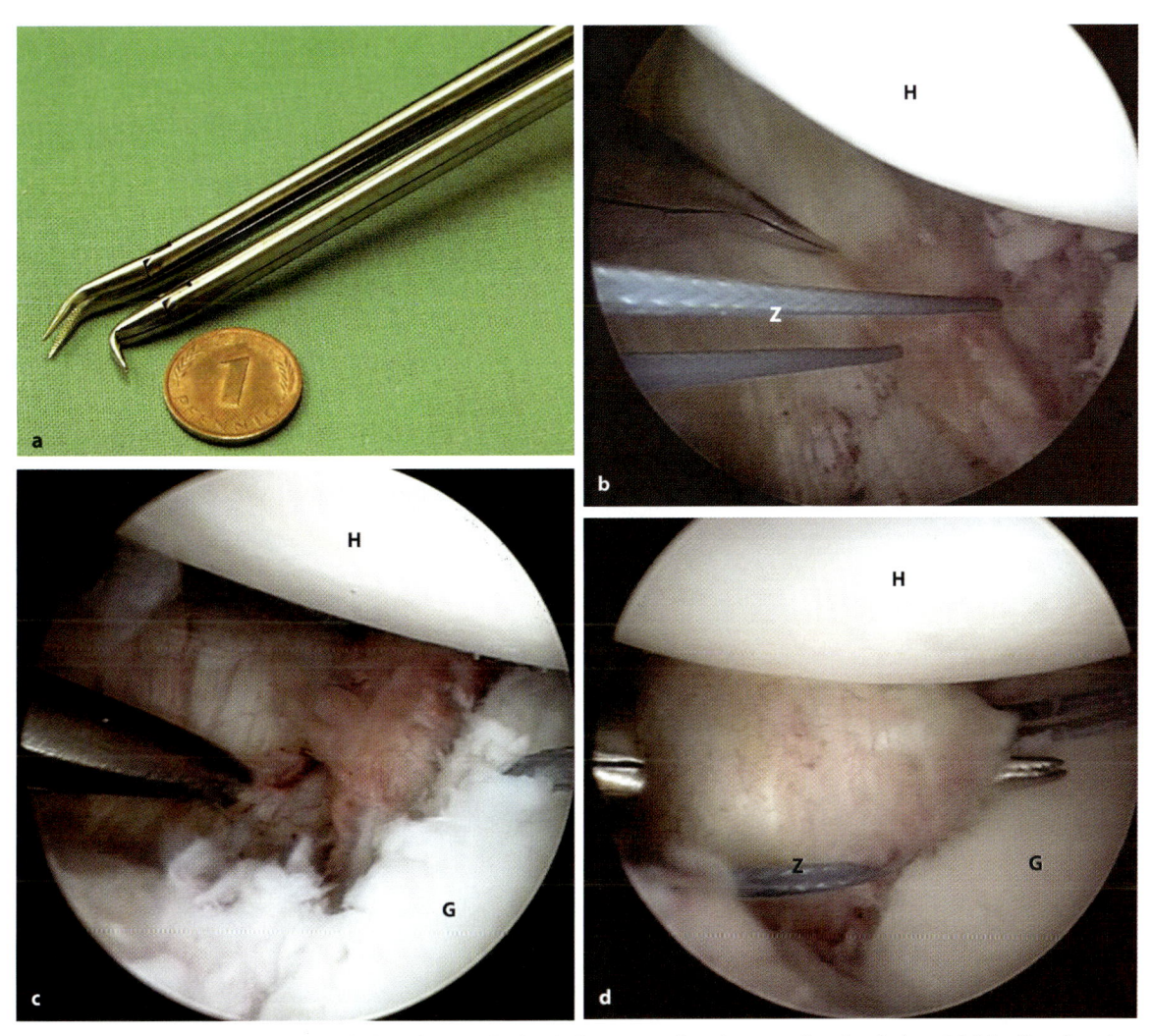

Abb. 8.45. Miniaturisierte abgewinkelte Klemme (Sidewinder, Fa. Arthrex) zur arthroskopischen Weichteilperforation (**a**), unter leichter Spannung eines Zugfadens kann der optimale Perforationspunkt ausgesucht werden (**b**), Perforation (**c**) und Identifikation der Spitze des Instruments im Gelenk (**d**) *H* Humeruskopf, *G* Glenoid, *F* Fixationsfaden

> **Tipps und Tricks**
>
> Eine dorsal eingesetzte Fadenholzange, welche die Kapsel nach kranial zieht, vermindert den Kraftaufwand zum Knotenschieben, jedoch muss nach dem ersten Knoten die Zange gelöst und unbedingt ein Luftknoten ausgeschlossen werden.

Mitunter sind die Kapselanteile, die dem medialen glenohumeralen Band entsprechen, nach mehreren Luxationen unverschieblich auf der Subskapularisfaszie fixiert. In diesen Fällen kann die arthroskopische Trennung der Schichten erfolgen, was anschlie-

Abb. 8.46. Nach Perforation der Kapsel kann mit einer von dorsal eingesetzten Fadenholzange das Ende eines Fadens in die geöffneten Branchen der Sidewinder-Zange übergeben werden

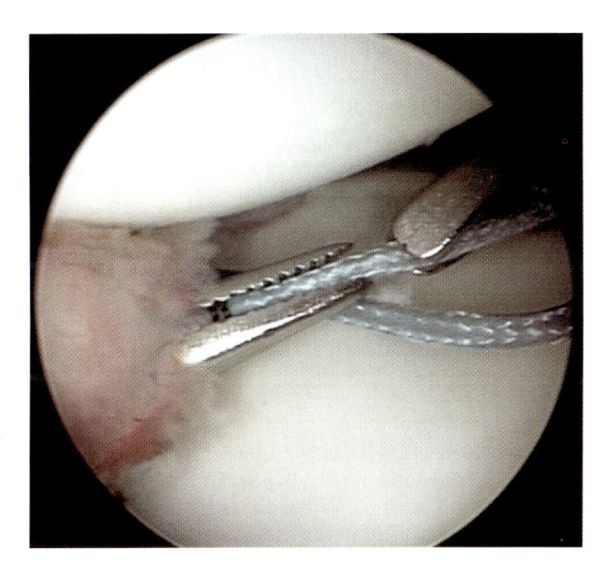

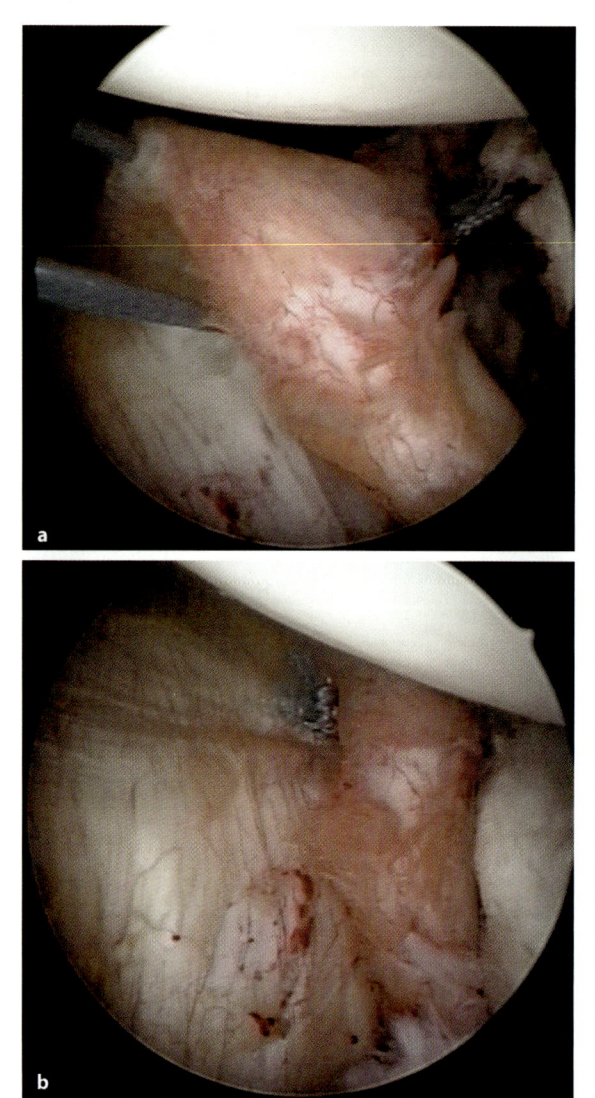

Abb. 8.47. Zustand nach zweimaliger Perforation des IGHL (**a**); nach Verknoten der beiden Fadenpaare wird der Kapsel-Labrum-Komplex auf das inferiore Glenoid, hier etwa in 5-Uhr-Position, reponiert (**b**)

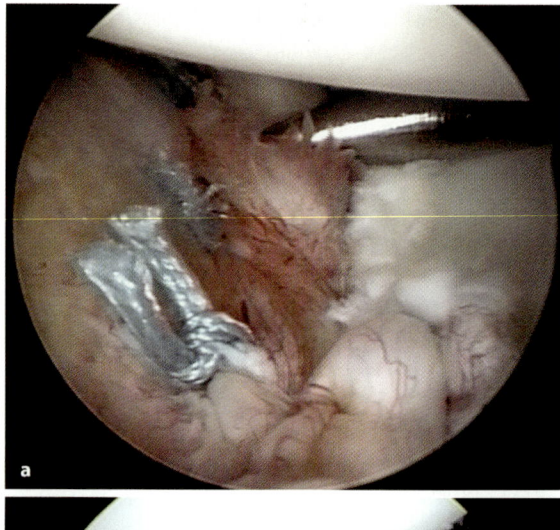

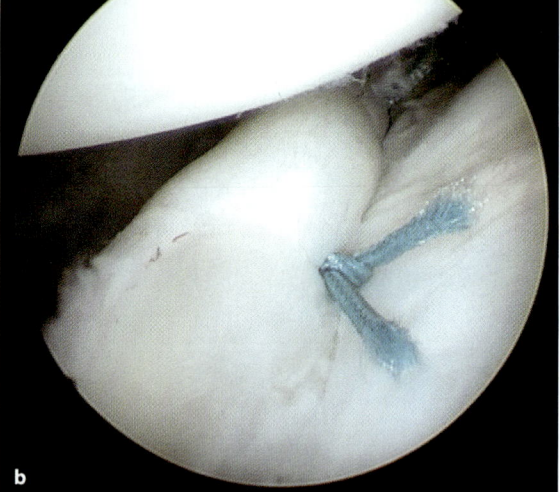

Abb. 8.48a,b. Zustand nach Einsetzen von 3 Nahtankern mit Anlage von entsprechenden Horizontalnähten. Das Arthroskop schaut von ventral oben auf das anteriore Glenoid herab. Raffung und glenoidale Reinsertion des gesamten ventralen Kapsel-Labrum-Komplexes (**a**), durch die Verwendung von Horizontalnähten entsteht ein Neolabrum (**b**)

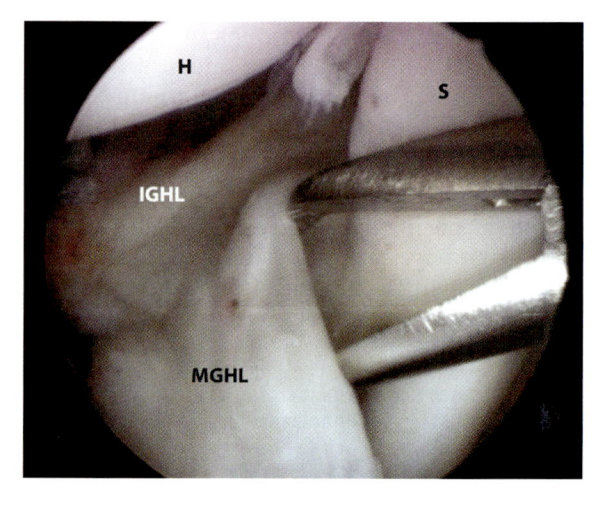

ßend eine Reinsertion der Kapsel am Glenoid erleichtert. Das Arthroskop im superobizipitalen Zugang sollte etwas zurückgezogen werden, so dass die Subskapularissehne dargestellt wird. Mit einer schlanken arthroskopischen Kapselschere oder dem Arthrocare werden zunächst scharf beide Schichten getrennt, anschließend wird mit dem 45°-Sidewinder eingegangen und durch das Öffnen der Branchen der glenohumerale Bandapparat von der Subskapularissehne getrennt (Abb. 8.49).

Abb. 8.49. Zusätzliche Mobilisierung der Kapsel im Bereich des mittleren glenohumeralen Bandes. Im mittleren Bereich des Glenoids können die Fäden dadurch auch extrakapsulär gelegt werden *H* Humeruskopf, *S* Subskapularissehne

Mit der Sidewinder-Technik (Abb. 8.50) gelingt ein fast beliebiges Ausmaß an Verkürzung der ventroinferioren Gelenkkapsel. Die Technik erweitert die Indikation zur arthroskopischen Schultergelenkstabilisierung; liegen Kapselläsionen des ventralen Glenoids vor, sind Kontraindikationen lediglich in insuffizienten Materialeigenschaften der Kapsel zu sehen. Problematisch kann das Ausmaß der angestrebten Kapselverkürzung sein; wir versuchen intraoperativ, etwa eine ventrale Kapselanspannung knapp über dem Normalbefund anzustreben.

8.6
Arthroskopische Schulterstabilisierung mit resorbierbaren Panalok-Ankern

F. HOFFMANN

Prinzip:
2-Schritt-Technik
Zugänge:
2 (anteriorer Arbeitszugang, dorsales Arthroskopieportal)
Implantate:
Resorbierbarer Nahtanker Panalok (Mitek)
Fäden:
Panacryl #2 (resorbierbar, geflochten), auch andere Fäden sind verwendbar
Instrumente:
Arbeitskanüle 8,5 mm, Spezialbohrer mit Tiefenanschlag 3,2 mm (Mitek), Fadenführungsinstrument mit verschiedenen Biegungen (Mitek), alternativ Shuttle relay suture passer (Linvatec) oder Birdbeak (Arthrex), Knotenschieber

8.6.1
Lagerung und Zugänge

Wir bevorzugen für diese Operation die „Strandstuhlposition" (Beach-chair-Position), aber auch die Seitlagerung des Patienten ist gut möglich. Nach Anzeichnen der Landmarken (Spina scapulae mit dem Akromion, laterales Klavikulaende mit dem AC-Gelenk, Processus coracoideus und Lig. coracoacromiale) wird das Arthroskop durch den posterioren Standardzugang ins Gelenk eingebracht (2 cm medial des lateralen Angulus der Skapula und 2 cm inferior der Spina). Es folgt ein diagnostischer Rundgang mit Darstellung des Labrums und der glenohumeralen Ligamente. Unter arthroskopischer Sicht wird die ventrale, dorsale und inferiore Translation des Humeruskopfes geprüft und die Stabilität beurteilt.
Findet sich eine Perthes-Bankart- oder eine Avulsionsläsion (ALPSA-Läsion), wird der anteriore Arbeitszugang angelegt [4]. Dazu wird die Inzisionsstelle lateral der Spitze des Processus coracoideus mit einer Kanüle aufgesucht. Im Gelenk sollte dieser Zugang kranial des Oberrandes der Sehne des M. subscapularis in Höhe der Glenoidebene gelegen sein (Abb. 8.51). Mit Hilfe eines Trokars wird eine wiederverwendbare 8,5-mm-Arbeitskanüle platziert, auf die ein Dichtungsring aufgesetzt wird. Falls von dorsal mit dem Arthroskop keine genügende Übersicht auf den ventralen Skapulahals besteht, wird eine zweite Arbeitskanüle mit Dichtung in der anterosuperioren Porta platziert.

8.6.2
Mobilisation

Mit einem Bananenmesser in der anteroinferioren Porta wird bei Vorliegen einer ALPSA-Läsion das in Fehlstellung am Skapulahals verheilte Labrum mit den glenohumeralen Ligamenten abgelöst und mit dem Raspatorium nach medial mobilisiert.

> **Tipps und Tricks**
>
> Bei Verwendung der Hakenelektrode eines elektrothermischen Resektionsgeräts (z. B. Vapr, Mitek-Ethicon, Norderstedt) können Blutungen aus den abgelösten Weichteilen vermieden werden.

Auch bei einer Perthes-Bankart-Läsion wird der Labrum-Ligament-Komplex nach medial und kaudal etwas weiter abgelöst, damit eine spätere Straffung nach kranial möglich ist. Mit Hilfe der Motorfräse oder eines aggressiven Cutters muss nun der Skapulahals bis zum Auftreten von frischen Blutungen aus dem Knochen angefrischt werden.

> **Tipps und Tricks**
>
> Mit gebogenen Schneideblättern kann der Skapulahals bis 6 Uhr hinunter angefrischt werden, ohne einen Zugang durch den M. subscapularis zu benutzen.

8.6.3
Präparation der Bohrlöcher für die Nahtanker

Anschließend wird die Bohrhülse unmittelbar an der Knorpel-Knochen-Grenze des anterioren Glenoids aufgesetzt, wobei das am weitesten kaudal lokalisierte Bohrloch einer rechten Schulter etwa bei 5 Uhr liegen sollte (Abb. 8.52). Der 3,2-mm-Bohrer weist eine Tiefenbegrenzung auf, so dass damit der glenoidale

a

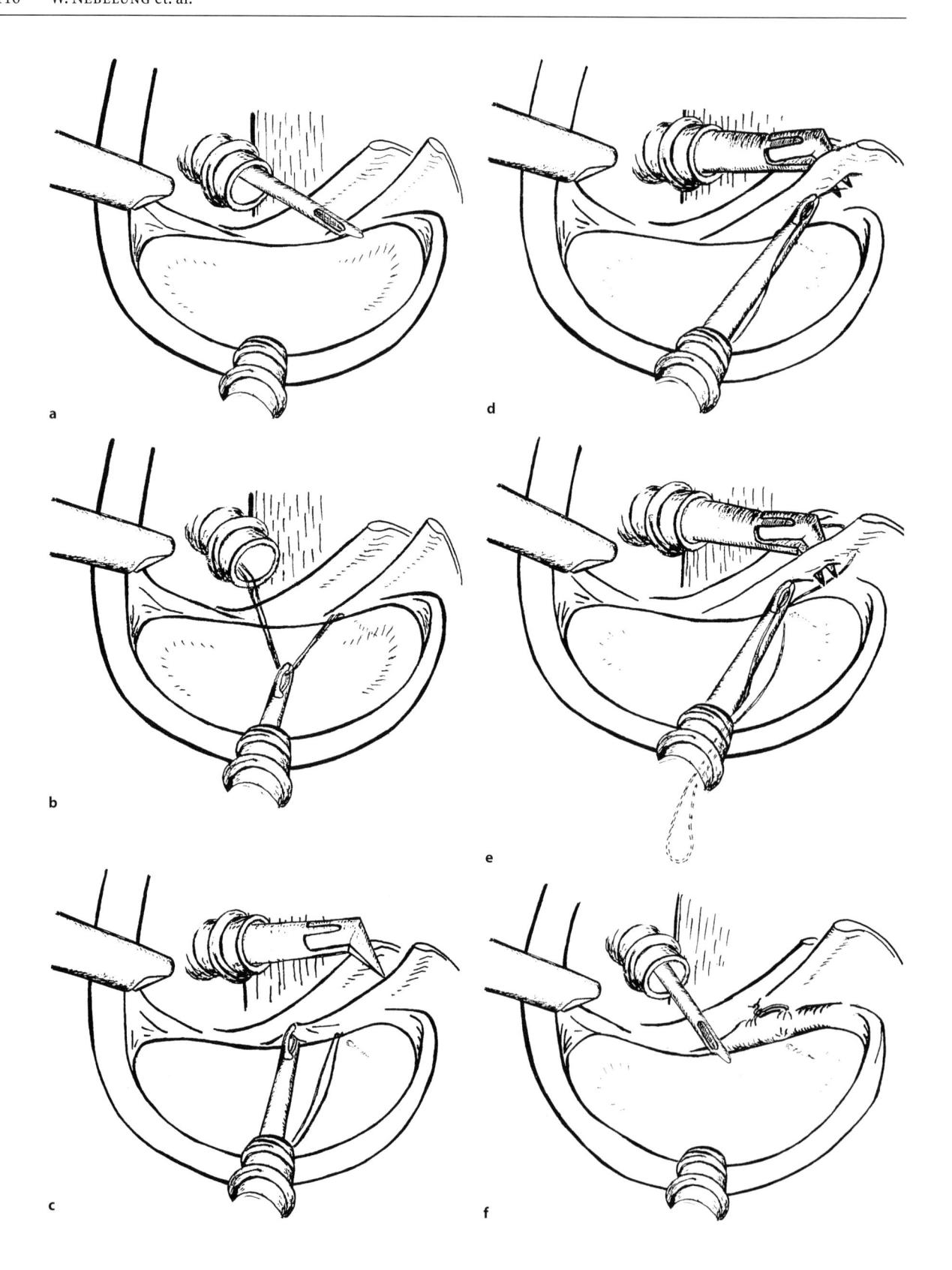

b

c

d

e

f

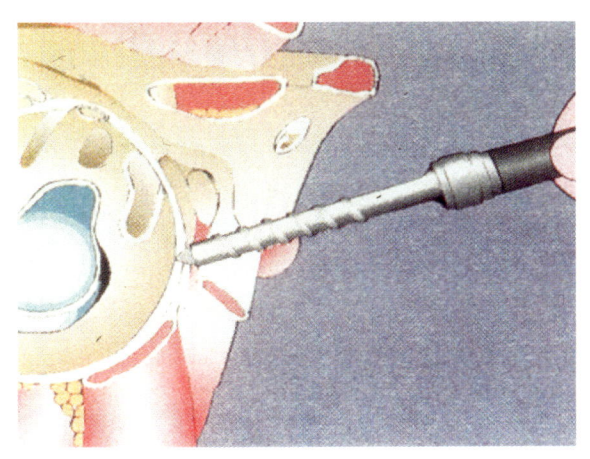

Abb. 8.51. Platzierung der 8,5-mm-Arbeitskanüle im anteroinferioren Zugang kranial des Oberrands der Sehne des M. subscapularis

Knochen nicht nach dorsal perforiert werden kann. Danach werden in gleicher Weise die restlichen, blind endenden Bohrtunnel angelegt, wobei in der Regel 2–3 Bohrlöcher ausreichend sind. Reicht die Bankart-Läsion nahe an den Bizepssehnenanker heran, müssen 4 Anker zur Refixation des Labrums eingebracht werden. Mit Hilfe des Kopfraumfräsers werden die Kanten der Bohrtunnel abgeschrägt.

Tipps und Tricks

Mit Hilfe eines „Punches" kann der Eingang des Bohrloches etwas erweitert werden, damit das Bohrloch beim Setzen des Ankers leichter wieder aufgefunden werden kann.

8.6.4
Fadentransport durch das Labrum

Nach Entfernung des Bohrmehls mit einem Shaver wird durch die anteriore Arbeitskanüle das Fadenführungsinstrument ins Gelenk geschoben. Mit seiner Spitze (30°-, 60°- und 90°-Ansätze sind verfügbar) wird das Labrum möglichst weit kaudal perforiert, so dass es später beim Knüpfen der Naht nach kranial gestrafft werden kann (Abb. 8.53).

Da der langsam resorbierbare Faden der Stärke 2 (Panacryl, Mitek-Ehticon, Norderstedt) nicht durch das Fadenführungsinstrument geschoben werden kann, muss für diesen Schritt ein Hilfsmittel verwendet werden. Es handelt sich um einen „shuttle relay suture passer" (Linvatec Deutschland, Trebur), ein mit einer Kunststoffhülle überzogener steifer Metallfaden mit einer Öse in der Mitte. Das Fadenführungsinstrument wird entfernt, der geflochtene Faden in die Öse des Shuttle relay suture passers eingelegt und durch das Labrum gezogen (Abb. 8.54). Das dem Glenoid näher gelegene Fadenende wird durch das Fadenloch des resorbierbaren Nahtankers gezogen (Abb. 8.55). Damit ist der Fadentransport des definitiven Fixationsfadens abgeschlossen.

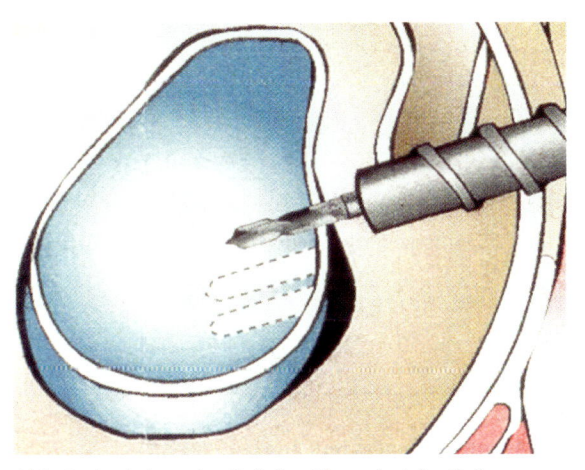

Abb. 8.52. Anlage der Bohrkanäle, wobei der Bohrer etwa 25° nach medial gekippt werden muss, damit der Gelenkknorpel nicht verletzt wird

Abb. 8.50a–f. Schematische Darstellung der Sidewinder-Technik, hier mit der Blickrichtung von dorsal. Das Arthroskop befindet sich im anterosuperioren Zugang. Zunächst erfolgt das Einsetzen eines Nahtankers, hier mir Bohrhülse (Spear) in das anteroinferiore Glenoid (**a**), dann Ausleiten der Fäden nach dorsal (**b**), Reposition des Labrums durch eine posterior eingesetzte Fadenholzange und Perforation des Kapsel-Labrum-Komplexes mit dem Sidewinder (**c**), Übergabe eines Fadenendes mit der Fadenholzange in die Branchen des Sidewinders (**d**). Dann Wiederholung des Manövers (**e**) und Herabschieben der Knoten (**f**) (Quelle: Arthroscopy 17 (2001) 4.–426–9)

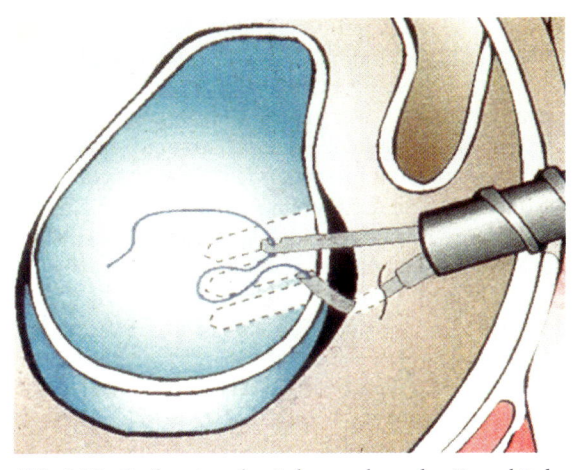

Abb. 8.53. Perforation des Labrums bzw. des Kapsel-Labrum-Komplexes mit dem Nahthaken möglichst weit kaudal

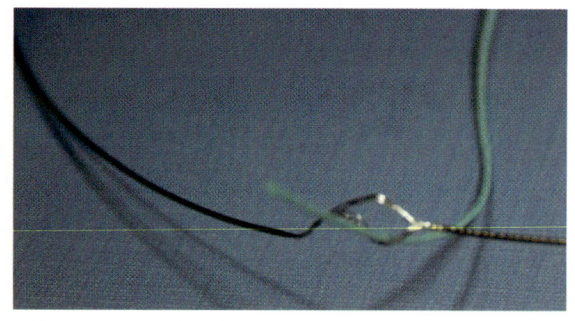

Abb. 8.54. „Shuttle relay suture passer" zum Transport geflochtener Fäden durch das Labrum

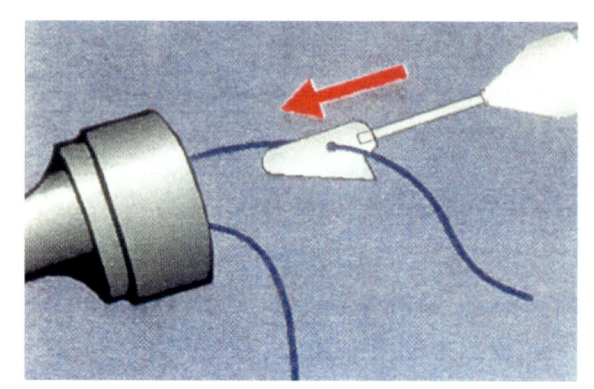

Abb. 8.55. Durchzug des geflochtenen Fadens durch die Ankeröse

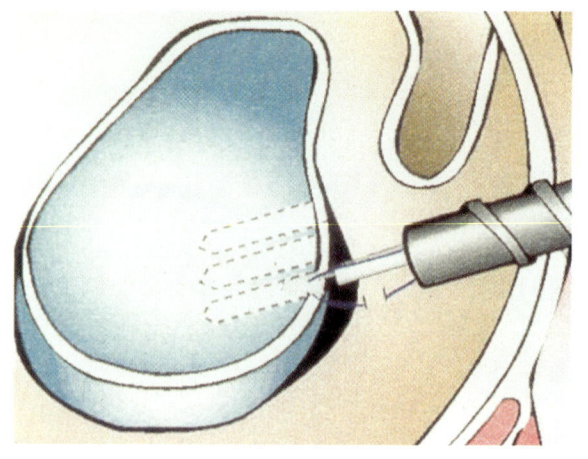

Abb. 8.56. Versenken des Panalok-Ankers im Bohrkanal mit Hilfe des Setzgerätes

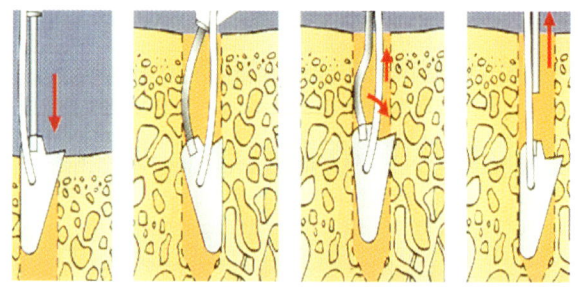

Abb. 8.57. Mechanismus der Verankerung des Panaloks im Bohrtunnel

8.6.5
Einsetzen des Ankers und Knotenfixation

Mit dem vorgefertigten, am Nahtanker befestigten Setzgerät wird der Nahtanker anschließend bis zum Anschlag des verbreiterten Anteils des Setzgeräts im Glenoid versenkt. Es muss immer mit dem am weitesten kaudal zu positionierenden Anker begonnen werden (Abb. 8.56). Beim Einsetzen des Panalok-Ankers neigt sich dieser um etwa 20°, damit der Stabilisierungskeil des Ankers in die Bohrung passt. Durch kurzes Herausziehen des Setzinstruments richtet sich der Anker in seine ursprüngliche Form wieder auf. Da auf der Höhe des Stabilisierungskeils der Durchmesser größer ist als der Bohrlochdurchmesser, wird der Stabilisierungskeil in der Spongiosa arretiert.

Anschließend muss das Setzinstrument ruckartig herausgezogen werden (Abb. 8.57). Durch Zug an den beiden Enden des Fadens wird sichergestellt, dass der Anker stabil im Knochen fixiert ist. Ein außerhalb des Gelenks vorgelegter Rutschknoten (Fischerknoten) wird mit dem Knotenschieber ins Gelenk transportiert (Abb. 8.58). Zwei gegenläufige einfache Knoten vervollständigen die Naht (Abb. 8.59).

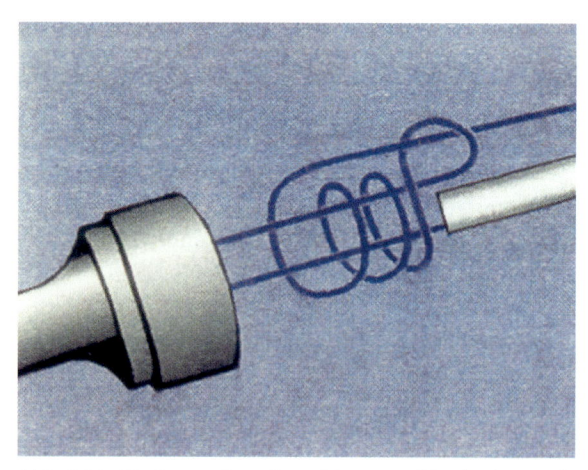

Abb. 8.58. Vorlegen eines Rutschknotens (Fischerknoten). Dazu werden die beiden Fadenenden parallel zwischen Daumen und Zeigefinger gehalten. Ein Fadenende wird zu einer Schlinge gelegt und dann rückläufig dreimal um beide Anteile des Fadenpaares geschlungen. Das freie Ende dieses Fadens wird dann wieder durch die vorgelegte Schlinge gezogen. Durch Zug am gerade verlaufenden Faden kann der Knoten durch die Arbeitskanüle geschoben werden

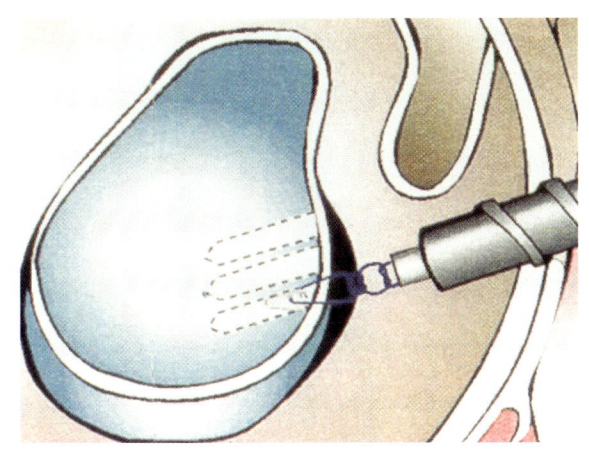

Abb. 8.59. Transport des Knotens ins Gelenk mit dem Knotenschieber

Tipps und Tricks

Beide Fäden des am weitesten kaudal eingesetzten Ankers werden mittels Shuttle durch das Labrum transportiert, so dass der Knoten dieser Matratzennaht das Labrum breitflächig am angefrischten Skapulahals fixiert.

Die überstehenden Fäden werden danach mit dem Fadenschneider durchtrennt. Der gleiche Vorgang muss anschließend entsprechend der Anzahl der verwendeten Anker wiederholt werden. Beim Knüpfen der Naht wird der angelegte Oberarm in 30°-Außenrotation gehalten, um nicht eine zu starke Raffung des Kapsel-Ligament-Komplexes zu bewirken.

8.6.6
Nachbehandlung

Der Arm wird in einer Ultrasling-Bandage für 4 Wochen ruhig gestellt (Medi, Bayreuth). Die Bandage darf zur Körperpflege und zu täglichen Pendelübungen abgenommen werden. Es sind geführte Bewegungen bis 40° Abduktion und 70° Flexion in Innenrotation erlaubt. Nach der 4. Woche wird die Schulter freigegeben, wobei allerdings noch nicht die Außenrotation geübt werden darf. Dies ist erst nach der 6. Woche der Fall. Schultersportarten sollten frühestens nach 4 Monaten und Kampfsportarten nach 6–12 Monaten betrieben werden.

8.6.7
Resümee

Die Indikation für diesen Eingriff ist die posttraumatische anteriore oder anteroinferiore Schulterinstabilität beim Vorliegen einer Perthes-Bankart- oder ALPSA-Läsion (*a*nterior *l*abroligamentous *p*eriostal *s*leeve *a*vulsion) mit noch gut erhaltenem Labrum und glenohumeralen Ligamenten [1, 4, 5]. Bereits bei der Erstluxation kommt es vor Ausbildung einer Perthes-Bankart-Läsion zu einer Elongation der glenohumeralen Ligamente, die bei nachfolgenden Reluxationen immer mehr zunimmt [2]. Nach unseren Erfahrungen ist deshalb eine arthroskopische Schulterstabilisation mit Nahtankern nach der fünften Luxation in der Regel nicht mehr aussichtsreich [3]. Weitere Kontraindikationen sind die multidirektionale Instabilität, der Knochenverlust am ventralen Glenoidrand und die Ablösung der glenohumeralen Ligamente im Bereich der humeralen Insertion (HAGL-Läsion).

Literatur

1. Bankart ASB (1923) Recurrent or habituel dislocation of the shoulder joint. BMJ 2: 1123–1133
2. Bigliani LU, Pollock RG, Soslowsky LJ, Flatow EL, Pawluk RJ, Mow VC (1992) Tensile properties of the inferior glenohumeral ligament. J Orthop Res 10: 187–197
3. Hoffmann F, Reif G (1995) Arthroscopic shoulder stabilization using Mitek anchors. Knee Surg Sports Traumatol Arthrosc 3: 50–54
4. Neviaser TJ (1993) The anterior labroligamentous periostal sleeve avulsion lesion: a cause of anterior instability of the shoulder. Arthroscopy 9: 17–19
5. Perthes G (1906) Über Operationen bei habitueller Schulterluxation. Dtsch Z Chir 85: 199–227
6. Wolf EM (1989) Anterior portals in shoulder arthroscopy. Arthroscopy 5: 201–208

8.7
Schulterstabilisierung mit dem Suretac

W. Birkner

Prinzip:
1-Schritt-Technik
Zugänge:
2 oder 3 (dorsales Arthroskopieportal, anteriorer Arbeitszugang und fakultativ anteroinferiorer „Slalomzugang")
Implantate:
resorbierbare Dübel zur Weichteilfixation, 6 oder 8 mm, PGA (Smith-Nephew/Acufex, USA)
Fäden:
keine
Instrumente:
Acufex-Instrumentarium mit Bohrern 6 mm und 8 mm mit Spickdrähten, Imbusschlüssel, Rad, Einschläger, Spezialtrokar für extrakapsuläre Technik, Bankart-Raspatorium, kanülierte Bohrmaschine, Arbeitskanüle

Im Jahre 1991 wurde von Warner und Warren die Verwendung des Suretac (Smith-Nephew/Acufex, USA) zur arthroskopischen Schulterstabilisierung erstmals beschrieben [1]. Beim Suretac handelt es sich um ein resorbierbares Implantat zur Weichteilfixation aus Polygluconat, das ein Kopolymer von Polyglycolsäure und Trimethylkarbonat ist (Abb. 8.60). Die Resorptionszeit des Implantats beträgt 6 Wochen bis 6 Monate. Bei der Aufklärung für die entsprechende schulterstabilisierende Operation bezeichnen wir den Suretac gegenüber den Patienten mitunter als „Zuckerdübel", da dies erfahrungsgemäß ein sehr einprägsamer Name ist.

8.7.1
Operationsprinzip

Mit einem kanülierten Bohrer wird ein Loch an gewünschter Stelle ins Glenoid vorgebohrt. Dann wird über den liegenden Spickdraht das kanülierte Implantat eingeschlagen. Der Kopf des Suretacs reponiert bis zur Resorption den Labrum-Kapsel-Komplex an der gewünschten Position am ventralen Glenoid.

Prinzipiell sind 2 Techniken zur Anwendung des Suretac bei schulterstabilisierenden Eingriffen möglich. Einerseits ist das die intrakapsuläre Technik zur Labrumrefixation, andererseits kann mit der extrakapsulären Applikationstechnik eine Kapselrefixation am Glenoid erreicht werden.

Bei der intrakapsulären Technik wird mit dem Suretac an gewünschter Stelle das Labrum am Glenoid etwa zwischen 1 und 4 Uhr fixiert [2]. Das nietenförmige Implantat, der „Tac", wird über eine Arbeitskanüle unter ständiger arthroskopischer Sicht eingebracht.

Bei der extrakapsulären Technik wird die Kapsel am kaudalen Glenoid (4–5.30 Uhr) über einen zusätzlichen tiefen vorderen Zugang mit speziellem Trokar eingebracht [3]. Der Kopf des Suretac kann bei Anwendung dieser Technik arthroskopisch nicht dargestellt werden, da er extrakapsulär liegt.

Das resorbierbare Implantat ist als 6-mm-Tac und als 8-mm-Tac I und 8-mm-Tac II erhältlich (Abb. 8.60), die Unterscheidung der Implantate ist am leichtesten über den Spickdrahtdurchmesser möglich (Abb. 8.61). Für die reine Labrumrefixation ist der 6-mm-Tac geeignet, für die extrakapsuläre Technik sollte unbedingt der Suretac II mit Spikes verwendet werden.

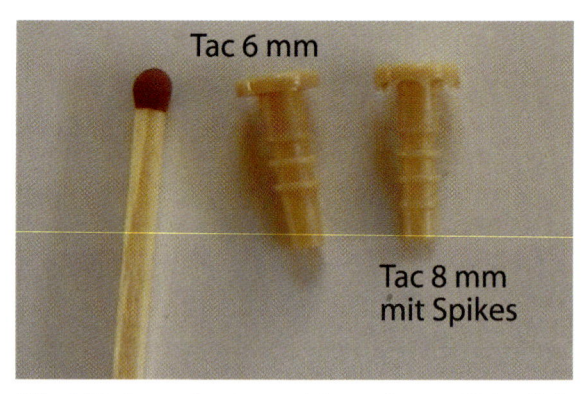

Abb. 8.60. 6-mm-Suretac und 8-mm-Suretac II im Größenvergleich mit einem Streichholz

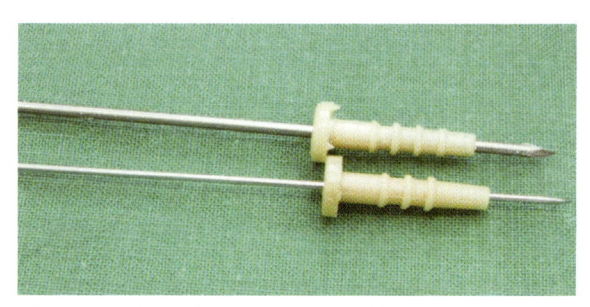

Abb. 8.61. Ein wichtiger Unterschied beider Implantate ist der unterschiedliche Spickdrahtdurchmesser. Der 6-mm-Dübel (*unten*) benötigt einen 1,2 mm und der 8-mm-Dübel (*oben*) einen 1,7 mm starken Spickdraht. Der Suretac II besitzt zusätzlich einen gezahnten Kopf

8.7.2
Operationstechnik

Der Eingriff erfolgt an unserer Klinik routinemäßig in der Beach-chair-Position, ist prinzipiell aber auch in Seitenlagerung durchführbar. Die Operation kann

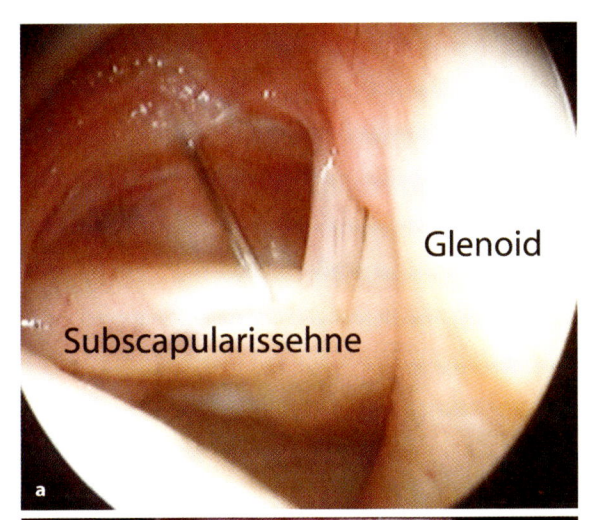

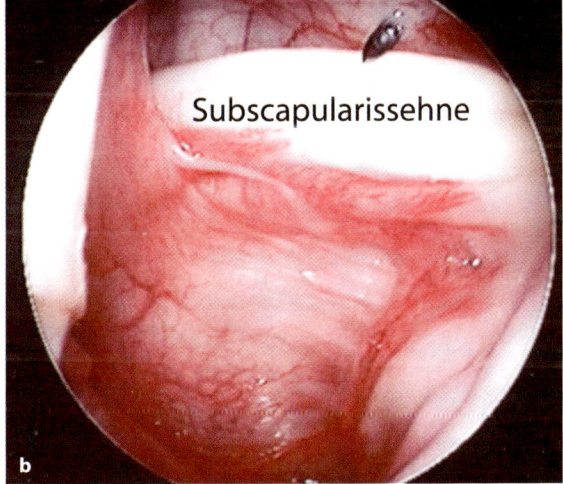

Abb. 8.62a,b. Anlage des Arbeitszugangs. Zunächst Aufsuchen des gewünschten Eintrittspunktes mit einer Nadel (**a**), der Zugang sollte nicht zu dicht oberhalb der Subskapularissehne liegen (**b**)

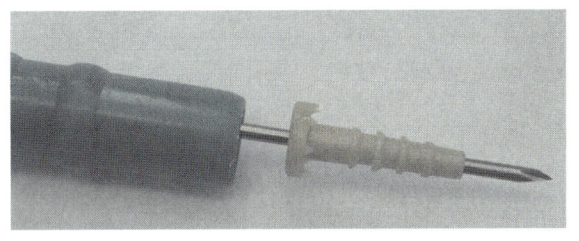

Abb. 8.63. Die Arbeitskanüle sollte einen genügend großem Innendurchmesser (8 mm) besitzen, damit das Implantat ungehindert eingebracht werden kann

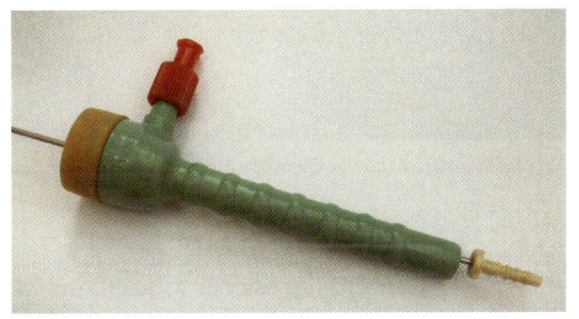

Abb. 8.64. Ein seitlicher Abfluss erleichtert das kurzfristige Spülen und ist bei leichten Blutungen zur Besserung der Sicht hilfreich

mit einem Assistenten oder auch mit einer erfahrenen OP-Schwester allein durchgeführt werden. Eine Ellenbogenhalterung kann verwendet werden, ist aber nicht obligat.

Bei der Narkoseuntersuchung muss das Ausmaß der Instabilität beurteilt werden. Je instabiler die Schulter und je höher die Anzahl der Luxationen, umso eher ist das extrakapsuläre Vorgehen zu verwenden. Die extrakapsuläre Technik ist allerdings aufwendiger und eindeutig schwieriger als die rein intrakapsuläre Technik.

Die ersten Schritte der Zugangsanlage und Knochenanfrischung sind in beiden Techniken identisch.

Diagnostik und Zugänge. Nach Anlage eines dorsalen Standardzugangs erfolgt die diagnostische Arthroskopie zur Bestätigung der klinischen Diagnose, der Beurteilung der Kapsel-Labrum-Pathologie und einer eventuellen Hill-Sachs-Läsion. Nach dem Ausschluss weiterer Begleitverletzungen fällt die Entscheidung, ob ein rein intrakapsuläres Vorgehen, ein rein extrakapsuläres Vorgehen oder die Kombination aus beiden Verfahren durchgeführt wird.

Die Anlage des vorderen Arbeitszuganges erfolgt durch das Outside-in-Eingehen mit einer kleinen Kanüle lateral der Spitze des Korakoids. Im Gelenk sehen wir die Nadel etwa 1 cm oberhalb der Subskapularissehne (Abb. 8.62).

Tipps und Tricks

Erfolgt eine zu kraniale Anlage des Zugangs, sind relativ kaudal liegende Suretacs problematisch einzubringen, da es zum Abrutschen des Bohrers am Glenoid nach unten kommt. Eine zu kaudale Anlage des ventralen Arbeitsportals kann dazu führen, dass die Subskapularissehne beim arthroskopischen Operieren durch das ventrale Portal stört.

Die Instrumentenkanüle muss so groß gewählt werden, dass später der Suretac hindurchzubringen ist (Innendurchmesser also mindestens 8,25 mm; Abb. 8.63). Die Kanüle muss nach Instrumentenwechsel noch dicht sein und sollte einen seitlichen Abfluss haben, so dass zwischen einzelnen Operationsschritten auch ohne Shavereinsatz gespült wer-

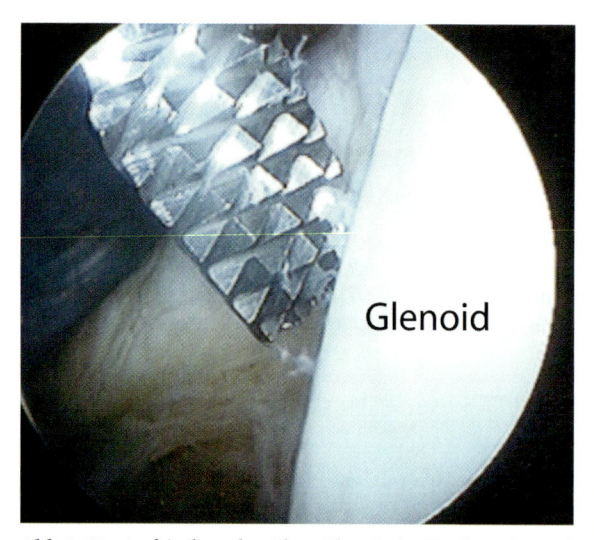

Abb. 8.65. Anfrischen des Glenoids mit der Bankart-Raspel

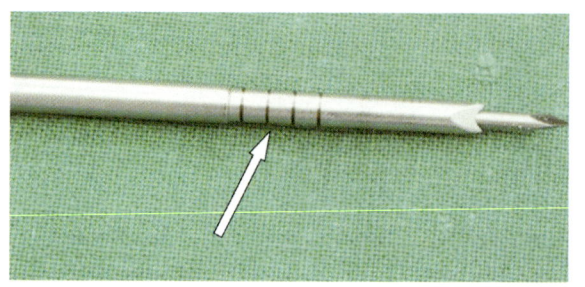

Abb. 8.66. Suretac-Bohrer als Sonderanfertigung mit einer zusätzlichen Markierung bis zum Kalibersprung (*Pfeil*)

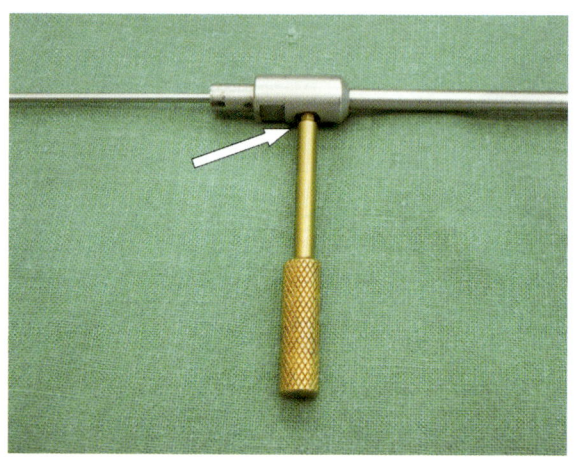

Abb. 8.67. Fixation des Spickdrahtes mit dem Imbusschlüssel (*Pfeil*)

den kann (Abb. 8.64). Es gibt mittlerweile auch genügend große durchsichtige Kanülen (z. B. Smith-Nephew, Arthrex), die mit Gewindezügen versehen sind und einige operationstechnische Vorteile bieten.

Anfrischung des Glenoids. Wie bei allen arthroskopischen Stabilitätsoperationen ist das Anfrischen des Glenoidrandes sehr wichtig. Ein Kontrollblick von ventral über den Arbeitszugang ist sehr hilfreich zur Beurteilung der Glenoidsituation. Für die Glenoidpräparation ist die Verwendung eines Bankart-Raspatoriums und einer Bankart-Feile zu empfehlen (Abb. 8.65). Bei sehr weiter Kapsel könnte zusätzlich ein Laser eingesetzt werden, um die Operation mit einem Kapselshrinking zu ergänzen. Ob dies sinnvoll ist, kann aber wegen der noch zu diskutierenden Wirkungen und Nebenwirkungen des Lasers zum jetzigen Zeitpunkt nicht abschließend beurteilt werden.

Eventuell kann an der geplanten Position für den Suretac mit einer kleinen Kugelfräse eine Nut angebracht werden. Es reicht aber meist aus, das spitz auslaufende Glenoid abzuflachen, damit später der Bohrer nicht abrutscht. Bei weichem Glenoid kann der Operateur eine Bankart-Feile verwenden.

Die arthroskopische Kontrolle von ventral zeigt nach korrekter Anfrischung blutendes Knochengewebe.

Intrakapsuläre Technik (Labrumrefixation)

Der Suretac-Bohrer (6 mm oder 8 mm) wird von der Instrumentierschwester vorbereitet. Da beide Bohrer aufgrund ihres Durchmessers kaum zu unterscheiden sind, empfehlen wir die Unterscheidung über den Spickdrahtdurchmesser (1,2 mm gegenüber 1,7 mm), was gut mit bloßem Auge zu sehen ist. Der Spickdraht soll ca. 3 mm aus dem Ende des Bohrers herausragen (Abb. 8.66). Durch die Sechskant-Imbusschraube wird der Bohrer mit dem Spickdraht in dieser Stellung verriegelt. Es ist dabei darauf zu achten, dass die Imbusschraube bereits durch eine halbe Umdrehung fest arretiert ist und keinesfalls mit zu viel Kraft überdreht werden darf (Abb. 8.67). Die Verwendung einer kanülierten Bohrmaschine ist sinnvoll; in diesem Fall kann der Spickdraht so lang sein, dass er beim Ausdrehen des Bohrers (s. unten) hinten festgehalten werden kann.

Sobald das zu fixierende Gewebe mit der Spitze des Spickdrahtes gefasst ist, kann es in die gewünschte Position verschoben werden. Wichtig hierfür ist, dass der Labrum-Kapsel-Komplex zuvor gut mobilisiert wurde. Anschließend wird durch die Arbeitskanüle hindurch der Bohrer bis zum Kalibersprung eingebohrt (Abb. 8.68), was arthroskopisch bei der intrakapsulären Technik gut kontrollierbar ist. Das Einbohren hat unter ständiger arthroskopischer Kontrolle des Glenoids zu erfolgen, um ein Vorwölben des Bohrers in die Knorpelfläche des Glenoids zu vermeiden. Die Imbusschraube wird gelöst. Der

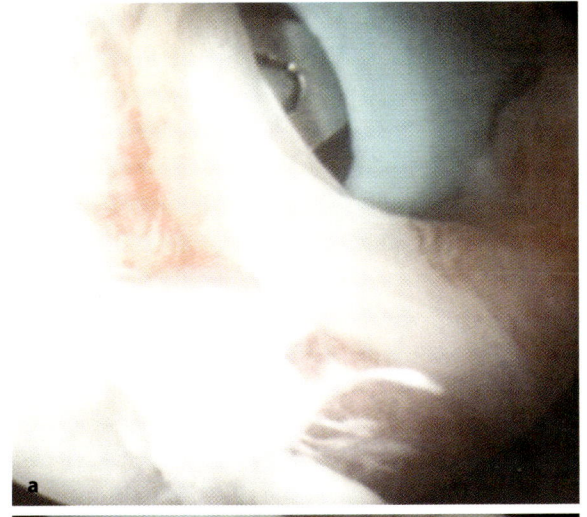

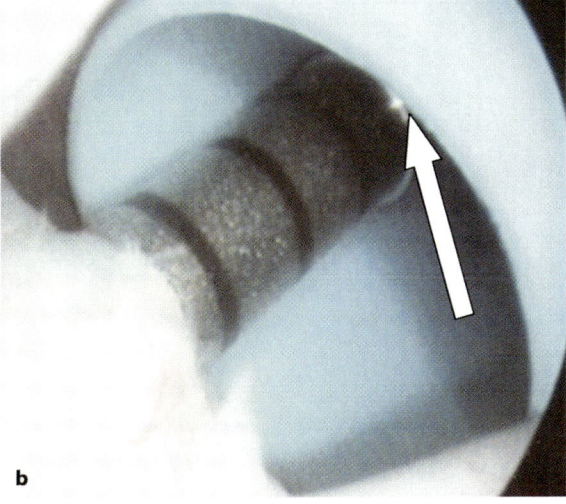

Arthroskopische Rekonstruktion des Glenohumeralgelenks   123

Abb. 8.68a–c. Bohrung des Implantatlagers. Fassen des Labrums mit Spickdraht und Bohrer (**a**), Einbohren über die Arbeitskanüle (**b**), Einbohren bis zum Kalibersprung (**c**). Der *Pfeil* markiert den Kalibersprung des Bohrers

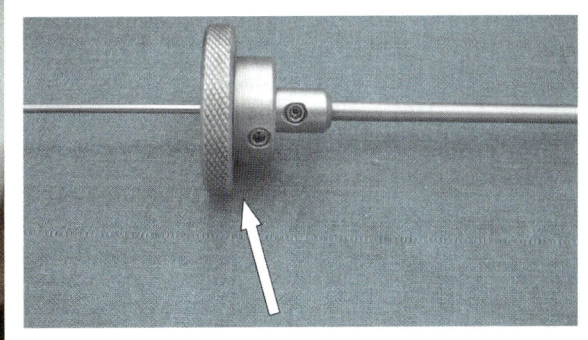

Abb. 8.69. Herausdrehen des Bohrers mit dem Handrad (*Pfeil*) nach Lösen der Imbusschraube

Spickdraht wird noch etwas eingeschlagen oder eingebohrt, damit er fest sitzt und nicht beim Ausdrehen des Bohrers aus dem Glenoid gezogen wird. Es ist zu empfehlen, nicht die Maschine zu verwenden und den Bohrer manuell mit dem arretierbaren kleinen Handrad auszudrehen, da man hiermit den Spickdraht sicherer im Glenoid belässt (Abb. 8.69).

Über den liegenden Spickdraht wird der kanülierte Suretac mit dem Einschläger, dem „Suretac-Driver", eingeschlagen (Abb. 8.70). Es ist hierzu relativ viel Kraft erforderlich. Es ist unbedingt darauf zu achten, dass der Einschläger axial aufgesetzt wird, da sonst ein Abknicken des Drahtes, insbesondere beim 6-mm-Suretac, resultieren kann. Dies kann besser kontrolliert werden, wenn eine durchsichtige Arbeitskanüle verwendet wird. Nach dem Einschlagen kann die korrekte Lage des Suretac durch arthrosko-pischen Blick von ventral kontrolliert werden, wozu das Arthroskop in die ventrale Arbeitskanüle umgesteckt wird (Abb. 8.71).

Extrakapsuläre Technik (Kapselrefixation)

Zur extrakapsulären Kapselraffung mit dem Suretac benötigt der Operateur einen zusätzlichen, weiter inferior gelegenen Zugang, um das Implantat etwa orthograd am anteroinferioren Glenoid einzusetzen (Abb. 8.72). Mit einem dünnen Spickdraht sollte man zunächst die grobe Richtung des geplanten Zugangsweges austesten. Eine lange Nadel lässt sich meist nicht genügend dirigieren und verbiegt sich. Der Eintrittspunkt ist etwa da, wo bei einer offenen Bankart-Operation mit Zugang im Sulcus deltoideopectoralis

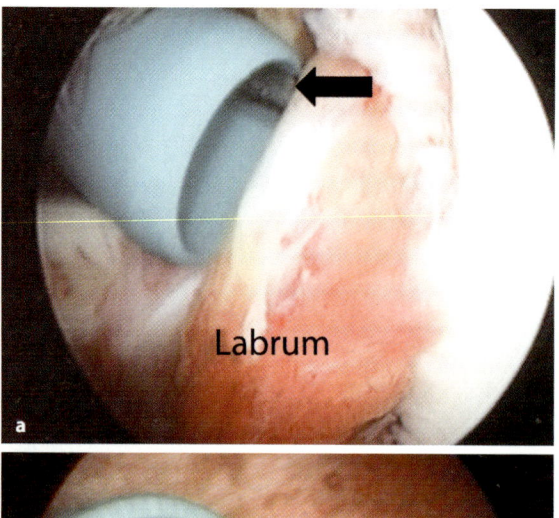

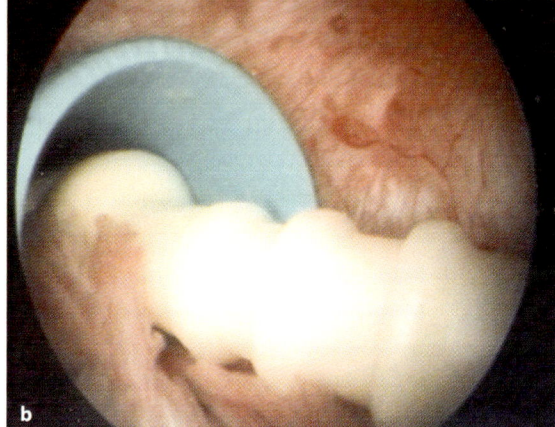

Abb 70a,b. Einsetzen des Implantats mit itrakapsulärer Technik. Der Spickdraht (*Pfeil*) verbleibt nach dem Zurückziehen des Bohrers im Glenoid (**a**), über den liegenden Spickdraht wird der Suretac unter Sicht eingeschlagen (**b**)

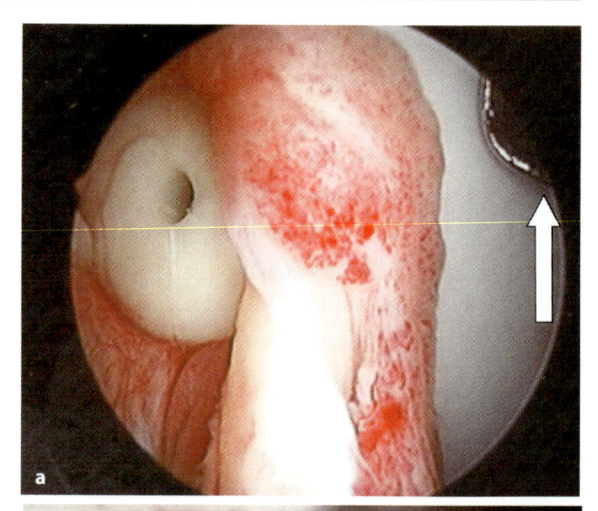

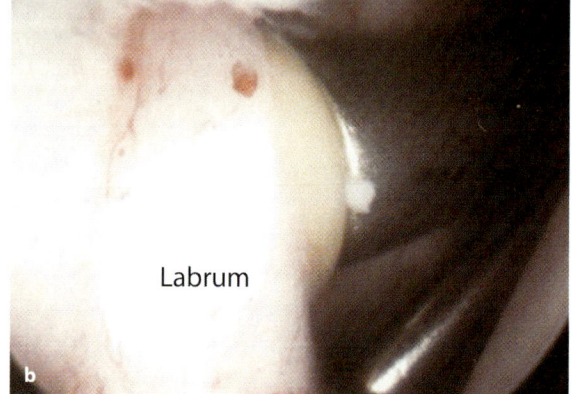

Abb. 8.71a,b. Kontrolle des mit intrakapsulärer Technik eingesetzten Implantats. **a** Blick von ventral. Der *Pfeil* markiert die dorsal eingesetzte Trokarhülse des Arthroskopzugangs. **b** Ansicht von dorsal, das Labrum ist mit dem Suretac am Glenoid fixiert

der unterste Punkt des Hautschnittes wäre. Dies ist meist 4–6 cm unterhalb der Korakoidspitze.

Bis zu diesem Schritt kann die Operation im Prinzip allein durchgeführt werden; insbesondere ist es leichter, Instrumente und Arthroskop in den Händen zu haben. Nun stellt sich der Operateur ventral des Patienten und legt den anteroinferioren Zugang an, der Assistent übernimmt die Führung des Arthroskops.

Mit einem spitzen Skalpell erfolgt die Stichinzision an der vorher mit dem Spickdraht bestimmten Stelle. Dann wird mit dem Spezialtrokar (Abb. 8.73, 8.74) mit Hülse auf den Humeruskopf vorgegangen, bis der Operateur tastet, dass er den Humeruskopf vor sich herschiebt. Der Arm darf dabei nicht abduziert werden, da bei Abduktion der N. musculocutaneus gefährdet wäre. Dann muss der Arm außengedreht werden, und der Trokar wird mit medialer Zielrichtung um 90° umgeschwenkt. An der Subska-

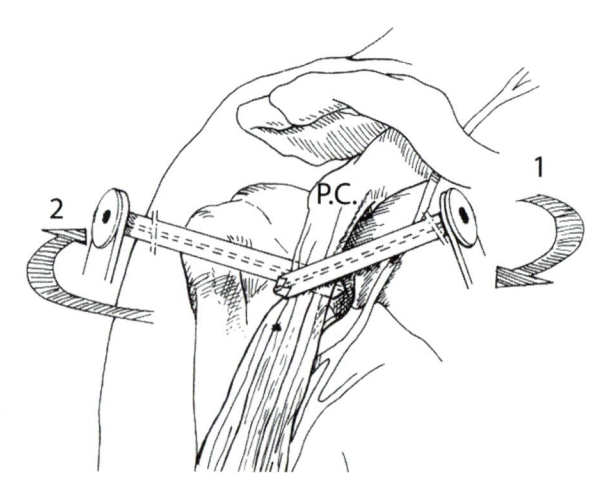

Abb. 8.72. Slalomzugang nach Resch. Zunächst Trokarbewegung in Richtung Humeruskopf (Schritt 1), dann Umschwenken des Trokars und Durchgehen durch Subskapularis (Schritt 2). *P.C.* Processus coracoideus

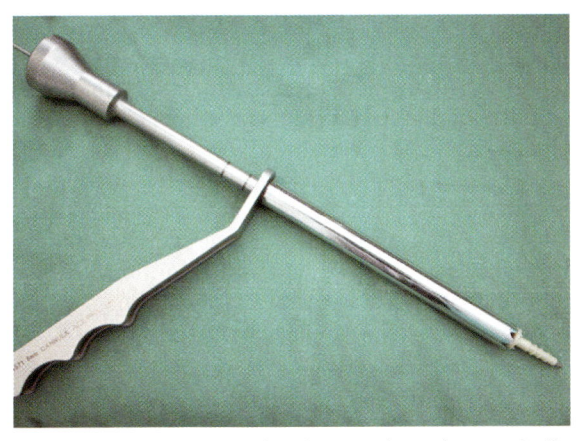

Abb. 8.73. Spezialtrokar für die extrakapsuläre Technik; nach Reposition erfolgt die Anlage eines Bohrlochs und das Einsetzen des kanülierten Dübels

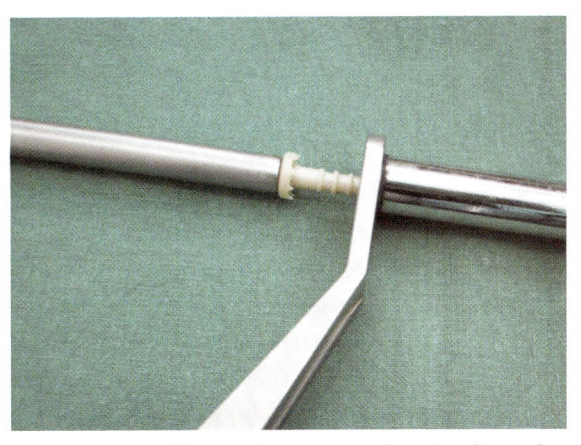

Abb. 8.75. Einschlagen des Suretac über den liegenden Spickdraht durch den Spezialtrokar

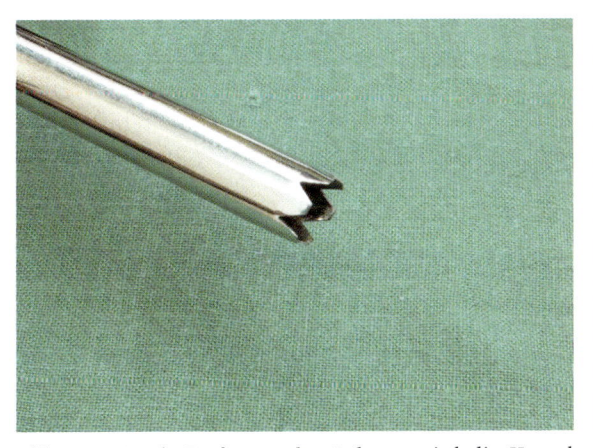

Abb. 8.74. Nach Entfernen des Bohrers wird die Kapsel mit den angebrachten Zacken von extrakapsulär am Glenoid gehalten

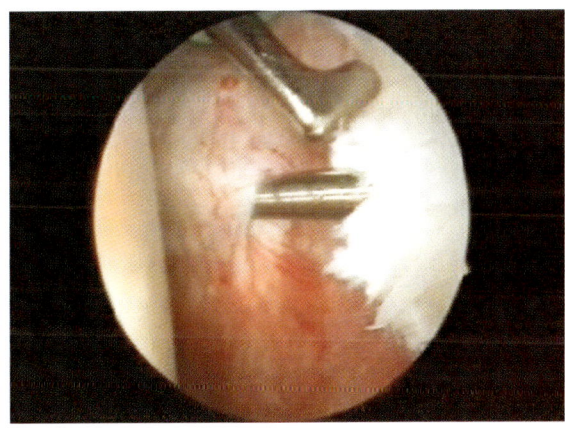

Abb. 8.76. Extrakapsuläre Technik. Arthroskopische Sicht auf den eingebohrten Spickdraht am Glenoidrand

pularissehne fährt man nach medial entlang, bis man am Sehnen-Muskel-Übergang den Muskel passiert, wozu eine leichte Krafteinwirkung aufgewendet werden muss. Arthroskopisch sieht man nun ein Vorwölben und Bewegen der anteroinferioren Kapsel durch den stumpfen Trokar des Operateurs.

Der Trokar wird aus der Hülse herausgenommen und der 8-mm-Suretac-Bohrer mit fixiertem Spickdraht durch die Hülse geführt. Es ist hilfreich, den Spickdraht ca. 5 mm hervorstehen zu lassen, damit man den Kapseldurchtritt mit der Spickdrahtspitze arthroskopisch erkennt.

Bevor der Spickdraht ins Glenoid gebohrt wird, kann unter arthroskopischer Kontrolle gesehen werden, welche Kapselspannung mit einer bestimmten Perforationsstelle erreicht werden kann. Eventuell kann mit der Fasszange vom vorderen Arbeitszugang aus die Kapsel mit nach oben gezogen werden, was aber meist nicht nötig ist.

Ansonsten kann man mit einem Tasthaken die mit dem Bohrer gefasste Kapsel etwas zurückschieben, damit der Bohrer gesehen werden kann.

Tipps und Tricks

Die Originalbohrer haben nur den Kalibersprung nach 16 mm, der schlecht gesehen wird bei Sichtproblemen. Es gibt über die Herstellerfirma die Möglichkeit, den Bohrer zu modifizieren und schwarze Lasermarkierungen auf dem dünneren Teil bis zum Kalibersprung anbringen zu lassen (s. Abb. 8.66), womit eine bessere Kontrollmöglichkeit hinsichtlich der gebohrten Tiefe besteht.

Jetzt erfolgt entsprechend der intrakapsulären Technik das Zurückziehen des Bohrers unter Belassung des Führungsdrahtes. Mit der Trokarhülse muss ständig etwas Druck gegen das Glenoid ausgeübt

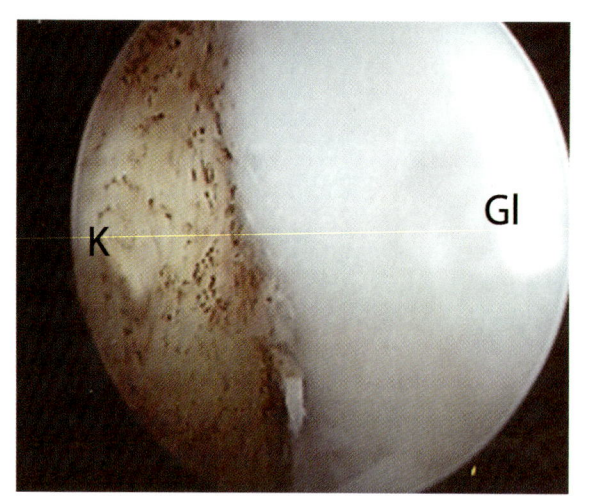

Abb. 8.77. Refixation der Kapsel am Glenoid durch extrakapsulären Suretac (*K* Kapsel, *G* Glenoid)

werden, damit die Kapsel in der gewünschten Position bleibt (Abb. 8.74). Über den liegenden Spickdraht wird der 8-mm-Tac mit Spikes eingeschlagen (Abb. 8.75, 8.76).

> **Tipps und Tricks**
>
> Die Operationsschwester sollte das kostspielige Implantat (etwa 250 DM) erst aus der Originalverpackung entnehmen, wenn der Spickdraht sicher platziert ist.

Die Einschlagtiefe kann kontrolliert werden, indem man sich merkt, wie weit sich der Einschläger in der Hülse befindet oder über Markierungen am Einschläger (Abb. 8.73). Diese Markierungen werden auf Wunsch durch die Herstellerfirma auf dem Einschlaginstrument angebracht.

Die Kapsel muss bei der Prüfung mit dem Tasthaken fest adaptiert sein (Abb. 8.77). Da der Suretac jetzt wunschgemäß extrakapsulär liegt, kann die Lage durch Umsetzen des Arthroskops in den Arbeitszugang nicht kontrolliert werden.

> **Tipps und Tricks**
>
> Falls bei einer Operation eine kombinierte extra-/intrakapsuläre Technik angewendet wird, empfiehlt es sich, mit dem extrakapsulären Suretac anzufangen, da dies schwieriger ist und weil nach Platzierung des intrakapsulären Suretac mit Labrumrefixation der Gelenkraum eingeengt wird.

Die extrakapsuläre Technik ist zu verwenden bei bestehender kapsulärer Instabilität, was mit der Schulterarthroskopie objektiviert werden kann. Besonders junge Patienten mit häufigen Luxationen, ausgeprägten Instabilitäten in der Narkoseuntersuchung sowie Rezidivluxation nach vorangegangenen Operationen eignen sich für das Verfahren.

Wir verwenden in der letzten Zeit bei alten Instabilitäten immer mindestens einen extrakapsulären Suretac (8 mm mit Spikes) und gelegentlich zusätzlich einen intrakapsulären Suretac (6 mm). Bei der Erst- oder Zweitluxation können bei sehr guter Beschaffenheit des Labrums ein oder zwei intrakapsuläre Suretacs ausreichen.

Postoperativ legen wir routinemäßig eine Redon-Drainage ein.

8.7.3
Nachbehandlung

Das Schultergelenk wird für 3 Wochen im Gilchrist-Verband ruhig gestellt. Bei sehr jungen Patienten mit häufigen Reluxationen und starker Instabilität bei der Narkoseuntersuchung verlängern wir diese Frist auf 4 Wochen. Während dieser Zeit sind Bewegungen im Ellenbogen erlaubt, der Verband darf zur Körperpflege abgenommen werden. Nach 3–4 Wochen wird der Gilchrist-Verband abgenommen und physiotherapeutisch für die nächsten 3 Wochen bis 100° Abduktion und Flexion sowie Rotation bis zur Neutralstellung bewegt. Nach insgesamt 6–7 Wochen wird die Bewegung vollständig freigegeben, wobei die Außenrotation noch vorsichtig beübt werden soll.

8.7.4
Komplikationen

Es ist absolut davor zu warnen, die Suretac-Implantation als einfache Operation anzusehen. Gegenüber anderen stabilisierenden Operationen entfällt lediglich das für viele Operateure langwierige und ungeliebte „Fadenknüpfen".

Dafür gibt es andere Komplikationsmöglichkeiten. Insbesondere beim 6-mm-Suretac mit dünnem Spickdraht kann es zum Abknicken des Drahtes kommen, wenn man das Implantat nicht axial einschlägt (Abb. 8.78a). Bei der extrakapsulären Technik kam es zum „Durchschneiden" des Suretac I durch die Kapsel, was aber mit dem Suretac II mit Spikes nicht mehr passiert ist (Abb. 8.78b).

Es sind einige Fälle beschrieben, bei denen es vermutlich durch die Resorption des Suretacs zu Lysen im Glenoidbereich gekommen ist [7, 8]. Wir haben dies bisher nur in einem Fall gesehen (mit intrakapsulärer Technik), wobei der Patient nach 3 Wochen

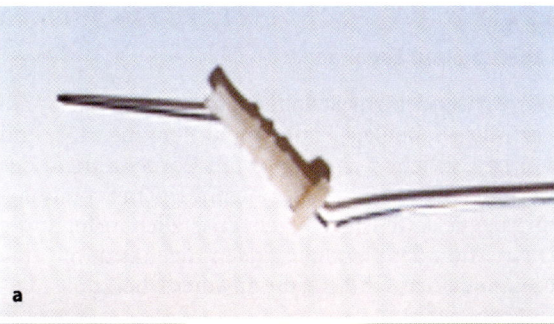

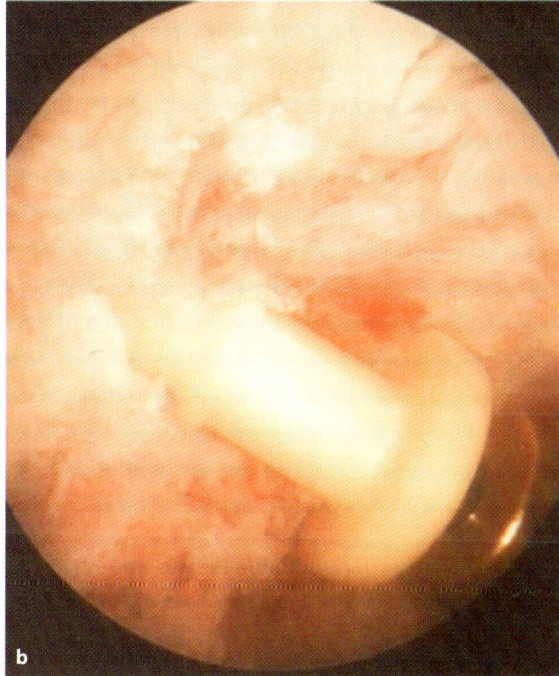

Abb. 8.78a,b. Komplikationen. **a** Abgeknickter Spickdraht durch nicht achsgerechtes Einschlagen des kanülierten Dübels, **b** Durchschneiden des Suretac I (ohne Spikes) durch die Kapsel

Einnahme von nichtsteroidalen Antirheumatika völlig beschwerdefrei wurde und 2 Jahre postoperativ frei beweglich und stabil war. Bei der extrakapsulären Technik sind eher keine Osteolysen zu erwarten, da bei sauberem und dichtem Kapselverschluss am Glenoid kein Kontakt Suretac–Synovia besteht.

8.7.5
Ergebnisse und Diskussion

Die Ergebnisse aus der Literatur und unsere eigene Erfahrung bestätigen, dass es zur Reluxation kommen kann, auch wenn das Labrum korrekt verheilt ist [4]. Der entscheidende Punkt ist die Korrektur der kapsulären Instabilitätskomponente, die durch das extrakapsuläre Vorgehen therapiert wird.

In unserem Krankengut ist die Reluxationsrate bei alleinigem intrakapsulären Vorgehen deutlich höher als bei extrakapsulärem Vorgehen. Eine Nachuntersuchung im Jahr 2000 ergab, dass es nach durchschnittlich 3,5 Jahren Nachuntersuchungszeit (21–75 Monate) bei 7 von unseren ersten 55 Patienten zu einer Reluxation (entsprechend 13%) gekommen war, wobei hiervon 6 nur intrakapsulär therapiert worden waren. Bei der Analyse von Arbeiten aus den USA muss man berücksichtigen, dass dort in aller Regel das extrakapsuläre Vorgehen mit dem Slalomzugang nach Resch nicht durchgeführt wird [5, 6].

Literatur

1. Warner JJP, Warren RF (1991) Arthroscopic Bankart repair using a cannulated, absorbable fixation device. Op Techniques Orthop 1: 192–198
2. Warren R (1991) Surgical technique for Suretac [Operationsanleitung]. Fa. Acufex Microsurgical, Mansfield/MA 02048, USA
3. Resch H (1995) Arthroskopische extra-artikuäre Bankart-OP mit dem Suretac IXC-instrumentarium. Operationsanleitung. Fa. Smith & Nephew, 22869 Schenefeld
4. Warner JJP, MD Miller, P Marks, Fu FH (1995) Arthroscopic Bankart repair with the Suretac device. Part I: Clinical observations. Arthroscopy 11: 2–13
5. Pagnani MJ, Warren RF (1993) Arthroscopic shoulder stabilization. Op Techniques Orthop 1: 276–284
6. Arciero RA, DC Taylor, Snyder RJ (1995) Arthroscopic bioabsorbable tack stabilization of initial shoulder dislocation: a preliminary report. Arthroscopy 11: 410–417
7. Edwards DJ et al. (1994) Adverse reactions to an absorbable shoulder fixation device. J Shoulder Elbow Surg 3: 230–233
8. Burkart A, AB Imhoff, Roscher E (2000) Foreign body reaction to bioabsorbable suretac device. Arthroscopy 16: 91–96

8.8
Transglenoidale arthroskopische Technik nach Caspari

M.J. KÄÄB · N.P. SÜDKAMP

Prinzip:
2-Schritt-Technik, transglenoidale Fadentechnik mit posteriorer Knotenlage

Zugänge:
Dorsaler Standardzugang, ventraler Arbeitszugang

Implantate:
keine

Fäden:
Monofile Fäden der Stärke 0 (PDS, Ethicon)

Spezielle Instrumente:
Nahtzange nach Caspari (Suture-punch-Set: gerade, rechts und links gebogen, große und kleine Zangen; Fa. Linvatec, USA), Zielhülse mit Aufsatz für das Glenoid, Bohrdraht mit Öse, 2,5 mm, 30 cm lang, Abb. 8.79)

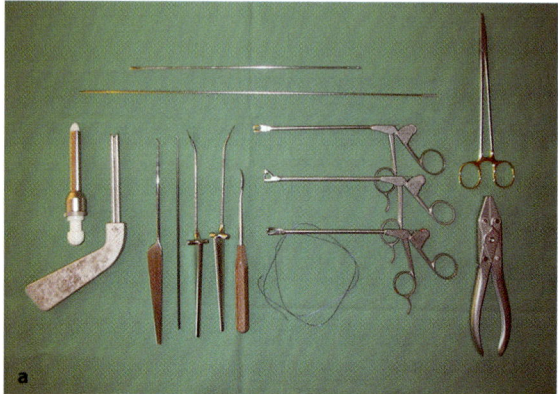

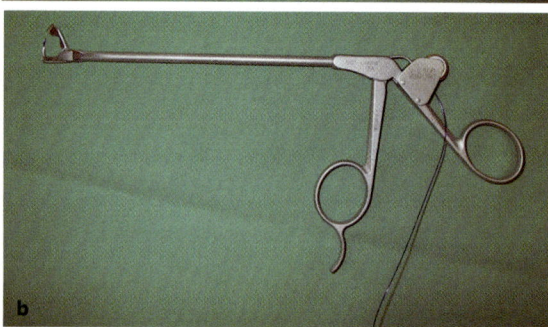

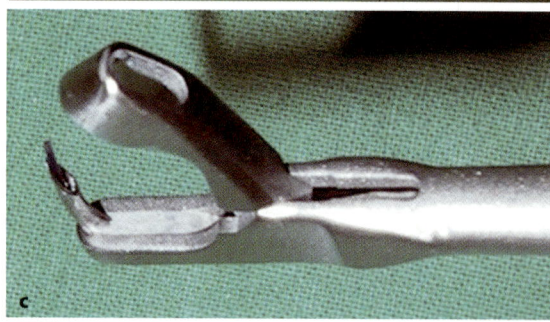

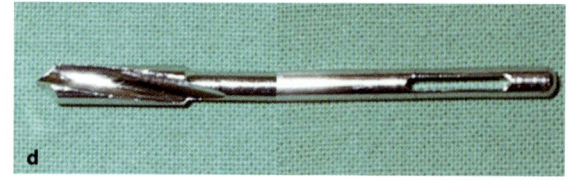

Abb. 8.79a–d. Caspari-Instrumentarium. **a** Übersicht, **b,c** Nahtzange, **d** Bohrdraht

8.8.1
Lagerung und Zugänge

Wir verwenden zur Schulterstabilisierung nach Caspari die Seitenlage mit Abduktionszug 45° und 4–6 kg Gewicht – abhängig vom Körpergewicht des Patienten – und ca. 15° Flexion mit einem Schulterarthroskopie-Extensionsbügel. Zusätzlich erfolgt die Distraktion des glenohumeralen Gelenks durch eine proximale Armschlinge, die an einer Überkopfextensionsvorrichtung fixiert ist.

Der Patient ist um ca. 20° nach dorsal gekippt. Der Turm steht am Fußende. Beim Abdecken ist darauf zu achten, dass ausreichend Platz im Skapulabereich (Fossa infraspinata) vorhanden ist, da dort die Fäden nach dorsal ausgeführt werden müssen.

Zugang: Über den posterioren Standardzugang erfolgt zunächst die Inspektion des Glenohumeralgelenks. Dabei ist darauf zu achten, dass der Zugang nicht zu kranial angelegt wird, um die Sicht auf den inferioren Kapselbereich nicht zu erschweren. Nach diagnostischer Arthroskopie wird ein anterosuperiorer Zugang in Outside-in- oder Inside-out-Technik angelegt und eine ventrale Arbeitskanüle eingesetzt. Der vordere Zugang muss ein Erreichen des anteroinferioren Kapselkomplexes ermöglichen.

8.8.2
Resektion von Vernarbungen/Mobilisierung Lig. glenohumerale inferius

Falls keine frische Bankart-Läsion vorliegt, können zunächst sparsam Vernarbungen mit einem Punch oder einem HF-Messer entfernt werden. Falls keine Dehiszenz der Kapsel vom Glenoid vorliegt, ist das inferiore glenohumerale Band (IGHL) als wesentlicher Bestandteil des ventralen Kapsel-Labrum-Komplexes vom Glenoidrand zu mobilisieren. Dieser Operationsschritt wird mit dem Messer oder einem scharfen Raspatorium durchgeführt (Abb. 8.80)

8.8.3
Optionaler Kapselshift

Bei ausgeprägter anteroinferiorer Kapseltasche kann ein Kapselshift durchgeführt werden. Dazu wird mit einer arthroskopische Schere mit etwas Abstand vom Glenoid 1–2 cm über die 6-Uhr-Position (rechte Schulter) hinaus nach distal geschnitten (Abb. 8.81). Die Länge der Inzision ist dabei abhängig von der Laxizität der Kapsel und der Größe der gewünschten Verkürzung. Ein zu großer Shift kann zu einer unerwünschten Beeinträchtigung der Außenrotation führen.

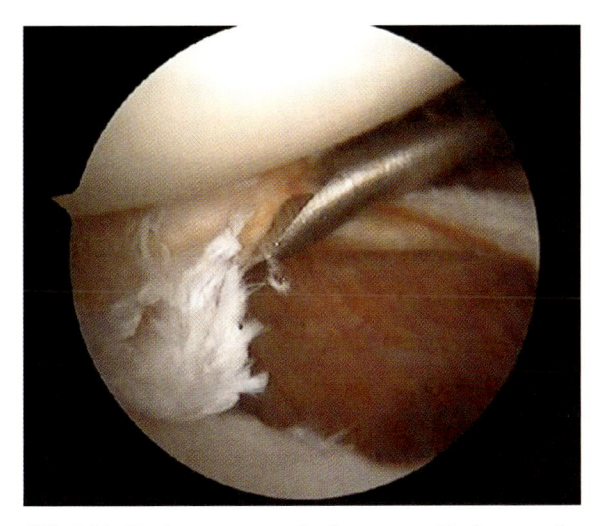

Vorsicht bei der Präparation nach distal, da hier der N. axillaris gefährdet ist!

8.8.4
Anfrischung des anteroinferioren Skapulahalses

Mit einer Fräse wird eine Dekortikation des ventralen Skapulahalses durchgeführt, damit eine weitgehend spongiöse Fläche zum Vorschein kommt (Abb. 8.82). Dabei sollten punktuelle Blutungen erscheinen. Die Beschaffenheit der anterioren Glenoidabrasion kann durch eine Darstellung mit dem Arthroskop von ventral dokumentiert werden. Die Ausdehnung des angefrischten Bereichs soll von der 2-Uhr- bis zur 6-Uhr-Position (eines rechten Schultergelenks) reichen. Es handelt sich hier um einen wichtigen Schritt, da die Voraussetzung zum Anwachsen des mobilisierten Kapselkomplexes am Skapulahals geschaffen wird.

Abb. 8.80. Nach sparsamem Entfernen von Narbengewebe im Bereich des IGHL Mobilisierung der Kapsel vom vorderen Glenoidrand mit einem Messer (falls es sich nicht um eine frische Bankart-Läsion handelt)

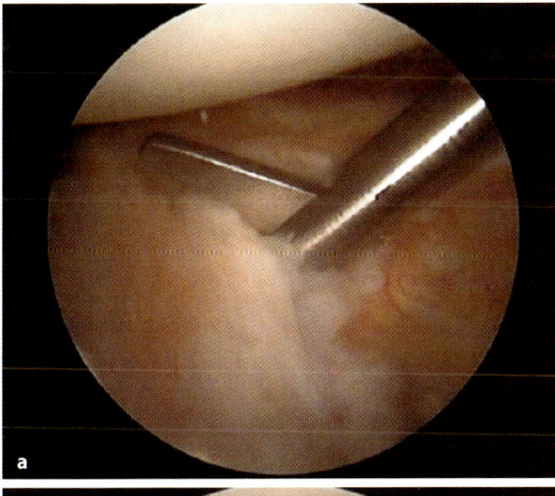

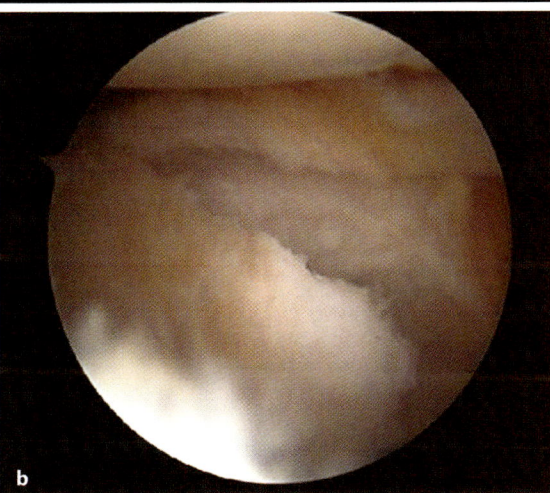

> **Tipps und Tricks**
>
> Es soll nicht der Glenoidrand, sondern der vordere Skapulahals angefrischt werden. Das Abgleiten eines Instruments über den Glenoidrand mit Beschädigung des glenoidalen Gelenkknorpels muss unbedingt vermieden werden.

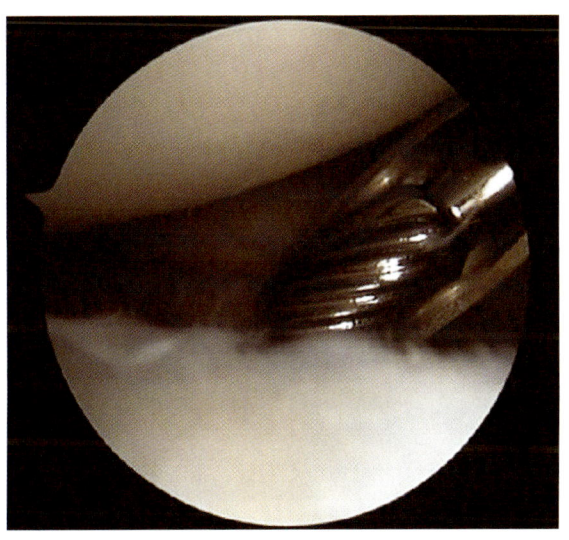

Abb. 8.81a,b. Mobilisierung und optional die Durchführung eines Kapselhifts mit einer arthroskopischen Schere

Abb. 8.82. Knöcherne Anfrischung des Skapulahalses (12-Uhr- bis 6-Uhr-Position, rechte Schulter) bis zum anterioren Glenoidrand ohne Beschädigung des Knorpels

8.8.5
Anlage der Fixationsfäden

Über die spezielle Nahtzange (Caspari-punch, Fa. Linvatec, Abb. 8.83) werden Fixationsfäden (PDS 0) über den anterioren Zugang in das freie Ende des IGHL eingebracht (Abb. 8.83, 8.86a). Nach Schließen der Nahtzange wird ein PDS-Faden mit einem Antriebsmechanismus eingebracht, bis er im Gelenk in der Hälfte seiner Länge erscheint. Um sich beim Setzen der Fäden nicht zu behindern, empfiehlt es sich, distal (6–2 Uhr) zu beginnen und mit dem proximalen Ende des IGHL abzuschließen.

Entsprechend des Mobilisationsergebnisses werden die Kapselanteile möglichst inferior gefasst. Der Abstand der Fäden beträgt 3 bis maximal 5 mm. Es ist eine Platzierung von bis zu 9 Fäden bis auf Höhe des mittleren glenohumeralen Bandes möglich. Die Fäden werden jeweils durch den anterioren Instrumentenzugang ausgeführt.

> **Tipps und Tricks**
>
> Um ein Verwirren der Fäden zu vermeiden und das Setzen der verbleibenden Fäden zu erleichtern, kann der Assistent an den Fäden ziehen.

Da das Schließen der Nahtzange bei dickerem, vernarbtem Kapselgewebe erschwert sein kann, sind die Nadeln regelmäßig nachzuschärfen. Um das Durchschieben der Fäden zu erleichtern, sollten die PDS-Fadenenden abgeschrägt sein.

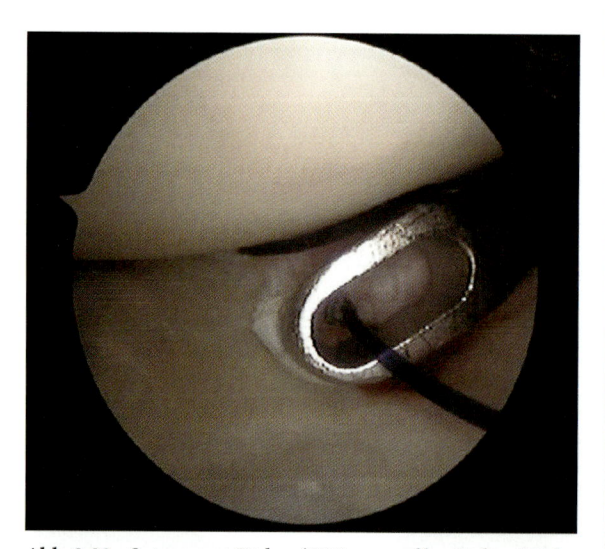

Abb. 8.83. Setzen von Fäden (PDS, monofiler Faden Stärke 0) mit der Nahtzange (gerade, rechts oder links gebogen) über den vorderen Zugang. Es können bis zu 9 Fäden gelegt werden

8.8.6
Transglenoidale Bohrung und dorsaler Zugang

Nach erfolgter Fadenanlage wird ein transglenoidaler Bohrkanal geschaffen, der dem Durchziehen der Fäden nach dorsal dient. Dazu wird die spezielle Zielhülse unterhalb des Glenoidrandes am Übergang zum Gelenkknorpel positioniert (Abb. 8.84a). Es erfolgt das Einbringen des Bohrdrahtes mit Bohrkopf und einer Öse am anderen Ende (Abb. 8.79d). Der Bohrer (Durchmesser 2,5 mm, Länge 30 cm) wird dabei am Glenoid in der 2-Uhr-Position einer rechten Schulter und in einem Winkel von 30° nach kaudal und 15° nach dorsomedial zur Skapulaebene gebracht (Abb. 8.84b).

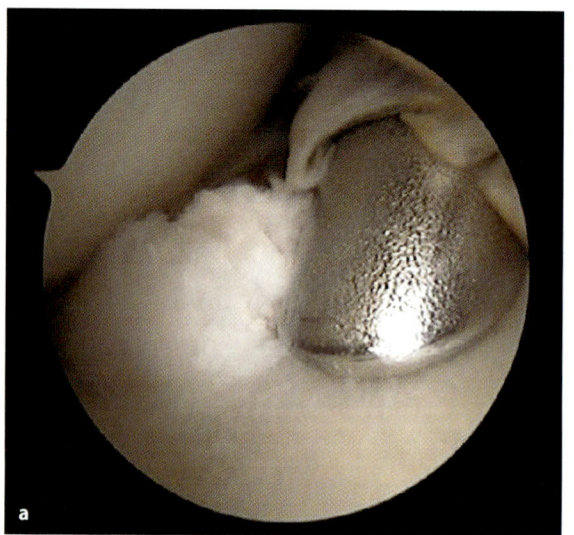

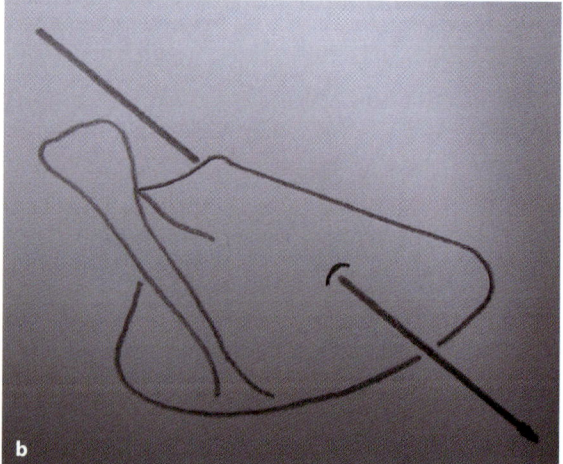

Abb. 8.84. Anlegen der Zielhülse (**a**) in der 2-Uhr-Position (rechte Schulter) und Bohren in mediokaudaler Richtung (Fossa infraspinata, **b**)

Es wird in anteroposteriorer Richtung in den inferioren medialen Quadranten der Skapula, ca. 5 cm kaudal der Spina scapulae, in die Fossa infraspinata gezielt. Der Bohrdraht erreicht die Fossa infraspinata und muss ca. 5–10 cm unterhalb der Spina scapula das Hautniveau erreichen und wird dort palpiert. Um die Passage des Bohrdrahtes zu ermöglichen, wird eine 2–3 cm lange Hautinzision angelegt. Das Gewebe wird bis auf die Faszie des M. infraspinatus präpariert.

> **Tipps und Tricks**
>
> Die Eintrittsposition der transglenoidalen Bohrung ist wichtig. Sie muss nicht nur superior (2-Uhr-Position), sondern weit genug lateral (zum Pfannenrand) liegen, um eine anatomische Reposition des IGHL zu ermöglichen. Ein zu mediales Bohren in den Glenoidhals wird zu einer unzureichenden Reposition des Gewebes mit der erhöhten Gefahr eines Luxationsrezidives führen.

Die Bohrrichtung ist zu beachten, um eine Läsion des N. suprascapularis zu vermeiden. Der Austrittspunkt sollte möglichst weit medial und inferior liegen, was schon bei der Abdeckung des Patienten zu beachten ist. Die Bohrung kann auch vor Anlage der Fixationsfäden durchgeführt werden. Der Vorteil ist, dass keine Behinderung durch die bereits gelegten Fäden auftritt. Andererseits besteht die Gefahr einer Sichtbehinderung beim Setzen der Fäden durch Blutung aus dem Bohrkanal.

8.8.7
Durchführen und Verknoten der Fäden

Die Fixationsnähte werden in den in der Öse des Bohrdrahtes liegenden Faden (z. B. Ethibond Stärke 0) eingeführt und durch den transglenoidalen Bohrkanal von ventral nach dorsal gezogen (Abb. 8.85).

Nun wird die Schulter aus der Traktion genommen und der Arm am Körper anliegend leicht flektiert und innenrotiert gehalten. Unter arthroskopischer Kontrolle wird durch Zug an den posterior ausgeführten Fäden die abgerissene Kapsel bzw. das

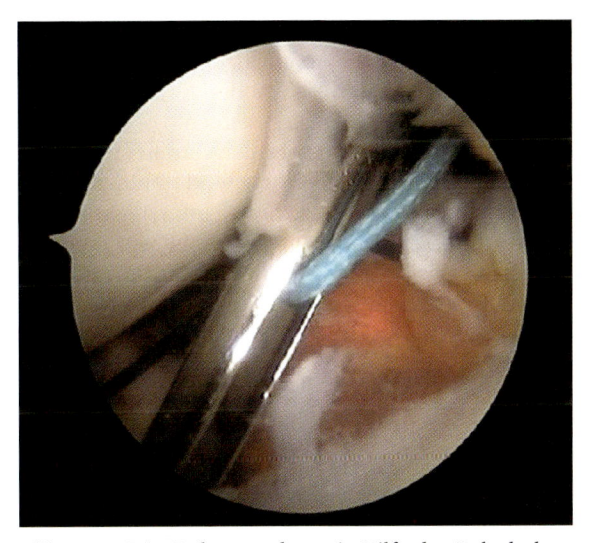

Abb. 8.85. Die Fäden werden mit Hilfe des Bohrdrahtes durch das Glenoid nach dorsal gezogen

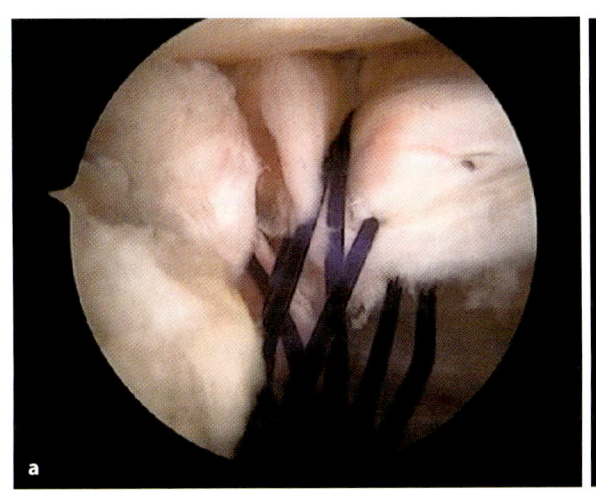

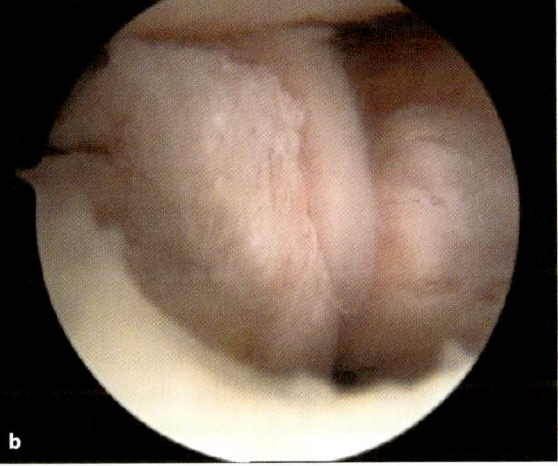

Abb. 8.86. Multiple Fäden im Kapsel-Labrum-Komplex vor dem Anspannen (**a**). Durch Anspannen der Fäden erfolgt eine Rekonstruktion des Kapsel-Labrum-Komplexes (**b**). Das Anspannen der Fäden muss unter arthroskopischer Kontrolle erfolgen, ggf. unter Zuhilfenahme eines Tasthakens

mobilisierte IGHL nach kranial gegen den angefrischten Glenoidrand gezogen (Abb. 8.86). Die dorsal ausgeführten Fadenpaare werden nun durch Ziehen oder vorherige Markierung mittels Knoten identifiziert.

> **Tipps und Tricks**
>
> Mitunter ist das Einführen eines Tasthakens sinnvoll, um die Lage des Kapselkomplexes zu korrigieren. Mit dem Tasthaken kann durch das Sortieren der Fäden ein individuelles Nachspannen der einzelnen Fadenpaare erfolgen und das Repositionsergebnis optimiert werden.

Manche Autoren verzichten währen der dorsalen Anspannung auf eine individuelle Teilung der Fadenpaare, was wir nicht empfehlen. Das Entfernen der Extension vor dem Anziehen des Kapsel-Labrum-Komplexes ist unbedingt zu beachten.

Mit einer traumatischen Nadel werden die Fadenbündel durch die Faszie gezogen und unter konstanter Spannung auf der Faszie des M. infraspinatus verknotet. Beim Verknoten der Fäden ist auf ein Beibehalten der Schulterposition zu achten, um die Spannung am anterioren Kapsel-Labrum-Komplex zu minimieren. Es ist auf ein möglichst tiefes Versenken der Fäden zu achten, damit eine ausreichende Stabilisierung der Reposition erfolgt und eine Irritation durch den subkutan liegenden Knoten vermieden wird.

> **Tipps und Tricks**
>
> Es ist auf eine ausreichende Faszienbrücke zwischen den Fadenpaaren zu achten. Ferner darf kein subkutanes Gewebe unter dem Knoten liegen. Möglich ist auch das Verknoten der Fäden auf einem Knopf.

8.8.8
Nachbehandlung

Wir empfehlen für 3 Wochen Tragen eines Gilchrist-Verbandes Tag und Nacht und weitere 3 Wochen den Gilchrist-Verband zur Nacht sowie tagsüber eine Omotrain-Bandage.

Für die ersten 6 Wochen sind im Verlauf zunehmende Pendelübungen und dann freie Bewegung unter strikter Vermeidung von Außenrotation und Retroversion erlaubt. Abduktion und Anteversion sind für diesen Zeitraum auf 90° limitiert. Ab der 6. Woche sind die aktiven Bewegungsübungen zu steigern. Der volle ROM sollte nach 12–14 Wochen erreicht werden. Sportliche Überkopfaktivität ist ab 6 Monaten, abhängig von der muskulären Führung und unter Hinweis auf die Gefahr einer Reluxation, bei der Durchführung von Kontaktsportarten erlaubt.

8.9
Schulterstabilisierung mit dem Tissue-Tac

W. NEBELUNG

> *Prinzip:*
> 1-Schritt-Technik
> *Zugänge:* 3
> (dorsaler und anteriorer Arbeitszugang, anterosuperiores Arthroskopieportal)
> *Implantate:*
> Tissue-Tac (bioresorbierbares PLDLA, Arthrex; Abb. 8.87)
> *Fäden:* keine
> *Instrumente:*
> Arbeitskanüle, Spear (entspricht der Applikationshülse des Fastak-Ankers), angeschrägter Bohrer oder kanülierter Bohrer, 1-mm-Führungsdraht, kanülierte Einsetzinstrumente entsprechender Größe und Abwinklung, fakultativ 2 Wechselstäbe sowie eine kleine Fadenholzange

Die Indikation zur Verwendung des Tissue-Tac sehen wir in der Fixation des glenoidal gelösten Labrum-Kapsel-Komplexes in der kranialen Glenoidhälfte, d. h. oberhalb einer gedachten Äquatorlinie. Eine Rekonstruktion des inferioren glenohumeralen Bandkomplexes ist mit dem perforierenden Staplesystem zumindest bei Verwendung der oberen Operationsportale nur in seinen kranialen Anteilen möglich. Falls jedoch der Operateur mit der Anlage der inferioren Portale vertraut ist, kann darüber auch eine direkte Labrum-Kapsel-Refixation am anteroinferioren Pfannenrand durchgeführt werden (Abb. 8.88). Auch direkt mit einem Zugang erreichbare SLAP-Läsionen können mit einem Tissue-Tac refixiert werden. In diesem Fall sind die in den Kapiteln 2 und 17 dargestellten Zugänge und Operationsprinzipien zu beachten.

Im Wesentlichen korreliert das Indikationsspektrum mit dem der intraartikulären Applikation eines Suretac, allerdings bieten sowohl Form als auch das Material einige Vorteile.

Die Verkleinerung des Implantates, besonders die elliptische Form, soll weniger auftragen und potentiellen Impingement-Problemen bei zu knorpelnaher Insertion vorbeugen. Zusätzlich soll der abgeschrägte Kopf auch bei etwas schrägem Einsetzen des Implantats in den Knochen, besonders in den inferioren Gelenkanteilen, den flächigen Andruck des Labrum-Kapsel-Komplexes an das Glenoid ermöglichen.

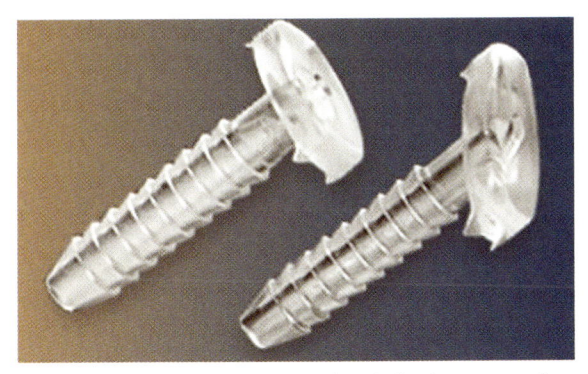

Abb. 8.87. Der Tissue-Tac (Arthrex) besitzt gegenüber herkömmlichen Staples einen ellipsoiden Kopf, der auch als abgewinkelte Version zur Verfügung steht (mit freundl. Genehmigung der Firma Arthrex, Karlsbad)

Die Resorptionszeit des amorphen PLDLA-Kopolymers ist laut Firmenangaben gegenüber dem PGA des Suretac verlängert, so dass die teilweise beschriebenen Probleme der schnellen Biodegradation mit Reizerscheinungen verhindert werden sollten.

Grundsätzlich kann die Refixation mit einem Tissue-Tac mit arthroskopischer Kontrolle über das dorsale Portal erfolgen. Wegen der bekannten Sichtprobleme im ventralen Schultergelenksanteil, die neben den Schwierigkeiten bei der Diagnosestellung auch die Mobilisation und Anfrischung erheblich erschweren, verwenden wir auch für diese Technik einen hohen ventralen Arthroskopiezugang. Meist ist zur optimalen Mobilisation des ventralen Kapselkomplexes ohnehin ein hoher anteriorer Zugang notwendig. Liegt eine Läsion im Bereich des inferioren glenohumeralen Bandes vor, was fast immer der Fall ist, erfolgt hier zunächst die Rekonstruktion mit einem Nahtanker in einer 2-Schritt-Technik. Werden durch den Operateur tiefe anteriore Zugänge verwendet, könnte auch weit inferior eine direkte Fixation mit dem Tissue-Tac durchgeführt werden. Im Folgenden beschreiben wir die einzelnen Schritte der Operationstechnik.

8.9.1
Anfrischung des ventralen Glenoids

Mit den üblichen Instrumenten erfolgt die knöcherne Anfrischung im ventralen Glenoidbereich. Die Weichteilresektion sollte den freien Blick auf den Knochen im gelenknahen Bereich ermöglichen, besonders im Bereich des Knochen-Knorpel-Übergangs. Erfolgt der Eingriff mit arthroskopischer Kontrolle über das ventrale superiore Portal, kann von dorsal ein kleine Fadenholzange zur Kontrolle der Repositionsmöglichkeit eingesetzt werden. Der inferiore Anteil der Kapsel wird zunächst in der Sidewinder-Technik rekonstruiert.

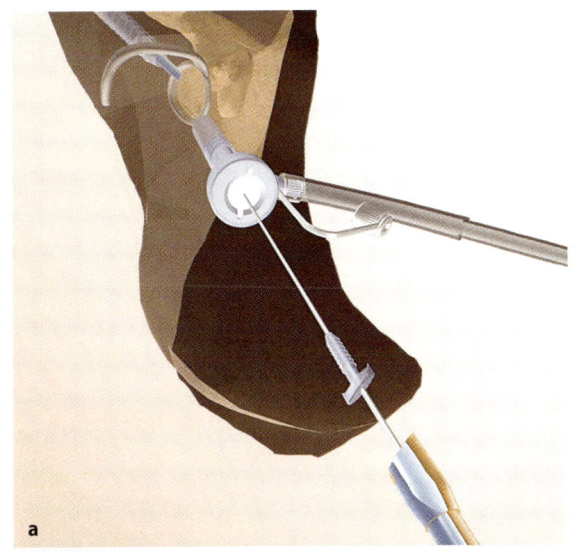

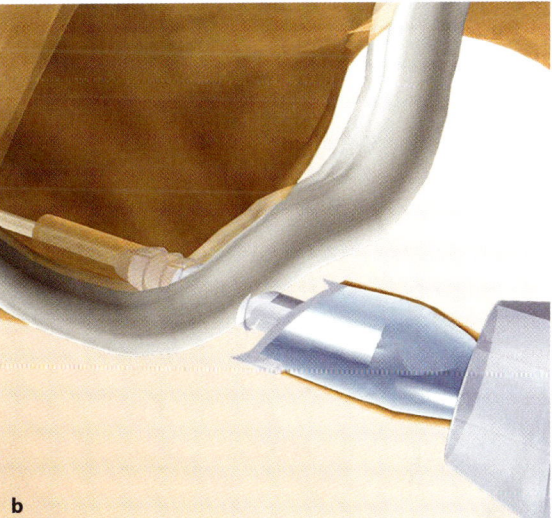

Abb. 8.88a,b. Das Implantat wird über einen vorgelegten Draht, der das Labrum perforiert, in das Schultergelenk eingesetzt. Der im Schema gezeigte anteroinferiore Pfannenrand ist allerdings nur durch einen anteroinferioren Zugang erreichbar (mit freundl. Genehmigung der Firma Arthrex, Karlsbad)

8.9.2
Anlage des Bohrlochs

Zur Anlage des Bohrlochs (Abb. 8.89) ist eine Führungshülse notwendig, durch die der sich nach peripher verjüngende Bohrer auf den Glenoidrand zentriert wird. Das Bohren des Lochs ohne Führungshülse führt zum Abrutschen des Bohrers und ist unbedingt zu vermeiden.

Prinzipiell kann mit der Führungshülse auch das Labrum perforiert werden, allerdings verschlechtert das unnötig die Sicht.

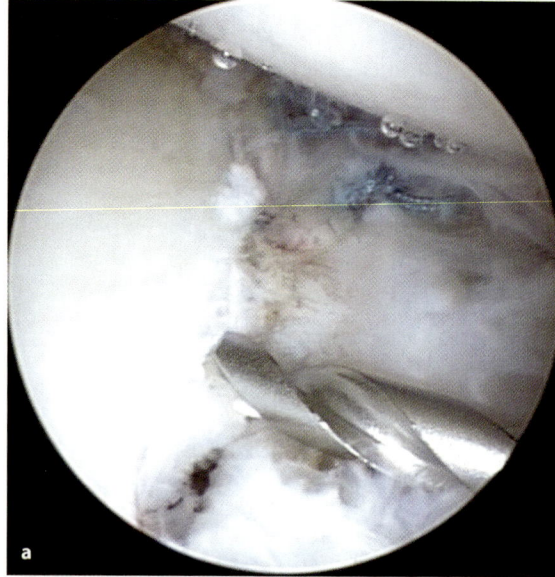

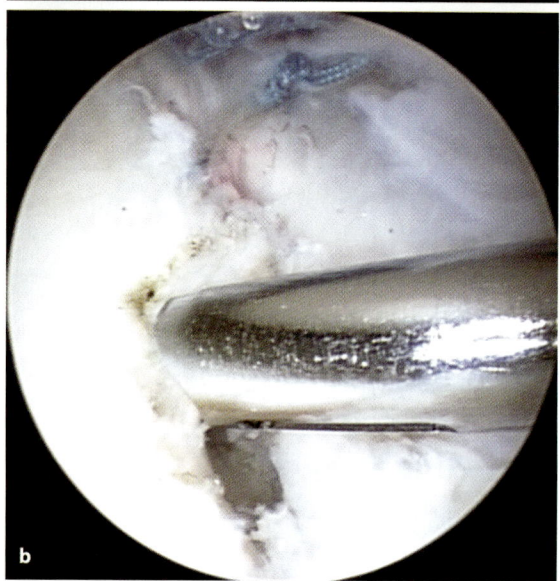

Abb. 8.89a,b. Ansicht von anterosuperior auf einen mit Nähten rekonstruierten anteroinferioren kapsulären Instabilitätsbefund, ergänzende Stabilisierung supraäquatorial. Der konisch angeschrägte Bohrer für die Anlage eines Bohrkanals zur Applikation des Tissue-Tac (a) muss mit einer entsprechenden Führungshülse (b) benutzt werden, ansonsten gleitet der Bohrer unkontrollierbar ab

> **Tipps und Tricks**
>
> Wird nur unter dorsaler arthroskopischer Kontrolle operiert, empfiehlt sich das sofortige Perforieren des Labrums, da eine notwendige Neupositionierung der Zielhülse sich bei Sichtproblemen von dorsal schwierig gestalten kann.

Inzwischen wurde eine zweite Generation der Tissue-Tac-Implantate mit höherer Stabilität und Scherfestigkeit entwickelt. Zur Anlage der Bohrlöcher ist ein kanülierter Bohrer zu verwenden (Tissue-Tac II).

8.9.3 Reposition

Wurde das Bohrloch ohne vorherige Perforation des Labrums mit der Führungshülse gelegt, muss zunächst der Spear oder zumindest ein Spickdraht durch den zu refixierenden Teil des Labrum-Kapsel-Komplexes gebracht werden.

Durch ein kanüliertes Repositionsinstrument, das in das Bohrloch gebracht werden kann, wird ein Spickdraht in das Bohrloch gebohrt, der nach Entfernen des Repositionsinstrumentes als Leitschiene zum Einsetzen des Tissue-Tacs dient.

> **Tipps und Tricks**
>
> Nach einem kleinen Hammerschlag auf den Spickdaht sitzt dieser so fest, dass das Repositionsinstrument und evtl. die kanülierte Führungshülse problemlos herausgezogen werden können (Abb. 8.90).

Alternativ befindet sich auf dem Tissue-Tac-II-Instrumentarium eine Bohrhülse mit einem kleinen Haken zur Weichteilreposition.

8.9.4 Fixation

Mit dem Spickdraht in situ kann mit einem passenden kanülierten Einsetzinstrument der Tissue-Tac in das Glenoid gesetzt werden (Abb. 8.91).

> **Tipps und Tricks**
>
> Der elliptische Kopf des Implantats sollte mit der flachen Seite nach lateral gerichtet sein, zur Kontrolle kann die Ausrichtung mit dem Arthroskop überprüft und evtl. eine kleine Rotationskorrektur vorgenommen werden.

Gefährlich ist in jedem Fall das Abknicken des Spickdrahtes, was folgende Ursachen haben kann:
- Es besteht zu viel Spannung auf dem Labrum-Kapsel-Komplex.
- Der Tac wurde mit zu viel Kraft in die falsche Richtung getrieben.

Arthroskopische Rekonstruktion des Glenohumeralgelenks 135

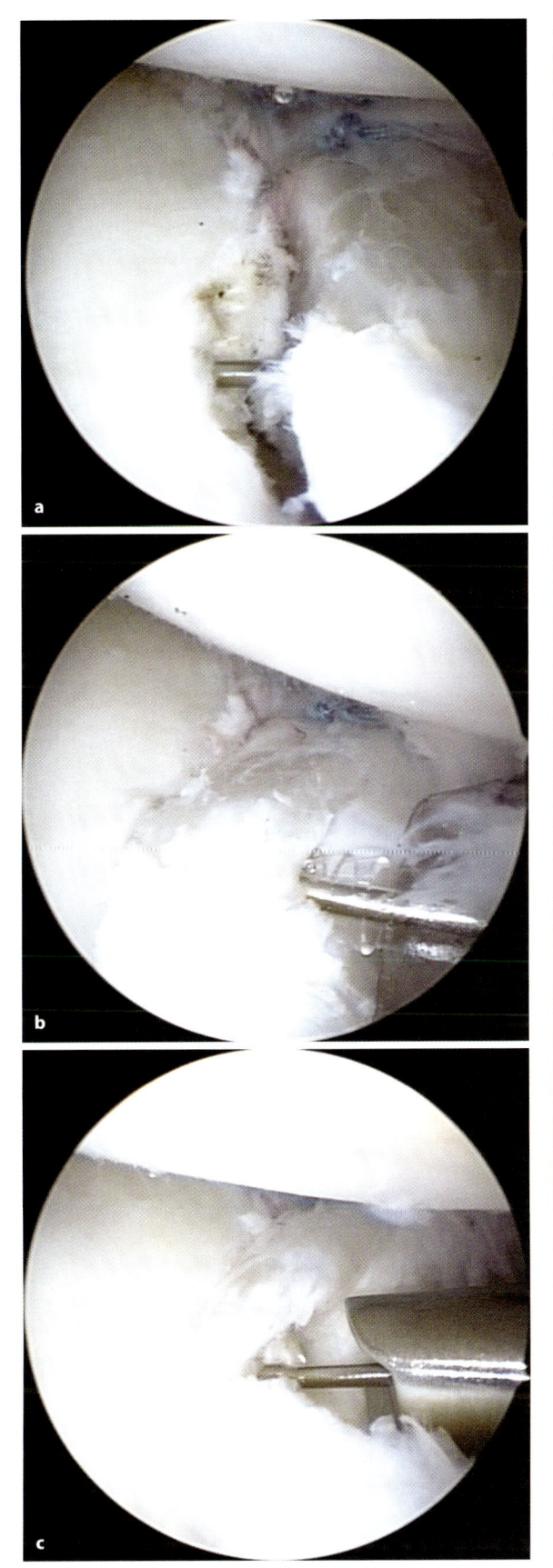

Abb. 8.90a–c. Fixation. Der Spickdraht wurde durch das Labrum gebracht und im Bohrloch durch einen leichten Hammerschlag fixiert (**a**), anschließend Vortreiben des Tissue-Tac durch das Labrum in den vorgebohrten Kanal (**b**). Definitive Fixation nach Einsetzen des Tissue-Tacs (**c**)

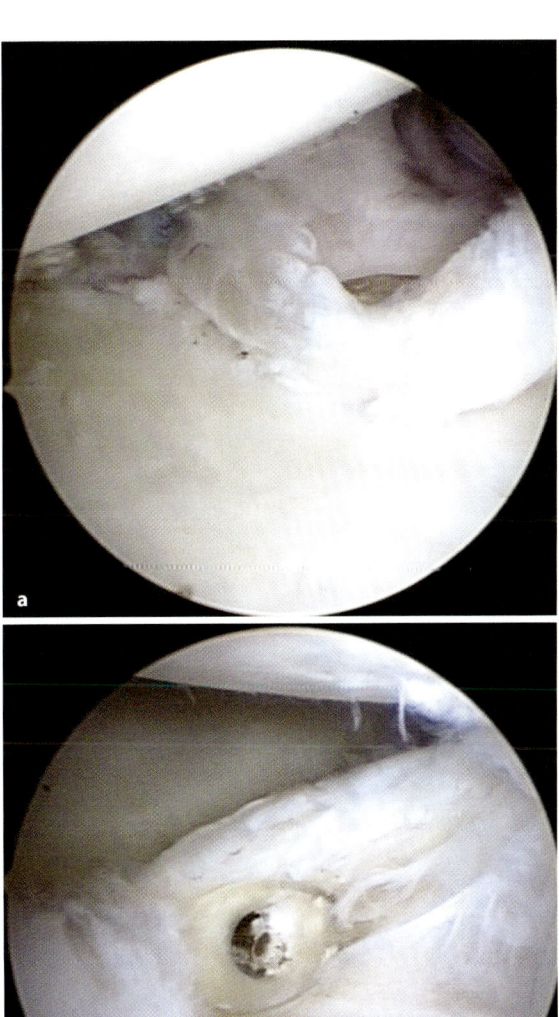

Abb. 8.91a,b. Ansicht von dorsal (**a**) und anterior (**b**) auf den Tissue-Tac in situ; das schlanke, abgerundete Profil vermindert die Gefahr des „Implantat-Impingements" am Humeruskopf. Ein Überstehen des Implantats muss unbedingt vermieden werden

Eine Abknickung des zur Führung des Implantats dienenden Spickdrahts führt meist zum Bruch des Implantats. Auf Hammerschläge zum Vortreiben des Implantats sollte prinzipiell verzichtet werden, da diese ebenfalls den kleinen Dübel leicht abknicken.

Beim Abbrechen der Implantate sollte die Implantation des Tissue-Tac II erwogen werden, der eine höhere Scher- und Biegefestigkeit besitzt.

8.9.5
Resümee

Die Tissue-Tac-Fixationstechnik ist aus technischer Sicht kein einfaches Verfahren und besitzt durchaus einige Fallstricke. Trotzdem bietet das Verfahren interessante Ergänzungen zu etablierten Operationstechniken mit ausschließlicher Verwendung von Fadenmaterial zur Labrum-Kapsel-Refixation.

Arthroskopische Rekonstruktionstechniken der Kapsel ohne össäre Reinsertion

W. Nebelung · D. Jung

9.1   Arthroskopischer Verschluss des Rotatorenintervalls   139
9.1.1 Operationstechnik   139
9.2   Dorsale Kapselraffung   142
9.2.1 Zugänge   144
9.2.2 Debridement   144
9.2.3 Perforation der dorsalen Kapsel   145
9.2.4 Fixation   146
9.3   Thermische Kapselschrumpfung   146
9.3.1 Indikation   147
9.3.2 Technik   147
9.3.3 Risiken und Komplikationen   148
9.3.4 Rehabilitation   148

Arthroskopische Rekonstruktionstechniken der Kapsel ohne ossäre Reinsertion

W. Nebelung · D. Jung

9.1
Arthroskopischer Verschluss des Rotatorenintervalls

W. Nebelung

Die Entstehung von instabilitätsinduzierten Läsionen im Bereich des Rotatorenintervalls ist besonders bei älteren Patienten beschrieben. In diesen Fällen finden wir arthroskopisch eine Erweiterung des dreieckig konfigurierten Raumes zwischen dem Vorderrand der Supraspinatussehne, dem Oberrand der Subskapularisehne und den oberen Anteilen der ventralen Gelenkkapsel. Pathoanatomisch liegt eine Läsion des korakohumeralen und superioren glenohumeralen Bandes vor. Eine experimentelle Durchtrennung dieser Strukturen führt zu einer Verdopplung der inferioren und 50%igen Zunahme der posterioren Translation [2].

Die einer Ventraltranslation des Humeruskopfes folgende Anspannung der Kapsel, also der glenohumeralen Bänder, wird im Falle der verminderten Aufhängung der Kapsel nach superior vermindert. Es ist anzunehmen, dass eine durch einen Intervallverschluss erzeugte kraniale Anspannung des ventralen Kapsel-Band-Apparates in gleicher Art eines kranial gerichteten Kapselshifts wirksam ist. Der freie Rand der glenoidal reinserierten Hängematte wird dadurch unter eine vermehrte Anspannung gebracht.

Wegen der multiplen kapsulären Veränderungen nach rezidivierenden Schulterluxationen ist davon auszugehen, dass die komplexe Therapie von instabilitätsassoziierten Veränderungen die Resultate der arthroskopischen Schulterstabilisierng verbessert.

Die erste Beschreibung des arthroskopischen Intervallverschlusses stammt von Treacy et al. [3]. Die Autoren brachten Fäden durch den Oberrand der Subskapularissehne oder durch die kranialen Anteile des medialen glenohumeralen Bandes (MGHL). Anschließend verwendeten sie das ohnehin zur Stabilisierung angelegte hohe ventrale Arbeitsportal zur Fadenführung um den ventralen Supraspinatusanteil. Die Knotenanlage erfolgte dann im Subakromialraum. Später wurde die Technik durch das einfache Zurückziehen der Arbeitskanüle zur Knotenanlage vereinfacht [1].

Nicht zuletzt durch die Entwicklung neuer Instrumente und verbesserter Fadentransportsysteme ist die von uns modifizierte und hier dargestellte Technik ausschließlich über das ventrale Arbeisportal durchführbar.

9.1.1
Operationstechnik

Prinzip:
Sehnennahttechnik
Fäden:
geflochtene Fäden, langsam oder nicht resorbierbar
Instrumente:
Fadentransportsystem (Lasso 90°, Suture retriever, Suture hook), Wechselstab, Penetrator, Arbeitskanülen 8,5 mm, Knotenschieber, Fadenabschneider
Zugänge:
posteriores Arthroskopieportal, ventrales Arbeitsportal, evtl. anterosuperiores Portal

Die rein arthroskopische Diagnostik eines erweiterten Rotatorenintervalls ist schwierig, da praktisch auch bei ausgeprägten Befunden eine synoviale Überkleidung der Gelenkkapsel ohne Unterbrechung des synovialen Überzugs vorliegt. Lokale Synovitiden mit erweitertem Abstand zwischen Subskapularisrand und anteriorem Supraspinatusrand sowie ein Sulkuszeichen bei klinisch durchgemachten anterioren Luxationen deuten auf den Befund hin (Abb. 9.1).

Das Arthroskop befindet sich im dorsalen Portal, ein Wechselstab im superoventralen Portal und die Arbeitskanüle im ventralen Portal knapp oberhalb des Oberrandes der Subskapularissehne.

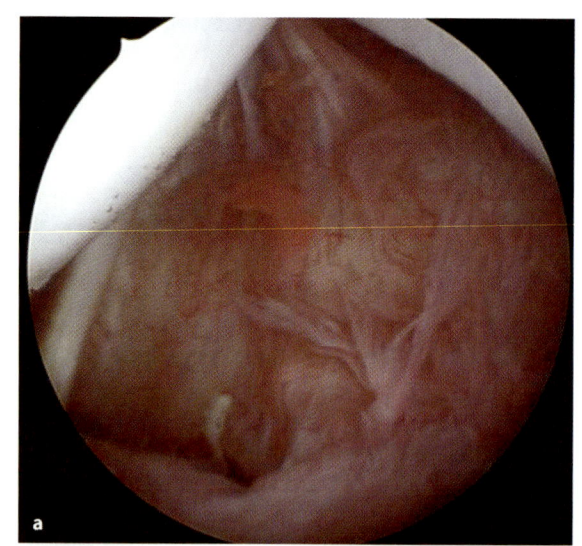

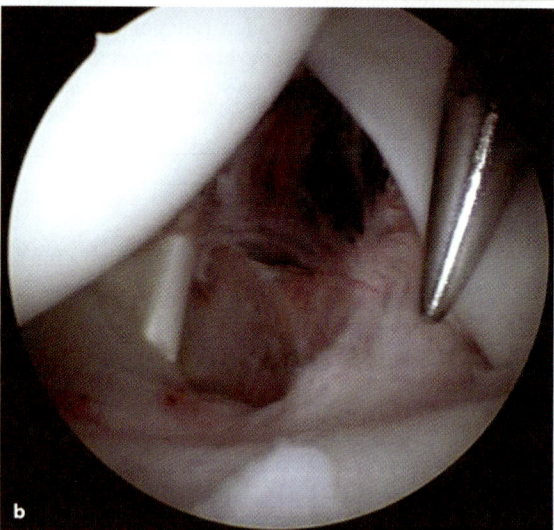

Abb. 9.1a,b. Arthroskopisches Bild eines erweiterten Rotatorenintervalls vor (**a**) und nach dem Einsetzen einer ventralen Arbeitskanüle (**b**). Klinisch seitendifferentes Sulkuszeichen bei rezidivierender Schulterluxation

> **Tipps und Tricks**
>
> Wurde eine anteroinferiore Stabilisierung durchgeführt, kann das ohnehin notwendige suprabizipitale Portal mit einem Wechselstab versehen werden.

Ein Lasso-90°-Fadentransporter wird durch die anteriore Arbeitskanüle eingeführt und perforiert nach dem Eintritt in den Gelenkraum etwa in Höhe der Subskapularissehne das mediale glenohumerale Band (MGHL). Durch die Biegung der Spitze der Lassonadel kann durch eine Rotation die austretende Fadenschlinge in den oberen Gelenkraum gebracht werden. Falls das MGHL fehlt oder nicht ausreichend mobil ist, wird mit der Lassonadel die Subskapularissehne perforiert. Durch die Lassonadel wird die blau gefärbte Fadenschlinge 1–2 cm in das Gelenk gebracht. Mit einem spitzen Wechselstab, der noch im superoventralen Portal steckt, kann dann die Lassoschlinge während des Zurückziehens der Nadel im Gelenk gehalten werden (Abb. 9.2).

Der zweite Schritt ist die Perforation des ventralen Supraspinatussehnenanteils mit einem weiteren Fadentransportsystem, dem Birdbeak-Penetrator 0° (Abb. 9.3). Zu diesem Zweck wird die ventrale Arbeitskanüle um einige Windungen zurückgezogen, so dass der Kanülenausgang extraartikulär liegt. Der Penetrator wird zunächst durch die ventrale Arbeitskanüle eingebracht, dann werden Kanüle und Instrument kranial geschwenkt, und der Operateur perforiert das Gelenk am ventralen Supraspinatusrand. Mit dem Arthroskop kann die Perforationsstelle bestimmt werden, und der Operateur kann vor der definitiven Perforation noch die Menge des gefassten Gewebes verändern. Erscheint der Penetrator im Gelenk, so wird die Branche geöffnet, die Lassoschlinge gegriffen und durch den Perforationsweg sowie die anteriore Arbeitskanüle ausgezogen.

Zu diesem Zeitpunkt zieht eine Lassoschlinge durch den kranialen MGHL- oder Subskapularisrand in das Gelenk und von dort durch den anterioren Supraspinatussehnenrand. Anschließend läuft die Schlinge wieder durch die ventrale Kanüle auswärts. In die Schlinge wird ein Panacryl- oder Ethibond-2-Faden (Ethicon) eingelegt und mittels Zug an den beiden Enden durch die perforierten Strukturen gezogen. Beide Fadenenden werden entsprechend den Vorlieben des Operateurs geknüpft und die Knoten mit einem Knotenschieber festgezogen.

> **Tipps und Tricks**
>
> Zum Abschneiden muss ein arthroskopischer Knotenabschneider benutzt werden, der ohne direkte arthroskopische Kontrolle auskommt. Geeignet sind dazu doppelläufige Instrumente mit einer runden Schneide, die einen definierten Abstand vom Knoten sichern (vgl. 8.2).

Das Manöver wird mindestens einmal, besser zweimal wiederholt. Im arthroskopischen Bild sind nur die kurzen, jeweils intraartikulär verlaufenden Anteile der Fäden zu erkennen (Abb. 9.4). Insgesamt wird der gesamte ventrale Kapselbereich zusammengezogen, die Eintrittsstelle der ventralen Arbeitskanüle ist komplett verschwunden.

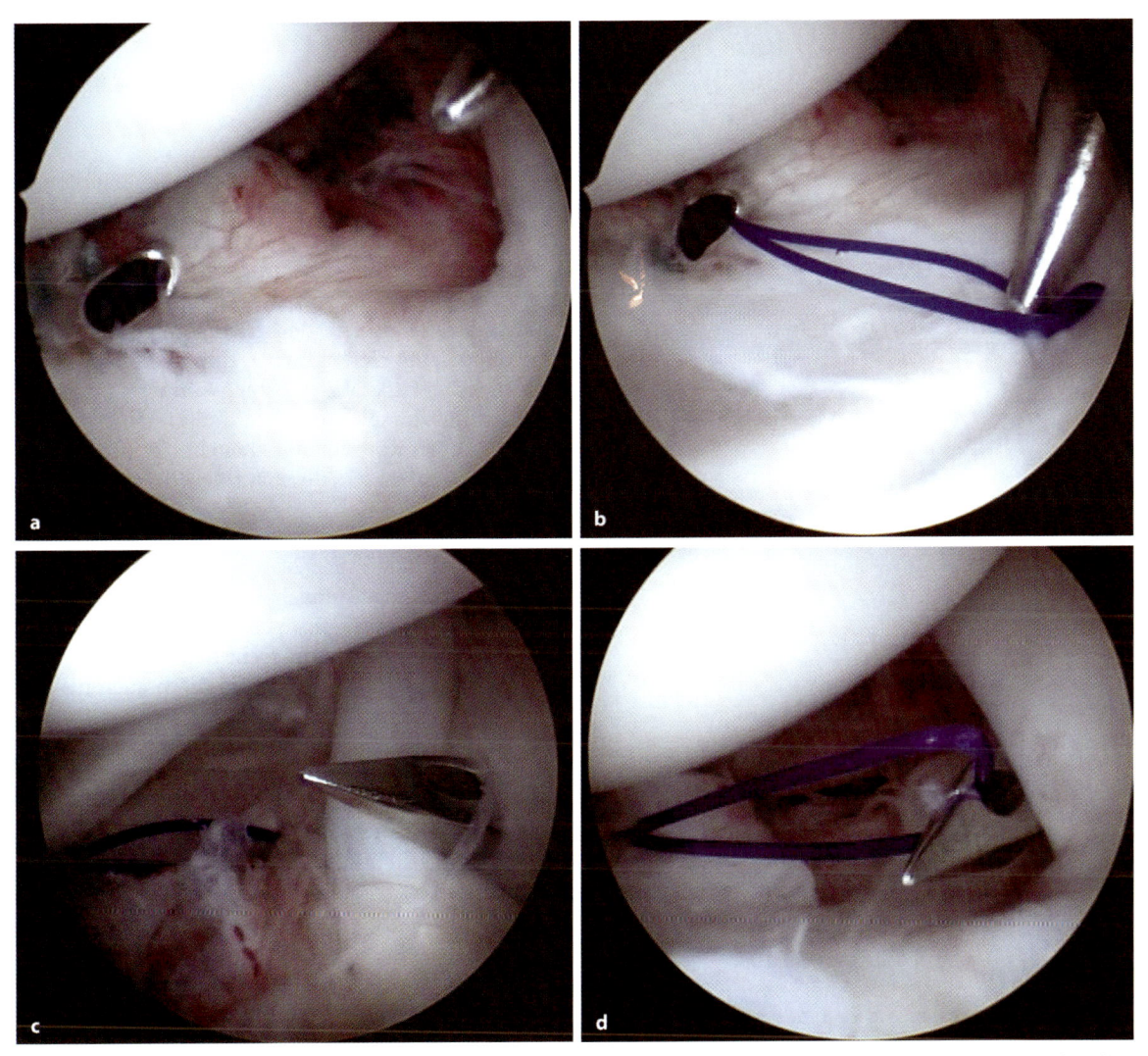

Arthroskopische Rekonstruktionstechniken der Kapsel ohne ossäre Reinsertion 141

Abb. 9.2a–d. Transport einer Lassoschlinge durch die Intervallbegrenzung. Zunächst Perforation des mittleren glenohumeralen Bandes mit der Lassonadel (**a**), die vorgeschobene Schlinge wird mit einem Wechselstab gehalten, der im anterosuperioren Portal steckt (**b**). Anschließend erfolgt das Zurückziehen der Kanüle um wenige Windungen und die Perforation der ventralen Supraspinatusanteile mit dem Birdbeak-Penetrator (**c**). Die blaue Lassoschlinge wird unterhalb der Bizepssehne gegriffen und durch die ventrale Kanüle ausgeleitet (**d**)

Abb. 9.3. Mit dem Birdbeak-Penetrator (Arthrex) kann die ventrale Kapsel ohne direkte Sicht perforiert werden. Eine Lassoschlinge kann dann gegriffen und durch den Perforationskanal gezogen werden (mit freundl. Genehmigung der Firma Arthrex)

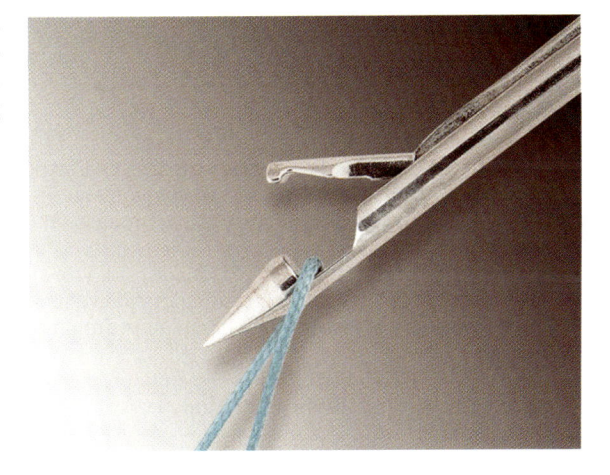

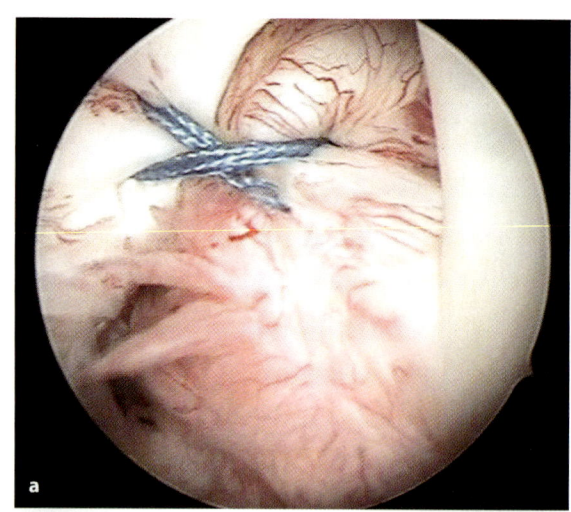

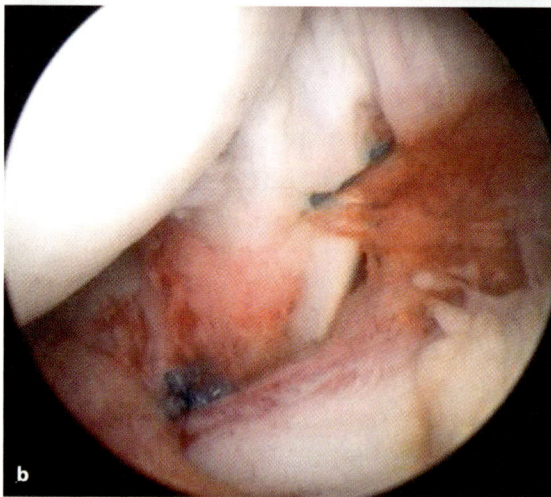

Abb. 9.4a,b. Arthroskopisches Bild nach dem blinden Knoten der mittels Lassoschlinge transportierten Fixationsfäden. Fixation von 2 Fäden am kranialen Subskapularisrand (a), Naht eines Fadens am mittleren glenohumeralen Band und eines weiteren Fadens am Subskapularisrand (b). Die ventrale Arbeitskanüle verschwindet aus dem Sichtfeld des Operateurs

Literatur

1. Gartsman GM, Taverna E, Hammerman SM (1999) Arthroscopic rotator interval repair in glenohumeral instability: description of an operative technique. Arthroscopy 15: 330–332
2. Harryman DT, Sidles JA, Harris SL, Matsen FA (1992) The role of the rotator interval capsule in passive motion and stability of the shoulder. J Bone Joint Surg Am 74: 53–66
3. Treacy SH, Field LD, Savoie FH (1997) Rotator interval capsule closure: an arthroscopic technique. Arthroscopy 13: 103–106

9.2 Dorsale Kapselraffung

W. Nebelung

Vereinfachend dargestellt treten hintere Schulterinstabilitäten in 2 Formen auf: Einerseits als traumatische Luxation mit der potentiellen Folge einer rezidivierenden Luxationsneigung (Abb. 9.5) und andererseits als mikro- oder nichttraumatische Instabilität, bei der die knöcherne Gelenkkonfiguration und eine allgemeine Gelenklaxität eine erhebliche Rolle spielen (Abb. 9.6). Beide Formen können potentielle Schäden am dorsalen Labrum und an der hinteren, relativ dünnen Kapsel beinhalten, und natürlich gibt es auch Mischformen, die den Überblick keineswegs vereinfachen.

Traumatische, meist dorsal verhakte Luxationen (Abb. 9.5) sollten zunächst reponiert und mit einer Gipsretention in „Handshake-Stellung" behandelt werden. Eine dorsale Labrumablösung ist bei der Prognose dieser Patienten nicht das Hauptproblem, weil eine Versorgung dieser Strukturen auch bei der offenen Reposition nicht notwendig ist. Die führende Pathologie stellt vielmehr die umgekehrte Hill-Sachs-Impression am Humeruskopf dar. Übersteigt sie eine bestimmte Größe (ca. 20% der Gelenkfläche), so muss sie primär gehoben, sekundär aufgefüllt oder mit einer Rotationsosteotomie behandelt werden.

Kommt es dagegen nach kleineren Traumata bzw. ohne Unfallereignis zu einer hinteren Instabilität, ist zunächst ein konservativer Therapieversuch von 6–12 Monaten gerechtfertigt. Schlägt er fehl, so besteht kein Konsens, welches operative Verfahren im Einzelfall zu empfehlen ist [5]. Zunächst muss unbedingt die knöcherne Situation, am besten mit einem CT, beurteilt werden. Fehlstellungen im Sinn eines veränderten glenoskapulären Öffnungswinkels oder eine ossäre Dysplasie des posterioren Glenoids können nicht mit einem Weichteileingriff, sondern nur knöchern korrigiert werden [2].

Bei vorbestehender allgemeiner Hyperlaxität liegt dagegen meist ein kapsuläres Problem vor, obwohl arthroskopisch auch verschiedene posteriore Labrumveränderungen beschrieben wurden. Lassen sich wesentliche ossäre Anomalien ausschließen, dann ist die Kapselraffung in arthroskopischer Technik eine Alternative zum offenen Vorgehen, obgleich Reluxationsraten von 25% beschrieben wurden [4]. Auch die Rekonstruktion eines posterioren Labrums ist arthroskopisch möglich und bessert die Stabilität des Gelenks [1, 7]. Besteht die Problematik dagegen beim Leistungssportler, so sind die Erfolgsaussichten der arthroskopischen hinteren Kapselverkürzung eingeschränkt, besonders in Kombination mit multidirektionalen Instabilitätsformen [6].

Arthroskopische Rekonstruktionstechniken der Kapsel ohne ossäre Reinsertion   143

Abb. 9.5a,b. Dorsale verhakte Schulterluxation. Der Befund wird nicht selten übersehen, die Birnenform des proximalen Humerus und die zweite Ebene sichern die Diagnose

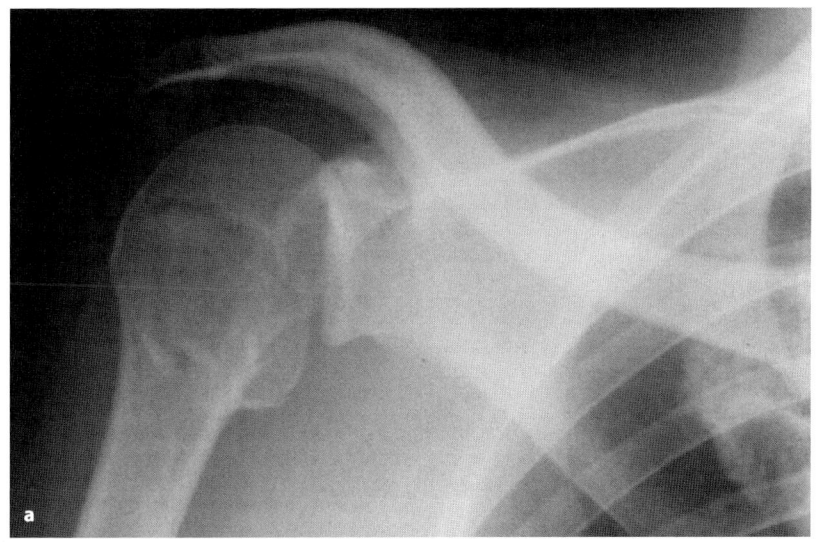

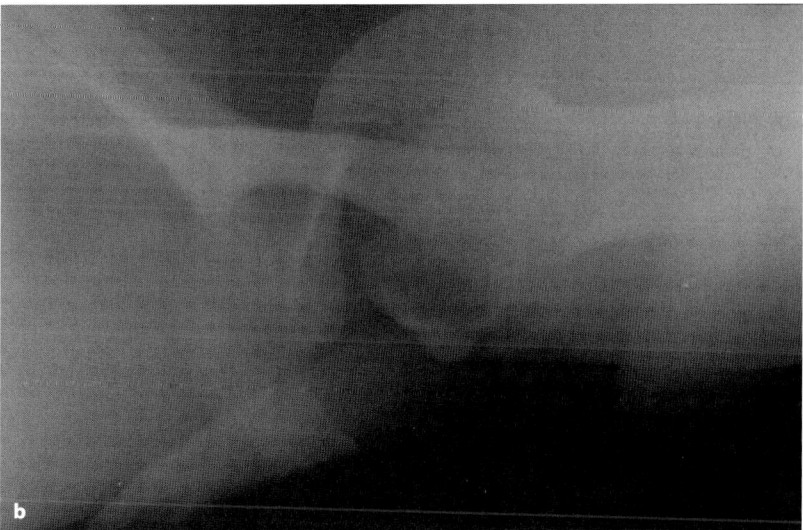

Einen Sonderfall stellen direkte posteriore Labrumläsionen ohne Erhöhung der posterioren Translation auf (Abb. 9.7), die bei Kontaktsportarten auftreten, in denen die Athleten am nach vorn ausgestreckten Arm häufige und nicht erwartete Krafteinwirkungen abfangen müssen. Durch die nach dorsal orientierte glenohumerale Kompression kommt es zu Abscherungen des dorsalen Labrums [3]. Typisch ist die mangelnde Fähigkeit der Patienten, aus der Rückenlage das Bankdrücken zu trainieren. Diese Läsionen stellen eine gute Indikation zum arthroskopischen Vorgehen dar.

Prinzip:
Kapseldopplung, evtl. zusätzlich glenoidale Reinsertion in 2-Schritt-Technik

Zugänge:
3 (dorsaler und anteriorer Arbeitszugang, anterosuperiores Arthroskopieportal)

Implantate:
Fäden, fakultativ Nahtanker 2,4 mm
Fäden: Ethibond Nr. 2 (nichtresorbierbar, geflochten), PDS oder Panacryl

Instrumente:
2 Arbeitskanülen, 2 Wechselstäbe, kleine Fadenholzange, Lasso-Fadentransporter, Sidewinder-Zange 45° (Arthrex), alternativ Suture grasper (Mitek), Shuttle relay (Linvatec), beliebige Knotenschieber

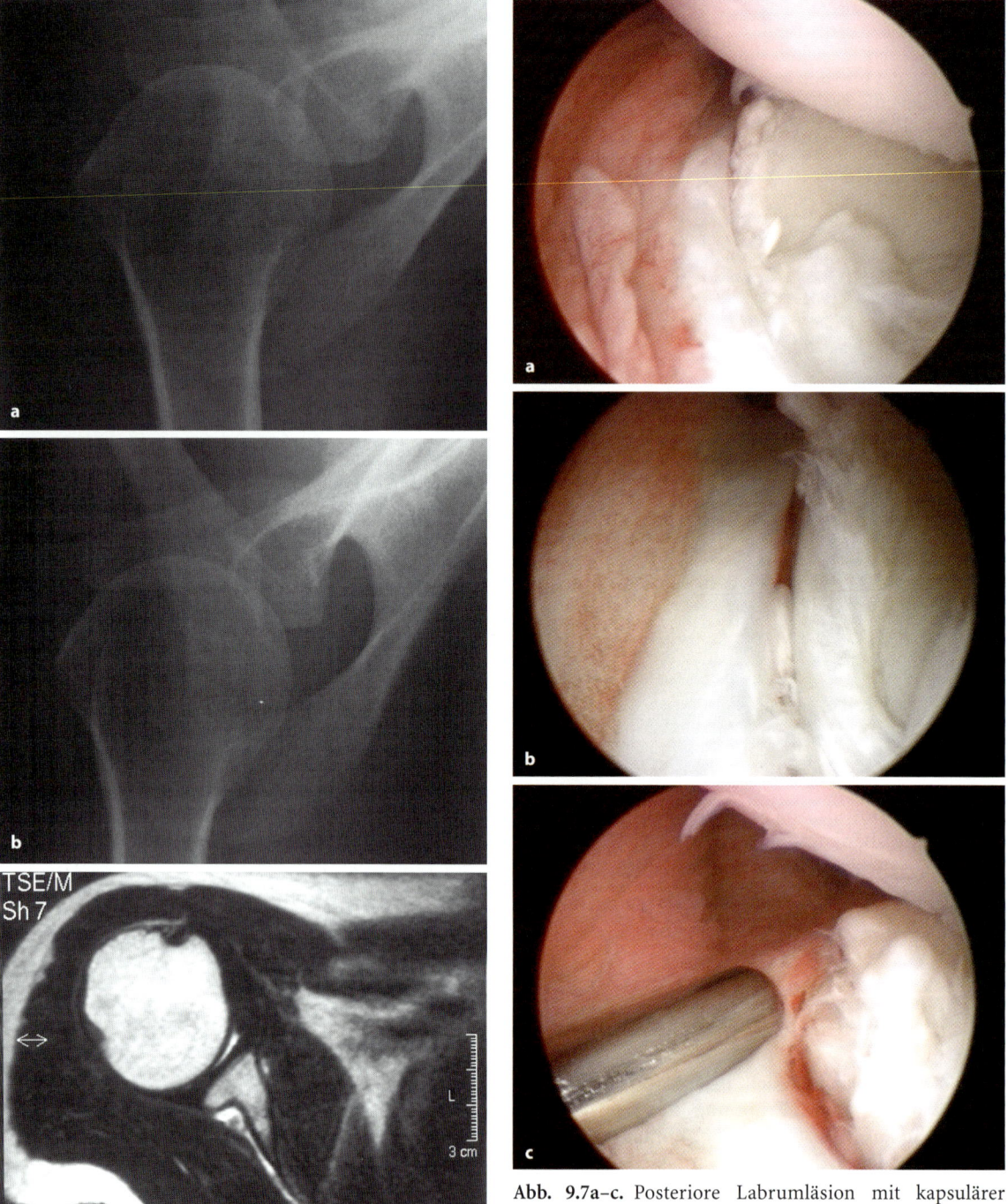

Abb. 9.6a–c. Chronische dorsale Instabilität bei vermehrter dorsaler Laxität. Die axialen Röntgenaufnahmen zeigen eine Abrundung des dorsalen Pfannenrands mit vermehrter Pfannenkippung nach dorsal (a), normale Gegenseite (b). Im MRT ohne Kontrastmittel bestätigt sich die posteriore Glenoidrundung, diskrete dorsale Subluxation (c)

Abb. 9.7a–c. Posteriore Labrumläsion mit kapsulärer Avulsion vom Labrum glenoidale posterior in der Ansicht von anterosuperior. Nur geringe Diastase (a), unter Druckerhöhung deutliches Auseinanderweichen der Labrumanteile (b). Anfrischen der Läsion mit einem kleinen Shaver von dorsal (c)

9.2.1
Zugänge

Wichtig ist die Lokalisation des dorsalen Arbeitszugangs, der ausreichend weit lateral angelegt werden sollte. Nur so kann mit einem von dorsal eingesetzten Instrument ausreichend manövriert werden.

> **Tipps und Tricks**
>
> Das dorsale Arbeitsportal sollte etwa 1–2 cm weiter inferior und lateral des dorsalen Standardzugangs angelegt werden. Damit werden die dorsale Kapsel und das posteroinferiore Labrum besser erreicht. Empfohlen wird eine Kanülengröße von 8,5 mm mit Gewindegängen.

Prinzipiell kann auch mit dem Arthroskop im ventralen Portal und einem einzigen posterioren Arbeitsportal eine Kapseldopplung angelegt werden. Technisch variabler ist der Operateur jedoch bei Verwendung eines anterosuperioren Arthroskopieportals, das analog dem Vorgehen bei einer ventralen Instabilität angelegt wird.

9.2.2
Debridement

Liegt eine periostale Ablösung im Sinne einer „reversen" Perthes-Bankart-Läsion vor, wird das Glenoid in analoger Technik zum ventralen Vorgehen knöchern angefrischt. Fast immer ist jedoch die dorsale Kapsel insuffizient und das Labrum glenoidale relativ gut erhalten, so dass wir es zur Naht nutzen können. In diesem Fall frischen wir vorsichtig nur den zur Kapseldopplung vorgesehenen Bereich mit einem nicht gezahnten, 3,5 mm großen Weichteilshaver an. Die Saugung muss dazu minimiert werden, da sonst zu viele Weichteile eingezogen werden.

9.2.3
Perforation der dorsalen Kapsel

Die von Wolf [8] angegebene Technik verwendet eine gebogene Nadel (Suture hook, Linvatec), die über das posteriore Portal in das Gelenk eingebracht wird und zunächst die dorsale Gelenkkapsel „auflädt". Anschließend bringt der Operateur die Nadel etwas weiter nach kranial und perforiert das Labrum. Ein PDS-Faden wird durch die Kanüle transportiert und anschließend mit einem Fadenholer über das posteriore Portal ausgezogen. Die gleiche Technik funktioniert auch mit einer gebogenen Lassonadel (Arthrex), wobei das Lasso als „Fadentransporter" eines zweiten, definitiv zur Fixation verwendeten geflochtenen Fadens dient.

Analog der Versorgung der ventralen Schulterinstabilität in Sidewinder-Technik kann dieses Prinzip auch sehr vorteilhaft und effizient bei einer posterioren Stabilisierung eingesetzt werden (Abb. 9.8). Mit einem um 45° gebogenen Sidewinder werden die dorsale Kapsel und anschließend das dorsale Labrum glenoidale perforiert. Die Reposition wird dabei wesentlich durch die Starrheit des Instruments im Vergleich zu gebogenen Kanülen vereinfacht. Nach der Perforation werden die Branchen etwas geöffnet, und von ventral wird ein geflochtener Faden mit einer kleinen Fadenholzange zwischen die Branchen gebracht. Nach dem Schließen des Sidewinders wird das Fadenende nach dorsal aus dem Gelenk gezogen und mit einer Fadenholzange das zweite Ende des Fadens von ventral nach dorsal ausgezogen. Genauso gut können beide Fäden auch ventral ausgezogen werden, was den Vorteil hat, das beim Knoten die perforierten Kapselanteile automatisch auf das Labrum gezogen werden.

9.2.4
Fixation

Die definitive Fixation erfolgt durch das Vorschieben der Knoten auf das perforierte Weichteilgewebe. Eine schrittweise Fixation von inferior nach superior ist anzuraten. Bei posterioren Kapselraffungen empfiehlt sich das Vorlegen mehrerer Fäden vor dem Knüpfen, da nach dem ersten Knüpfen der sichtbare Operationsraum erheblich verkleinert wird.

Literatur

1. Antoniou J, Harryman DT (2000) Arthroscopic posterior capsular repair. Clin Sports Med 19: 101–114
2. Fuchs B, Jost B, Gerber C (2000) Posterior-inferior capsular shift for the treatment of recurrent, voluntary posterior subluxation of the shoulder. J Bone Joint Surg Am 82: 16–25
3. Mair SD, Zarzour RH, Speer KP (1998) Posterior labral injury in contact athletes. Am J Sports Med 26: 753–758
4. McIntyre LF, Caspari RB, Savoie FH (1997) The arthroscopic treatment of posterior shoulder instability: two-year results of a multiple suture technique. Arthroscopy 13: 426–432
5. Pollock RG, Bigliani LU (1993) Recurrent posterior shoulder instability. Diagnosis and treatment. Clin Orthop: 85–96
6. Tibone JE, Bradley JP (1993) The treatment of posterior subluxation in athletes. Clin Orthop: 124–137
7. Weber SC, Caspari RB (1989) A biomechanical evaluation

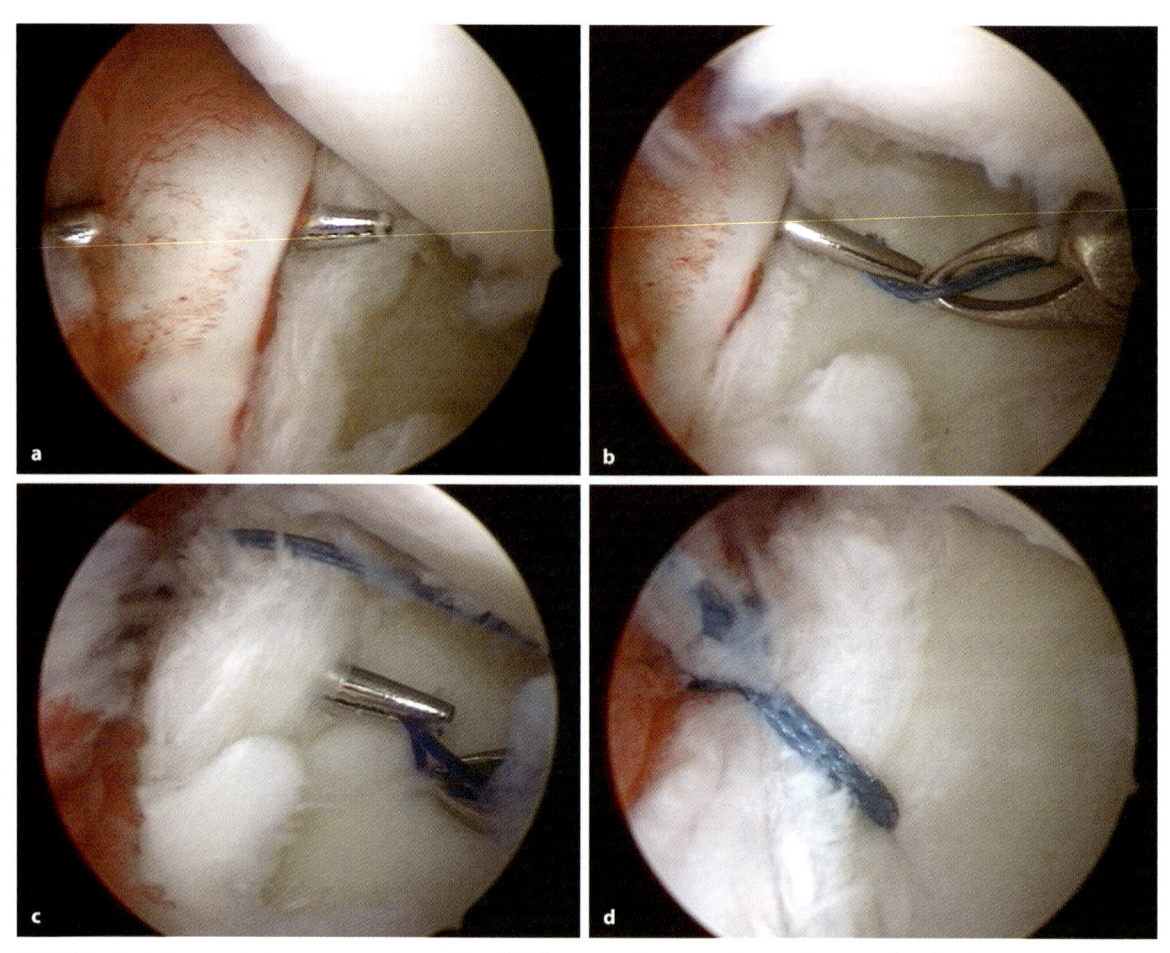

Abb. 9.8a–d. Rekonstruktion der posterioren Kapsel-Labrum-Läsion. Zunächst Perforation der abgelösten Kapselanteile mit dem Sidewinder (**a**), anschließend Transport eines Fadens von anterior in die Branchen des Sidewinders und durch die abgelöste Kapsel (**b**). Dann zweite Rekonstruktion der posterioren Kapsel-Labrum-Läsion. Perforation des Labrums mit dem Sidewinder und Transport eines Lassofadens (als Fadentransporter) durch das Labrum (**c**). Nach Einlegen des dorsal geparkten Fadenendes Transport desselben durch das Labrum und Festknoten mit einem Knotenschieber (**d**)

of the restraints to posterior shoulder dislocation. Arthroscopy 5: 115–121
8. Wolf EM, Eakin CL (1998) Arthroscopic capsular plication for posterior shoulder instability. Arthroscopy 14: 153–163

9.3
Thermische Kapselschrumpfung

D. JUNG

Im letzten Jahrzehnt wurden zahlreiche Techniken der arthroskopischen Schulterstabilisierung entwickelt und in unterschiedlichem Umfang etabliert. Ein prinzipielles Problem dieser arthroskopischen Verfahren ist die Behandlung der kapsulären Elongation [1, 2]. Während die arthroskopische glenoidale Refixation des abgelösten Labrum-Kapsel-Komplexes meist problemlos einheilt, ist die Beseitigung der kapsulären Deformation weitaus schwieriger. Sie wird als wesentliche Ursache für Versager der arthroskopischen Vorgehensweise angesehen [3, 4]. Bietet nun die Laser- oder thermische Kapselverkürzung die Lösung für die Elimination der kapsuloligamentären Insuffizienz?

Die Hitzeempfindlichkeit der Kollagenmatrix, aus der das Kapselgewebe aufgebaut ist, ist seit langem bekannt. Deshalb wurde vielfach versucht, instabile Schultergelenke mit dieser Technik zu behandeln. Die Hitze kann dabei sowohl mit Laserenergie (Laser assisted capsular shrinkage, LACS) als auch mittels elektrischer Energie (electrothermal assisted capsular shrinkage, ETACS) appliziert werden. Entscheidend ist es, die Erhitzung der Gelenkkapsel kontrolliert vorzunehmen. Der Effekt ist nicht von speziellen

Eigenschaften der Laserenergie abhängig [5, 6]. Vielmehr ist die hitzeinduzierte Veränderung der Struktur der Kollagenfibrillen der führende Mechanismus der Gewebeschrumpfung [7, 8].

In mehreren Untersuchungen wurde gezeigt, dass mindestens eine Temperatur von 65°C erforderlich ist, um eine relevante Verkürzung zu erzielen [7, 15, 16]. Ferner ist zu berücksichtigen, dass bei einer thermoinduzierten Schrumpfung der Gelenkkapsel um mehr als 20% signifikante Gewebeschädigungen eintreten [14]. Da bei einer Einwirkzeit von 1 min bei einer Temperatur von mindestens 65°C Kapselgewebe um 50% schrumpft [5], liegt die geeignete Gesamteinwirkzeit je nach Lokalisation zwischen 15 und 25 s.

Bis heute liegen keine prospektiven randomisierten Studien mit adäquatem Nachuntersuchungszeitraum vor, die das klinische Ergebnis nach Laser- und Thermoschrumpfung bewerten. Retrospektive Beobachtungen zeigen jedoch einige ermutigende und interessante Ergebnisse [9–12].

Das Verfahren ist nicht komplikationslos und ungefährlich. Vielmehr belegen klinische Befunde von Nervenläsionen als auch das Auftreten von postoperativen kapsulären Schultersteifen, dass relevante Veränderungen im Gewebe auftreten und das Verfahren mit entsprechender Vorsicht eingesetzt werden muss.

Hinsichtlich der Nachbehandlung ist zu beachten, dass die geschrumpften Kollagenanteile nach der Verkürzung zunächst eine geringere mechanische Stabilität als nichtbearbeitetes Gewebe besitzen. Der thermische Reiz löst eine Entzündungsreaktion mit konsekutiver Narbenbildung aus, die letztlich das Behandlungsziel darstellt. Eine ausreichende Ruhigstellung von mindestens 3 Wochen erscheint schon aus diesen Überlegungen heraus essentiell.

Zusammenfassend lässt sich festhalten, dass sowohl die thermisch als auch die laserinduzierte Kapselverkürzung zum jetzigen Zeitpunkt kontrollierten Studien vorbehalten sein sollte, die unter definierten Bedingungen eine prospektive Ergebnisevaluation erlauben.

Im Folgenden wird die arthroskopische Technik der elektrothermischen Kapselschrumpfung beschrieben.

9.3.1
Indikation

Die Indikation zur Gewebeschrumpfung wird von den Befürwortern dieser Technik sowohl bei der uni- als auch der multidirektionalen Schulterinstabilität gesehen, sofern der Kapsel-Band-Komplex insuffizient ist [2, 9–11]. Bei der unidirektionalen, traumatischen Instabilität erfolgt in einer Sitzung die Kapselschrumpfung und die Bankart-Refixation des Labrums. Bei der multidirektionalen Instabilität kann die thermische Schrumpfung mit einer Plikatur des Rotatorenintervalls kombiniert werden [11].

9.3.2
Technik

Die arthroskopische Thermostabilisierung der Schulter mittels Kapselschrumpfung erfordert keine besondere Lagerung. Sowohl die Beach-chair- als auch die Halbseitenlagerung können je nach Vorliebe des Operateurs benutzt werden. Auch die üblichen Spülflüssigkeiten lassen sich verwenden, wobei das Medium zur elektrothermischen bipolaren Hitzeanwendung leitend sein muss.

Nach der Narkoseuntersuchung wird die Optik über das dorsale Standardportal 2 cm kaudal und medial des hinteren Akromionecks eingebracht. Das vordere Arbeitsportal liegt knapp lateral und kaudal des Processus coracoideus unmittelbar am Oberrand der Subskapularissehne.

Im ersten Schritt erfolgt im Rahmen der diagnostischen Arthroskopie die Evaluierung der präoperativen Befunde und die Klassifizierung der Labrum-Kapselband-Schädigung. Bei einer gleichzeitig bestehenden Synovialitis erfolgt danach mit dem Shaver oder mit der Thermosonde die Befreiung der Gelenkkapsel von entzündlichem Synovialgewebe.

Im nächsten Schritt wird die Thermosonde mit 45° abgewinkeltem Kopf (Abb. 9.9) über das vordere Portal eingebracht. Das Shrinkingmanöver beginnt im dorsalen Abschnitt des Recessus axillaris. Unmit-

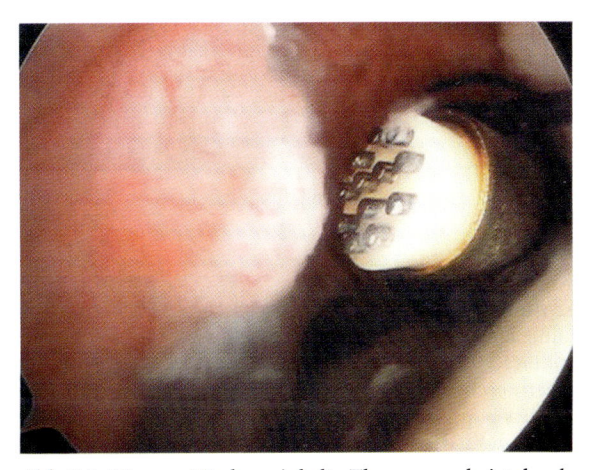

Abb. 9.9. Die um 45° abgewinkelte Thermosonde ist durch die ventral platzierte Arbeitskanüle ins Gelenk eingebracht worden. Zunächst erfolgt die Ablation der massiv entzündlich veränderten Synovia

telbar am Pfannenrand wird die Thermosonde mit geringem Druck auf das Gewebe aufgesetzt und langsam, dem Bandverlauf folgend, bis zum Humeruskopf und zurück geführt. Begonnen wird am IGHL, dann wird über das MGHL bis zum SGHL weitergearbeitet (Abb. 9.10).

Die Bezirke der Kapsel mit hohem Kollagenanteil reagieren schnell, insbesondere im Bereich des MGHL und IGHL. Andere Anteile der Kapsel im Recessus axillaris und zwischen den Bändern sind dünn und kontrahieren sich nur spärlich. Um eine stärkere Wirkung zu erzielen, kann die Sonde für einige Sekunden stationär bleiben, bis das gewünschte Schrumpfungsausmaß beobachtet wird. Da die Wandstärke der Gelenkkapsel vom Glenoid bis zum Humeruskopf abnimmt, muss dementsprechend auch die Einwirkzeit abnehmen. [13]. Die Gesamteinwirkzeit sollte je nach Lokalisation 15–25 s nicht überschreiten [14].

Bei Patienten mit einer multidirektionalen Instabilität müssen die posterioren und inferioren Kapselanteile in der gleichen Methode bearbeitet werden. Dazu wird das Arthroskop in das vordere Portal gewechselt und die Thermosonde über das hintere Portal eingebracht. Das Ziel der Thermoschrumpfung ist erreicht, sobald das Kapselvolumen auf eine physiologische Größe reduziert wurde (Abb. 9.11). Die arthroskopische Versorgung der Bankart-Verletzung erfolgt im Anschluss.

9.3.3
Risiken und Komplikationen

Eine mögliche, jedoch seltene Komplikation ist die Verletzung des N. axillaris [17]. Allerdings birgt auch das chirurgische Vorgehen im Bereich der 6-Uhr-Zone der Gelenkkapsel das Risiko einer Nervenverletzung. Bei jeder Art von Wärmeapplikation mit dem Ziel der Kapselschrumpfung wird empfohlen, den Arm während des Manövers nicht über 30° zu abduzieren, da der Nerv andernfalls näher an den Pfannenrand gezogen wird. Bei Patienten mit multidirektionaler Instabilität und sehr dünner Kapsel sollte die Zone zwischen 5 und 7 Uhr überhaupt nicht bearbeitet werden [17].

In den bisher vorliegenden Veröffentlichungen liegt das Rezidivrisiko nach Thermoschrumpfung nicht höher als vergleichsweise bei Kapselshifttechniken [4, 9–11].

9.3.4
Rehabilitation

Die Rehabilitation sieht eine dreiwöchige Ruhigstellung in einem Abduktionsbrace vor. In diesem Zeitraum werden Isometrie und aktive Bewegungsübungen für Hand- und Ellenbogengelenk durchgeführt. Nach 3 Wochen wird die Beweglichkeit in Flexion, Abduktion und Innenrotation manualtherapeutisch geschult. Die Außenrotation ist ab der 7. Woche freigegeben. Gleichzeitig beginnt ein konzentrisch-exzentrisches Muskelaufbauprogramm mit angepassten Widerständen. Sportspezifische Übungen werden ab dem 4. Monat integriert. Die Wiederaufnahme des Sports erfolgt nach 6–9 Monaten.

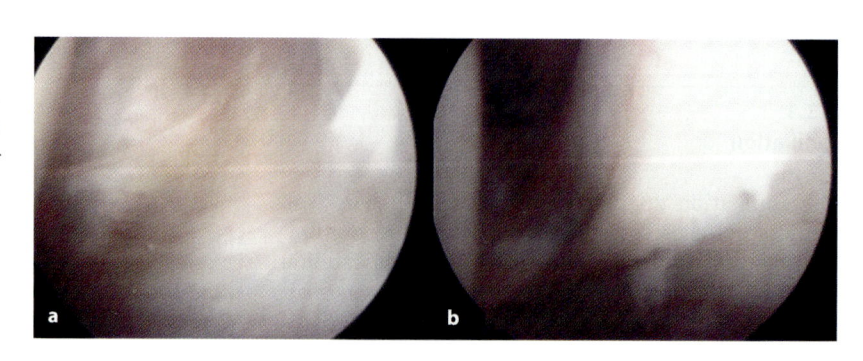

Abb. 9.10. Thermoshrinking des SGHL

Abb. 9.11. a Vor Thermoschrumpfung: elongierter, insuffizienter Kapsel-Band-Apparat im Recessus axillaris; **b** nach Thermoschrumpfung: physiologisches Kapselvolumen, Redefinition des IGHL

Literatur

1. Pagnani MJ, Altchek DW, Wickiewitz TL (1996) Arthroscopic shoulder stabilization using transglenoid sutures: a four-year minimum follow up. Am J Sports Med 24: 459–467
2. Guanche CA, Sodergren KM, Buss DD (1996) Arthroscopic versus open reconstruction of the shoulder in patients with isolated Bankart lesions. Am J Sports Med 24: 144–148
3. Speer KP, W. R., Pagnani M, Warner JJP (1996) An arthroscopic technique for anterior stabilization of the shoulder with a bioabsorbable tack. J Bone Joint Surg Am 78: 1801–1807
4. Manta JP, Nirschl RP, Pettrone FA (1997) Arthroscopic transglenoid suture capsulolabral repair: five year follow up. Am J Sports Med 25: 614–618
5. Naseef GS et al. (1997) The thermal properties of bovine joint capsule. The basic science of laser- and radiofrequency-induced capsular shrinkage. Am J Sports Med 25: 670–674
6. Osmond C et al. (2000) Comparative effects of laser and radiofrequency energy on joint capsule. Clin Orthop 375: 286–294
7. Lopez MJ et al. (1998) The effect of radiofrequency energy on the ultrastructure of joint capsular collagen. Arthroscopy 14: 495–501
8. Vangsness CT, Nimmi M, Erlich M, Saadat V, Schmotzer H (1997) Collagen shortening; an experimental approach with heat. Clin Orthop 336: 267–271
9. Hardy P et al. (1996) Arthroscopic management of recurrent anterior shoulder dislocation by combining a labrum suture with antero-inferior holmium:YAG laser capsular shrinkage. Orthopäde 25: 91–93
10. Gartsman GM, Roddey TS, Hammerman SM (2000) Arthroscopic treatment of anterior-inferior glenohumeral instability. Two to five-year follow-up. J Bone Joint Surg Am 82: 991–1003
11. Savoie FH, Field LD (2000) Thermal versus suture treatment of symptomatic capsular laxity. Clin Sports Med 19: 63–75
12. Thabit G (1994) Treatment of unidirectional and multidirectional glenohumeral instability by an arthroscopic holmium:YAG laser-assisted capsular shift procedure: laser application in arthroscopy. First Congress of International Musculoskeletal Laser Society, 1994
13. Ciccone WJ et al. (2000) Multiquadrant digital analysis of shoulder capsular thickness. Arthroscopy 16: 457–461
14. Wall MS et al. (1999) Thermal modification of collagen. J Shoulder Elbow Surg 8: 339–344
15. Hayashi K. et al. (1997) The effect of thermal heating on the length and histologic properties of the glenohumeral joint capsule. Am J Sports Med 25: 107–112
16. Arnoczky SP, Aksan A (2000) Thermal modification of connective tissues: basic science considerations and clinical implications. J Am Acad Orthop Surg 8: 305–313
17. Fanton SF (1999) Thermally-assisted arthroscopic stabilization of the shoulder joint. In: Warren RF, Altchek DW (eds) The unstable shoulder. Lippincott-Raven, Philadelphia, pp 329–343

Kapitel 10 Ätiologie und Klassifikation des Impigement-Syndroms

P. Ogon · M. Ogon

10.1 Historische Entwicklung 153
10.2 Subakromiale Anatomie 154
10.3 Pathologie des Akromions 154
10.4 Radiologische Veränderungen des Subakromialraums 155
10.5 Klassifikation 155
10.6 Ursachen des Outlet-Impingements 156
10.6.1 Ventraler Akromionsporn 156
10.6.2 Form des Akromions 158
10.6.3 Osteophythen am Akromioklavikulargelenk 158
10.7 Ursachen des Non-outlet-Impingements 159
10.7.1 Hochstehendes Tuberculum majus 159
10.7.2 Fehlfunktion der Kopfdepressoren 159
10.7.3 Fehlfunktion des Gleitmechanismus 159
10.7.4 Defekte des Akromions 160
10.7.5 AC-Gelenk-Sprengung 160
10.7.6 Chronische Bursitis 161
10.7.7 Tendinosis calcarea 161
10.8 Resümee 161

Ätiologie und Klassifikation des Impingement-Syndroms

P. Ogon · M. Ogon

Das subakromiale Impingement-Syndrom ist eigentlich eine klar umrissene Diagnose. Leider wird dieser Begriff häufig mit sämtlichen Schmerzzuständen im anterosuperioren Bereich der Schulter gleichgesetzt. Ein „reines" Impingement-Syndrom kann schwierig zu diagnostizieren sein, zumal sich die klinische Symptomatik sehr unterschiedlich darstellen kann. Deshalb ist es wichtig, eine exakte Differenzierung zwischen einem subakromialen Impingement und anderen Ursachen von Beschwerden im vorderen Schulterraum anzustreben, wie z. B. einer Instabilität, HWS-Problematik, Tendinosis calcarea, Frozen Shoulder, degenerativen Gelenkerkrankung, isolierten akromioklavikulären Osteoarthrose oder Nervenkompression. Vor allem bei jungen Sportlern, die Wurfsportarten ausführen, sollte mit der Diagnose Impingement-Syndrom sehr vorsichtig umgegangen werden, da es sich hier meistens um eine muskuläre Dysfunktion oder Instabilität handelt und aus vielen Studien klar hervorgeht, dass dann eine subakromiale Dekompression zu sehr schlechten Ergebnissen führt [26, 30, 49].

Viele Ursachen können für ein subakromiales Impingement-Syndrom verantwortlich sein. Basierend auf deren Lokalisation kann es als intrinsisch (intratendinös) [75, 63, 85] oder extrinsisch (extratendinös) [6, 50, 58, 61] klassifiziert werden. Aufgrund der Ätiologie können ein primäres [6, 58, 61] und ein sekundäres [48, 49] Impingement-Syndrom unterschieden werden. Die Ätiologie des primären Impingement-Syndroms ist die Bedrängung der Supraspinatussehne durch anatomische Varianten des Schulterdachs [6, 58, 61]. Die Ätiologie des sekundären Impingement-Syndroms ergibt sich aus anderen Ursachen, wie z. B. einer Instabiltität oder einer neurologischen Störung [48, 49].

Für den Operateur ist nun interessant, bei welcher Form des Impingements eine subakromiale Dekompression indiziert ist und bei welcher Form sie nicht durchgeführt werden sollte, da schlechte Ergebnisse zu erwarten wären. Diese Indikationsstellung orientiert sich an der weiteren Differenzierung in ein Outlet-Impingement, bei dem der Patient von einer Dekompression profitieren kann, und ein Non-outlet-Impingement, bei dem die Indikation zur Dekompression problematisch ist.

10.1 Historische Entwicklung

Bereits im 19. Jahrhundert wurde von verschiedenen Autoren versucht, schmerzhafte Schultersteifen nicht nur nach ihrem äußeren Erscheinungsbild zu beschreiben, sondern auch die Entstehungsursache der Erkrankungen in die Diagnose einzubeziehen. Die erste allgemeine Beschreibung einer Bursitis subacromialis erfolgte 1867 durch Jarjavaj [42]. 1872 wurde dann von Duplay [17] der Begriff der Periarthropathia humeroscapularis (PHS) eingeführt. Allerdings wurde damals die Ursache der Beschwerden unter Verkennung des degenerativen Charakters der Erkrankung in der Bursa subacromialis bzw. subdeltoidea gesehen. Andere Autoren wie z. B. Durenoa [18] und Desplats [15], Pingaud und Charvot [70] versuchten nachzuweisen, dass die PHS eine rheumatische Affektion oder neuritisch bedingt ist.

1907 wurden von Painter [65] und Stieda [82] nach der Einführung der Röntgentechnik Kalkschatten zwischen dem Akromion und dem Tuberculum majus in Projektion auf die Weichteile nachgewiesen. Beide Autoren machten diese „Kalksteine" für die PHS verantwortlich. Codman [10] stellte 1911 beim klinischen Bild der PHS erstmals den Zusammenhang mit Veränderungen der Rotatorenmanschette her, im Jahr 1934 erörterte er die Supraspinatussehnenruptur als ihre Ursache [11]. Pedersen und Key [67] diskutierten Einklemmungserscheinungen eines Kalkdepots am Schulterdach als primäre Ursache der PHS. Aus dieser zum ersten Mal formulierten Idee einer anatomischen, präformierten Engpasssituation resultierte die Empfehlung zur subakromialen Erweiterung durch Armstrong, der seinerseits Watson-Jones als Erstbeschreiber einer totalen Akromionektomie im Jahre 1949 erwähnt [3]. Diese radikale Dekompression konnte sich wegen offensichtlicher funktioneller wie kosmetischer Probleme nicht durchsetzen. Als Minimallösung wurde 1970 von Pujadas [73] eine Dekompression durch Resektion des Lig. coracoacromiale beschrieben.

Nachdem sich 100 Jahre lang die Bezeichnung „Periarthritis humeroscapularis" für unterschiedlichste Erkrankungen im Schulterbereich als Sammelbegriff eingebürgert hatte, entwickelte Neer 1972 [58] die Vorstellung des sog. Impingement-Syndroms. Dieser Begriff wurde für Erkrankungen verwendet, bei denen es zu einer Störung der Mechanik im Subakromialraum kommt, die von einer räumlichen Enge im Sinne eines Einklemmungsphänomens von Bursa subacromialis und Rotatorenmanschette ausgelöst wird. Aus der Erkenntnis, dass die vordere Akromionkante und das Lig. coracoacromiale eine entscheidende Rolle für dieses Impingement spielen, entwickelte Neer die Technik der anterioren Akromioplastik, die weltweit in der von ihm vorgeschlagenen Art durchgeführt wird. Dieser offene Eingriff ist mittlerweile durch die 1985 von Ellmann beschriebene arthroskopische Technik weitgehend abgelöst worden [20, 23].

Der Begriff des Impingement-Syndroms sollte heute genauso wenig unkritisch benutzt werden wie der verlassene Begriff der Periarthritis humeroscapularis, sofern nur undifferenziert Schulterschmerzen jeglicher Art in einem Sammelbegriff zusammengefasst werden.

10.2
Subakromiale Anatomie

Um die Ätiologie des Impingement-Syndroms zu verstehen, ist es wichtig, zunächst auf die anatomischen Besonderheiten im subakromialen Raum einzugehen. Der Subakromialraum stellt insofern eine besondere anatomische Konstruktion dar, als die Bursa subacromialis und die Sehnen der Rotatorenmanschette zwischen zwei starren Strukturen, nämlich dem korakoakromialen Bogen und dem proximalen Humerus, zu liegen kommen. Zudem wird die Rotatorenmanschette infolge der globalen Bewegung des Schultergelenks bei der Elevation und Rotation einer Vielzahl von biomechanischen Kräften ausgesetzt. Jede architektonische Veränderung am Akromion, am korakoakromialen Band oder am akromioklavikulären Gelenk, die zu einer Einengung des subakromialen Raums führt, kann daher eine erhöhte mechanische Abnützung und Degeneration der darunter liegenden Weichteile nach sich ziehen.

Jerosch et al. [44] wiesen nach, dass der intramuskuläre Druck im M. supraspinatus von der Gelenkstellung abhängig ist. Die höchsten interfaszialen Druckwerte fanden sich bei der Bewegung zwischen 60° und 150°, also im Bereich des sog. subakromialen schmerzhaften Bogens. Der mittlere Ruhedruck der Supraspinatusloge betrug bei schultergesunden Probanden 1,2 (±1,1) mmHg. Während der Abduktionsbewegung ohne Gewichtsbelastung wurde ein maximaler Gewebedruck von 24,1 (±12,4) mmHg und unter 2 kg Gewichtsbelastung ein Gewebedruck von 35,4 (±15,3) mmHg erreicht. Es erscheint logisch zu folgern, dass bei einer Einengung des subakromialen Raums (Supraspinatus-Outlet) der Druck auf die Rotatorenmanschette erheblich zunimmt.

In einem In-vitro-Schultermodell wurde der Humerus in der Skapulaebene mit einer Außenrotation von 40° (±8°), die eine maximale Elevation gestattet, angehoben. Der akromiohumerale Abstand wurde nach den in der Literatur näher beschriebenen Verfahren [13, 19, 33, 69, 88] in einer Reihe von Positionen zwischen 0° und 120° Flexion ermittelt. Bei der Armelevation zeigte sich eine deutliche Verschmälerung des akromiohumeralen Abstands und folglich eine Reduzierung des für die Weichteile zur Verfügung stehenden Raums. Obwohl radiologisch eine Berührung zwischen Akromion und Humerus nicht nachzuweisen war, kommen die Weichteile des subakromialen Raums offensichtlich mit der Unterseite des Akromions in Kontakt. Folglich führt jegliche Einengung des subakromialen Raums zu einem Impingement, wörtlich übersetzt zu einem Anstoßen bzw. Anschlagen der Strukturen im Subakromialraum, also der Bursa subacromialis sowie der Rotatorenmanschette, am Schulterdach.

Dieser Zusammenhang konnte mit Hilfe neuer Techniken bestätigt werden (Fuji-Filme [43], Rosettenbelastungsmesser [16]).

10.3
Pathologie des Akromions

Entwicklungsfehler, wie z. B. die ausbleibende Fusion der akromialen Epiphysen, können die Struktur des Akromions verändern und somit das Volumen des subakromialen Raums verringern [9, 57]. Eine nicht verschmolzene akromiale Epiphyse (Os acromiale) bedeutet, dass die Knochenbildungszentren nicht miteinander bzw. mit der Spina scapule verwachsen. Man unterscheidet von vorn nach hinten 4 verschiedene Arten der nicht verschmolzenen Epiphyse: Prä-, Meso-, Meta- und Basiakromion [53]. Von verschiedenen Autoren wurde eine häufiger als nur zufällig auftretende Koinzidenz von Rotatorenmanschettenaffektionen und persistierenden Epiphysenfugen des Akromions (Os acromiale) beschrieben [9, 57]. So fanden Mudge et al. bei 8% aller Rotatorenmanschettenrupturen ein Os acromiale [57]. Hieraus ist ein ursächlicher Zusammenhang zu vermuten.

Jerosch [46] berichtet, dass bei einem Os acromiale mit offenen Epiphysenfugen zwischen Prä- und Mesoakromion das kleine ventrale Fragment arthroskopisch in toto entfernt werden kann und dass eine subakromiale Dekompression auch bei einem Os acromiale mit typischer Lokalisation zwischen Meso- und Metakromion sehr gute Ergebnisse erbringt. Es kann somit in diesen Fällen auf die aufwendige osteosynthetische Rekonstruktion oder eine Resektion mit Reinsertion des M. deltoideus verzichtet werden.

1986 untersuchten Bigliani et al. [6] die Form des Akromions bei 140 Leichenschultern, um deren Beziehung zu kompletten Rissen der Rotatorenmanschette zu ermitteln. Die Häufigkeit von Rissen in der älteren Population betrug 34%. Identifiziert wurden 3 Arten des Akromions: Der Typ I, flach, trat in 17%, der Typ II, gewölbt, in 43% und der Typ III, hakenförmig, in 39% der Fälle auf. Die verschiedenen Typen des Akromions führten zu einer von Typ I zu Typ III zunehmenden mechanischen Einengung des subakromialen Raums und damit zu einem Impingement der darunter liegenden Strukturen am Akromion. Ein Akromiontyp III lag bei 70% aller Rotatorenmanschettenrupturen vor, während lediglich 3% des Akromionstyps I mit Rissen in der Rotatorenmanschette in Verbindung standen. Vordere Akromionsporne wurden in nur 14% aller Fälle, jedoch bei 70% der Patienten mit Rotatorenmanschettenrupturen vorgefunden.

Hieraus kann gefolgert werden, dass eine Einengung des subakromialen Raums bzw. eine osteophytäre Ausziehung im Bereich des Akromionvorderrands sowie des AC-Gelenks zu einer Affektion der Rotatorenmanschette führen und somit prädisponierende Faktoren für die Entstehung von Rotatorenmanschettenrupturen darstellen [6].

10.4
Radiologische Veränderungen des Subakromialraums

Auf eine radiologisch sichtbare Einengung des subakromialen Raums im Zusammenhang mit Rotatorenmanschettenrupturen wurde von etlichen Autoren hingewiesen. Golding [33] vermaß 150 Röntgenaufnahmen von Schultergelenken im a.p.-Strahlengang und fand als Normalwerte für den akromiohumeralen Zwischenraum 7–13 mm [33]. Cotton und Rideout [13] fanden bei 144 normalen Schultern einen akromiohumeralen Abstand von 6–14 mm. Die Autoren folgerten, dass eine Verschmälerung des akromiohumeralen Zwischenraums eng mit Rotatorenmanschettenrupturen korreliert ist. Diese Ergebnisse konnten durch andere Autoren bestätigt werden [19, 69, 88].

Aoki et al. [2] entwickelten eine Technik zur Messung des Akromionneigungswinkels mit Hilfe von seitlichen Röntgenaufnahmen des Akromions in der Skapulaebene [2]. Ihre Untersuchung von Schulterpräparaten zeigte, dass eine flachere Neigung des Akromions mit einer Spornbildung und Verengung des Supraspinatustunnels in Verbindung steht. Die gleiche Untersuchung wurde daraufhin an schultergesunden Probanden und Patienten mit einem Impingement im Stadium II nach Neer vorgenommen [2]. Beim Vergleich der beiden Kollektive zeigte sich, dass bei einem Impingement im Stadium II eine signifikant flachere Akromionneigung vorlag. Dies stützt Neers Vermutung, dass die Neigung des Akromions beim Impingement-Syndrom wie bei Affektionen der Rotatorenmanschette eine bedeutende Rolle spielt [58].

Neer beschrieb das sog. Supraspinatus-Outlet, den Raum zwischen Akromionvorderteil, dem Lig. coracoacromiale und dem AC-Gelenk als kraniale Begrenzung sowie dem Humeruskopf und der darüberliegenden Rotatorenmanschette als kaudale Begrenzung [60]. Von Neer und Poppen wurde die Supraspinatus-outlet-View als gute Aufnahmetechnik zur Beurteilung der Größe dieses Raums und der akromiohumeralen Distanz eingeführt. Auf diese spezielle Aufnahme, mit der auch Einzelheiten wie Akromionsporne oder Form und Stellung des Akromions dargestellt werden können, wurde in vorherigen Kapiteln schon eingegangen. Barthel [4] bezeichnet sie in ihrer klinischen Relevanz als eher überbewertet. Dennoch sind sie dem arthroskopischen Operateur eine wichtige Hilfe bei der Entscheidung zur subakromialen Dekompression sowie zu ihrer präoperativen Planung und postoperativen Kontrolle und sollten deshalb in jedem Fall durchgeführt werden.

10.5
Klassifikation

Neer [58] entwickelte 1972 eine Stadieneinteilung des Impingement-Syndroms (Tabelle 10.1) und skizzierte den Ablauf von der chronischen Bursitis über eine Partial- bis hin zur Totalruptur der Supraspinatussehne.

Wurde von Neer 1972 noch der Satz geprägt, dass eine Einengung des subakromialen Raums die Hauptursache des Impingements (und den damit verbundenen Affektionen im Bereich der Rotatoren-

Tabelle 10.1. Stadieneinteilung des Impigement-Syndroms nach Neer 1972 [58]

Stadium	Definition	Patientenalter (Jahre)
I	Ödem, Entzündung, Einblutung	Meist <25
II	Fibrose und Tendinitis	Meist 25–40
III	Knöcherne Sporne, Ruptur der Manschette	Meist >40

Tabelle 10.2. Klassifikation des Impingement-Syndroms nach Neer 1990 [60]

Outlet-Impingement	Non-outlet-Impingement
Ventraler Akromionsporn	Hochstehendes Tuberculum majus
Form und Neigung des Akromions	Fehlfunktion der Kopfdepressoren
AC-Gelenkosteophyten	– Rotatorenmanschettenruptur
	– Bizepssehnenruptur
	Fehlfunktion des Gleitmechanismus
	– Muskuläre Dysbalance
	– Schrumpfung der dorsalen Kapsel
	– posterosuperiores Impingement
	Defekte des Akromions
	AC-Gelenk-Sprengung
	Chronische Bursitis
	Tendinosis calcarea

manschette) darstellt [58], so musste er schon kurze Zeit später erkennen, dass dies nicht richtig ist, weil bei einem Großteil der Impingement-Fälle die Ursache nicht in einer knöchernen Einengung des subakromialen Raums zu suchen ist. Aus diesem Grund wurde die Klassifikation des Impingement-Syndroms in Stadium I–III von Neer wieder verworfen und eine neue Einteilung in ein sog. Outlet-Impingement und ein Non-outlet-Impingement vorgeschlagen [60] (Tabelle 10.2).

Ein Outlet-Impingement beschreibt die knöcherne Einengung des Schulterdachs, während ein Non-outlet-Impingement andere Ursachen hat und somit auch nicht unkritisch einer subakromialen Dekompression zugeführt werden darf. Die Ursachen des Outlet-Impingements liegen nach Neer [60] in einem ventralen Akromionsporn, in der Form und Neigung des Akromions sowie in einer Einengung des subakromialen Raums durch AC-Gelenk-Pathologien (Tabelle 10.2).

10.6 Ursachen des Outlet-Impingements

10.6.1 Ventraler Akromionsporn

Ausziehungen am ventralen Rand des Akromions im Verlauf des korakoakromialen Bands wurden von Neer [60] als „traction-spurs" bezeichnet. Neer fand sie in eigenen Untersuchungen praktisch nie bei Patienten unter 40 Jahren. Zu ihrer Darstellung wurde die von Rockwood [79] beschriebene Röntgentechnik mit einer um 15° nach kaudal gekippten Röntgenröhre im a.p.-Strahlengang empfohlen. Neer [58] sah 1972 die Ursache der Traction spurs in einer chronischen Überbeanspruchung des Ansatzes des Lig. coracoakromiale am Akromion durch den Humeruskopf (Abb. 10.1, 10.2). „These spurs are the earliest grossly visible alternations on the acromion caused by impingement." Die Interpretation dieser ventralen Akromionsporne als Traktionsosteophyten stützt sich nach Neer auf 3 Argumente:

- Sie fanden sich immer im Verlauf des korakoakromialen Bands.
- Sie waren immer unabhängig vom akromioklavikulären Gelenk und somit keine akromioklavikulären Osteophyten.
- Sie fanden sich fast immer bei Patienten mit chronischem Impingement-Syndrom, z. B. bei Rotatorenmanschettenrupturen.

Neer verglich die Traktionsosteophyten im korakoakromialen Bandverlauf mit den Fersenspornen, die sich bei chronischer Überbelastung im Bereich des Kalkaneus durch die Zugbelastung der Plantarfaszie bilden [60]. Viele neuere Untersuchungen zeigen, wie wichtig das Lig. coracoacromiale für eine normale Schulterfunktion ist [25, 31, 32, 41, 55, 56]. Neer riet dringend davon ab, den Satz der alten Orthopäden

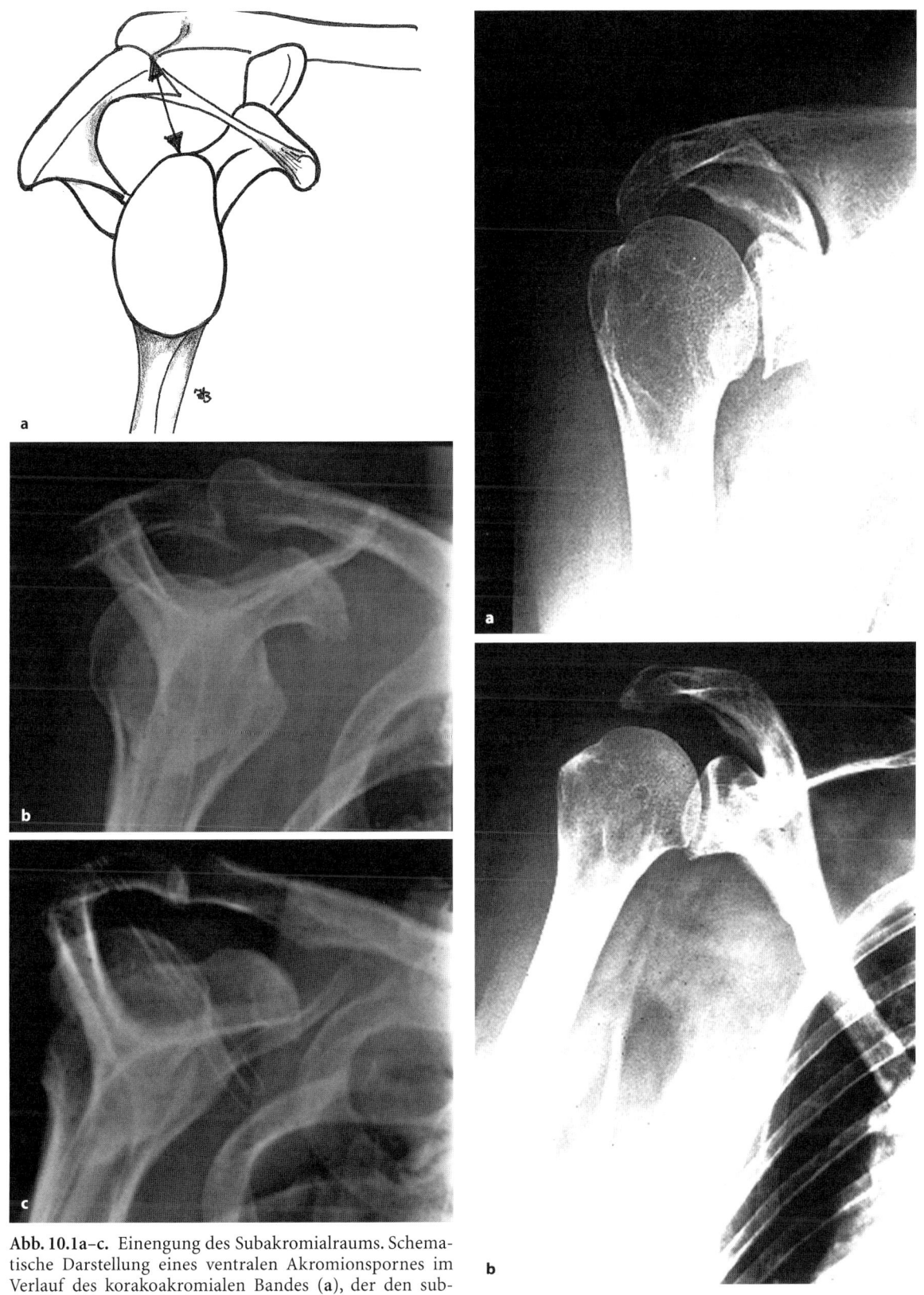

Ätiologie und Klassifikation des Impingement-Syndroms 157

Abb. 10.1a–c. Einengung des Subakromialraums. Schematische Darstellung eines ventralen Akromionspornes im Verlauf des korakoakromialen Bandes (**a**), der den subakromialen Raum einengt. Die Röntgenaufnahme in der Outlet-Projektion stellt den Befund vor (**b**) und nach (**c**) der operativen subakromialen Dekompression dar

Abb. 10.2a,b. Die Rockwood-Aufnahme zeigt deutlich den ventralen Überhang des Akromionsporns vor (**a**) als auch nach (**b**) subakromialer Dekompression

zu befolgen, der damals hieß: "The coracoacromial ligament should be cut whereever it can be seen at surgery."

10.6.2 Form des Akromions

Von vielen Autoren wurde auf den Zusammenhang von Affektionen der Rotatorenmanschette mit der Form und Neigung des Akromions hingewiesen [1, 2, 6, 8, 9, 13, 17, 20, 28, 36, 46, 58, 60]. Vielmals wurde in einem überhängenden Akromion die entscheidende Ursache eines Outlet-Impingements gesehen. Deshalb wurde versucht, solche überhängenden Akromiontypen durch Resektion der ventralen Akromionkante zu begradigen [1, 2, 8, 20–22, 27, 38, 58]. Auch die Neigung des Akromions (Abb. 10.3) wurde in Zusammenhang mit einer höheren Inzidenz von Rotatorenmanschettenaffektionen gebracht. Für alle diese Veränderungen empfahl Neer in mehreren Arbeiten bei Vorliegen eines Outlet-Impingements die Umwandlung eines Typ-III-Akromions in ein Typ-II- oder Typ-I-Akromion zur Erweiterung des Supraspinatus-Outlets [58, 60].

10.6.3 Osteophythen am Akromioklavikulargelenk

Pathologische Veränderungen im Bereich des akromioklavikulären Gelenks mit Ausbildung von Osteophyten an seiner Unterfläche können ebenfalls zu einer Einengung des Supraspinatus-Outlets führen (Abb. 10.4). Häufig wird auch eine Doppeleinengung durch z. B. einen vorderen Akromionsporn wie einen Osteophyten unter dem AC-Gelenk zu beobachten sein. Früher wurde empfohlen, dann die Akromioplastik mit der Entfernung des Osteophyten unter dem AC-Gelenk zu verbinden [8, 21, 60]. Neuere Arbeiten zeigen jedoch, dass am AC-Gelenk das sog. Alles-oder-Nichts-Prinzip gilt. Falls eine Affektion des AC-Gelenks vorliegt, sind deutlich bessere Ergebnisse zu erwarten, wenn eine komplette AC-Gelenk-Resektion durchgeführt wird. Liegt das Hauptproblem aber am Akromion, sollte das AC-Gelenk nicht angetastet werden [24].

Abb. 10.3. Schematische Darstellung des Einengung des subakromialen Raums durch Form und Neigung des Akromions

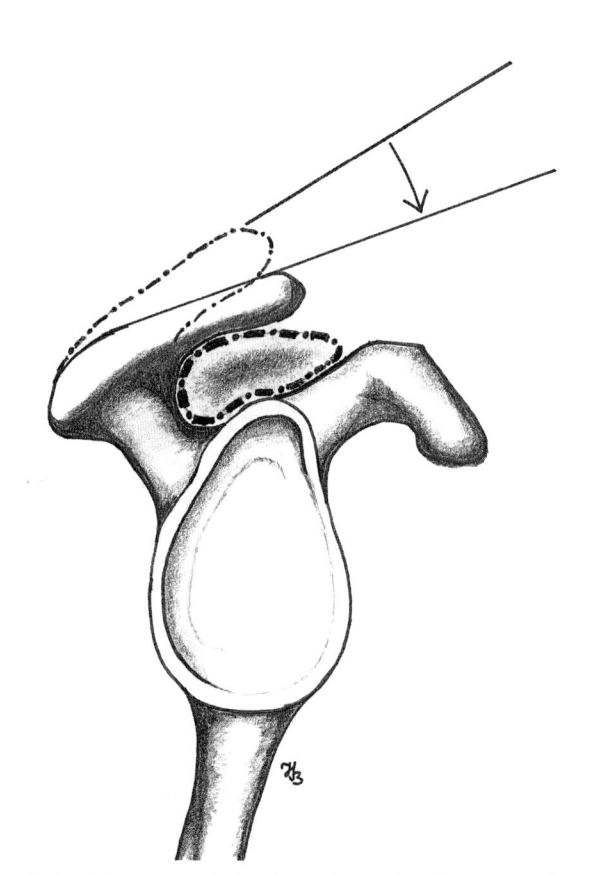

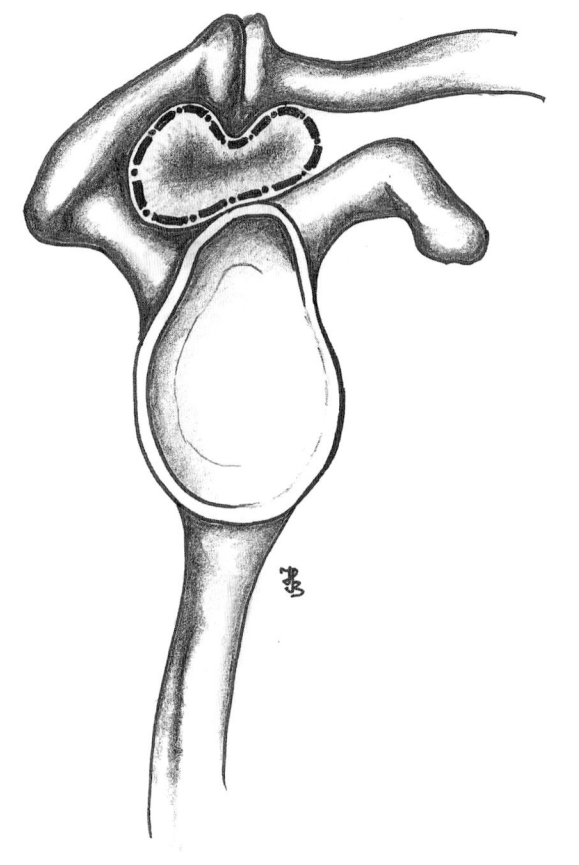

Abb. 10.4. Schematische Darstellung der Einengung des Subakromialraums durch die Entwicklung einer Akromioklavikulargelenkarthrose

10.7
Ursachen des Non-outlet-Impingements

10.7.1
Hochstehendes Tuberculum majus

Ein frakturiertes Tuberculum majus kann durch den Zug der an ihm ansetzenden Rotatorenmanschette nach posterior, superior und medial dislozieren, abhängig von der Größe und Lokalisation der Fragmente. Vor allem bei der Außenrotation und Abduktion kommt es dann zu einer Impingement-Symptomatik. Die exakte anatomische Reposition und Rekonstruktion des Tuberculum majus sollte die angestrebte Lösung sein. Dann bedarf es keiner zusätzlichen Akromioplastik.

10.7.2
Fehlfunktion der Kopfdepressoren

Rotatorenmanschettenruptur

Bei einem Defekt im Bereich der Rotatorenmanschette kommt es zu einem Stabilitätsverlust zwischen Glenoid und Oberarmkopf. Hieraus resultiert eine Dezentrierung des Humeruskopfes nach kranial mit Ausbildung eines Non-outlet-Impingements. Das Höhertreten des Humeruskopfes verstärkt die Einklemmung der Rotatorenmanschette mit weiterer Abnützung und damit Vergrößerung der Ruptur. Nur die Rekonstruktion der Rotatorenmanschette führt wieder zu einer korrekten Stabilisierung und Zentrierung des Oberarmkopfes im Glenoid. Dann ist auch eine Akromioplastik als Schutz der rekonstruierten Rotatorenmanschette sinnvoll [50, 48].

Bei Defekten der Rotatorenmanschette führt die alleinige Dekompression dagegen zum Höhertreten des Oberarmkopfes mit Zunahme der ventrokranialen Instabilität. Im ungünstigsten Fall kann hieraus die von Neer beschriebene Defektarthropathie entstehen [60].

Bizepssehnenruptur

Vor allem die von Snyder beschriebenen SLAP-Läsionen können zu einem intraartikulären Impingement-Syndrom mit Einklemmung des kranialen Labrums zwischen Oberarmkopf und Pfanne führen. Die wichtige Funktion der langen Bizepssehne hängt von der Stabilität ihres Ankers ab, so dass in diesen Fällen unbedingt eine Refixation der SLAP-Läsion durchgeführt werden sollte. Auch Subluxationen der langen Bizepssehne in Kombination mit einer Intervallläsion im Bereich der Rotatorenmanschette können zu einem Impingement führen. Auch hier muss die Rekonstruktion des Intervalls bzw. die Stabilisierung der Bizepssehne angestrebt werden.

10.7.3
Fehlfunktion des Gleitmechanismus

Muskuläre Dysbalance

Eine muskuläre Dysbalance führt zu einer Dezentrierung des Oberarmkopfes und damit zu einem sog. Instabilitätsimpingement. Dies stellt vor allem bei jüngeren, sportlich aktiven Patienten eine Hauptursache des Impingement-Syndroms dar. Eine Dekompression und damit Erweiterung des Supraspinatus-Outlets führt nur zur Zunahme der Instabilität und sollte deshalb bei diesen jüngeren Patienten auf keinen Fall durchgeführt werden [26, 30, 49]. Jerosch et al. [43] betonen, dass durch eine muskuläre Dysbalance ein Impingement ausgelöst werden kann und dass eine solche Dysbalance durch Umstellung der Muskelaktivität sowie durch Stretching beseitigt werden sollte und nicht durch eine Akromioplastik.

Schrumpfung der dorsalen Kapsel

Der Zusammenhang zwischen einer Einsteifung der Schulter und einem Impingement-Syndrom wurde primär von Cofield [12] beobachtet, wofür er vor allem eine steife posteriore Kapsel verantwortlich machte. Der Verlust ihrer normalen Laxizität führt bei der Anteversion zu einer obligaten anterosuperioren Translation des Oberarmkopfes. Nach einer Verkürzung der dorsalen Kapsel durch Naht konnte eine deutliche Zunahme sowohl der anterioren als auch der superioren Translation gefunden werden. Eine normale dorsale Kapsel erlaubt auch bei extremer Anteversion eine Zentrierung des Oberarmkopfes im Glenoid, während eine steife dorsale Kapsel zu einer Dezentrierung führt und somit zu einem Anschlagen der Rotatorenmanschette wie der Bursa unter dem Akromion (Abb. 10.5).

Posterosuperiores Impingement

Vor allem bei Überkopfsportlern und bei Werfern wurde dieses Impingement-Syndrom beschrieben, bei dem es bei bestimmten Rotationsstellungen des Arms zu einem intraartikulären Impingement des inneren Ansatzes der Rotatorenmanschette am posterosuperioren Glenoid kommt [86].

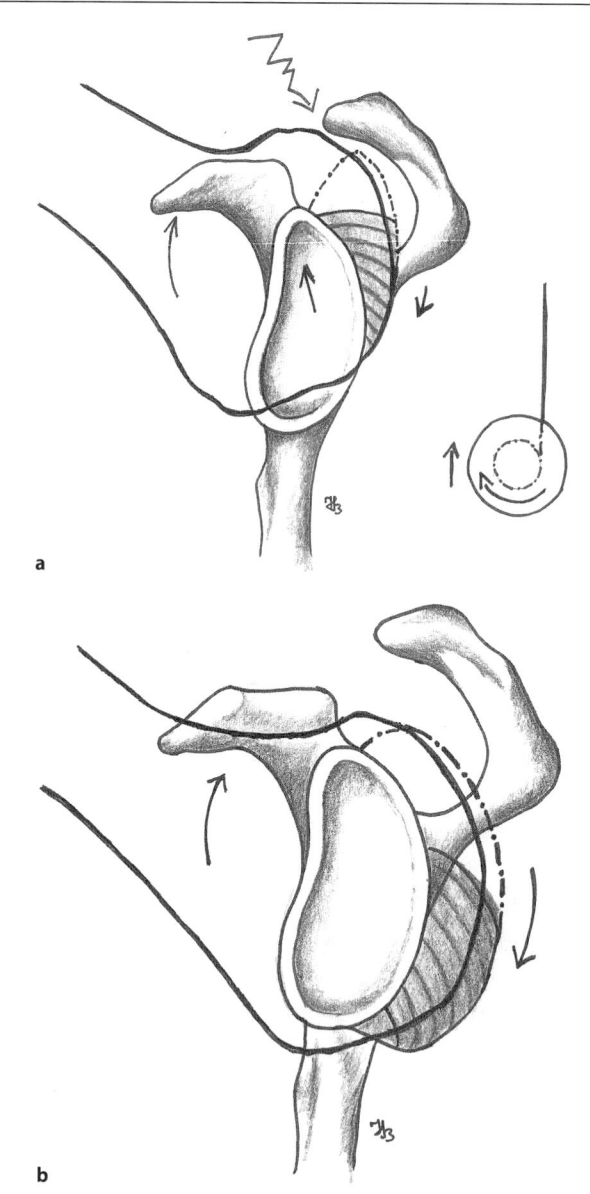

Abb. 10.5a,b. Sekundäres Impingement durch Kapselverkürzung. Durch Schrumpfung der dorsalen Kapsel wird das Gleiten des Oberarmkopfes erschwert, es entwickelt sich ein „Anschlagphänomen" unter dem Akromion mit entsprechender Schmerzentwicklung (**a**). Vergleichbar mit einem Jo-Jo-Ball wird der Oberarmkopf unter das Akromion gezogen. Bei freier dorsaler Kapsel kann der Oberarmkopf problemlos gleiten, und der Subakromialraum wird nicht eingeengt (**b**)

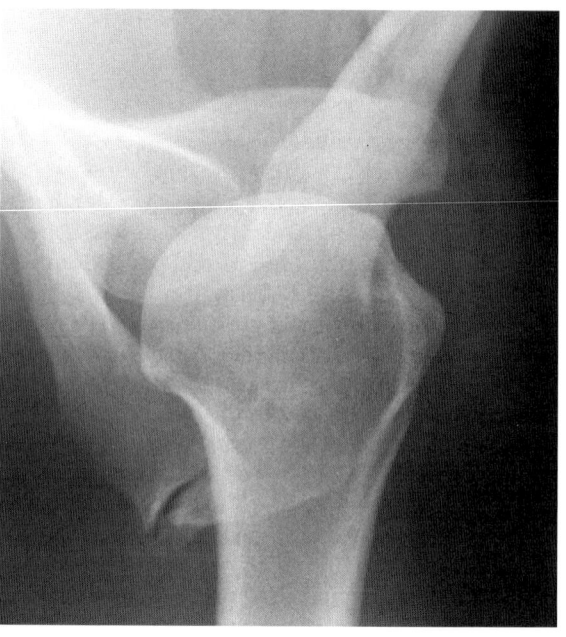

Abb. 10.6. Röntgenologische Darstellung eines Os acromiale. Durch die Instabilität im Akromion kann eine Impingement-Symtomatik ausgelöst werden

10.7.4
Defekte des Akromions

Entwicklungsfehler, wie z. B. die ausbleibende Fusion der akromialen Epiphysen, können die Struktur des Akromions verändern und somit das Volumen des akromialen Raums verringern [9, 40, 46]. Auf axillären Röntgenaufnahmen sollte stets ein Os acromiale ausgeschlossen werden (Abb. 10.6).

10.7.5
AC-Gelenk-Sprengung

Ältere AC-Gelenk-Sprengungen können verschiedene Formen von Schmerz verursachen. Die aus der Instabilität resultierende muskuläre Fehlsteuerung der skapulastabilisierenden Muskulatur kann zu einer sekundären Impingement-Symtomatik führen. Theoretisch kann auch die Inkongruenz zwischen dem lateralen Ende der Klavikula und der dislozierten Skapula zu Einklemmungserscheinungen der Bursa wie der Rotatorenmanschette im subakromialen Raum und damit zu einem Impingement führen [60]. Auch hier erbringt die subakromiale Dekompression keinen Erfolg. Beschwerdefreiheit ist ausschließlich mit der Rekonstruktion und Stabilisierung des akromioklavikulären Komplexes zu erreichen (Abb. 10.7).

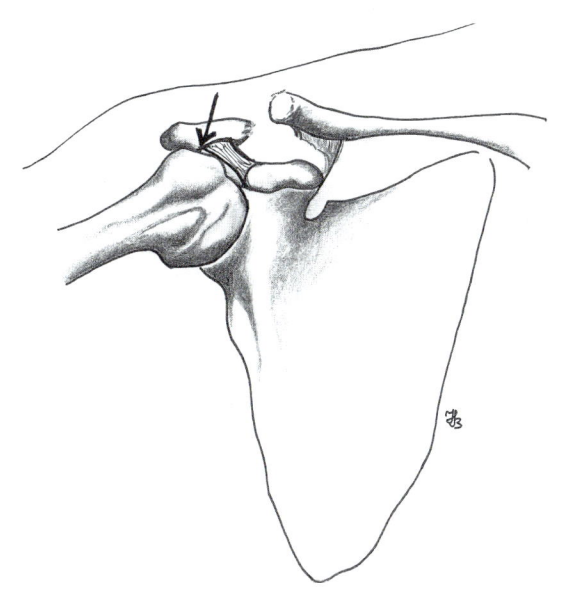

Abb. 10.7. Entwicklung eines sekundären Impingement-Syndroms bei einer akromioklavikulären Instabilität

10.7.6
Chronische Bursitis

Eine Verdickung der subakromialen Bursa führt unweigerlich zu einer Einengung im subakromialen Raum und damit zu einem Impingement-Syndrom. Die Ursachen solch einer Bursitis sind mannigfaltig. Sofern sie jedoch nicht durch ein Outlet-Impingement bedingt ist, erbringt eine Akromioplastik keine Verbesserung der Situation. Die alleinige Bursektomie ist das Mittel der Wahl (Abb. 10.8).

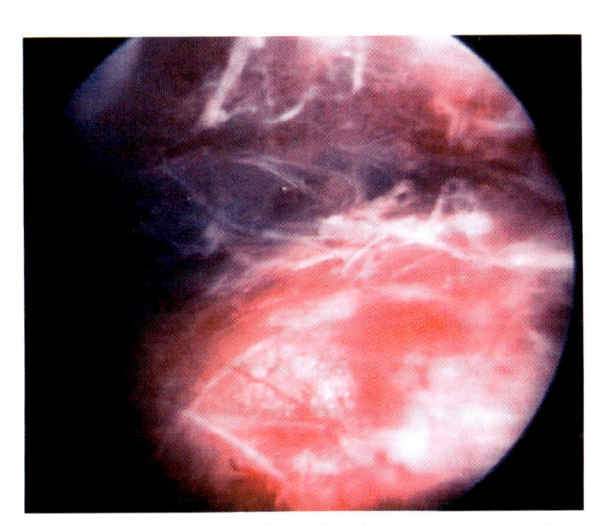

Abb. 10.8. Arthroskopische Sicht einer ausgeprägten Bursitis subacromialis, die sich klinisch als sekundäres Impingement-Syndrom manifestiert

10.7.7
Tendinitis calcarea

Auch eine Tendinitis calcarea kann zu einer Verdickung der Bursa subacromialis bzw. des Rotatorenmanschettenansatzes führen und damit ein Impingement-Syndrom hervorrufen. Früher wurde bei einer Tendinosis calcarea häufig eine begleitende subakromiale Dekompression durchgeführt. Heute ist jedoch aus zahlreichen Studien bekannt, dass die alleinige Kalkausräumung zu einem guten postoperativen Ergebnis führt.

10.8
Resümee

Die Ursachen einer klinischen Impingementsymtomatik können vielfältig sein und vor einer undifferenzierten Anwendung der Acromioplastik kann nur gewarnt werden. Der Operateur sollte alle Erscheinungsformen funktioneller und sekundärer Impingementsyndrome kennen und mittels bildgebender, klinischer und schließlich arthroskopischer Diagnostik differenzieren. Nur die Kenntnis und Berücksichtigung der vielfältigen Schulterpathologien ermöglicht es, geeignete Patienten zur Acromioplastik zu finden oder andere Behandlungen durchzuführen.

Literatur

1. Altcheck DW, Warren RF, Wickiewicz TL, Skyhar MJ, Oritz G, Schwarz E (1990) Arthroscopic acromioplasty. J Bone Joint Surg Am 72: 1198–1207
2. Aoki M, Ishi J, Usui M (1986) The slope of the acromion and rotator cuff impingement. Orthop Trans 10: 228–231
3. Armstrong JR (1949) Excision of the acromion and treatment of the supraspinatus syndrome. Report of ninety-five excisions. J Bone Joint Surg Br 31: 436–442
4. Barthel T, Gohlke F, Gandorfer A, Eulert J (1995) Die Akromionmorphologie und ihre Darstellbarkeit in der Supraspinatustunnelaufnahme. Arthroskopie 8/5: 218–223
5. Biedert R, Kentsch A (1989) Arthroskopische Revision des subacromialen Raumes beim Impingementsyndrom. Unfallchirurg 92: 500–504
6. Bigliani LU, Morrison DS, April EW (1986) The morphology of the acromion and rotator cuff impingement. Orthop Trans 10: 228–233
7. Bigliani LU (1991) Impingement syndrome: Aetiology and overview. In: Watson MS (ed): Surgical disorders of the shoulder. Churchill Livingstone, New York, pp 237–245

8. Bigliani LU, D'Alessandro DF, Duvalde XA, McIlveen SJ (1989) Anterior acromioplasty for subacromial impingement in patients younger than 40 years of age. Clin Orthop 248: 111–115
9. Bigliani LU, Norris TR, Fischer J, Neer CS (1983) The relationship between the unfused acromial epiphysis and subacromial impingement lesions. Orthop Trans 7: 138–143
10. Codman EA (1911) On stiff and painful shoulders, as explained by subacromial bursitis and partial rupture of the tendon of the supraspinatus. Boston Med Surg J 4: 115–120
11. Codman EA (1934) The shoulder. Rupture of the supraspinatus tendon and other lesions in or about the subacromial bursa. Tod, Boston
12. Cofield RH (1985) Current concept review: rotator cuff disease of the shoulder. J Bone Joint Surg Am 67: 974–979
13. Cotton RE, Rideout DF (1984) Tears of the humeral rotator cuff. A radiological and pathological necropsy survey. J Bone Joint Surg Br 48: 314–319
14. DePalma AF (1973) Surgery of the shoulder, 2nd edn. Lippincott, Philadelphia
15. Desplates H (1878) De l'atrophie musculaire dans la péri-arthrite scapulo-humérale. G Hebdom Méd Chir 24: 371
16. Drillings G, Nuber G, Swartz S (1991) Stain measurements of the undersurface of the acromion (paper 387). Scientific Program of the 58th Annual Meeting of the American Academy of Orthopaedic Surgeons, Anaheim/CA, pp 237–241
17. Duplay S (1872) De la périarthrite scapulo-humérale et de raindeurs de l'épaule qui en sont la conséquence. Arch Gén Med II: 513–542
18. Duronea (1873) Essai sur la scapulalgie.
19. Ellman H, Hauker G, Bayer M (1988) Repair of the rotator cuff. End-result study of factor influencing reconstruction. J Bone Joint Surg Am 68: 1138–1144
20. Ellman H (1987) Arthroscopic subacromial decompression. Analysis of one to three year results. J Arthros Relat Surg 3: 173–181
21. Ellman H, Kay SP (1991) Arthroscopic subacromial decompression for chronic impingement. J Bone Joint Surg Br 73: 395–398
22. Ellman H, Kay SP (1989) Arthroscopic subacromial decompression: new techniques and results. American Academy of Orthopedic Surgeons, 56th Annual Meeting, Las Vegas, 1989
23. Ellman H (1985) Arthroscopic subacromial decompression. A preliminary report. Orthop Trans 9: 49
24. Fischer BW, Gross RM, McCarthy JA, Arroyo JS (1999) Incidence of acromioclavicular Joint complications after arthroscopic subacromial Decompression. J Arthroscopic Related Surg 15/3: 241–248
25. Flatow EL, Rodoski MW, Yamaguchi K et al. (1996) Coracoacromial preservation in rotatory cuff surgery. J Shoulder Elbow Surg 5: 242
26. Fu FH, Harner CD, Klein AH (1991) Shoulder impingement syndrome. A critical review. Clin Orthop 269: 162–173
27. Gartsman GM (1990) Arthroscopic acromioplasty for lesions of the rotator cuff. J Bone Joint Surg Am 72: 169–180
28. Gartsman GM, Blair MJ, Noble PC, Benett JB, Tullos HS (1988) Arthroscopic subacromial decompression. An anatomical study. Am J Sports Med 16: 48–50
29. Gerber CH, Terrier T, Ganz R (1985) The role of the coracoid process in the chronic impingement syndrome. J Bone Joint Surg Br 67: 703–708
30. Glousman RE (1993) Instability versus impingement syndrome in the trowing athlete. Orthop Clin North Am 24: 89–99
31. Gohlke F, Janssen E, Leidel J, Heppelmann B, Eulert J (1989) Histomorphologische Befunde zur Propriozeption am Schultergelenk. Orthopäde 8/98: 510–516
32. Gohlke F, Müller T, Janssen E et al. (1996) Distribution and morphology of mechanoreceptors in the shoulder joint. J Shoulder Elbow Surg 5: 104
33. Golding FC (1962) The shoulder: the forgotten joint. Br J Radiol 35: 149–154
34. Grant JCB (1940) The upper limb. In: A method of anatomy, 2nd edn. Willliams & Wilkins, Baltimore, pp 72–76
35. Ha'eri GB, Orth MC, Wiley AM (1982) Shoulder impingement syndrome. Clin Orthop 168: 128–132
36. Hamada K, Fukuda H, Mikasa M, Kobayashi Y (1990) Roentgenographic findings in massive rotator cuff tears: a long term observation. Clin Orthop 254: 92–96
37. Hammond G (1962) Complete acromionectomy in the treatment of chronic tendinitis of the shoulder. J Bone Joint Surg Am 44: 494–504
38. Hawkins RJ, Brock RM, Abrams JS, Hobeika P (1988) Acromioplasty for impingement with an intact rotator cuff. J Bone Joint Surg Br 70: 795–797
39. Hawkins RJ, Kennedy JC (1980) Impingement syndrome in athletes. Am J Sports Med 8: 151–158
40. Hutchinson MR, Veenstra MA (1993) Arthroscopic decompression of shoulder impingement secondary to os acromiale. Arthroscopy 9: 28–32
41. Ide K, Shirai Y, Ito H (1996) Sensory nerve supply in the human subacromial bursa. J Shoulder Elbow Surg 5: 371–382
42. Jarjavay JF (1867) Sur la luxation du tendon de la longue portion du muscle biceps humeral; sur la luxation des tendons des muscle peroniers latéraux. G Hebdom Méd Chir 21: 325
43. Jerosch J, Castro WHM, Sons HU, Moersler M (1989) Zur Ätiologie des subacromialen Impingement-Syndroms: Eine biomechanische Untersuchung. Beitr Orthop Traumatol 36: 411–418
44. Jerosch J, Castro WHM, Zauder F (1993) Intramuskulärer Druck des M. supraspinatus in Abhängigkeit von der Gelenkstellung. Orthop Prax 29: 100–104
45. Jerosch J (1990) Einfluß der Gelenkmobilität auf die Ergebnisse der transarthroskopischen subacromialen Dekompression. Arthroskopie 3: 146–152
46. Jerosch J, Steinbeck J, Strauss JM, Schneider T (1994) Arthroskopische subacromiale Dekompression – Indikation beim Os acromiale? Unfallchirurg 97: 69–73
47. Jobe FW, Kvitne RS, Giangarra CE (1989) Shoulder pain in the overhand or throwing athlete. The relationship of anterior instability and rotator cuff impingement. Orthop Rev 18: 963–975
48. Jobe FW (1989) Impingement problems in the athlete. Instr Course Lect 38: 205–209
49. Jobe FW, Kvitne RS (1989) Shoulder pain in the overhand or throwing athlete. The relationship of anterior instability and rotator cuff impingement. Orthop Rev 18: 963–975

50. Kessel L, Watson M (1977) The painful arc syndrome. Clinical classification as a guide to management. J Bone Joint Surg Br 59: 166–172
51. Klein W, Dann P, Hillen R, Jensen KU (1991) Die endoskopische subacromiale Dekompression. Arthroskopie 4: 89–97
52. Koydl P (1983) Druckkräfte im Schulterdach bei Abduktion des Armes – eine experimentelle Studie. Z Orthop 121: 389–390
53. Lieberson E (1937) Os acromiale – a contested anomaly. J Bone Joint Surg Am 19: 683–689
54. McLaughlin HL (1944) Lesions of the musculotendineous cuff of the shoulder. The exposure and treatment of tears with retraction. J Bone Joint Surg 26: 31–51
55. Morisawa A, Sadahiro T, Yamamoto H (1992) Mechanoreceptors in the coracoacromial ligament – a study of ist morphology and distribution. Acta Orthop Scand 63 [Suppl 247]: 22
56. Morisawa A, Sadahiro T, Kawakami T, Yamamoto H (1996) A study on the mechanoreceptors in the rotator cuff, the subacromial bursa and the coracoacromial ligament – morphology and distribution. J Shoulder Elbow Surg 5: 54
57. Mudge MK, Wood VE, Feykman OK (1984) Rotator cuff tears associated with os acromiale. J Bone Joint Surg Am 66: 427–429
58. Neer CS (1972) Anterior acromioplasty for the chronic impingement syndrome in the shoulder. A preliminary report. J Bone Joint Surg Am 54: 41–50
59. Neer CS, Bigliani LU, Hawkins RJ (1977) Ruptures of the long head of the biceps related to subacromial impingement. Orthop Trans 1: 111–116
60. NEER CS (1990) Shouldereconstruction. Saunders, Philadelphia, p 97
61. Neer CS (1983) Impingement lesions. Clin Orthop 173: 70–77
62. Neviaser RJ, Neviaser TJ (1990) Observation on impingement. Clin Orthop 254: 60–63
63. Nirschl RP (1989) Rotator cuff tendinitis: basic concepts of pathoetiology. Instr Course Lect 38: 439–445
64. Ogon P, Habermeyer P (1994) Behandlungskonzept bei Rotatorenmanschettenrupturen. In: Jürgens C, Hertel P, Wolter D (Hrsg): Arthroskopische Chirurgie im Schulter- und Kniegelenkbereich. Springer, Berlin Heidelberg New York Tokyo, S 68–75
65. Painter CF (1907) Subdeltoid bursitis. Boston Med Surg J 156: 345–349
66. Patte D (1990) The subcoracoid impingement. Clin Orthop 254: 55–59
67. Pedersen HE, Key JA (1951) Pathology of calcareous tendinitis and subdeltoid bursitis. Arch Surg 62: 50–63
68. Petersson CJ, Gentz CF (1983) Ruptures of the supraspinatus tendon. The significance of distally pointing acromioclavicular osteophytes. Clin Orthop 174: 143–148
69. Petersson CJ, Redlund-Johnell I (1984) The subacromial space in normal shoulder radiographs. Acta Orthop Scand 55: 57–62
70. Pingaud, Charvot (1879) Scapulalgie. In: Dechambre (ed) Dictionnaire encyclopédique des sciences médicales, vol II. Paris, p 232
71. Post M, Cohen J (1986) Impingement syndrome. Clin Orthop 207: 126–132
72. Post M, Cohen J (1985) Impingement syndrome: a review of late stage II and early stage III lesions. Orthop Trans 9: 48–50
73. Pujadas GM (1964) Coraco-acromial ligament syndrome. J Bone Joint Surg Am 52: 1261–1262
74. Raggio CC, Warren RF, Sculco T (1985) Surgical treatment of impingement syndrome: 4 year follow up. Orthop Trans 9: 48–49
75. Rathburn JB, Macnab I (1970) The microvascular pattern of the rotator cuff. J Bone Joint Surg Br 52: 540–553
76. Refior HJ, Tempka A, Stauch E (1984) Autoptische Untersuchungen zur Makro- und Mikromorphologie der Rotatorenmanschette. In: Reichelt A (Hrsg) Periartikuläre Schultererkrankungen. (Buchreihe für Orthopädie und orthopädische Grenzgebiete, Bd8, S 26–28)
77. Reichelt A (1985) Die Rotatorenmanschettenruptur. Operative Ergebnisse in Abhängigkeit vom Zugang. Z Orthop 123: 38–43
78. Reichelt A (1993) Sogenannte Periarthritis humeroscapularis im engeren Sinne. In: Reichelt A (Hrsg) Orthopädie. Enke, Stuttgart, S 267–271
79. Rockwood JR CA, Lyons FR (1993) Shoulder impingement syndrome: diagnosis, radiographic evaluation, and treatment with a modified Neer acromioplasty. J Bone Joint Surg Am 75:409–424
80. Skruodies B, Kölbel R (1987) Operative Dekompression am Fornix humeri. Vergleich zweier Verfahren: Ligamentresektion und vordere Akromioplastik nach Neer. Z Orthop 125: 644–647
81. Smith-Petersen MN, Aufranc OE, Larson CB (1943) Useful surgical procedures for rheumatoid arthritis involving joints of upper extremity. Arch Surg 46: 764–770
82. Stieda A (1908) Zur Pathologie der Schultergelenkschleimbeutel. Arch Klein Chir 85: 910–924
83. Tibone JE, Jobe FW, Kerlan RK, Carter VS (1985) Shoulder impingement syndrome in athletes treated by an anterior acromioplasty. Clin Orthop 198: 134–140
84. Tillmann B, Tichy P (1986) Funktionelle Anatomie der Schulter. Unfallchirurg 89: 389–397
85. Uhthoff HK, Hammond DI, Sarker K, Hooper GJ, Papoff WF (1988) The role of the coracoacromial ligament in the impingement syndrome: a clinical, radiological and histological study. Int Orthop 12: 97–104
86. Walch G, Boileau P, Noel E, Donell ST (1992) Impingement of the deep surface of the supraspinatus tendon on the posterosuperior glenoid rim: an arthroscopic study. J Shoulder Elbow Surg 1: 238–245
87. Watson-Jones R (1960) Fractures and joint injures, 4th edn. Williams & Wilkins, Baltimore, pp 449–451
88. Weiner DS, Macnab I (1970) Superior migration of the humeral head: a radiological aid in the diagnosis of tears of the rotator cuff. J Bone Joint Surg Br 52: 524–529

KAPITEL 11 # Ätiologie und Klassifikation der Rotatorenmanschettenrupturen

E. Wiedemann

11.1 Anatomie   167
11.2 Pathologische Anatomie und Pathophysiologie   167
11.3 Arthroskopische Pathomorphologie   168
11.4 Arthroskopische Beurteilung einer Partialruptur   169
11.5 Arthroskopische Beurteilung einer kompletten Ruptur   173
11.6 Ziel der arthroskopischen Diagnostik   174

Ätiologie und Klassifikation der Rotatorenmanschettenrupturen

E. Wiedemann

11.1 Anatomie

Die von der Skapula zum Humeruskopf ziehenden Muskeln bilden an ihrem Ansatz eine Sehnenhaube aus, die den Humeruskopf ventral, dorsal und kranial umfasst und in die Pfanne zentriert. Diese Sehnenmanschette wird wegen ihrer Bedeutung für die aktiven Schulterbewegungen als Rotatorenmanschette bezeichnet und von vorne nach hinten in 3 Zonen eingeteilt [11]:

Zone A:
Subskapularis (SCP) und lange Bizepssehne (LBS)

Zone B:
Supraspinatus (SSP)

Zone C:
Infraspinatus (ISP) und Teres minor

Aus funktionellen Gründen wird auch die intraartikuläre Portion der langen Bizepssehne zur Rotatorenmanschette gerechnet, obwohl der zugehörige Muskel zum Oberarm und nicht zur Skapula gehört. Die Bizepssehne verläuft im Zentrum der schwächsten Stelle der Rotatorenmanschette, dem Rotatorenintervall (RI), das zwischen SCP und SSP liegt.

Die Rotatorenmanschette wird an ihrer Unterfläche von der Gelenkkapsel bedeckt, die sie vom Gelenkraum trennt. Die Oberfläche der Rotatorenmanschette steht in ihrem Ansatz am Humeruskopf in untrennbarem Zusammenhang mit dem tiefen Blatt der Bursa subacromialis (subdeltoidea, subscapularis). Das oberflächliche Blatt dieser Bursa ist mit der Faszie des Deltoideus und dem korakoakromialen Bogen verwachsen. Wesentlich ist, dass das Gleiten der Rotatorenmanschette unter dem Schulterdach zwischen den beiden Blättern der Bursa subacromialis stattfindet [6]. Mittels Bursoskopie kann dieser Raum für die arthroskopische Diagnostik und Therapie erschlossen und so die Oberfläche der Rotatorenmanschette wie die Unterfläche des Schulterdachs eingesehen werden.

Der histologische Aufbau der verschiedenen Anteile der Rotatorenmanschette ist uneinheitlich. Ihre Textur entspricht der funktionellen Belastung durch die einwirkenden Kräfte. Aus diesem Grund sind die Kollagenfaserbündel nicht in einer Richtung angeordnet, sondern sie zeigen eine wechselweise Verflechtung, die nahe der Gelenkkapsel einem Scherengitter gleicht [22]. Die Fasern des ISP reichen weit nach ventral und verflechten sich mit den Fasern des SSP und zirkulären Verstärkungen der kapsulären Schicht [5]. Insgesamt können von außen nach innen 5 Schichten unterschieden werden [10], wobei die innerste Schicht der SSP-Sehne aus Faserknorpel besteht [23].

Nakajima [16] testete experimentell die Reißfestigkeit der SSP-Sehne, wobei die bursaseitigen und die artikularseitigen Sehnenschichten getrennt untersucht wurden. Deshalb ergab sich bei der Bestimmung der Reißfestigkeit der SSP-Sehne nur ein Wert von ca. 500 N. Interessanterweise waren dabei die bursaseitigen Sehnenanteile mit ausgeprägten Kollagenfaserbündeln kräftiger als die eher rigiden gelenkseitigen Sehnenanteile. Rickert [20] wies in einer biomechanischen Studie u. a. die Altersabhängigkeit der Reißfestigkeit der intakten SSP-Sehne nach. Bei Maximalwerten bis zu 1850 N in jungen Lebensjahren fand sich eine Abnahme der Reißfestigkeit wie der Steifigkeit der Sehne mit zunehmendem Lebensalter. Entsprechend der sehr geringen physiologischen Dehnungsfähigkeit von Sehnengewebe (ca. 2–4%) wurden bereits nach 4 mm Dehnung 78% der maximalen Zugbelastbarkeit erreicht.

11.2 Pathologische Anatomie und Pathophysiologie

Schon Codman [6] beschrieb 1934 eine hypovaskuläre Zone nahe dem Insertionsareal der SSP-Sehne („kritische Zone"). Diese Lokalisation ist typisch für die meisten Läsionen der Rotatorenmanschette. Besonders häufig betroffen ist der Vorderrand der SSP-Sehne in unmittelbarer Nachbarschaft zur LBS. Dies darf nicht in jedem Fall als sog. Intervallläsion der Rotatorenmanschette missverstanden werden. Obwohl das Rotatorenintervall eine umschriebene Schwachstelle bildet [26], ist die mit einer Intervallläsion typischerweise verbundene Luxationsneigung der LBS nicht Ursache, sondern Folge dieses Schadens. Daneben gibt es die „einfache" Ruptur der SSP-Sehne, die nichts mit einer Intervallläsion zu tun hat, solange die Bizepssehne nicht luxiert.

Mögliche Ursachen für Schäden im Ansatzbereich der Rotatorenmanschette werden seit Jahrzehnten kontrovers diskutiert. Nach dem heutigen Stand des Verständnisses der Pathophysiologie der Rotatorenmanschette existieren 4 unterschiedliche Ursachenkomplexe der Entstehung von Rotatorenmanschettenrupturen:
- primäre Degeneration der Sehnenfasern [24],
- Outlet-Impingement bei zu engem Subakromialraum [17],
- traumatische Zerreißung, insbesondere bei der Schulterluxation [15],
- inneres Impingement [25].

Uhthoff [1986] entwickelte die Theorie der intrinsischen, degenerativen Tendinopathie, die durch lokale Hypovaskularisation, eine Störung der Kollagenfaserarchitektur und chondroide Metaplasie entsteht. Die Gelenkseite der SSP-Sehne ist damit prädisponiert zum Beginn der Ruptur, was auch dem häufigen klinischen Bild der Rupturlokalisation entspricht. Dem steht die Theorie der extrinsischen Tendinopathie gegenüber, welche durch eine Einengung des Subakromialraums durch diverse Faktoren (Akromionform, -neigung, Spornbildung durch Traktionsosteophyten, Schwellung der Sehne usw. [18]) ausgelöst wird. Hierfür könnte von Bedeutung sein, dass das knöcherne Schulterdach im Laufe des Lebens einer Formänderung im Sinne einer zunehmenden Enge unterworfen ist [27].

Neben diesen degenerativen Ursachen kann der Ansatz der Rotatorenmanschette auch traumatisch geschädigt werden. So berichtete Cofield [7] bei 8% von 510 Patienten über ein akutes Trauma als Ursache des Schadens. Isolierte Rupturen der Rotatorenmanschette können selbst bei Jugendlichen durch Sport- und Verkehrsunfälle eintreten [13, 19]. Bei einer Schulterluxation kann es durch den Luxationsmechanismus zur traumatischen Abscherung der SSP-Sehne am Oberrand des Tuberculum majus kommen [8, 12].

Unter innerem Impingement versteht man das Phänomen, dass bei maximaler Abduktion und Außenrotation der innere Ansatzbereich der SSP- und ISP-Sehne am dorsokranialen Glenoidrand anschlägt [25]. Dabei werden die Sehnenfasern einer Scherbelastung unterworfen. Dieser Mechanismus wird verstärkt, falls die ventroinferiore Kapsel – etwa durch repetitive Mikrotraumen bei Überkopfsportlern – zu weit geworden ist. Hier überschneiden sich Instabilitäts- und Impingement-Phänomene, so dass die richtige Einordnung dieser Befunde arthroskopisch sehr schwierig sein kann. Analog zu diesem dorsokranialen Impingement beschrieb Gerber den umgekehrten Mechanismus für die SCP-Sehne, die bei maximaler Innenrotation und Adduktion in Kontakt mit dem vorderen Pfannenrand kommt, so dass ihr Oberrand ebenfalls im Sinne eines inneren Impingements geschädigt werden kann.

11.3
Arthroskopische Pathomorphologie

Die Unter- und Oberfläche der Rotatorenmanschette können mittels Arthroskopie bzw. Bursoskopie getrennt eingesehen werden. Selbst kleinste Auffaserungen und Risse werden so beurteilbar. Trotz dieser hervorragenden Möglichkeiten ist man nach einem Wechsel auf eine offene Rekonstruktion gelegentlich überrascht, wie sehr sich arthroskopischer und makroskopischer Befund unterscheiden. Dabei besteht eine Tendenz, kleine Risse in ihrer Bedeutung zu überschätzen und große Risse zu unterschätzen. Die Ursachen hierfür sind vielfältig.

Eine genaue Einteilung der Rupturformen nach klaren Kriterien ist deswegen unabdingbar. Zunächst ist eine komplette Ruptur von Teil- oder Partialrupturen zu unterscheiden. Bei der kompletten Ruptur besteht definitionsgemäß eine perforierende Kontinuitätsunterbrechung der Sehne, die eine Verbindung zwischen Gelenk- und Subakromialraum herstellt. Bei der Teilruptur ist dies nicht der Fall. Kleinere, aber komplette Rupturen etwa der SSP-Sehne dürfen folglich nicht als Teilruptur bezeichnet werden. Für die Größeneinteilung der kompletten Rupturen hat sich das Schema von Bateman [1] bewährt:

klein   <1 cm

mittel   1–3 cm

groß   3–5 cm

massiv   >5 cm

Bei kompletten Rupturen können vereinfachend transversale, quer zum Faserverlauf gerichtete Rissbildungen von longitudinalen, parallel zur Sehnenachse ausgerichteten Rupturen unterschieden werden. Durch die Retraktionstendenz der abgerissenen

Sehnenanteile ist bei einer queren Ruptur der Rupturrand bogenförmig („crescent shape"), wogegen die Längsruptur arthroskopisch meist U- oder V-förmig imponiert („U-shape" [3]).

Die Unterfläche der SSP-Sehne wird artikularseitig von einem bogenförmigen Verstärkungsband durchzogen, das nahe dem Rotatorenintervall und an der Grenze zur ISP-Sehne am Oberrand des Tuberculum majus inseriert („rotator cable" [2]). Wie bei einer Hängebrückenkonstruktion wird so die kritische Zone der SSP-Sehne überspannt und gegen mechanischen Stress geschützt. Rupturen der SSP-Sehne, die innerhalb dieses unterschiedlich stark ausgeprägten „Rotatorenkabels" verlaufen, können somit klinisch leichter kompensiert werden.

Die inkompletten Rupturen der Rotatorenmanschette unterteilt Ellman [9] nach Orts- und Größenlokalisation in verschiedene Gruppen (Tabelle 11.1).

Die nach unserer Einschätzung für die Arthroskopie am besten geeignete Einteilung der Rotatorenmanschettenrupturen stammt von Snyder [21]. Auch Snyder bezeichnet die artikularseitigen Teilrupturen als A-Rupturen und die bursaseitigen Teilrupturen als B-Rupturen. Unter C-Rupturen werden allerdings komplette, transmurale Risse verstanden. Zur Beurteilung des Schweregrads einer Ruptur verwendet Snyder eigene Kriterien, die sich aus der arthroskopischen Morphologie ergeben (Tabelle 11.2).

11.4
Arthroskopische Beurteilung einer Partialruptur

Die arthroskopische Evaluation beginnt mit einer sorgfältigen Inspektion des Gelenkraums. Beim Blick entlang der LBS stößt man auf die Innenseite des Rotatorenintervalls. Inferior der LBS stellt sich hier eine sehr charakteristische Formation dar, die aus der Einstrahlung des SGHL und der SCP-Sehne in das Tuberculum minus besteht (Abb. 11.1a). Teilrisse wie komplette Risse der SCP-Sehne sind hier gut zu erkennen. Auf der anderen Seite der LBS, die jetzt mit dem Arthroskop unterfahren wird, stellt sich der artikularseitige Ansatz der SSP-Sehne am Tuberculum majus dar (Abb. 11.1b).

Die Stabilität des intraartikulären Verlaufs der Bizepssehne sollte unbedingt beurteilt werden, Partialrupturen der Supraspinatussehne (Abb. 11.2) als auch der Subskapularissehne (Abb. 11.3) können zu Instabilitäten führen. Die Schulter sollte jetzt abduziert und außenrotiert werden, um so diesen Sehnenansatz nochmals besser entfalten und beurteilen zu können (Abb. 11.4). Danach wird das Arthroskop vorsichtig zurückgezogen, um nicht aus dem Gelenk herauszufallen. Nacheinander kommen jetzt der Ansatzbereich der ISP- und Teres-minor-Sehne ins Blickfeld (Abb. 11.5).

Tabelle 11.1. Einteilung der inkompletten Rotatorenmanschettenrupturen nach Lokalisation und Größe

Lokalisation	Größe
A-Rupturen: artikular- oder gelenkseitig	Grad 1: <3 mm tief
B-Rupturen: bursa- oder akromionseitig	Grad 2: 3–6 mm tief
C-Rupturen: intratendinös	Grad 3: >6 mm tief

Defektfläche = Breite (mm) × maximale Retraktion (mm)

Tabelle 11.2. Einteilung der Rotatorenmanschettenläsionen nach Snyder [21]Grad

Grad	Typische Größe	Bezeichnung	Beschreibung
0	–	Normale Sehne	Intakte Rotatorenmanschette mit glatter Bedeckung durch Synvia und Bursa
1	<1 cm	Minimale Läsion	Oberflächliche bursale oder synoviale Irritation oder leichte Ausfransung der Kapsel in einem kleinen, umschriebenen Bezirk
2	<2 cm	Echter Teilriss	Ausfransungen oder Versagen einiger Sehnenfasern; zusätzlich synoviale, bursale oder kapsuläre Läsion
3	<3 cm	Ausgeprägter Teilriss	Fransen- und Rissbildung in Sehnenfasern; oft die gesamte Oberfläche einer Sehne betreffend, meist der SSP-Sehne
4	>3 cm	Sehr schwerer Teilriss	Zusätzlich zur Fransen- und Rissbildung in Sehnenfasern meist Lappenriss einer Sehne sowie Beteiligung mehr als einer Sehne; Übergang in komplette Ruptur

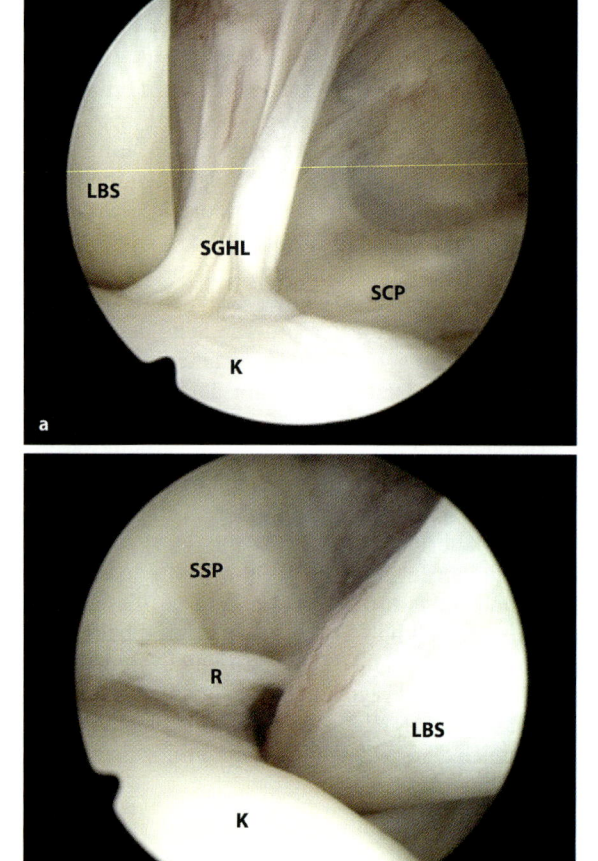

Abb. 11.1a,b. Gelenkseitiger Blick von dorsal in eine linke Schulter bei Partialruptur des Supraspinatus. Medialer, d. h. zum Tuberculum minus gelegener Anteil des Rotatorenintervalls (**a**): Ansatz der Subskapularissehne, superiores glenohumerales Band (SGHL) und lange Bizepssehne. Darunter ist der Blick weiter nach lateral, also zum Tuberculum majus ausgerichtet (**b**): lange Bizepssehne und Supraspinatusansatz (*K* Knorpel des Humeruskopfes, *R* Lappenbildung des SSP-Randes bei A2-Ruptur nach Snyder [21])

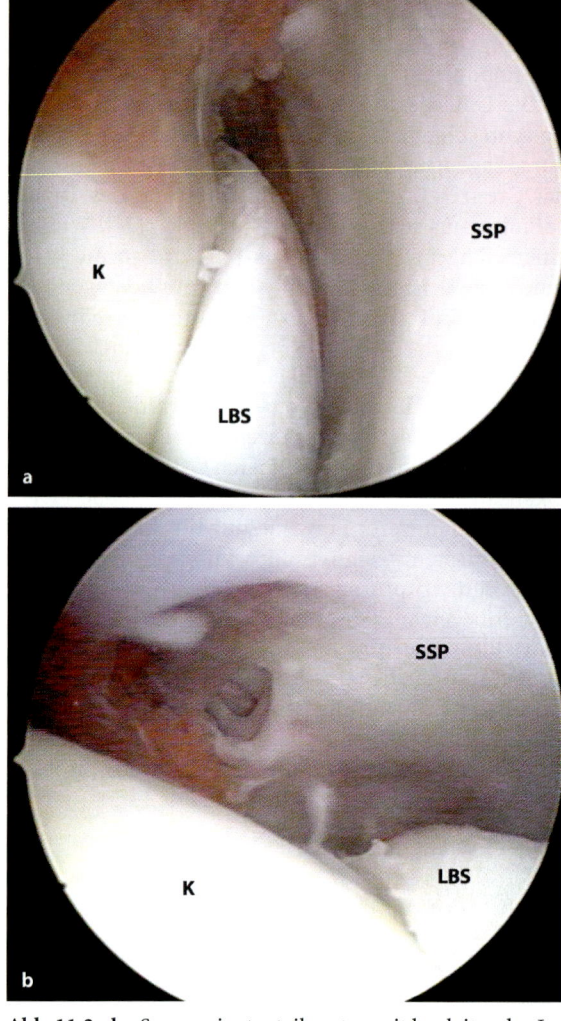

Abb. 11.2a,b. Supraspinatusteilruptur mit begleitender Instabilität des Bizepssehnenlagers. Die Rotationsprüfung zeigt eine instabile Sehne sowie eine erhebliche Synovitis (**a**), die Inspektion des Befundes bei leichter Abduktion zeigt das Ausmaß der Partialruptur im Supraspinatusansatz (**b**). Klinisch imponieren positive Bizepszeichen

Finden sich Veränderungen am Sehnenansatz, so muss von ventral ein Tasthaken in das Gelenk eingebracht werden. Artikularseitige Auffaserungen und Ausfransungen lassen sich so anheben und austasten. Dabei ist es nicht selten schwierig, die wahre Tiefenausdehnung einer Läsion einzuschätzen. In diesem Fall sollten lockere Sehnenfasern vorsichtig mit einem kleinen Shaver abgetragen werden, bis die Übersicht ausreicht (Abb. 11.4). Zusätzlich kann die Größe des freiliegenden Anteils des Tuberculum majus beurteilt werden, an dem sich typischerweise abgerissene Sehnenreste finden. Probeweise kann man auch versuchen, mit dem Arthroskop in die Läsion hinein zu fahren und den Subakromialraum zu erreichen. Gibt der Blick plötzlich die Unterfläche des Akromions frei, so ist eine komplette Ruptur bewiesen.

Tipps und Tricks

Castagna [4] empfiehlt zur Beurteilung der Sehnenqualität das „flag sign". Hierzu wird der Pumpendruck an- und abgestellt, während die Sehne genau beobachtet wird. Eine qualitativ hochwertige Sehne reagiert auf den verminderten intraartikulären Druck mit einer langsamen, elastischen Formanpassung, wogegen eine dünne, unzureichende Sehne „wie eine Fahne im Wind" flattert.

Ätiologie und Klassifikation der Rotatorenmanschettenrupturen 171

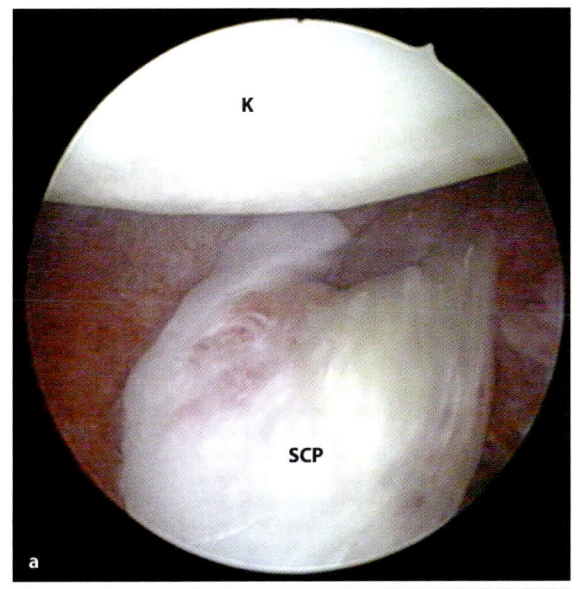

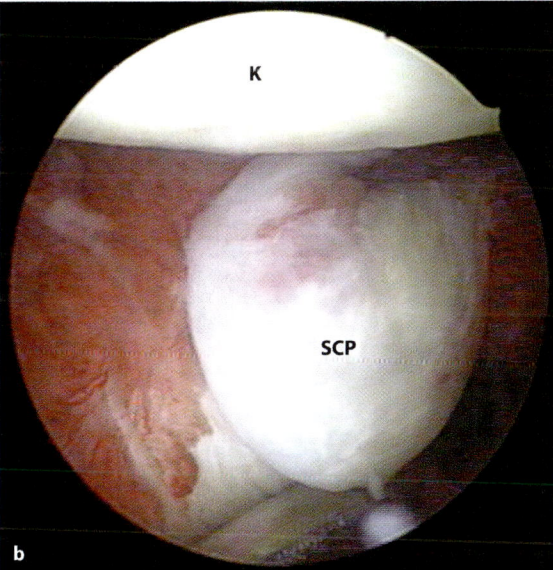

Abb. 11.3a,b. Partialruptur im intraartikulären Verlauf der Subskapularissehne (**a**). Aus einer etwas entfernten Einstellung erkennt man das zungenförmige Herabhängen abgerissener Sehnenanteile (**b**). Diese Läsionen sind meist mit einer Bizepssehneninstabilität assoziiert

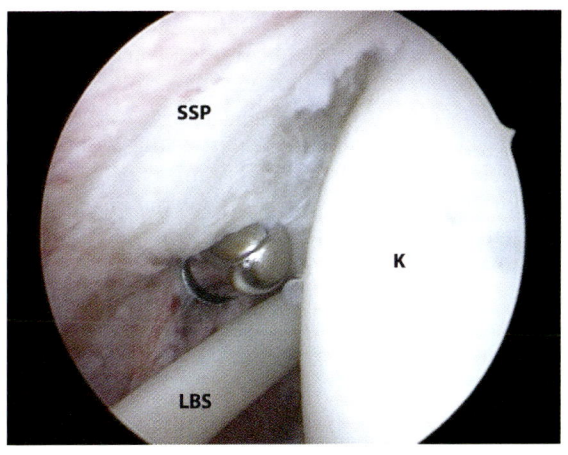

Abb. 11.4. Artikularseitige Teilruptur der Supraspinatussehne bei Zustand nach Glättung und Debridement mittels Shaver. Das Ausmaß der Schädigung wird mitunter erst nach dem Debridement klar. Die Ruptur liegt im sog. Rotatorenkabel [2] und besitzt nur eine minimale funktionelle Relevanz

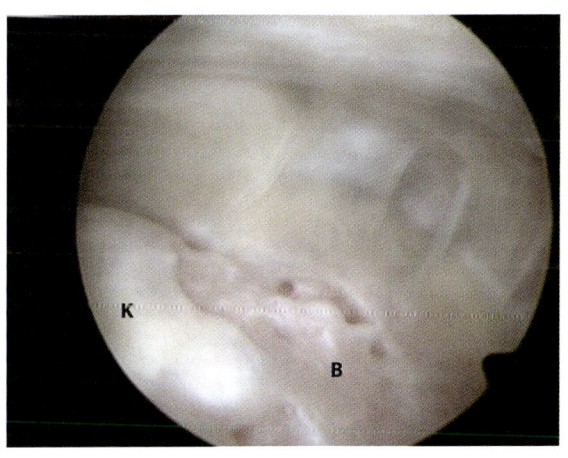

Abb. 11.5. Gelenkseitiger Blick auf den Ansatz der ISP- und Teres-minor-Sehne in einer rechten Schulter. Beachte die knorpelfreie Zone des Humeruskopfes nahe dem Rotatorenansatz (*B*), die nicht mit einer Hill-Sachs-Läsion verwechselt werden darf

Nach der gelenkseitigen Beurteilung wird das Arthroskop in die Bursa subacromialis umgesetzt. Der stumpfe Trokar wird in den Arthroskopschaft wieder eingesetzt und dieser unter kranialem Stress zurückgezogen, bis seine Spitze aus der Rotatorenmanschette „herausfällt". Jetzt geht man wieder vorwärts, wobei man sich hart an die Unterfläche des Akromions halten sollte, um die Bursa so weit dorsal als möglich zu perforieren und nicht vor sich herzuschieben. Nach dem Wiedereinsetzen des Arthroskops muss man geduldig etwas warten, bis sich die Bursa entfaltet und den Blick auf den Subakromialraum freigibt.

Tipps und Tricks

Ist die Bursa vor dem Auffüllen bereits reichlich mit Spülflüssigkeit gefüllt, so liegt der Verdacht nahe, dass diese in Wirklichkeit aus dem Gelenkraum stammt. Damit wäre eine komplette Ruptur der Rotatorenmanschette anzunehmen, die sich möglicherweise der bisherigen Diagnostik entzogen hat („arthroskopische Arthrographie").

Um die Oberfläche der Rotatorenmanschette zu beurteilen, kann es notwendig werden, Vernarbungen innerhalb der Bursa mit einem Shaver oder elektrischen Resektor vorsichtig abzutragen (Abb. 11.6). Dabei sollte man ohne speziellen Anlass das tiefe Bursablatt in Ruhe lassen, weil es mit der Manschettenoberfläche fest verwachsen ist, so dass leicht Blutungen auftreten und schlimmstenfalls Sehnenfasern zerstört werden. Bursaseitige Teilrupturen der SSP-Sehne liegen, falls ein Akromionsporn die Ursache ist, ventral knapp oberhalb des Sehnenansatzes am Tuberculum majus. Dagegen sind Läsionen infolge von AC-Osteophyten weiter medial und weit ventral lokalisiert. Deshalb ist es auch bei der Bursoskopie wichtig, den Arm nach außen zu rotieren und das Arthroskop wechselnd nach vorne zu schieben, um einen vollständigen Überblick zu bekommen. Bei der Überprüfung von Läsionen mit dem Tasthaken hat

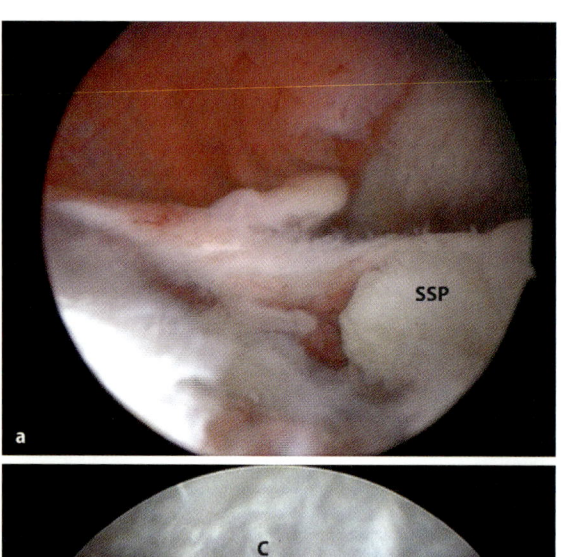

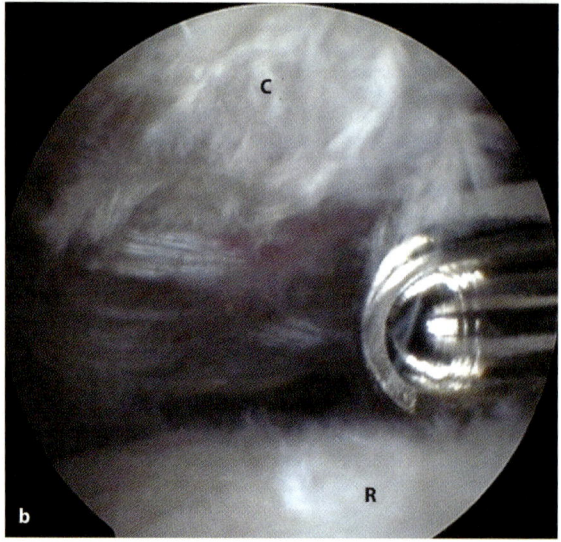

Abb. 11.6a,b. Arthroskopischer Befund beim Outlet-Impingement-Syndrom. Fast komplette akromionseitige Ruptur der Supraspinatussehne, teilweise durch Bursa verdeckt (**a**). Liegt nur eine Auffaserung vor (**b**), genügt ein Debridement der Supraspinatusoberfläche. Der Shaver wird über ein seitliches Portal eingebracht. Seine Öffnung sollte stets zum Arthroskop zeigen, um die Resektion zu kontrollieren (*C* Auffaserungen des korakoakromialen Bandansatzes, *R* Auffaserungen der RM-Oberfläche, Typ B1 nach Snyder [21])

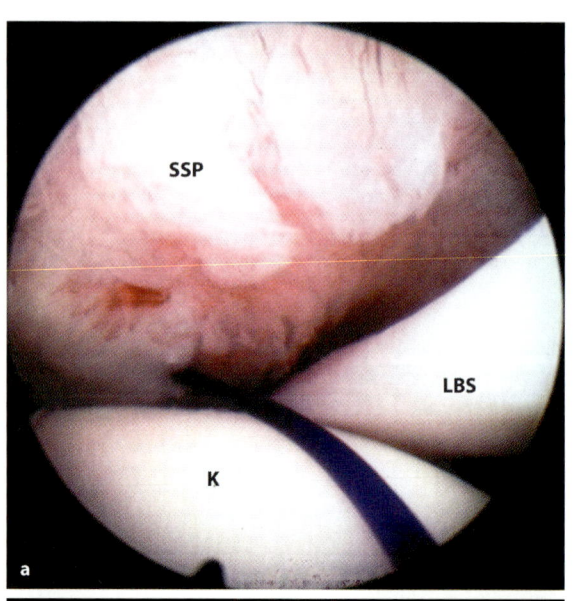

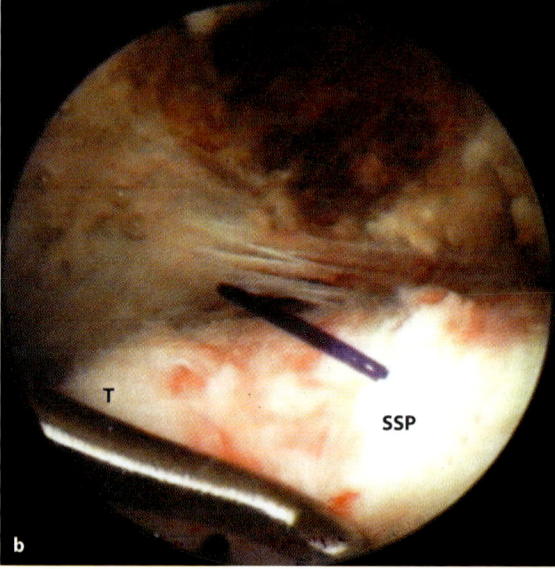

Abb. 11.7a,b. Ariadnefaden zur Markierung einer artikularseitigen Teilruptur der SSP-Sehne (Typ A1 nach Snyder [21]) in einer linken Schulter (**a**). Mit einer Spinalkanüle wird die Teilruptur von außen punktiert und durch die Kanüle ein PDS-Faden eingebracht. Die Kanüle wird entfernt. Der Faden lässt sich in der Bursa leicht auffinden und bis zu seinem Eintritt in die RM-Oberfläche verfolgen. An dieser Stelle befindet sich die nicht sichtbare artikularseitige Teilruptur (**b**). *K* Knorpel des Humeruskopfes; *T* Oberrand des Tuberculum majus. Medial davon zeigt sich eine zusätzliche oberflächliche Teilruptur der SSP-Sehne (Typ B1)

man den Vorteil, den harten knöchernen Oberrand des Tuberculum majus lokalisieren zu können, so dass klar wird, wo der Sehnenansatz liegt.

> **Tipps und Tricks**
>
> Eine artikularseitige Teilruptur von relevanter Größe kann zur besseren Beurteilung mit einem „Ariadnefaden" markiert werden („suture marker technique").
> Hierzu wird das Gelenk von außen mit einer Spinalkanüle punktiert, wobei die Spitze der Kanüle in der Partialruptur platziert wird. Ein PDS-Faden #1 wird durch die Kanüle ins Gelenk geschoben und die Kanüle vorsichtig entfernt, ohne den Faden herauszuziehen (Abb. 11.7a). Der blaue Faden kann dann bursoskopisch leicht wieder gefunden werden (Abb. 11.7b). Sein Eintritt in die Manschettenoberfläche markiert die Stelle der artikularseitigen Teilruptur, die dann auch an der Sehnenoberfläche evaluiert werden kann.

11.5
Arthroskopische Beurteilung einer kompletten Ruptur

Die absolute Größe einer kompletten Ruptur ist arthroskopisch schwer einzuschätzen. Wichtige Kriterien sind die Breite des freiliegenden Anteils des Tuberculum majus und die topologische Beziehung zwischen Rupturrand, langer Bizepssehne und Glenoidebene. Die Rekonstruierbarkeit einer Ruptur hängt aber mehr von ihrer Form und der Mobilisierbarkeit und Qualität der Sehne als von der Rupturgröße ab. Um dies abzuschätzen, kann der Sehnenrand mit einer kleinen, stumpfen Zange (Fadenholzange) über ein seitliches Portal gefasst und manipuliert werden (Abb. 11.8).

Auch bei der Beurteilung kompletter Rotatorenmanschettenrupturen spielt die Lagebeziehung der Bizepssehne zur Ruptur eine wesentliche Rolle

Abb. 11.8a–c. Komplette Supraspinatussehnenruptur. Problemlose Identifikation aus der Sicht des Gelenkes (**a**). Manipulation einer kompletten Ruptur der SSP-Sehne mit einer kleinen Fadenzange, um Qualität und Mobilisierbarkeit zu beurteilen. Besonders wichtig ist die Einschätzung hinsichtlich der Stabilität des Gleitlagers der Bizepssehne (**b**). Hier sollte stets die Palpation mit einem Tasthaken oder besser einem stumpfen Trokar erfolgen. In diesem Fall wurde der Trokar über das laterale Portal eingebracht (**c**)

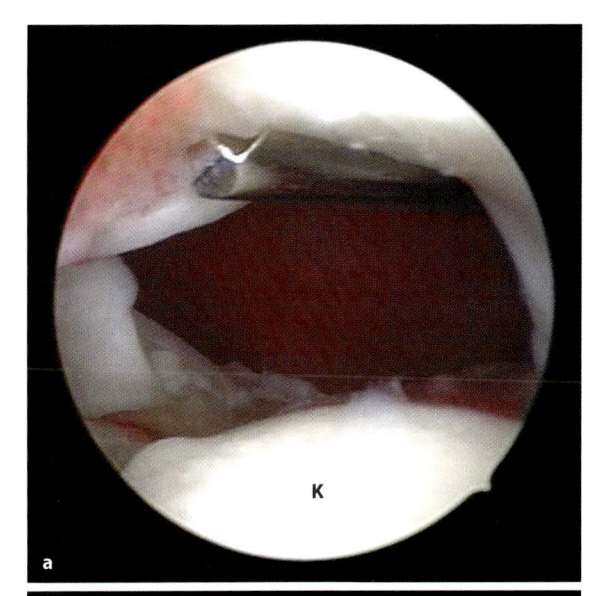

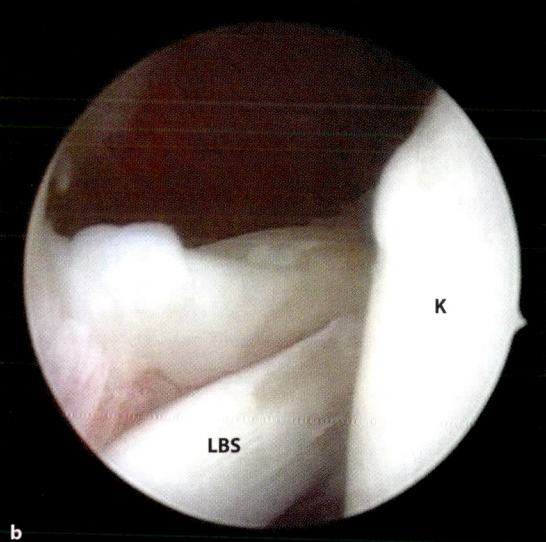

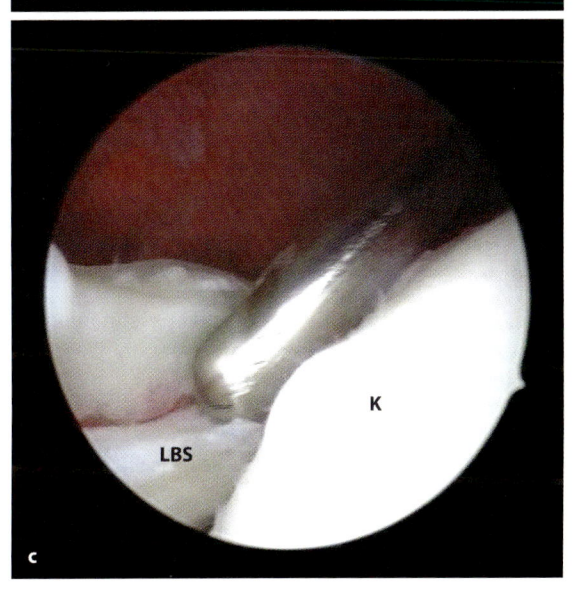

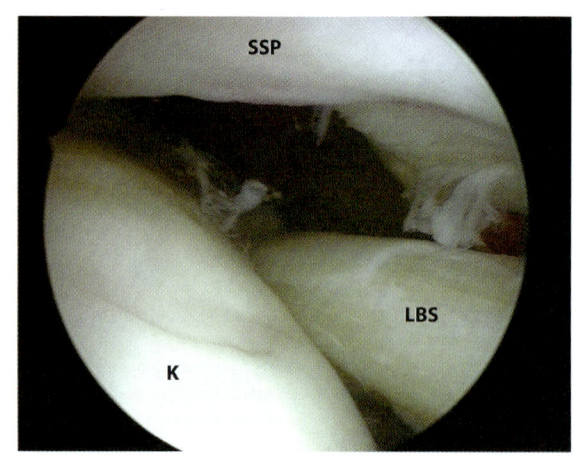

Abb. 11.9. Komplette Supraspinatusruptur mit Einbeziehung der ligamentären Bizepssehnenstabilisatoren. Die Bizepssehne ist in ihrem intraartkulären Verlauf nicht mehr stabilisiert

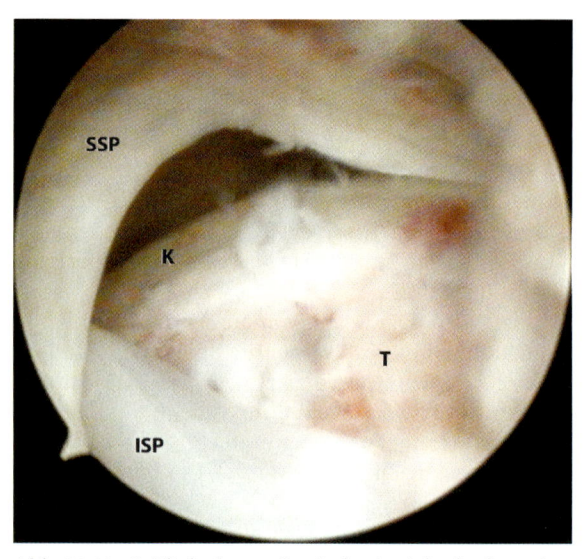

Abb. 11.11. Seitliche bursoskopische Ansicht der kompletten Ruptur der SSP-Sehne von etwa 3×2 cm Größe; gleicher Fall wie Abb. 11.10 (*ISP* intakte Insertion der ISP-Sehne, *K* Knorpel des Humeruskopfes, *SSP* Rupturrand der SSP-Sehne, *T* freiliegender Oberrand des Tuberculum majus)

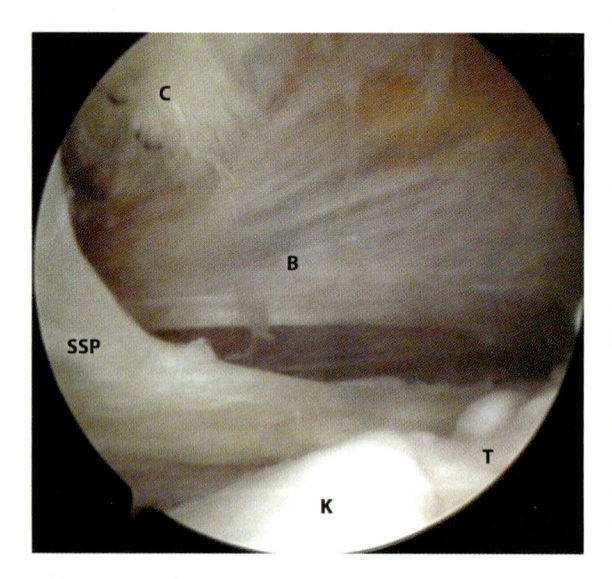

Abb. 11.10. Gelenkseitiger Blick von dorsal auf eine komplette Ruptur der SSP-Sehne mit einer Größe von mindestens 3×2 cm in einer rechten Schulter (*B* korakoakromiales Band, *C* Auffaserungen des Bandansatzes an der anterolateralen Akromionecke, *K* Knorpel des Humeruskopfes, *SSP* Rupturrand der SSP-Sehne, *T* freiliegender Oberrand des Tuberculum majus)

(Abb. 11.9). Die Stabilität des Bizepssehnenlagers kann mit einem von ventral eingesetzten Wechselstab beurteilt werden, mit welchem der Operateur versucht, die Bizepssehne aus ihrem Gleitlager zu ziehen. Bei kompletten Rupturen empfehlen wir bei entsprechenden klinischen Befunden die zusätzliche Durchführung einer Bizepstenodese.

Mit dem Arthroskop im standardmäßigen dorsalen Portal lassen sich ventrale Rupturen sehr gut beurteilen, dagegen ist die Beurteilung der dorsalen Anteile der Rotatorenmanschette oft weniger sicher. Auch die Größenabschätzung nach dorsal ist oft schwierig, nicht zuletzt, wenn der Operateur die Indikation zum offenen Vorgehen mit einem aufwendigen und evtl. unsicheren Rekonstruktionsversuch mit der Arthroskopie stellen will. Daher sollten entsprechende Rupturen nicht nur über das dorsale Standardportal, sondern auch über das seitliche Portal beurteilt werden. Der optische Eindruck von lateral lässt die Größe und Form der Ruptur oft besser erkennbar werden (Abb. 11.10, 11.11).

11.6
Ziel der arthroskopischen Diagnostik

Wichtigstes Ziel der arthroskopischen Diagnostik muss es sein, relevante Informationen hinsichtlich der weiteren Therapie beizusteuern. Bei Partialrupturen bedeutet das in erster Linie festzustellen, in welchem funktionellen Zusammenhang zu klinischen und bildgebenden Befunden die Läsion steht. Durch die Schulterarthroskopie kann oft eine funktionell orientierte Diagnose gestellt werden, da auch Begleitpathologien verschiedenster Art definitiv nachgewiesen werden können (posterosuperiore Labrumdegeneration, obere Labrumläsion, Knorpelschäden, Akromionsporn). Damit kann eher die Bedeutung einer Teilruptur eingeschätzt werden, ob also voraussichtlich ein einfaches arthroskopisches Debridement ausreichen wird, um die Beschwerden des Patienten zu bessern oder ob besser eine Rekonstruktion durchgeführt werden sollte.

Umso mehr gilt dies für komplette Rupturen. Hier ist es für die Rehabilitation des Patienten von Bedeutung festzulegen, ob eine Ruptur besser arthroskopisch oder offen operiert werden sollte. Zudem kann in gewissem Umfang auch der ungünstige Fall vermieden werden, dass in der Annahme der Rekonstruierbarkeit einer größeren Ruptur ein offener Zugang angelegt wird, letztlich aber der Rotatorenansatz doch nicht ortsständig zu verschließen ist. Ein zugangsbedingter Zusatzschaden am Deltoideus, dem wichtigsten noch funktionierenden Muskel, ist mit einer gezielten arthroskopischen Diagnostik meist vermeidbar, falls dies erkannt wird und die Indikation zur arthroskopischen Tuberkuloplastik („reversed ASAD") ohne Rekonstruktion der Rotatorenmanschette in Betracht kommt.

Literatur

1. Bateman JE (1963) The diagnosis and treatment of ruptures of the rotator cuff. Surg Clin North Am 43: 1523–1530
2. Burkhart SS, Esch JC, Jolson RS (1993) The rotator crescent and rotator cable: An anatomic description of the shoulder's „suspension bridge". Arthroscopy 9: 611–616
3. Burkhart SS, Athanasiou KA, Wirth MA (1996) Technical note: Margin convergence: A method of reducing strain in massive rotator cuff tears. Arthroscopy 12: 335–338
4. Castagna A, Conti M (1999) Arthroscopic rotator cuff findings. Arthroscopy and Arthroplasty of the Shoulder. 16th Annual San Diego Meeting, 302–308
5. Clark M, Harryman DT II (1992) Tendons, ligaments, and capsule of the rotator cuff. J Bone Joint Surg Am 74: 713–725
6. Codman EA (1934) The shoulder: Rupture of the supraspinatus tendon and other lesions in or about the subacromial bursa. Todd, Boston
7. Cofield RH (1985) Rotator cuff disease of the shoulder. J Bone Joint Surg Am 67: 974–979
8. Ebert T, Gramlich H, Habermeyer P (1999) Arthroskopische Befunde bei der traumatischen vorderen Schultererstluxation – Eine prospektive Studie unter Beachtung von Patientenalter und Beschwerdepersistenz nach dem Traumaereignis. Z Arthroskopie 12: 171–176
9. Ellman H (1990) Diagnosis and treatment of incomplete rotator cuff tears. Clin Orthop 254: 64–74
10. Gohlke F, Essigkrug B, Schmitz F (1994) The pattern of collagen fiber bundles of the capsule of the glenohumeral joint. J Shoulder Elbow Surg 3: 111–128
11. Habermeyer P, Schiller K, Schweiberer L (1990) Rotatorenmanschette. In: Habermeyer P, Krueger P, Schweiberer L (Hrsg) Schulterchirurgie. Urban & Schwarzenberg, München
12. Hawkins RJ, Morin WD, Bonutti PM (1999) Surgical treatment of full-thickness rotator cuff tears in patients 40 years of age or younger. J Shoulder Elbow Surg 8: 259–265
13. Itoi E, Tabata S (1993) Rotator cuff tears in the adolescent. Orthopaedics 16: 78–81
14. Kvitne RS, Jobe FW (1993) The diagnosis and treatment of anterior instability in the throwing athlete. Clin Orthop 291: 107–123
15. McLaughlin HL, Kavallaro WV (1950) Primary anterior dislocation of the shoulder. Am J Surg 80: 615–619
16. Nakajima T, Rokuuma N, Hamada K, Tomatsu T, Fukuda H (1994) Histologic and biomechanical characteristics of the supraspinatus tendon: Reference to rotator cuff tearing. J Shoulder Elbow Surg 3: 79–87
17. Neer CS II (1972) Anterior acromioplasty for the chronic impingement syndrome in the shoulder. A preliminary report. J Bone Joint Surg Am 54: 41–50
18. Neer CS II (1990) Shoulder reconstruction. Saunders, Philadelphia
19. Norwood LA, Barrack R, Jacobson KE (1989) Clinical presentation of complete tears of the rotator cuff. J Bone Joint Surg Am 71: 499–505
20. Rickert M, Georgousis H, Witzel U (1998) Die native Reißfestigkeit der Sehne des M. supraspinatus beim Menschen. Eine biomechanische Untersuchung. Unfallchirurg 101: 265–270
21. Snyder SJ, Pachelli AF, Del Pizzo W, Friedman MJ, Ferkel RD, Pattee G (1991) Partial thickness rotator cuff tears: Results of arthroscopic treatment. Arthroscopy 7: 1–7
22. Steiner D, Herrmann B (1989) Collagen fiber arrangement of the human shoulder joint capsule – an anatomical study. Acta Anat 136: 300–302
23. Tillmann B, Koch S (1995) Funktionelle Anpassungsvorgänge in Gleitsehnen. Sportverl Sportschaden 9: 44–50
24. Uhthoff H, Löhr J, Hammond I, Sarkar K (1986) Ätiologie und Pathogenese von Rupturen der Rotatorenmanschette. H Unfallheilkd 180: 3–9
25. Walch G, Liotard JP, Boileau P, Noel E (1993) Posterosuperior glenoid impingement. Another impingement of the shoulder. J Radiol 74: 47–50
26. Walch G, Nove-Josserand L, Levigne Ch, Renaud E (1994) Tears of the supraspinatus tendon associated with „hidden" lesions of the rotator interval. J Shoulder Elbow Surg 3: 353–360
27. Wang JC, Shapiro MS (1997) Changes in acromial morphology with age. J Shoulder Elbow Surg 6: 55–59

KAPITEL 12 # Technik der arthroskopischen subakromialen Dekompression

P. OGON · M. OGON

12.1 Planung 179
12.2 Bursoskopie über das dorsale Arthroskopieportal 181
12.3 Anlage des lateralen Arbeitsportals 182
12.4 Bursektomie 183
12.5 Ossäre Dekompression 184
12.6 Resümee 188

Technik der arthroskopischen subakromialen Dekompression

P. Ogon · M. Ogon

Vor Durchführung einer subakromialen Dekompression sollte in jeden Fall vorher eine arthroskopische Inspektion des glenohumeralen Gelenks erfolgen. Die genaue Inspektion der Rotatorenmanschettenunterfläche sowie weiterer intraartikulärer Veränderungen, die auf ein Non-Outlet-Impingement-Syndrom hinweisen können, sind obligat (Abb. 12.1). Dazu gehören die genaue Inspektion des dorsosuperioren Labrums, des Ankers der Bizepssehne, des ventralen Labrum-Kapsel-Komplexes sowie des Rotatorenmanschettenintervalls.

Die subakromiale Dekompression kann generell in beiden üblichen Lagerungen der Schulterarthroskopie durchgeführt werden, der Seitlagerung oder der Liegestuhllagerung, der so genannten Beachchair-Position.

Auf beide Lagerungen wurde schon in vorherigen Kapiteln ausführlich eingegangen. Im Folgenden wird die Technik in Seitlagerung beschrieben; allerdings sind alle Schritte und beschriebenen Manöver auch in Liegestuhlposition anwendbar.

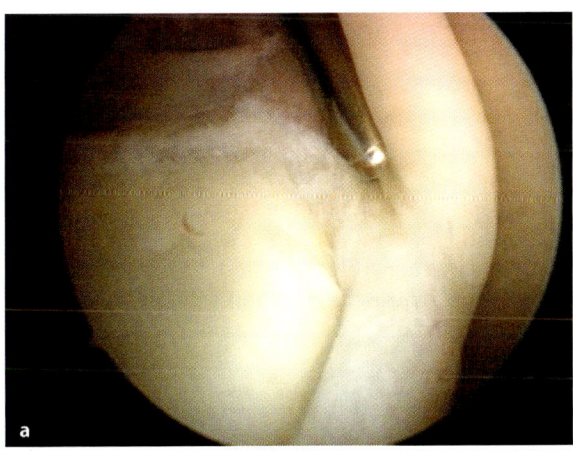

12.1
Planung

Von großer Bedeutung für die arthroskopische subakromiale Dekompression ist die exakte präoperative Planung. Der Umfang der geplanten knöchernen Resektion kann mittels standardisierter Röntgenaufnahmen der Schulter in 3 Ebenen abgeschätzt

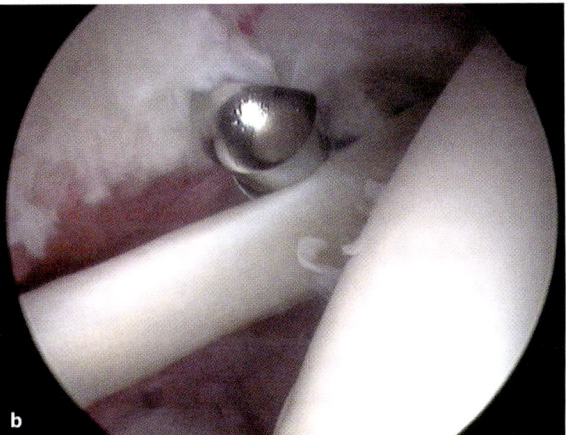

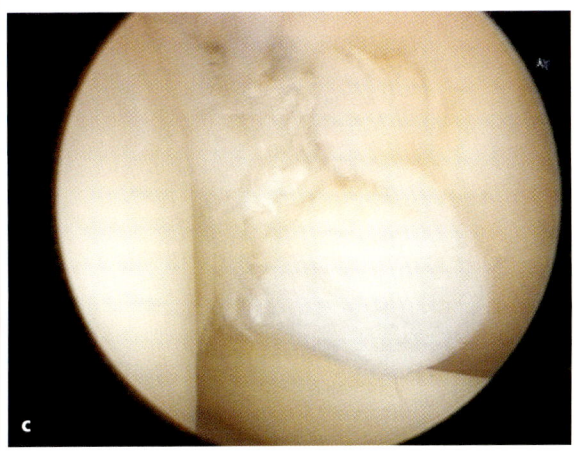

Abb. 12.1a–c. Einige typische arthroskopische Befunde bei Non-outlet-Impingement. Auffaserungen im superioren Labrumbereich im Sinne einer SLAP-Läsion Grad 1 (**a**), gelenkseitige Partialruptur der Supraspinatussehne (**b**), Intervallläsion mit Affektion des Gleitlagers der Bizepssehne im Sinne einer Supraspinatusteilläsion (**c**)

werden. Die Outlet-view-Aufnahme zeigt den Typ des Akromions hinsichtlich seiner Neigung und Hakenbildung nach Bigliani (Abb. 12.2), zusätzlich können Einengungen des Outlets durch knöcherne, „spornartige" Anbauten erkannt werden. Die Rockwood-Aufnahme, bei der der Zentralstrahl in der Glenoidebene 15–30° abwärts gekippt wird, ist praktisch die zweite Ebene zur Outlet-view-Aufnahme. Zusätzlich dient die axilläre Aufnahme zur Erkennung des Os acromiale.

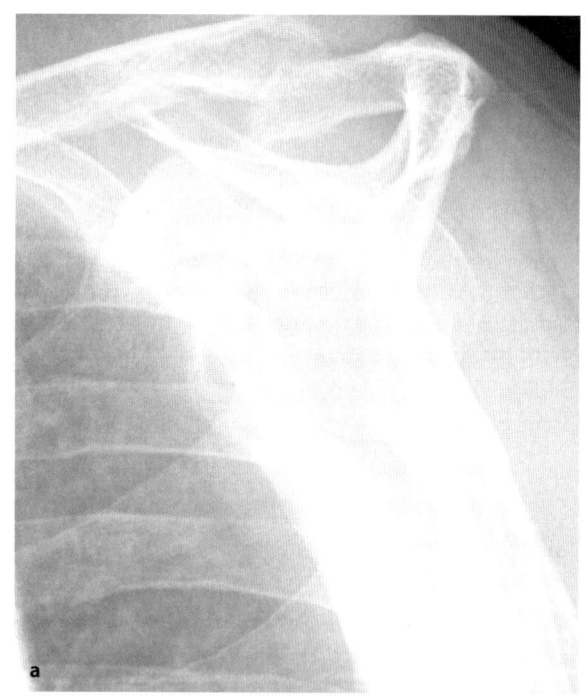

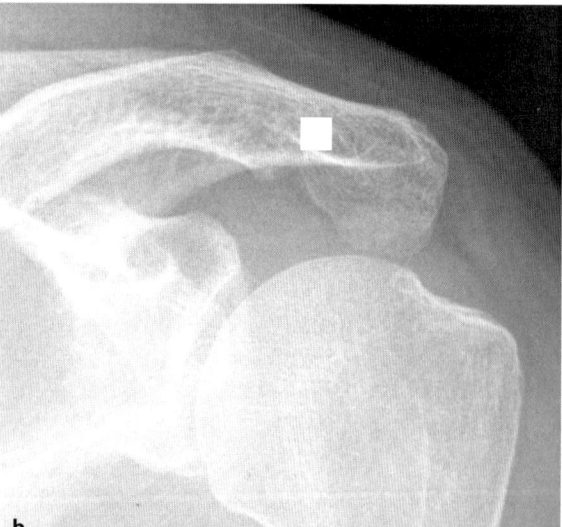

Zur Bestimmung des Resektionsausmaßes werden sowohl die Outlet-view als auch die Rockwood-Aufnahme herangezogen. Nativradiologisch können sowohl die Form des Akromions als auch der subakromiale Index und die Größe des ventralen Akromionsporns bestimmt werden (Abb. 12.3, 12.4).

Vorteilhaft bei der Durchführung subakromialer Eingriffe ist es, nach der Lagerung mit der exakten Anzeichnung der anatomischen Orientierungspunkte zu beginnen. Besonders bei der subakromialen Dekompression kann die Markierung wichtig sein, da hier intrabursal mit einem deutlich erhöhten Druck gearbeitet wird und es zu extremen Schwellungen im Bereich der Schulter kommen kann, so dass nach einer gewissen Zeit ein Tasten der anatomischen Landmarken nicht mehr möglich ist [1–5, 7].

12.2
Bursoskopie über das dorsale Arthroskopieportal

Wir beginnen mit dem Anzeichnen der Fossa supraspinata, der dorsalen Akromionkante, der lateralen Akromionkante sowie der ventralen Akromionkante. Anschließend erfolgt das Anzeichnen des Korakoids sowie des korakoakromialen Bandes und des AC-Gelenkes. Nun werden die üblichen Zugänge, der dorsale Arthroskopiezugang sowie das laterale Arbeitsportal angezeichnet (Abb. 12.5). Nach der Arthroskopie des Glenohumeralgelenks erfolgt über den gleichen dorsalen Zugang das stumpfe Eingehen in die Bursa subacromialis. Hierbei ist darauf zu achten, dass der stumpfe Trokar in einem leichten Winkel nach oben unter die Akromionunterkante gerich-

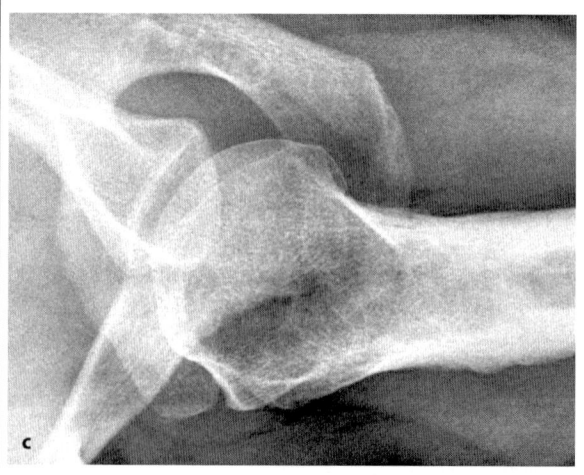

Abb. 12.2a–c. Röntgenaufnahmen bei subakromialer Problematik. Notwendiger Bestandteil der Diagnostik sind eine Zielaufnahme des Subakromialraums, eine sog. Outlet-Aufnahme (**a**), eine Rockwood-Aufnahme (**b**) als zweite Ebene sowie eine axiale Aufnahme (**c**) zum Ausschluss eines Os acromiale. Die Aufnahmetechnik wird in Kap. 5 dargestellt

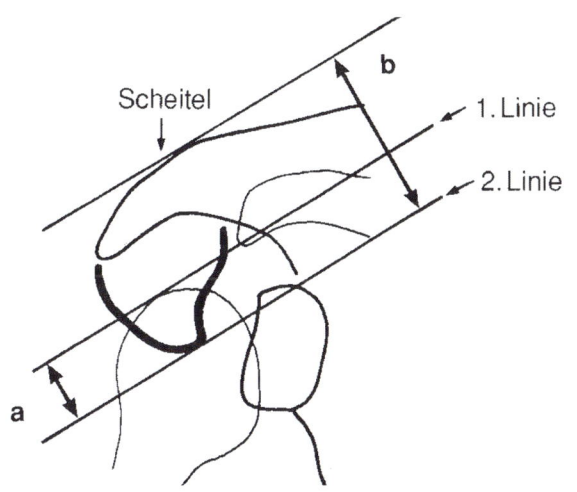

Abb. 12.3. Röntgendiagnostik in der Technik nach Rockwood. Zur Messung des ventralen akromialen Überhangs wird die Aufnahme um 15–30° abwärts gekippt. Die Messung des akromialen Überhangs wird in Bezug auf das Akromioklavikulargelenk nach Liotard [10] bewertet. Die Berechnungslinie verläuft parallel zum Scheitel des Akromions. Die erste Linie verläuft durch die akromiale Unterwand des AC-Gelenks. Die zweite Linie geht durch das vordere untere Ende des Akromionüberhangs. Der absolute Wert des Überhangs in mm wird durch einen Index ausgedrückt, der sich aus der Relation a:b zwischen dem Überhang und der totalen Dicke des Akromions ergibt

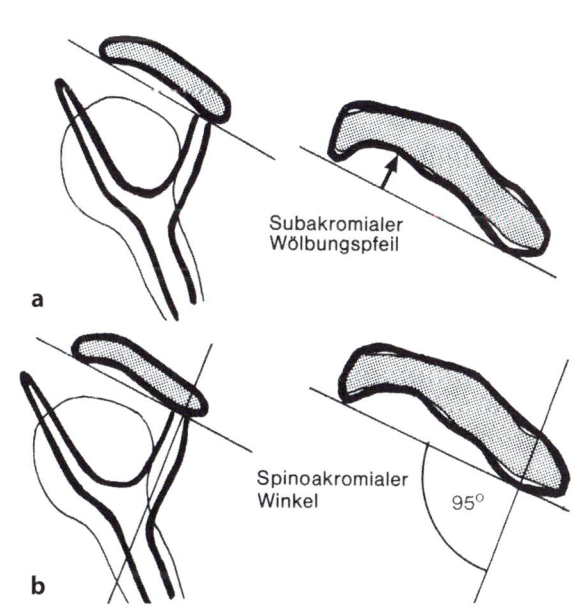

Abb. 12.4a,b. Schematische Darstellung einer Supraspinatus-Outlet-Aufnahme nach Neer. **a** Bewertung der akromialen Wölbung aufgrund der nach unten konkaven Krümmung, die in erster Linie vom Vorhandensein eines osteophytären Doppelkontur am Ende des Akromionüberhangs abhängt. Die Berechnungslinie der maximalen subakromialen Wölbungstiefe verläuft durch das Ende dieser Doppelkontur, sofern eine solche vorhanden ist. **b** Zusätzlich erfolgt die Messung des spinoakromialen Winkels in Graden

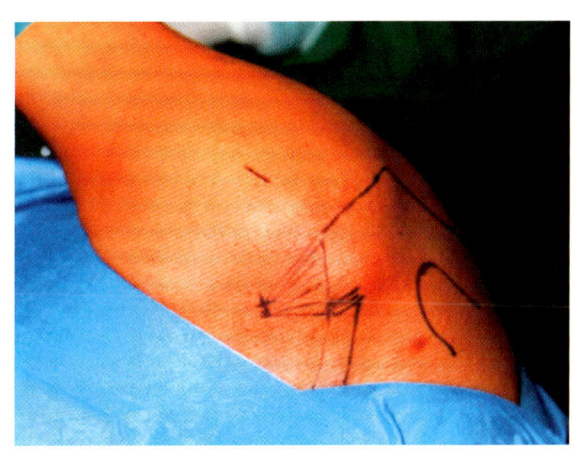

Abb. 12.5. Anzeichnung der anatomischen Bezugspunkte zur Durchführung einer arthroskopischen subakromialen Dekompression. Das laterale Portal wird in Verlängerung der ventralen Akromionkante angelegt

tet ist. Auf keinen Fall sollte es hier schon zu einer Verletzungen der Rotatorenmanschette dadurch kommen, dass der Arthroskopieschaft zu sehr nach kaudal auf die Rotatorenmanschettenoberfläche gedrückt wird.

Das Eingehen in die Bursa sollte leicht erfolgen. Treten hierbei schon größere Widerstände auf, muss die korrekte Lage des stumpfen Trokars noch einmal überprüft werden. Die Akromionunterkante wird nun als Leitstruktur genommen und der stumpfe Trokar hier vorsichtig unter Knochenkontakt nach ventral geschoben.

Tipps und Tricks

Wir empfehlen, den stumpfen Trokar unter leichtem Knochenkontakt bis zur vorderen Kante des Akromions nach ventral vorzuschieben. Dadurch kann man relativ sicher den subakromialen Gleitraum punktieren.

In vielen Fällen kann hier schon mit dem stumpfen Trokar das Lig. coracoacromiale als harter, derber Strang ventral getastet werden. Ebenfalls sind größere Osteophyten im Verlauf des korakoakromialen Bandes zu tasten. Nachdem der stumpfe Trokar mit dem Finger ventral an der Akromionkante identifiziert werden konnte, wird er ca. 1 cm zurückgezogen, und man befindet sich nun in dem Teil der Bursa, der dem Operationsgebiet der Bursektomie und Akromioplastik entspricht. Beim Vorliegen eines Outlet-Impingements wird hier in den meisten Fällen schon eine extrem verdickte entzündete Bursa vorliegen (Abb. 12.6), so dass die Sicht häufig zu Beginn der Dekompression deutlich erschwert ist.

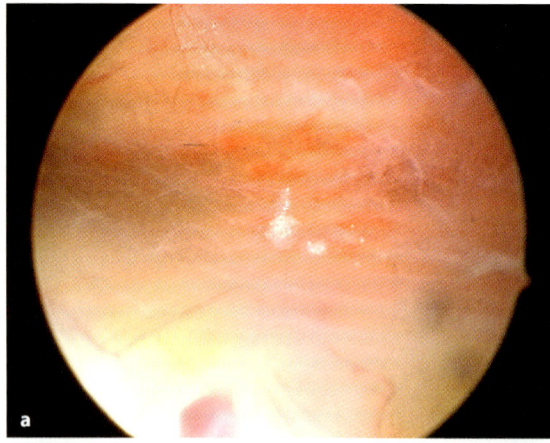

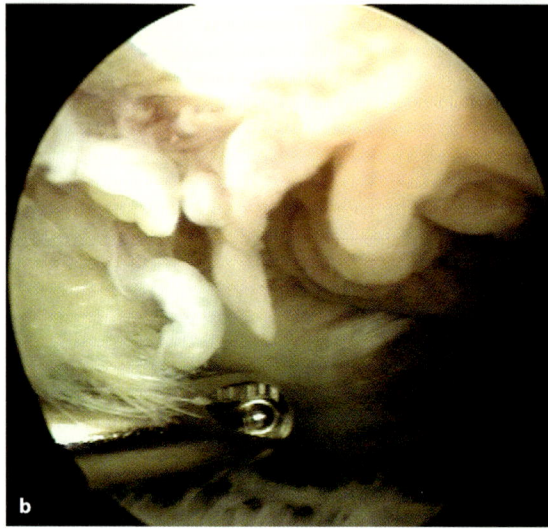

Abb. 12.6. Normalbefund einer Bursa subacromialis mit zartem, spinnwebenartigem Gewebe, das sich durch Expansion des Spülmediums und scheibenwischerartigen Bewegungen des Trokars beseitigen lässt (**a**). Große Bursazotten als Zeichen eines subakromialen Reizzustandes, die Bursafreilegung ist bereits weitgehend erfolgt (**b**)

Tipps und Tricks

Eventuell kann der Druck der arthroskopischen Rollenpumpe etwas erhöht werden, dadurch entfaltet sich die Bursa subacromialis und erlaubt eine bessere Einsichtnahme.

Das Arthroskop wird nun über die Trokarhülse gegen den stumpfen Trokar ausgetauscht und in den Subakromialraum eingebracht. Sollte sofort eine sehr gute Sicht herrschen, dann sollte die Diagnose eines Outlet-Impingement-Syndroms noch einmal genau überprüft werden. Es empfiehlt sich bei deutlich verdickter Bursa und noch schlechter Sicht dann 1–2 min zu warten, bis sich ein genügender Druck im Subakromialraum aufgebaut hat.

12.3
Anlage des lateralen Arbeitsportals

Der laterale, oft auch als anterolaterales Portal bezeichnete Zugang befindet sich ungefähr 3 cm lateral der anterolateralen Ecke des Akromions. Manche Operateure legen das Portal etwas weiter posterior an, so dass man etwa als anteroposteriores Maß das ventrale Drittel der lateralen Akromionkante annehmen kann. Beide Zugänge ermöglichen eine leichte Führung der Resektionsinstrumente zur Durchführung der subakromialen Dekompression.

Bei der Anlage des lateralen Portals ist vor allem auf den aufsteigenden Ast des N. axillaris zu achten, der ca. 5 cm lateral der Akromionvorderkante durch den M. deltoideus nach ventral und oben aufsteigt. Es empfiehlt sich, die Inzision etwa 2 Querfinger breit neben der anterolateralen Kante des Akromions in der direkten Verlängerung der Akromionvorderkante oder knapp dahinter zu legen. Durch dieses Vorgehen wird eine Verletzung des N. axillaris in jedem Falle vermieden.

Unter vorsichtigem Lateral- sowie Medialschwenken des stumpfen Trokars, ähnlich einem Scheibenwischer, kann die Bursa unter vorsichtigem Gleiten auf der Rotatorenmanschette in der lateromedialen Richtung schon etwas aufgeweitet werden. Hierdurch werden auch entzündlich veränderte Strangbildungen innerhalb der Bursa durchtrennt. Um Blutungen zu vermeiden, ist darauf zu achten, dass das Arthroskop weder an die Akromionunterkante noch auf die Rotatorenmanschettenoberfläche gepresst wird, um nicht kleinere Blutgefäße versehentlich zu verletzen. Bei Durchführung leichter vorsichtiger Mobilisationsbewegungen in mediolateraler Richtung innerhalb des Bursagewebes kommt es selten zu Blutungen.

Es wird die Haut in Längsrichtung inzidiert und nun ein stumpfer Trokar oder ein Weichteilshaver im 90°-Winkel zur Achse des Oberarmes vorsichtig in Richtung Oberarm geschoben. Hierdurch werden die Fasern des M. deltoideus nicht zu sehr geschädigt, und eine größere Verletzung des M. deltoideus wird vermieden. Mit dem stumpfen Trokar kann man nach kranial die Akromionkante, nach kaudal den Humerus tasten. Der Operateur senkt den Trokar oder den Shaver etwas ab und gleitet über die Rotatorenmanschette vorsichtig in den subakromialen Raum und in die Bursa subacromialis.

Bei schlechter Sicht wird empfohlen, den von lateral eingebrachten stumpfen Trokar vorsichtig in dorsoventrale Richtung in der Bursa zu bewegen, um

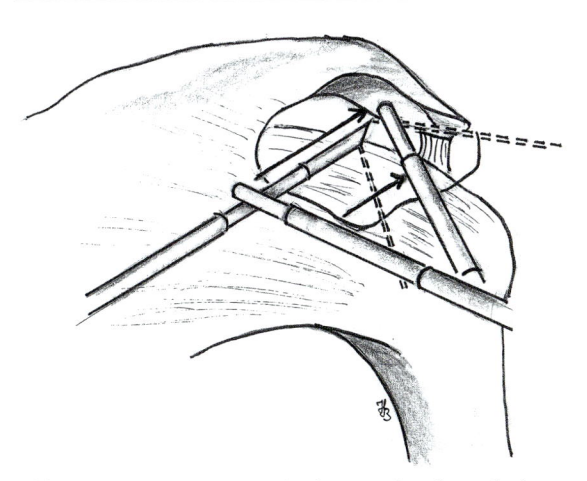

Abb. 12.7. Tastmanöver mit dem Arthroskopschaft zur Identifikation des Shavers bei komplizierten Sichtverhältnissen. Vorsichtiges Herabgleiten des Shavers am Arthroskopschaft, keinesfalls dürfen ohne Sicht Resektionsversuche unternommen werden

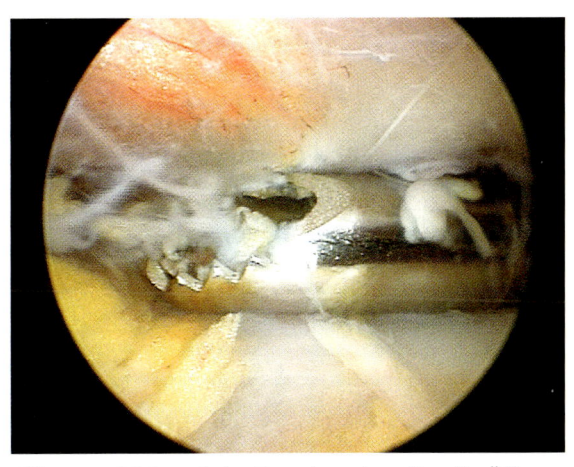

Abb. 12.8. Während der Bursektomie sollte die Öffnung Shavers stets arthroskopisch erkennbar sein, womit eine unkontrollierte Resektion verhindert wird

ebenfalls Verklebungen zu lösen. Das häufigste Problem besteht nun darin, den von lateral eingebrachten Shaver in das Blickfeld der Optik zu bekommen. Ein blindes Shaven ohne Sicht führt hier unweigerlich zu einer Blutung und man läuft Gefahr, einen Defekt der Rotatorenmanschette durch unkontrollierte Instrumentenanwendung zu setzen. Der Gebrauch des Shavers ohne Sicht sollte unbedingt vermieden werden!

> **Tipps und Tricks**
>
> Um den Shaver ins Blickfeld der Optik zu bekommen, wird er innerhalb der Bursa leicht nach dorsal geführt, bis es zu einem Kontakt des Arthroskopieschafts mit dem Shaverschaft kommt. Man kann dann Shaver und Arthroskopieschaft gegenseitig tasten. Nun gleitet man auf dem Arthroskopieschaft wie auf einer Führungsschiene nach ventral, bis der Shaver am Ende des Arthroskopieschafts in das Blickfeld der Optik fällt (Abb. 12.7).

12.4
Bursektomie

Erscheint der Shaver im Blickfeld des Arthroskops, kann mit der Bursektomie begonnen werden. Um Verletzungen des korakoakromialen Bandes sowie der Rotatorenmanschette zu vermeiden und vor allem um Blutungen vorzubeugen, empfiehlt es sich, die Öffnung des Weichteilshavers mit der Öffnung zum Arthroskop einzustellen, so dass man immer den Teil des Gewebes sieht, der momentan in den Shaver eingezogen wird (Abb. 12.8).

Um einen primären Überblick zu erreichen, wird nun der Shaver im Blickfeld der Optik belassen und unter Sog eine vorsichtige Teilbursektomie in diesem Bereich durchgeführt. Um hier nicht primär zu viel Bursa zu entfernen, empfiehlt es sich, den Sog gelegentlich abzustellen und einige Sekunden zu warten, um zu sehen, ob eine weitere Entfernung der Bursa notwendig ist.

Zur weiteren Bursektomie wird nun der Shaver in einer so genannten Scheibenwischertechnik hin- und herbewegt. Das Resektionsinstrument soll dabei ohne direkten Kontakt mit leichtem Sog gleitend auf der Rotatorenmanschette in der ventrodorsalen Richtung hin und her bewegt werden, um so eine komplette Bursektomie in diesem Bereich durchzuführen.

Blutungen treten auf, wenn der Shaver zu aggressiv in Richtung Akromionunterkante gerichtet wird oder die Rotatorenmanschettenoberfläche verletzt wird. Wenn nun die Bursa in diesem Teil genügend entfernt ist, erkennt man das von kranial nach ventromedial laufende korakoakromiale Band (Abb. 12.9).

In den meisten Fällen zeigt sich im Falle eines Outlet-Impingement-Syndroms eine deutliche Auffaserung an der Unterseite des korakoakromialen Bandes, so dass sich arthroskopisch die präoperative Diagnose bestätigen lässt. Ebenfalls finden wir häufig kleinere Auffaserungen oder subakromiale Partialrupturen im Bereich der Rotatorenmanschettenoberfläche, die nun vorsichtig mit dem Shaver geglättet werden können (Abb. 12.10). Sollte es hierbei zu Blutungen kommen, wird von lateral ein Elektromesser eingebracht und mit dem Arthroskopieschaft dem Blutfluss folgend der Herd der Blutungen identifiziert. Der Blutaustritt wird durch den Druck des Wassers deutlich reduziert, so dass mit dem Koagulationsinstrument von lateral die Blutungsquelle lokalisiert und koaguliert werden kann.

Herkömmliche bipolare Elektrokoagulatoren erfordern den Einsatz elektrolytfreier Spüllösungen. Neuere, evtl. multipolare Koagulationsinstrumente eignen sich ausgezeichnet zur schnellen und effektiven Weichteilresektion ohne Sichtbehinderung durch Blutungen.

Nach Freilegung des subakromialen Raums sollte die Rotatorenmanschettenoberfläche inspiziert werden, um hier bursaseitige Teilrupturen zu erkennen. Dabei wird der Arm vorsichtig in Innen- und Außenrotation geführt, so dass die komplette Rotatorenmanschette übersehen werden kann. Ist diese intakt, wird mit der Dekompression fortgefahren.

12.5
Ossäre Dekompression

Zur Markierung des ventralen Akromions können fakultativ von außen 2 Kanülen an der Vorderkante des Akromions eingebracht werden. Damit gelingt die arthroskopische Markierung des korakoakromialen Bandes sowie der Akromionvorderkante.

Es empfiehlt sich, zuerst die laterale Nadel am vorher von außen markierten ventrolateralen Eck des Akromions einzubringen, wobei die Nadel an der Akromionvorderkante unter vorherigem Tasten derselben in einem Winkel von ca. 45° in Richtung ventrodorsal in die Bursa vorgeschoben wird und so im Bursaraum leicht zu identifizieren ist. Nun wird eine zweite Nadel am medialen Rand des korakoakromialen Bandes, das knapp am Vorderrand des AC-Gelenks liegt, in ebenfalls derselben Richtung parallel zur vorher gelegten Nadel in den Bursaraum vorgeschoben.

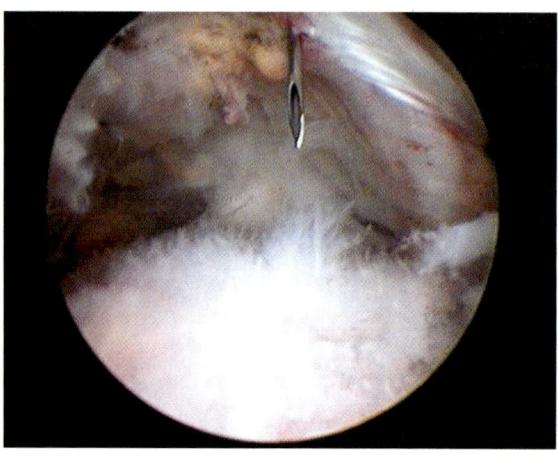

Abb. 12.9. Darstellung des korakoakromialen Bandes nach Bursektomie des Subakromialraumes, die Kanüle markiert den ventralen Akromionrand. Einsicht in die Bursa subdeltoidea nach lateral und ventral; relativ schwierig sind dagegen die weiter posterior liegenden Anteile des Subakromialraumes einzusehen

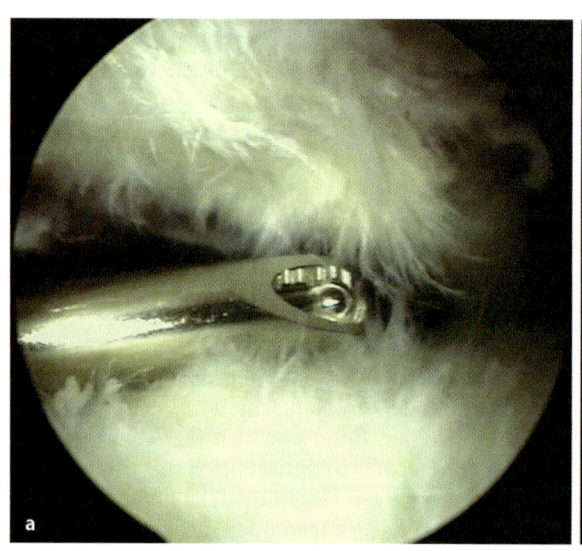

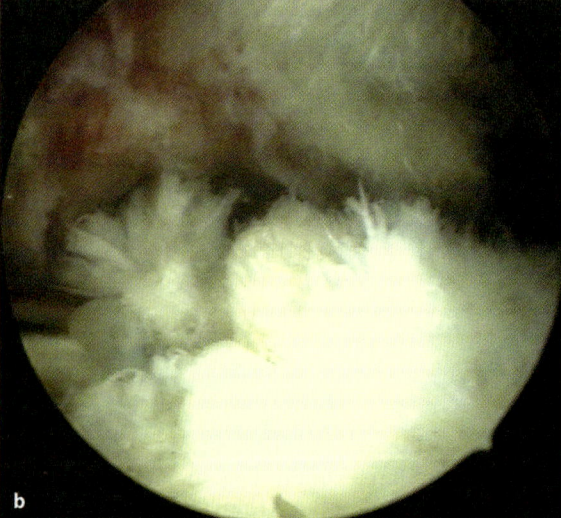

Abb. 12.10a,b. Arthroskopische Befunde eines Outlet-Impingement-Syndroms. Direkter Kontakt zwischen Rotatorenmanschette und ventralem Akromion, Auffaserungen der Akromionunterfläche und des korakoakromialen Bandes (**a**), Partialruptur der Rotatorenmanschette auf der Bursaseite mit direkter Lagebeziehung zum ebenfalls aufgefaserten Akromion (**b**)

Cave: Ein Fehler, der häufig beim Einbringen der Nadeln entsteht, ist das senkrechte Einstechen der Kanülen entlang der Akromionvorderkante. Damit gleiten die Kanülen nach ventrokaudal ab und entziehen sich dem Blick des Arthroskops.

Nun können ohne größere Blutung mit dem Elektroresektor und dem Weichteilshaver das unter dem Akromion liegende Weichteilgewebe sowie die Bursareste vollständig entfernt werden. Die knöcherne Akromionunterkante wird ventral und ventrolateral vollständig dargestellt (Abb. 12.11). Auf die komplette Durchtrennung und Resektion des korakoakromialen Bandes wird heute von den meisten Operateuren verzichtet; besonders bei gleichzeitig vorliegenden Rotatorenmanschettenrupturen drohen später ventrokraniale Instabilitäten.

Eine zu großzügige Resektion des korakoakromialen Bandes mit dem Weichteilshaver an der Vorderkante des Akromions sollte unbedingt vermieden werden, da es hier sonst unweigerlich zu Blutungen aus der A. thoracoacromialis kommt, die wenige Millimeter vor der Vorderkante des Akromions im korakoakromialen Band verläuft. Es empfiehlt sich daher eine vorsichtige Darstellung der Akromionvorderkante sowie des Akromionsporns an dessen ventralen Rand durch vorsichtiges Umfahren des ventralen Akromionrandes sowie des Sporns unter Koagulation mit dem Elektroresektor. Hierdurch erreicht man ein leichtes Abschieben des kaudalen Randes des Lig. coracoacromiale, während die nach cranial einstrahlenden Fasern des Bandes unverletzt bleiben. Unter ständigem knöchernen Kontakt gelingt so die Darstellung des Akromionsporns sowie der Vorderkante des Akromions ohne größere Blutung (Abb. 12.12).

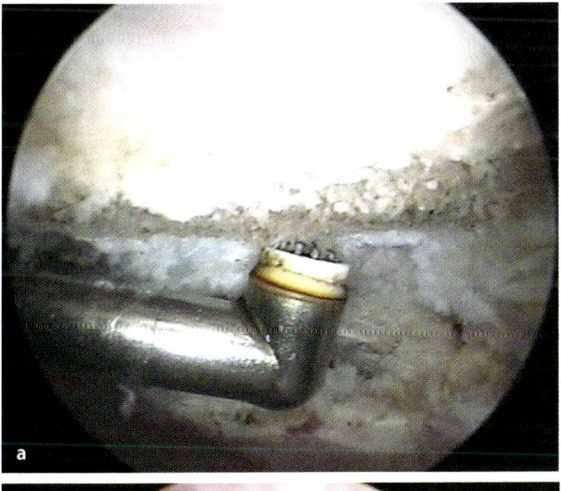

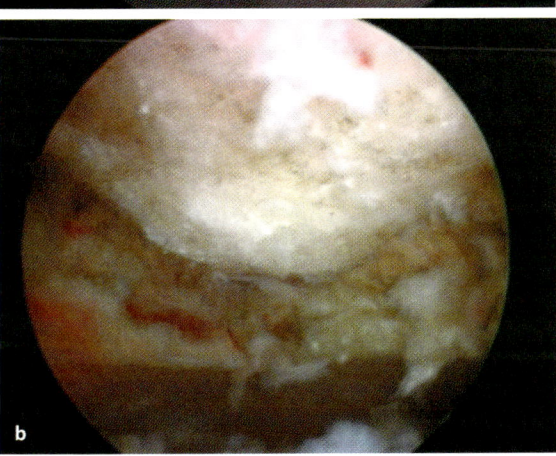

Abb. 12.11. a Freilegung der Knochenunterfläche des Akromions mit dem Elektroresektor; nach ventral sollte das korakoakromiale Band entsprechend vorsichtig abgeschoben werden, da hier Blutungen drohen. **b** Zustand nach Abschieben des Bandes, die erkennbaren Knochenränder erlauben die problemlose Orientierung. In diesem Fall liegt ein deutliches Hakenakromion vor

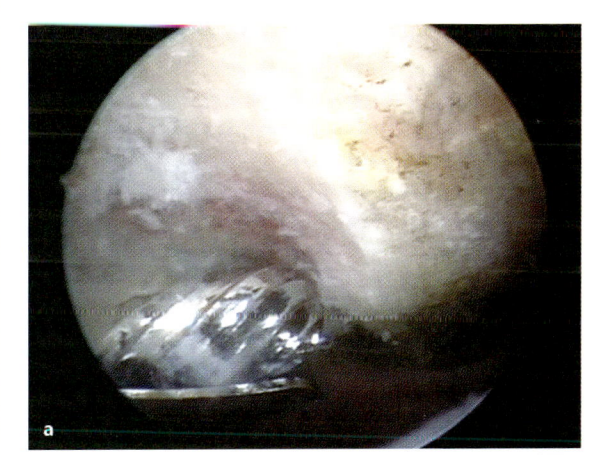

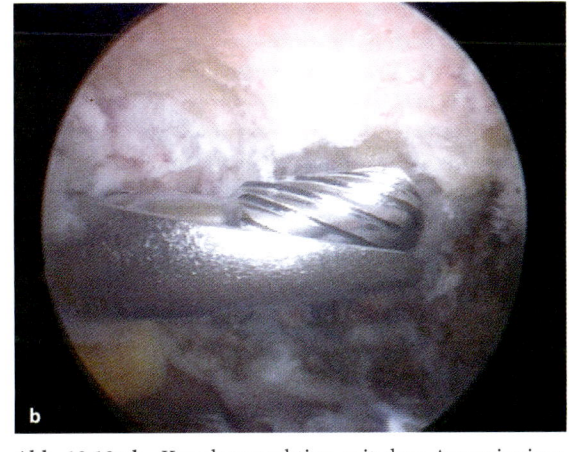

Abb. 12.12a,b. Knochenresektion mit dem Acromionizer. Von lateral beginnend (**a**) wird der Resektionsbereich nach medial schrittweise verschoben (**b**). Durch eine entsprechend feste Führung des Instruments kann das unkontrollierte Eindringen des Knochenfräsers in den spongiösen Knochen vermieden werden

Sollte hierbei trotzdem eine größere Blutung aus der A. thoracoacromialis entstehen, empfiehlt sich das Nachgehen mit dem Arthroskop bis zum Entstehungsort des Blutflusses, der dann durch den Wasserdruck etwas gestillt wird; und nun kann die Blutungsquelle problemlos von lateral mit dem Elektromesser koaguliert werden. Sollte dies nicht funktionieren und die Sicht weiter durch eine größere Blutung erschwert sein, so kann versucht werden, durch Fingerdruck von außen auf das korakoakromiale Band die Blutung zu reduzieren und danach mit dem Elektromesser zu koagulieren.

Sind die ventrale Akromionkante, der Akromionsporn sowie die laterale Kante des Akromions sauber dargestellt, kann mit der Resektion des ventralen Akromionsporns begonnen werden. Wir empfehlen die von Ellmann beschriebene laterale Resektionstechnik [4], bei der das Resektionsinstrument von lateral in den Subakromialraum eingebracht wird. Wird, wie gelegentlich empfohlen, primär von dorsal reseziert, ist das Ausmaß der Knochenabtragung mitunter schwer zu quantifizieren, so dass die Gefahr eines zu tiefen Eindringens des Shavers in das Akromion besteht.

Die angestrebte Resektionstiefe der knöchernen Akromioplastik richtet sich nach den Röntgenaufnahmen (Outlet-view- und Rockwood-Aufnahme) sowie dem arthroskopischen Befund.

> **Tipps und Tricks**
>
> Als Faustregel zur Abschätzung einer sinnvollen Knochenresektion kann etwa der Durchmesser einer kleinen Walzenfräse (Acromionizer) gelten.

Entsprechend der geschätzten Resektionstiefe wird am lateralen Akromion eine etwa 6–8 mm breite Nut in anteroposteriorer Richtung gefräst (Abb. 12.12). Diese „Pilotresektion" kann dann in ihrer Tiefe schrittweise nach medial verschoben werden. Manche Operateure bevorzugen die Anlage einer ventral verlaufenden Pilotresektion im Sinne einer querverlaufenden Nut, die anschließend nach dorsal geglättet wird (Abb. 12.13). Es wird schließlich auf der gesamten Breite des Ansatzes des korakoakromialen Bandes, also des ventralen Akromions, eine ebene Knochenfläche entsprechend der Pilotresektion gefräst.

Um eine Blutung im Bereich des ventralen Anteils des korakoakromialen Bandes zu verhindern, sollte der Acromionizer mit seinem rotierenden Anteil stets in Richtung der Optik zeigen und die Schutzhülse in Richtung des korakoakromialen Bandes. Ein korrektes Resektionsergebnis kann durch Rotation der Winkeloptik parallel zur knöchernen Resektionsfläche kontrolliert werden, in diesem Fall muss die Akromionunterfläche absolut plan im arthroskopischen Bild erscheinen.

> **Tipps und Tricks**
>
> Wenn die arthroskopische Fräse den Knochen erreicht, entwickelt das Instrument durch die Rotation der Walzenfräse eine Eigendynamik, die zum Abgleiten oder zu unkontrollierter Resektion führen kann. Daher sollte die Knochenfräse durch den Operateur während der Knochenresektion sehr fest in der Hand gehalten werden, ähnlich einem Hammer oder einem Tennisschläger.

Bei der Akromioplastik ist darauf zu achten, das AC-Gelenk nicht routinemäßig zu eröffnen [6, 13]. Bei der Dekompression eines Outlet-Impingement-Syndroms führt die zusätzliche Glättung der Unterfläche des Akromioklavikulargelenkes „Co-Pkaning" zu schlechteren postoperativen Ergebnissen. Wenn nach der klinischen und radiologischen Untersuchung die Indikation zur AC-Gelenkrevision besteht, sollte eine komplette laterale Klavikularesektion erwogen werden.

Ist die gesamte Akromionunterfläche auf eine Tiefe von ca. 8–10 mm im ventrolateralen Bereich entfernt worden, kann das Ausmaß der Resektion noch einmal mit dem von lateral eingebrachten Tasthaken überprüft werden. Um sicher zu gehen, dass eine glatte Akromionunterkante hergestellt wurde, kann die Optik auf das laterale Portal umgewechselt und der Acromionizer noch einmal von dorsal eingebracht werden. Es gelingt hiermit die Überprüfung der glatten Akromionunterfläche (Abb. 12.14).

> **Tipps und Tricks**
>
> Will man zum Abschluss der Knochenresektion die Akromionunterfläche etwas glätten, kann man dazu den rückwärts laufenden Acromionizer verwenden.

Eventuell können nochmals mit einem Elektrokoagulator vorsichtig kleinere Blutungen aus dem Knochen koaguliert werden.

Im arthroskopischen Bild zeigt sich nach der Akromioplastik eine erhebliche Erweiterung des Subakromialraumes, die jedoch von der Stärke des Lateralzuges abhängt. Als Testmanöver kann vor und nach der Resektion eine Flexionsinnenrotationsbewegung durchgeführt werden, bei der arthroskopisch das Gleiten des Humeruskopfes unter dem Akromion beurteilt werden kann.

Zum Abschluss empfiehlt sich zur postoperativen Schmerzreduktion die Instillation eines Lokalanästhetikums in den subakromialen Raum. Zur Sicherung des Sekretabflusses wird für 24 h eine Redon-

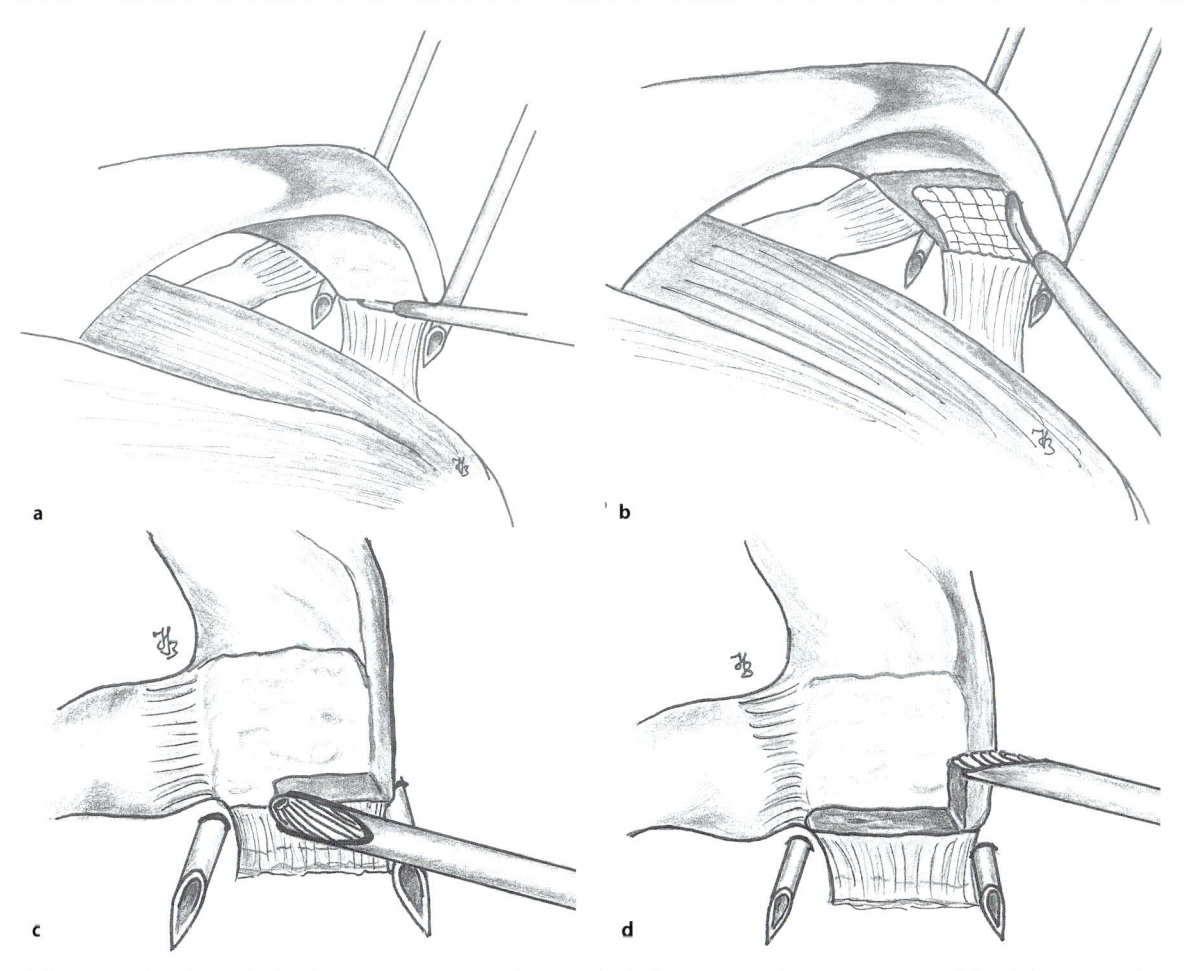

Abb. 12.13a–d. Schematische Darstellung des Vorgehens bei subakromialer Dekompression. Zunächst Abschieben des korakoakromialen Bandes (**a**), dann Befreien der Unterfläche des Akromions von Bandanteilen (**b**). Hier erfolgt zunächst eine ventrale Pilotresektion (**c**), schließlich wird die Pilotresektion über die gesamte Unterfläche des Akromions ausgedehnt (**d**)

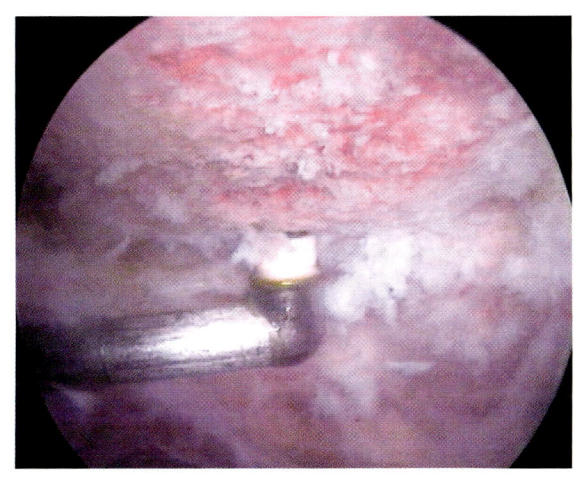

Abb. 12.14. Intraoperative Kontrolle des Resektionsergebnisses. Arthroskopisch muss eine flache, ebene Knochenfläche erkennbar sein

Drainage eingebracht. Wir empfehlen die sofortige Durchführung von aktiver und passiver Krankengymnastik.

Die postoperative Röntgenkontrolle stellt den Umfang der Knochenresektion dar und sollte unbedingt auch zur Selbstevaluation des Operateurs angefertigt werden (Abb. 12.15).

Das häufigste Problem bei der subakromialen Dekompression ist die unzureichende Sicht und mangelnde Orientierung des Operateurs. Wir verweisen auf die allgemeinen Hinweise im Einführungskapitel zu möglichen Maßnahmen zur Verbesserung der Sichtverhältnisse.

Cave: Ein versehentlich auf dem Boden liegendes Gewicht des Lateralzuges kann zu unüberwindlichen Schwierigkeiten bei arthroskopischen Operationen im Subakromialraum führen.

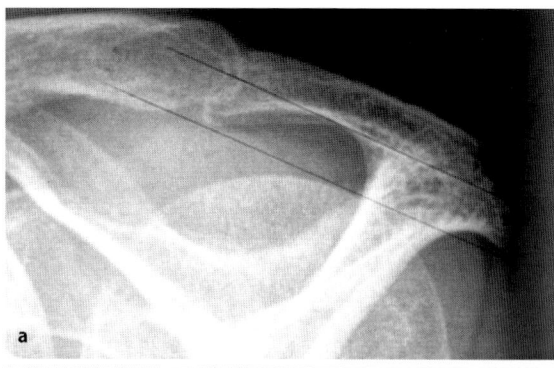

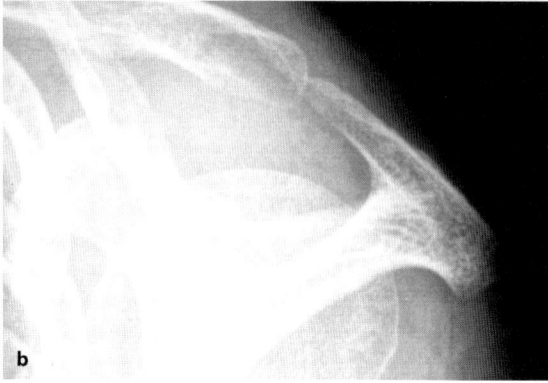

Abb. 12.15a,b. Prä- und postoperative Röntgenkontrolle mittels subakromialer Zielaufnahmen. Hier ausgiebige Resektion des ventralen Hakens, Umwandlung des Typ-3- in ein Typ-1-Akromion

12.6
Resümee

Die subakromiale Dekompression ist heute in arthroskopischer Technik ein Routineverfahren, das der offenen Durchführung aufgrund der geringeren Traumatisierung eindeutig überlegen ist. Eine Voraussetzung ist die technische Fähigkeit des Operateurs, den Eingriff arthroskopisch adäquat durchzuführen; eine weitere sehr wichtige Bedingung ist allerdings eine korrekte Indikationsstellung, d. h. das Vorliegen eines Outlet-Impingements.

Ebenso wichtig ist eine sorgfältige OP-Planung mit Festlegung der geplanten Resektionstiefe und -fläche anhand der präoperativen Röntgenbilder sowie eine postoperative Röntgenkontrolle zur Bestätigung der korrekten Erweiterung des Supraspinatus-Outlets.

Literatur

1. Ellman H, Hauker G, Bayer M (1988) Repair of the rotator cuff. End-result study of factor influencing reconstruction. J Bone Joint Surg Am 68: 1138–1144
2. Ellman H (1987) Arthroscopic subacromial decompression. Analysis of one to three year results. J Arthros Relat Surg 3: 173–181
3. Ellmann H, Kay SP (1991) Arthroscopic subacromial decompression for chronic impingement. J Bone Joint Surg Br 73: 395–398
4. Ellman H, Kay SP (1989) Arthroscopic subacromial decompression: new techniques and results. American Academy of Orthopedic Surgeons, 56th Annual Meeting, Las Vegas, USA
5. Ellmann H, Gartsmann GM (1993) Arthroscopic shoulder surgery and related procedures. Lea & Febiger, Philadelphia
6. Fischer BW, Groß RM, McCarthy JA, Arroyo JS (1999) Incidence of acromioclavicular joint compliactions after arthroscopic subacromial decompression. Arthroscopy 15: 241–248
7. Gartsman GM (1990) Arthroscopic acromioplasty for lesions of the rotator cuff. J Bone Joint Surg Am 72: 169–180
8. Gohlke F, Janssen E, Leidel J, Heppelmann B, Eulert J (1998) Histomorphologische Befunde zur Propriozeption am Schultergelenk. Orthopäde 8: 510–516
9. Imhoff AB, Roscher E, König U (1998) Arthroskopische Schulterstabilisierung, differenzierte Behandlungsstrategie mit Suretac, Fastak, Homium: YAG-Laser und Elektrochirurgie. Orthopäde 8: 518–528
10. Liotard JP, Cochard P, Walch G (1991) Zwei Röntgenzielaufnahmen für den Subacromialraum vor und nach Akromioplastik. Orthopädie 20: 310–314
11. Morisawa A, Sadahiro T, Yamamoto H (1992) Mechanoreceptors in the coracoacromial ligament – a study of its morphology and distribution. Acta Orthop Scand 63 [Suppl 247]: 22
12. Morisawa A, Sadahiro T, Kawakami T, Yamamoto H (1996) A study on the mechanoreceptors in the rotator cuff, the subacromial bursa and the coracoacromial ligament – morphology and distribution. J Shoulder Elbow Surg 5 2: 54
13. Roberts MR, Tasto JP, Hazel M (1997) The effects of acromioclavicular joint stability after arthroscopic coplaning. Specialty Day, Shoulder and Elbow Society, San Francisco

KAPITEL 13 # Arthroskopische AC-Gelenk-Resektion

K. LABS

13.1   Ätiologie   191
13.2   Klinische Diagnostik   191
13.3   Indikationen und Kontraindikationen   192
13.4   Lagerung und Instrumente   192
13.5   Operationstechnik   193
13.5.1 Indirekte (bursaseitige) Technik   194
13.5.2 Direkte (superiore) Technik   194
13.5.3 Auswahlkriterien   195
13.6   Nachbehandlung   196
13.7   Ergebnisse   196

Arthroskopische AC-Gelenk-Resektion

K. Labs

Bei Beschwerden im Schultergürtelbereich sollte immer differentialdiagnostisch an eine Mitbeteiligung des Schultereckgelenks gedacht werden. Viele therapieresistente Schulterbeschwerden können durch eine isolierte Akromioklavikulargelenkerkrankung oder als Kombination einer Akromioklavikularerkrankung mit einer subakromialen Pathologie erklärt werden. Dabei ist es in Einzelfällen schwierig, ein subakromiales Impingement-Syndrom von den Beschwerden zu unterscheiden, die durch ein osteoarthrotisch oder osteolytisch verändertes laterales Klavikulaende verursacht sind.

Die Erstbeschreibung der operativen Resektion des lateralen Klavikulaendes geht auf die Autoren Mumford [15] und Gurd [8] zurück. Beide beschrieben zeitgleich und unabhängig voneinander die offene AC-Gelenk-Resektion. Während Mumford die Indikation bei persistierenden Beschwerden nach inkompletter AC-Gelenk-Sprengung und konsekutiver Osteoarthrose sah, empfahl Gurd diesen Eingriff nach AC-Gelenk-Sprengung des Typs III nach Tossy.

Durch die rasante Entwicklung der minimalinvasiven Operationsverfahren im Bereich des Schultergelenks wurde auch das Akromioklavikulargelenk für arthroskopische Resektionstechniken erschlossen [6, 7, 9, 18].

13.1
Ätiologie

Die schmerzhaften Affektionen des AC-Gelenks, die eine AC-Resektion bedingen können, besitzen unterschiedliche Ätiologien. Versucht man eine Klassifikation zu erstellen, so können folgende Gruppen differenziert werden:
1. Primäre Osteoarthrosen
2. Sekundäre Osteoarthrosen
   - posttraumatisch
   - entzündlich (RA)
   - postinfektiös
3. Osteolysen
   - idiopathisch
   - posttraumatisch
   - repetitive Mikrotraumen (Gewichtheber) [1, 3]
   - metabolisch (Gicht, Hyperparathyroidismus)
4. Pseudotumoren
   - synoviale Chondromatose [17]

13.2
Klinische Diagnostik

Der Schwerpunkt der klinischen Diagnostik muss auf die differentialdiagnostische Abklärung des Schulterschmerzes gelegt werden. Nur bei richtiger Indikation zur AC-Gelenk-Resektion ist ein zufriedenstellendes Ergebnis zu erwarten.

Neben der Druckschmerzhaftigkeit sind vor allem die Funktionstests des oberen schmerzhaften Bogens und die schmerzhafte Horizontaladduktion (cross body action) von Bedeutung. Der Bewegungsumfang der Schulter ist bei isoliertem AC-Gelenk-Befall meist uneingeschränkt. Häufig strahlen die Beschwerden in den Trapezius oder die Nackenregion aus [2]. Die Infiltration des AC-Gelenks mit 1–2 ml isotonischer Kochsalzlösung kann die Schmerzausstrahlung verstärken (Gerber-Test).

Im Gegensatz hierzu kann durch die Infiltration von 1 ml Lokalanästhetikum eine Schmerzreduktion bewirkt werden. Wichtig ist, dass zuerst eine subakromiale Infiltration des Lokalanästhetikums erfolgen sollte. Die Reihenfolge ist deshalb von Bedeutung, da beim arthrotisch veränderten AC-Gelenk das Auffinden des Gelenkspalts schwierig ist und das Lokalanästhetikum ungewollt in die Umgebung des AC-Gelenks und in den Subakromialraum gelangen kann. Ebenso könnte durch eine ungewollte Perforation der Gelenkkapsel das Lokalanästhetikum in den Subakromialraum gelangen und so das Untersuchungsergebnis verfälschen.

Von enormer Wichtigkeit ist die Abklärung der Stabilitätsverhältnisse des AC-Gelenks. Dies geschieht zum einen palpatorisch durch Verschiebung des lateralen Klavikulaendes in der Horizontal- und Vertikalebene, aber auch durch Röntgenstressaufnahmen unter axialer Zugbelastung im Seitenvergleich. Präoperative Standardröntgenaufnahmen – a.p. (Abb. 13.1, 13.2), axial, Y-Aufnahme, AC-Zielaufnahme in Weichstrahltechnik – sind neben einer präoperativen Ultraschalluntersuchung zur Abklärung des Rotatorenmanschettenstatus obligat. Bei unklarer Diagnose kann in Einzelfällen eine Skelettszintigraphie zur Befundobjektivierung hilfreich sein (Abb. 13.3).

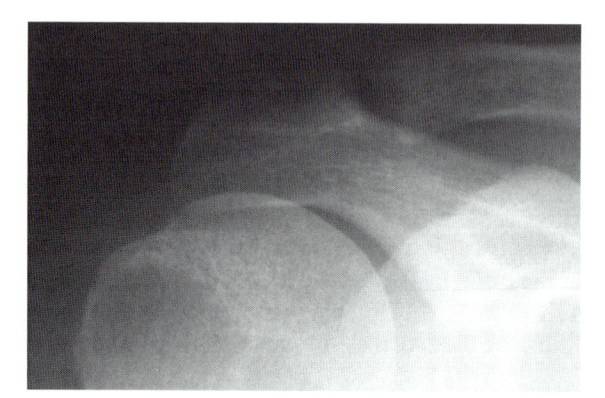

Abb. 13.1. Röntgen (a.p.-Projektion); laterale Osteolyse der Klavikula bei einem Gewichtheber

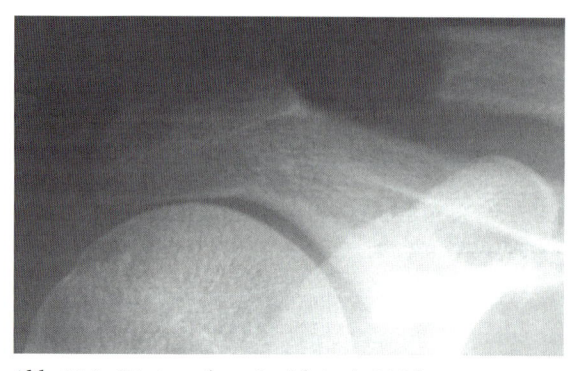

Abb. 13.2. Röntgen (a.p.-Projektion), 14 Monate postoperativ nach arthroskopischer lateraler Klavikularesektion, Resektionsweite 11 mm

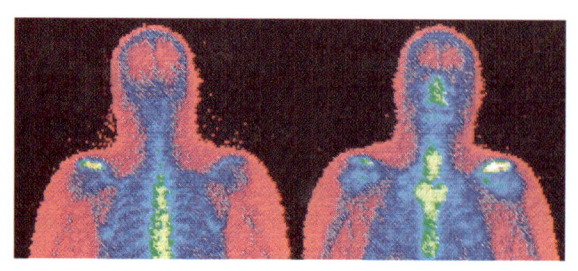

Abb. 13.3. Szintigrafie bei aktivierter Arthrose des linken AC-Gelenks

13.3
Indikationen und Kontraindikationen

Eine Operationsindikation ist gegeben, falls positive klinische und röntgenologische Befunde vorliegen und die Beschwerdesymptomatik nach mindestens 6-monatiger konservativer Therapie bei Alltagsaktivitäten, in der Arbeit und beim Sport weiterhin vorhanden ist. Die Symtomatik folgt im Wesentlichen den ätiologischen Faktoren für die Schmerzentstehung:
- primäre und sekundäre AC-Gelenk-Arthrose,
- lateraler Klavikulaosteophyt mit subakromialer Stenose,
- schmerzhafte Osteolyse der lateralen Klavikula.

Als relative Operationsindikation beschrieben Flatow et al. [6] die schmerzhafte Hypermobilität des AC-Gelenks bei generalisierter Bandlaxität und vermehrter a.p.-Translation.

Relative Kontraindikationen für eine alleinige laterale Klavikula- bzw. AC-Gelenk-Resektion liegen vor bei:
- in Fehlstellung verheilter AC-Gelenk-Sprengung,
- Gelenkinstabilität bei veralteter AC-Gelenk-Sprengung.

Beim Vorliegen einer massiven Hypertrophie des lateralen Klavikulaendes ist das arthroskopische Vorgehen sehr aufwendig. In solchen Fällen empfiehlt sich besser die offene Revision. Die Instabilität des AC-Gelenks kann mit dem akromioklavikulären Bandtransfer nach Weaver-Dunn therapiert werden.

13.4
Lagerung und Instrumente

Prinzipiell können die Patienten in Seiten- oder Beach-chair-Lagerung operiert werden. Es sollte die Lagerung bevorzugt werden, in welcher der Operateur die umfangreichsten Erfahrungen hat. Die Beach-chair-Lagerung bietet einige Vorteile, wie bessere Zugänglichkeit, einfachere Orientierung und geringeren Lagerungsaufwand. Es ist auch jederzeit problemlos möglich, auf eine konventionelle offene Technik überzugehen.

Sehr hilfreich zur besseren Orientierung sind präoperativ auf dem Schultergelenk eingezeichnete „Landmarks" (Abb. 13.4). Mit einem Markierungsstift können die in der Regel gut palpablen knöchernen Vorsprünge angezeichnet werden, wie Schulterblattgräte, vorderes und hinteres Akromioneck, AC-Gelenk, Klavikula, Korakoid, Verlauf des Lig. co-

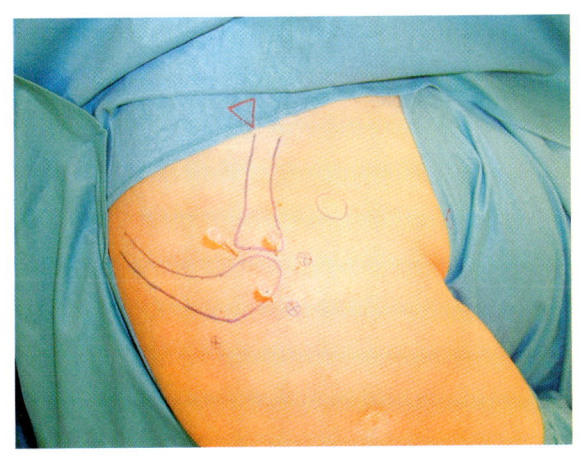

Abb. 13.4. Einzeichnen der Landmarken und Eingangsportale zur besseren Orientierung am Schultergelenk

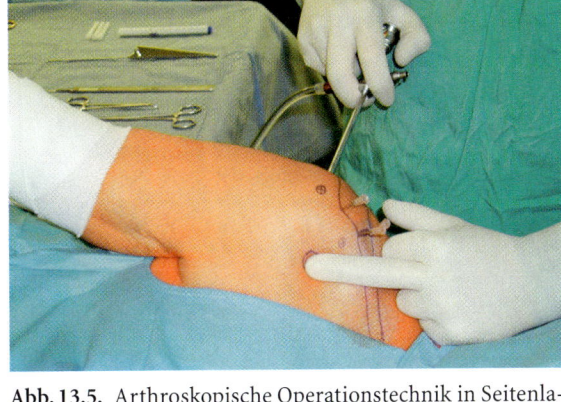

Abb. 13.5. Arthroskopische Operationstechnik in Seitenlagerung

racoacromiale und die Eingangsportale. Zusätzlich sollten mindestens 3 Markierungsnadeln (S1-Kanülen oder Spinalkanülen) zur Verfügung stehen, um das vordere laterale Akromionende sowie die vordere und vor allem die hintere Begrenzung des AC-Gelenks darzustellen.

Neben den Standardinstrumenten zur Schulterarthroskopie sollte ein Koagulations- und Vaporisationsgerät (z. B. ArthroCare, VAPR) zur Verfügung stehen. Hierdurch lassen sich die Weichteile besser entfernen und auftretende Blutungen leichter stillen. Ein Full-radius-Shaver und eine Kugel- bzw. Walzenfräse sind essentiell. In Abhängigkeit von der präferierten Methode ist ggf. für die direkte superiore Technik aufgrund der initial beengten Raumsituation eine 2,7-mm-Optik und ein 2-mm-Full-radius-Shaver zu empfehlen.

Zur Verbesserung der postoperativen Analgesie hat sich ein Skalenus- oder infraklavikulärer Plexusblock bzw. -katheter bewährt. Zur Prävention von Blutungen können zusätzlich in die Bursa subacromialis bzw. in die Spüllösung Noradrenalin (20–30 ml in die Bursa, 1:80.000) oder Ornitin (Vasopressin 2 Amp. auf 3 l Spüllösung) gegeben werden. Die Verwendung von vorgekühlten Spüllösungen hat sich nicht bewährt.

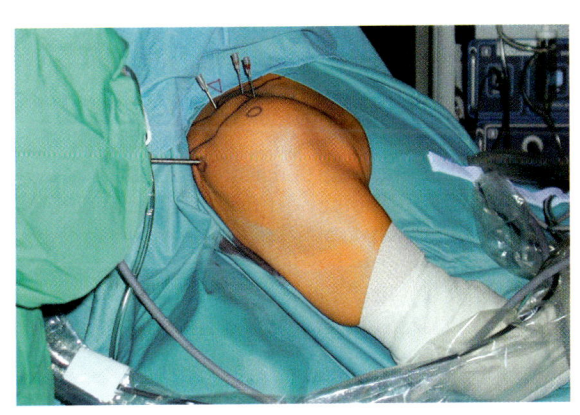

Abb. 13.6. Arthroskopische Operationstechnik in Beachchair-Lagerung

13.5
Operative Technik (Abb. 13.5-13.8)

Die operativen Techniken lassen sich in direkte, superiore oder indirekte bursaseitige AC-Gelenk-Resektionen unterscheiden.

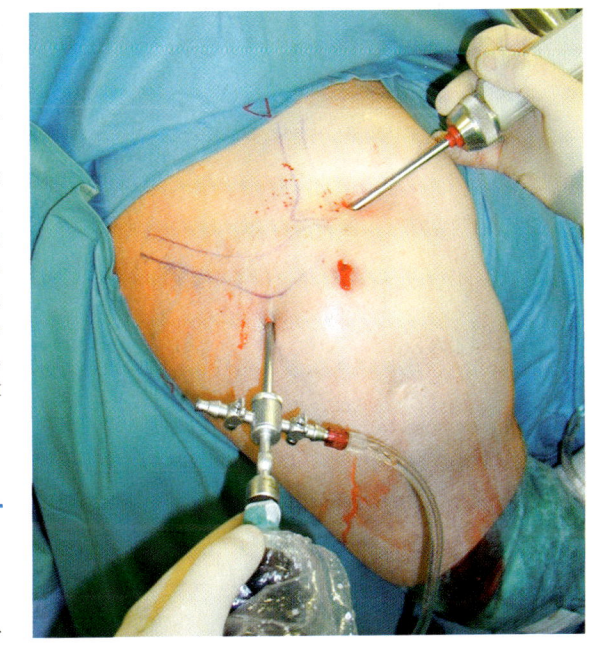

Abb. 13.7. Arthroskopischer Zugang zum AC-Gelenk über den anterosuperioren Zugang

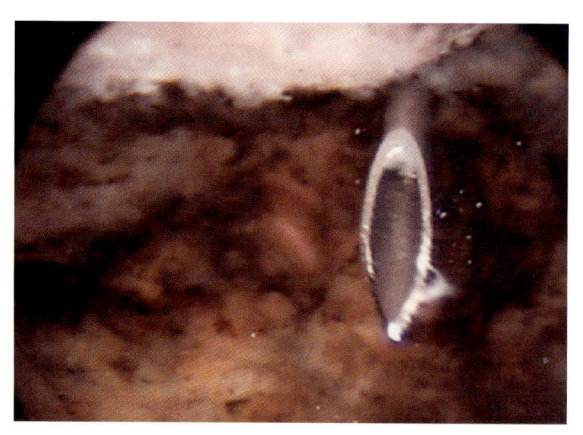

Abb. 13.8. Markierung der vorderen und hinteren Begrenzung des AC-Gelenks mit einer Punktionskanüle

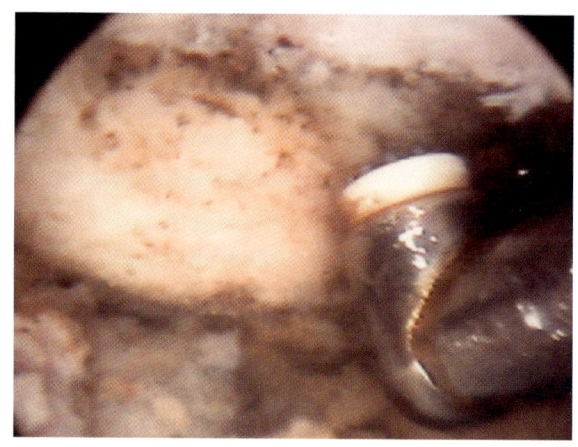

Abb. 13.9. Indirekte (bursaseitige) AC-Resektion. Ausgiebiges Debridement der Weichteile und Darstellung des AC-Gelenkspalts unter kaudalem Druck auf die laterale Klavikula

13.5.1
Indirekte (bursaseitige) Technik

Diese Technik entstand durch die Entwicklung und methodische Ausdehnung der Bursoskopie. In Verbindung mit einer subakromialen Dekompression (Abb. 13.9) wurde aufgrund von ausgeprägten inferioren Osteophyten zusätzlich eine bursaseitige AC-Gelenk-Resektion durchgeführt (Abb. 13.10) [7, 12, 18].

> **Arbeitsschritte**
>
> - Bursoskopie über einen hinteren Standardzugang
> - Lateraler Arbeitszugang und Debridement der Bursa und partielle Fettgewebsresektion (cave Blutungen!)
> - Darstellung der unteren AC-Gelenk-Kapsel und potentieller Osteophyten
> - Orientierung der AC-Gelenk-Linie, Inklination und a.p.-Ausdehnung durch Nadelpositionierung
> - Anlage eines vorderen superioren Arbeitszugangs direkt vor dem AC-Gelenk
> - Optional Umsetzen der Optik in den lateralen Zugang
> - Entfernung der unteren Gelenkkapsel und fibrokartilaginärer Anteile des Gelenks mit Bipolarsystem (z. B. ArthroCare bzw. VAPR) oder Full-radius-Shaver
> - Anlage einer Knochenrinne direkt im Verlauf der AC-Gelenk-Linie in vollständiger a.p.-Ausdehnung der Klavikula (ca. 15 mm tief)
> - Kontinuierliche Knochenresektion nach medial von etwa 8 mm
> - Anteilig können auch 2 mm des medialen Akromionrands entfernt werden (cave Verletzung des korakoakromialen Bandes)

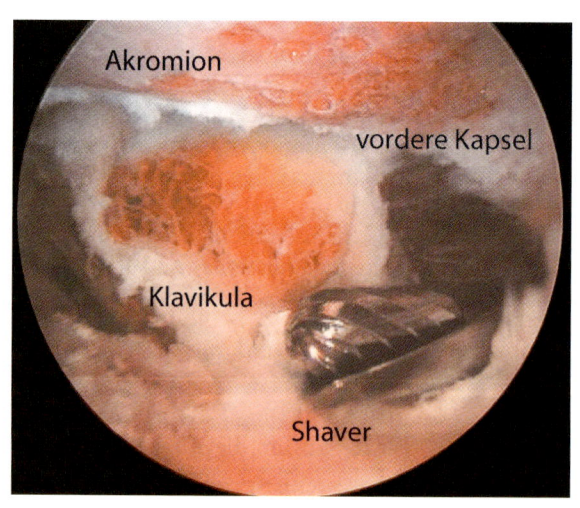

Abb. 13.10. Vor der AC-Gelenkresektion kann optional die arthroskopische subakromiale Dekompression über die Standardportale erfolgen

> - Vollständige dorsale und kraniale Knochenresektion unter Erhalt der kräftigen oberen AC-Gelenk-Kapsel
> - Umsetzen des Arthroskops nach ventral und Kontrolle der Resektion

13.5.2
Direkte (superiore) Technik

Diese Technik wurde von Flatow et al. [5] und Johnson [11] beschrieben. Hierbei wird auf eine Bursoskopie verzichtet und nur die direkte isolierte AC-Gelenk-Resektion durchgeführt.

Arbeitsschritte

- AC-Gelenk-Punktion mit einer Nadel zur Identifikation der Lage und der Inklination des Gelenks
- Auffüllung des Gelenks mit Ringer-Lösung
- Die geplanten Zugangsportale werden mit Noradrenalin infiltriert
- Anlage eines anterosuperioren und posterosuperioren Portals 5–7,5 mm direkt vor und hinter dem AC-Gelenk
- Ein 2,7-mm-Arthroskop wird von posterosuperior eingeführt, und unter direkter Sicht von anterosuperior wird mit einem 2-mm-Full-radius-Shaver ein Debridement der fibrokartilaginären Diskusreste durchgeführt
- Progrediente Knochenresektion der lateralen Klavikula von etwa 8 mm
- Zur Vermeidung von überstehenden Knochenresten kranial und kaudal sollte das Kapselgewebe mit dem Elektrokauter gelöst werden, so genannte Shell-out nach Flatow et al. [6]
- Bandapparat und Kaspelgewebe sollten nicht reseziert, sondern nur subperiostal liberiert werden
- Nach Erweiterung des Resektionsareals kann die Resektion mit einem Standardarthroskop und einer 4,5- bis 5,5-mm-Kugelfräse fortgesetzt werden
- Umsetzen von Arthroskop und Shaver zur Resektionskontrolle und ggf. zur Vervollständigung der Resektion

13.5.3 Auswahlkriterien

In Abhängigkeit von der Ätiologie der AC-Gelenk-Pathologie und den Begleitpathologien sollte eines der beiden Verfahren ausgewählt werden.

Liegt eine isolierte AC-Gelenk-Affektion vor, so ist es nicht unbedingt erforderlich, zusätzlich den subakromialen Raum zu verletzen. Die Resektion von Bursa- und Fettgewebe kann zu Blutungen und postoperativen Reizzuständen im Subakromialraum führen. Voraussetzung für die direkte Methode ist allerdings ein ausreichend breiter Gelenkspalt zur Penetration des Arthroskops und des Shavers. Diese Bedingungen sind bei einer isolierten Osteolyse der lateralen Klavikula erfüllt. Im Fall einer ausgeprägten Osteoarthrose ist das direkte Vorgehen nicht zu empfehlen, da der schmale Gelenkspalt schlechte Voraussetzungen für die Operation bietet.

Die Vorteile dieser Methode sind der weitgehende Erhalt des Kapselgewebes mit erhöhter Stabilität und die geringere postoperative Blutungsneigung bei annähernd geschlossenem Gelenkkavum. Die Nachteile sind höherer Instrumentenaufwand, längere Operationszeit für den nicht Geübten und der technisch komplexere sowie anspruchsvollere Eingriff.

Die Wahl der indirekten Methode sollte immer dann erfolgen, wenn zusätzlich zur AC-Gelenk-Pathologie krankhafte Veränderungen des Subakromialraums im Sinne einer Stenose, einer Rotatorenmanschettenläsion, einer kalzifizierenden Tendopathie oder einer chronisch fibrosierten Bursitis vorliegen. In dieser Situation können kombiniert die Veränderungen des Subakromialraums und des AC-Gelenks bearbeitet werden. Die Vorteile liegen in der schnellen Ausführbarkeit auch für den unerfahrenen Operateur. Demgegenüber sind nachteilig der Verlust der unteren Gelenkkapsel und die mitunter schwierige Resektion der dorsalen Anteile der Klavikula.

Das *Hauptproblem* aller arthroskopischen Schulteroperationen ist der Sichtverlust durch eine Blutung. Dieses „red out" kann unter Beachtung folgender Empfehlungen vermieden werden:

In Absprache mit dem Anästhesisten kann eine kontrollierte arterielle Hypotension angestrebt werden. Die Infiltration sowohl der Eingangsportale als auch des Gelenkkavums mit vasokonstriktiven Substanzen hat sich als vorteilhaft bewährt. Manipulationen und Aufdehnung der Eingangsportale führen zum vermehrten Austritt von Spülflüssigkeit in das Umgebungsgewebe und damit zum Druckverlust. Ein massiv geschwollenes Schultergelenk kann die Schwenkbarkeit der Arbeitsinstrumente und des Arthroskops limitieren.

Um den Flüssigkeitsverlust zu minimieren, ist der Einsatz von Arbeitskanülen (Twist-in, Fa. Arthrex, Karlsfeld) mit Rücklaufventil hilfreich. Der Spülflüssigkeitsdruck sollte initial nicht allzu hoch eingestellt werden, in der Regel sind 60 mmHg bei maximalem Flow ausreichend. Nur bei stärkeren Blutungen kann der Druck kurzzeitig erhöht werden. Wird eine sichtbare Blutungsquelle identifiziert, so sollte das Arthroskop auf die Blutungsquelle gerichtet und auf gar keinen Fall die Saugung aktiviert werden. Die Saugung würde die Blutung verstärken und unterhalten. Ein Elektrokauter oder Bipolarsystem sollte immer zur Verfügung stehen.

Für die Resektion der kranialen Knochenbrücken sind kleinere Rundfräsen zu empfehlen. Große Walzen bzw. Acromionizer hinterlassen aufgrund ihres eigenen Krümmungsradius persistierende Knochenanteile. Diese können zum Misslingen des arthroskopischen Eingriffs führen. Das kraniale Debridement darf nicht zu aggressiv sein, da es zum Verlust der superioren Kapsel führen kann.

13.6 Nachbehandlung

Eine frühfunktionelle Nachbehandlung ist erstrebenswert. Die Technik unterscheidet sich nicht von derjenigen nach arthroskopischer subakromialer Dekompression, die detailliert im Kap. 22 dargestellt ist.

Grundvoraussetzung für eine frühzeitige funktionelle Rehabilitation ist die postoperative Analgesie. Die Schmerzreduktion kann sowohl mit einem Katheter erfolgen, über den kontinuierlich ein Anästhetikum appliziert wird, als auch mit der systemischen Gabe eines Analgetikums über eine Schmerzpumpe in Kombination mit einem nichtsteroidalen Antirheumatikum.

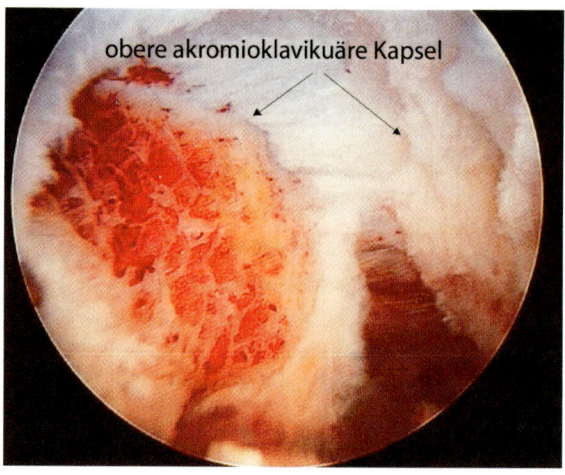

Abb. 13.11. Intraoperatives Bild nach Resektion der lateralen Klavikula unter Erhalt des kranialen Kapsel-Band-Apparates

13.7 Ergebnisse

Die arthroskopische AC-Gelenk-Resektion zeigt in der Literatur bei geeigneter Indikationsstellung überwiegend sehr gute und gute Resultate (Tabelle 13.1, Abb. 13.11).

Sie stellt ein alternatives, minimalinvasives Verfahren zu der klassischen offenen Technik dar. Bei chronischen posttraumatischen AC-Gelenk-Instabilitäten ergaben sich in verschiedenen Studien [4, 6, 16] deutlich schlechtere Resultate als bei Osteoarthrosen und Osteolysen (Abb. 13.12), so dass bei chronischer Gelenkinstabilität ein offenes rekonstruktives Verfahren, z. B. ein akromioklavikulärer Bandtransfer, erwogen werden sollte.

Die arthroskopische AC-Gelenk-Resektion muss heute als ein standardisiertes und reproduzierbares Verfahren angesehen werden. Trotzdem ist wegen des technischen und zeitlichen Aufwands auch die offene Resektion über einen kleinen Zugang eine praktikable Alternative.

Da in der Mehrzahl der pathologischen Schultergelenkveränderungen auch subakromiale Pathologien vorhanden sind, ist tendenziell ein indirektes Verfahren zur AC-Gelenk-Resektion zu präferieren.

Die Tatsache, dass diese Operation minimalinvasiv durchgeführt wird, darf nicht zu dem Schluss führen, dass es sich hierbei um einen kleinen Eingriff handelt [10]. Die arthroskopische Technik ist anspruchsvoll und bietet einige Vorteile gegenüber der offenen Technik. Unter Einhaltung definierter indikativer und operativer Prinzipien stellt die arthroskopische AC-Gelenk-Resektion ein etabliertes und erfolgreiches Verfahren in der Schulterchirurgie dar.

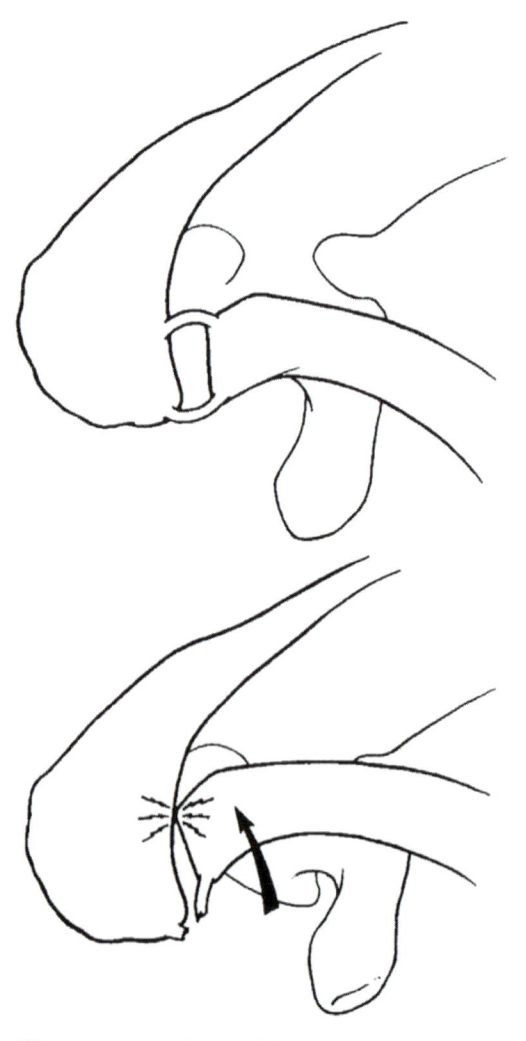

Abb. 13.12. Dorsale Instabilität der Klavikula bei zu umfangreicher Kapsel-Band-Resektion. (Aus Flatow et al. [6])

Tabelle 13.1. Literaturübersicht über operative Ergebnisse der arthroskopischen AC-Gelenkresektion

Autoren	Patientenzahl	Technik	Nachuntersuchung (Monate)	Ergebnis
Gartsman et al. [7]	20	Indirekt	>24	85% sehr gut und gut, 15% schlecht
Snyder et al. [19]	50	Indirekt	Ø 24	94% sehr gut und gut, 6% schlecht
Flatow et al. [6]	41	Direkt	Ø 31	44% sehr gut, 39% gut, 17% schlecht
Lozman et al. [14]	18	Indirekt + ASD	Ø 32	89% sehr gut und gut, 11% schlecht
Levine et al. [13]	24	Indirekt + ASD	Ø 32,5	71% sehr gut, 16,5% gut, 12,5% schlecht

Literatur

1. Auge WK, Fischer RA (1998) Arthroscopic distal clavicle resection for isolated atraumatic osteolysis in weight lifters. Am J Sports Med 26: 189–192
2. Bigliani LU, Nicholson GP, Flatow EL (1993) Arthroscopic resection of the distal clavicle. Orthop Clin North Am 24: 133–141
3. Cahill ER (1982) Osteolysis of the distal part of the clavicle in male athletes. J Bone Joint Surg Am 64: 1053–1058
4. Eskola A, Santavirta S, Viljakka HAT, Wirta J, Partio TE, Hoikka V (1996) The results of operative resection of the lateral end of the clavicle. J Bone Joint Surg Am 78: 584–587
5. Flatow EL, Cordasco FA, Bigliani LU (1992) Arthroscopic resection of the outer end of the clavicle from a superior approach: a critical, quantitative, radiographic assessment of bone removal. Arthroscopy 8: 55–64
6. Flatow EL, Duralde XA, Nicholson GP, Pollock RG (1995) Arthroscopic resection of the distal clavicle with a superior approach. J Shoulder Elbow Surg 4: 41–50
7. Gartsman GM, Combs AH, Davis PF, Tullos HS (1993) Arthroscopic resection of the acromioclavicular joint. Am J Sports Med 21: 71–77
8. Gurd FB (1941) The treatment of complete dislocation of the outer end of the clavicle: a hitherto undiscribed operation. Ann Surg 63: 1094
9. Jerosch J (1991) Arthroskopische Resektion des lateralen Klavikulaendes. Anatomische Grundlagen, operative Technik. Arthroskopie 4: 147–153
10. Jerosch J, Schröder M, Schneider T (1998) Die arthroskopische Resektion des AC-Gelenkes (ARAC). Unfallchirurg 101: 691–696
11. Johnson LL (1981) Diagnostic and surgical arthroscopy. Mosby, St. Louis
12. Kay SP; Ellman H; Harris E (1994) Arthroscopic distal clavicle excision. Technique and early results. Clin Orthop 301: 181–184
13. Levine WN, Barron OA, Yamaguchi K, Pollock RG, Flatow EL, Bigliani LU (1998) Arthroscopic distal clavicle resection from a bursal approach. Arthroscopy 14: 52–56
14. Lozman PR, Hechtman KS, Uribe JW (1995) Combined arthroscopic management of impingement syndrome and acromioclavicular joint arthritis. J South Orthop Assoc 4: 177–181
15. Mumford EB (1941) Acromioclavicular dislocation: a new operative treatment. J Bone Joint Surg Br 23: 799–801
16. Novak PJ, Bach BR Jr, Romeo AA, Hager CA (1995) Surgical resection of the distal clavicle. J Shoulder Elbow Surg 4: 35–40
17. Pattee GA, Snyder SJ (1988) Synovial chondromatosis of the acromioclavicular joint. A case report. Clin Orthop 233: 205–207
18. Snyder SJ (1988) Arthroscopic acromioclavicular joint debridement and distal clavicle resection. Techniques Orthop 3: 256–259
19. Snyder SJ, Banas MP, Karzel RP (1995) The arthroscopic Mumford procedure: an analysis of results. Arthroscopy 11: 157–164
20. Tolin BS, Snyder SJ (1993) Our technique for the arthroscopic Mumford procedure. Orthop Clin North Am 24: 143–151

KAPITEL 14 # Arthroskopische Rotatorenmanschettennaht

14

W. NEBELUNG

14.1	Grundsätzliche Überlegungen	201
14.1.1	Vor- und Nachteile der arthroskopischen Operationstechnik	201
14.1.2	Darstellung des Befundes	203
14.1.3	Anfrischung des Tuberculum majus	204
14.1.4	Mobilisation der Rotatorenmanschette	205
14.1.5	Sehnenfixation am Knochen	206
14.2	Rotatorenmanschettenrefixation mit perforierenden Ankern	210
14.2.1	Einsetzen des Corcscrew-Nahtankers	211
14.2.2	Anlage der Nähte	213
14.3	Arthroskopische Rotatorenmanschettennaht mit beliebigen Nahtankern	214
14.3.1	Einsetzen des Nahtankers	215
14.3.2	Fadentransport durch die Rotatorenmanschette	216

Arthroskopische Rotatorenmanschettennaht

W. Nebelung

14.1
Grundsätzliche Überlegungen

14.1.1
Vor- und Nachteile der arthroskopischen Operationstechnik

Die arthroskopische Naht von Rupturen der Rotatorenmanschette hat bisher relativ wenig Verbreitung gefunden. Ursachen dafür sind einerseits die technisch bedingten Schwierigkeiten der Nahtrekonstruktion, andererseits sind die Vorteile des kleineren Zugangs wegen der oft notwendigen Ruhigstellung in der postoperativen Rehabilitation begrenzt. Der Vorteil einer geringeren Deltoideusaffektion nach geschlossenem Vorgehen, der eine problemlosere Rehabilitation ermöglicht, relativiert sich bei einer ohnehin notwendigen Ruhigstellung des Schultergelenkes.

Erreicht der Operateur jedoch aufgrund der Defektgröße und der applizierten Nahttechnik ein frühfunktionell stabiles Operationsergebnis, bietet die arthroskopische Rekonstruktion unbestreitbare Vorteile in der Rehabilitation.

Inwiefern der eigentliche Operationsverlauf einer ohnehin geplanten offenen Rekonstruktion durch das Ergebnis der arthroskopischen Untersuchung beeinflusst wird, kann sicher kontrovers diskutiert werden. Wir sind der Auffassung, dass trotz geplanter Arthrotomie die Durchführung einer Arthroskopie zweifelsfrei vorteilhaft für die Einschätzung der Ausdehnung der Läsion sowie von Begleitverletzungen ist. Besondere Relevanz besitzt die arthroskopische Untersuchung der Bizepssehnenstabilität, da die präoperative Diagnostik schwierig und unsicher ist und die offene Exploration im negativen Fall eine unnötige Verletzung gesunder Stukturen zur Folge hat.

Bestehen trotz Vorliegen entsprechender präoperativer Untersuchungsbefunde Zweifel an der Indikation zur offenen Naht einer Manschettenläsion, dann ist die Arthroskopie sicher als Untersuchungsmethode der Wahl aufzufassen. Der klinische Verdacht kann objektiviert und die Ausdehnung der Läsion besser eingeschätzt werden. Multiple intraartikuläre Begleitpathologien, besonders hinsichtlich einer vorliegenden Bizepssehneninstabilität, können während der Arthroskopie besser als mit Schnittbildverfahren eingeschätzt werden [7]. Auch der Zustand des Knorpels beider Gelenkpartner sowie die Konfiguration des Labrum-Kapsel-Komplexes können durchaus relevant für die Therapieplanung sein.

In vielen Fällen ist nur durch eine Arthroskopie des Schultergelenks zu klären, welche Ausdehnung eine Sehnenläsion der Rotatorenmanschette besitzt und wie die Qualität der Rupturränder einzuschätzen ist (Abb. 14.1). Allerdings erfordert die Beurteilung der Situation eine erhebliche Erfahrung, besonders hinsichtlich anteroposteriorer Ausdehnung und Reponierbarkeit der Läsion [7].

Klinische und arthroskopische Befunde bei fehlender Rekonstruierbarkeit einer Rotatorenmanschettenruptur sind:
- klinisch auffällige Myatrophie ober- oder unterhalb der Spina scapulae,
- fettige Supraspinatusatrophie im MRT oder CT,
- arthroskopische oder im MRT nachgewiesene Retraktion der Sehnenenden medial des Glenoids,
- Humeruskopfhochstand mit einem akromiohumeralen Abstand von unter 5–6 mm,
- veraltete Massenrupturen (besonders älterer Menschen ohne echtes Trauma).

Eine mitunter notwendige Akromioplastik kann arthroskopisch sehr gut durchgeführt werden, so dass natürlich der Wunsch der Operateure, den Befund definitiv arthroskopisch versorgen zu können, schon seit Jahren zu vielen Anstrengungen der Entwicklung arthroskopischer Fixationsverfahren der Rotorenmanschette führte.

Der erste, inzwischen weit verbreitete Schritt zur Minimierung des Operationstraumas, ist die arthroskopische Durchführung der Akromioplastik und die offene Versorgung der Rotatorenmanschette über einen kleinen anterolateralen Zugang. Aus unserer

Sicht ist dieses Vorgehen sehr empfehlenswert, bei relativ geringer Morbidität können kleinere Rupturen der Rotatorenmanschette gut versorgt werden. Allerdings sollte die Akromioplastik relativ zügig erfolgen, da Schwellungen der Weichteile auch die Orientierung für den kleinen lateralen Zugang erschweren. Essentiell ist eine zügige arthroskopische Akromioplastik bei einer angestrebten arthroskopischen Rotatorenmanschettennaht.

Tipps und Tricks

Ein Operateur, der einen Erfolg versprechenden arthroskopischen Versuch der Rekonstruktion einer Rotatorenmanschettenläsion unternehmen will, sollte in der Lage sein, eine arthroskopische Akromioplastik in 15–20 min routinemäßig durchführen.

Trotz relativ geringer Affektion des M. deltoideus nach „Mini-open-Verfahren", wie dem kurzstreckigen „Splitting" des M. deltoideus über den anterolateralen Zugang, scheint nach arthroskopischem Vorgehen die Morbidität noch geringer zu sein [9].

Neben dem minimierten Operationstrauma ist zweifelsfrei ein Vorteil des arthroskopischen Vorgehens, dass unmittelbar im Anschluss an die arthroskopische Untersuchung die definitive Versorgung der Ruptur erfolgen kann. Sind relativ kleine Risse spannungsfrei zu refixieren und keine Ruhigstellung notwendig, kommen die Vorteile des arthroskopischen Vorgehens in der Nachbehandlung zum Tragen [5].

Mehrere Nachteile limitieren dagegen die Einsatzfähigkeit der arthroskopischen Operationstechnik. Die Angulationsfähigkeit aller arthroskopisch in das Operationsfeld gebrachter Instrumente ist durch die gewählten Zugänge definiert, was im Vergleich zum offenen Vorgehen das Einbringen von Nähten in die Rotatorenmanschette erschwert. Obgleich mit modernen arthroskopischen Koagulationsinstrumenten die intraoperative Blutungskontrolle einfacher geworden ist, können auftretende Blutungen die Situation erheblich komplizieren. Zudem ist bei arthroskopischem Vorgehen das Weghalten von Gewebsschichten durch Wundhaken nicht möglich und eine schichtweise Präparation, z. B. der Bursa, kann nicht erfolgen. In arthroskopischer Technik ist die ausgiebige Mobilisation retrakter Sehnenanteile sowie die Durchtrennung der korakohumeralen Bandzüge technisch ausgesprochen anspruchsvoll. Die operative Versorgung größerer retrahierter Defekte trifft damit auf erhebliche technische Probleme.

Mit den heute verfügbaren technischen Mitteln sind jedoch viele Rotatorenmanschettenbefunde, besonders kleinere und gut mobilisierbare Supraspinatusläsionen, prinzipiell auch arthroskopisch rekon-

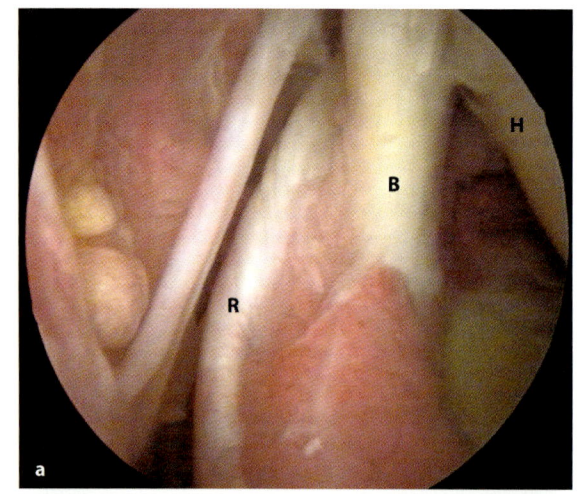

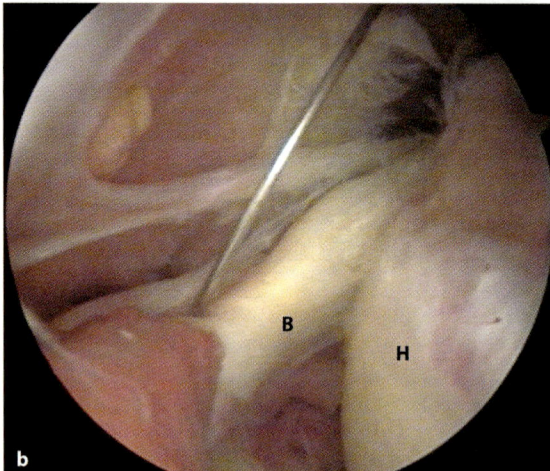

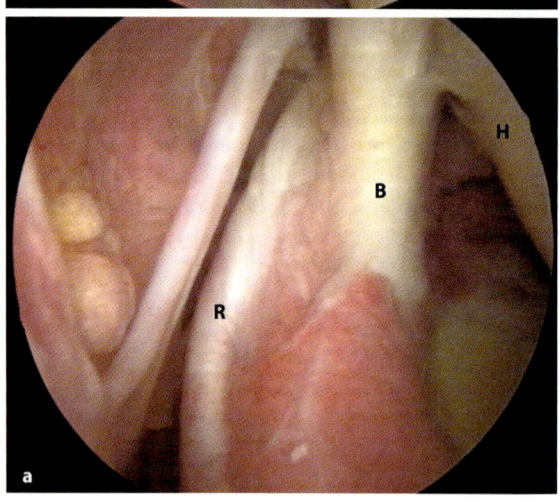

Abb. 14.1a–c. Irreparable Rotatorenmanschettenruptur. **a** Darstellung der bis oberhalb des Glenoids retrahierten Supraspinatussehne, zusätzlich Synovitis im oberen Gelenkbereich. **b** Die Punktionsrichtung der Kanüle zeigt, wie über ein laterales Portal eine periglenoidale Mobilisation durchgeführt werden kann. **c** Mit einer eingesetzten Klemme kann eine Probereposition der Supraspinatussehne versucht werden. *B* Bizepssehne, *R* Rotatorenmanschette, *H* Humeruskopf

Tabelle 14.1. Arthroskopisch rekonstruierbare Rotatorenmanschettenrupturen

Gute Indikationen	Relative Indikationen	Kontraindikationen
Bis 1 cm retrahierte Totalruptur, isolierte Supraspinatusläsion mit traumatische Ursache	>1–2 cm retrahierte Supaspinatusläsion, chronische Ruptur	Beteiligung der Ruptur am Halteapparat 2–3 cm Breite, der Bizepssehne
Bursaseitige Partialrupturen	Gelenkseitige Partialrupturen	Subskapularisaffektion
Sehnendefekte nach Kalkentfernung (meist gute Spontanheilung)		2-Sehnen-Rupturen

struktiv zu versorgen (Tabelle 14.1). Allerdings sollte der Operateur ausreichend Erfahrung bei der Präparation des Subakromialraumes besitzen und im Einzelfall die arthroskopische Versorgung nicht erzwingen.

14.1.2
Darstellung des Befundes

Der erste Schritt des Eingriffs ist die subakromiale Bursektomie mit Darstellung der Ruptur. Nach Punktion des Subakromialraumes von dorsal wird über den lateralen Zugang ein Weichteilshaver eingebracht und mit scheibenwischerartigen Bewegungen die Sicht verbessert.

> **Tipps und Tricks**
>
> Der dorsale Zugang sollte nicht zu nah am Akromion gewählt werden. Wird direkt unterhalb des Akromionecks punktiert, ist die Punktionsrichtung ungünstig, und beim Zurückziehen des Schaftes kann das Arthroskop schnell aus der Bursa fallen, was die Einsehbarkeit der posterioren Teile des Subakromialraumes beeinträchtigt (Abb. 14.2).

Mitunter erfordert die korrekte Darstellung der Ruptur einen erheblichen Aufwand der Resektion von Bursagewebe. Sehr wirksam kann man diese Operationsschritte mir einem elektrisch betriebenen Koagulationsgerät durchführen, was gleichzeitig die Blutungsneigung vermindert. Beim Präparieren kann der Arm rotiert werden, was die leichtere Identifikation der ventralen und dorsalen Rupturränder sowie des Tuberculum majus ermöglicht. Die Suprapinatussehnenruptur findet sich praktisch immer medial des Tuberculum majus oder, vom Akromion aus gesehen, unterhalb der lateralen Akromionkante.

Meist ist eine Akromioplastik notwendig, allerdings wäre bei traumatischer Genese der Ruptur oder einem geraden Akromion keine operative Erweiterung des Subakromialraumes zwingend notwendig. Bei der postoperativen Schwellung des genähten Sehnengewebes ist nach erfolgter Akromioplastik mehr Platz im Subakromialraum und es ist ein günstigerer Heilungsverlauf zu erwarten.

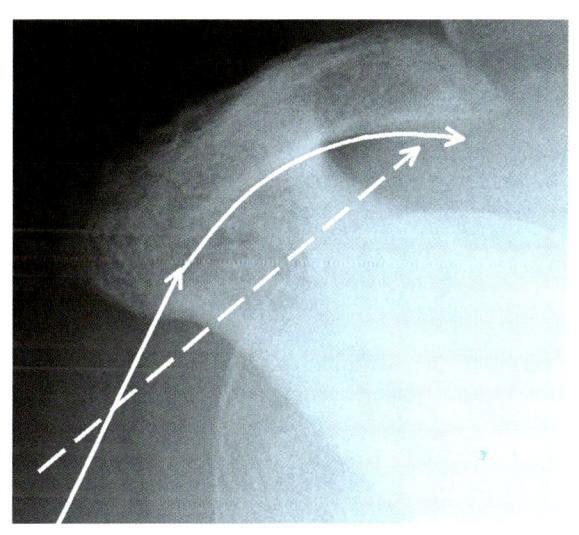

Abb. 14.2. Empfohlene Punktionstechnik des Subakromialraumes. Eine zu späte Perforation des Bursaraumes führt zu Problemen beim Zurückziehen des Arthroskopes (*gestrichelte Linie*), besser ist dagegen die sofortige Kontaktaufnahme mit posterioren Anteilen des Akromions; anschließend wird der Arthroskopschaft langsam unter kranialem Kontakt vorgeschoben (*durchgehende Linie*)

> **Tipps und Tricks**
>
> Man kann arthroskopisch die Weite des Subakromialraumes mit der Durchführung einer Anteversion in Innenrotation prüfen und arthroskopisch ein (externes oder „Outlet"-) Impingement diagnostizieren. In Beach-chair-Position ist dieses Manöver einfach durchzuführen, da der Arm frei beweglich ist, in Seitlage kann der steril abgedeckte Arm aus dem Lateralzug ausgehängt werden.

Prinzipiell sollte die Akromioplastik der eigentlichen Rotatorenmanschettennaht vorausgehen, denn bei engen subakromialen Befunden lassen sich die Platzverhältnisse und die Sichtmöglichkeiten durch die ossäre Erweiterung verbessern. Allerdings führt die Eröffnung der Deltoideusfaszie zum Eindringen von Wasser in die periartikulären Weichteile mit Aufquellen des Gewebes sowie sekundärer Verschlechterung der subakromialen Übersicht. Daher verzichten wir bei ausreichenden Sicht- und Platzverhältnissen auf eine sofortige Akromioplastik, ansonsten achten wir darauf, die Deltoideusfaszie nicht unnötig zu eröffnen (Abb. 14.3).

Liegen große, vermutlich irreparable Rupturen der Manschette vor, die mit einer Dezentrierung des Kopfes einhergehen, dann sollte nur eine minimale Akromioplastik mit Erhaltung des korakoakromialen Bandes erfolgen, da sonst eine ventrokraniale Instabilität mit weiterer Dezentrierung droht. Ist der Humeruskopf zentriert und liegt keine oder eine reparable Rotatorenmanschettenruptur vor, kann das korakohumerale Band durchtrennt oder versetzt werden, ohne dass eine ventrokraniale Instabilität droht.

Ist in der a.p.-Schulteraufnahme in Neutralrotation eine Verkleinerung der akromiohumeralen Distanz erkennbar, dann ist der Befund auch offen nur schwierig zu versorgen. In diesem Fall ist die arthroskopische Rekonstruktion der Rotatorenmanschette nicht möglich.

Die Indikation alternativer Verfahren, z. B. einer arthroskopischen Tuberkuloplastik, ist in diesem Fall zu prüfen.

> **Tipps und Tricks**
>
> In Seitlage kann durch einen ausreichenden Lateralzug eine Verbesserung der Sichtverhältnisse durch eine Distraktion des subakromialen Raumes erreicht werden. Je nach Konstitution wird mit einem Gewicht von 4–6 kg eine gute Einsehbarkeit erreicht.

Eine verbesserte Darstellung des Operationsbereiches für die arthroskopische Rotatorenmanschettennaht gelingt durch das Umstecken des Arthroskops in ein zusätzliches, weiter lateral gelegenes Portal. Wird die Winkeloptik parallel zum Subakromialraum von lateral nach medial eingestellt, gelingt die sehr übersichtliche Darstellung einer Supraspinatusruptur. Besonders die dorsal gelegenen Rupturanteile lassen sich über diesen weiter lateral gelegenen Zugang besser darstellen. Das posterolaterale Portal befindet sich etwa 2 cm posterior und lateral des dorsalen Akromionecks (vgl. Kap. 2).

14.1.3
Anfrischung des Tuberculum majus

Nach der Darstellung des Subakromialraumes erfolgt die ossäre Anfrischung des Tuberculum majus über den lateralen Zugang. Dieser Schritt kann sehr effektiv mit einem elektrischen multipolaren Resektor und einem gezahnten Weichteilshaver über den lateralen Zugang ausgeführt werden. Mitunter ist die Verwendung einer kleinen Kugelfräse oder eines kleinen Acromionizers notwendig (Abb. 14.4). Auf

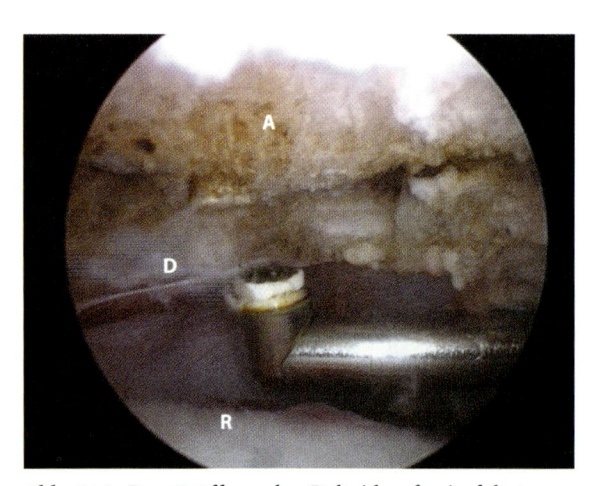

Abb. 14.3. Das Eröffnen der Deltoideusfaszie führt zum Einpressen von Spülflüssigkeit in den Muskel mit anschließender Schwellung und Sichtbehinderung. Bei geplanter Rotatorenmanschettennaht verschieben wir diesen Schritt der Akromioplastik zum Ende des Eingriffs. *A* Aeromion, *D* Deltoideusfaszie, *R* Rotatorenmanschette

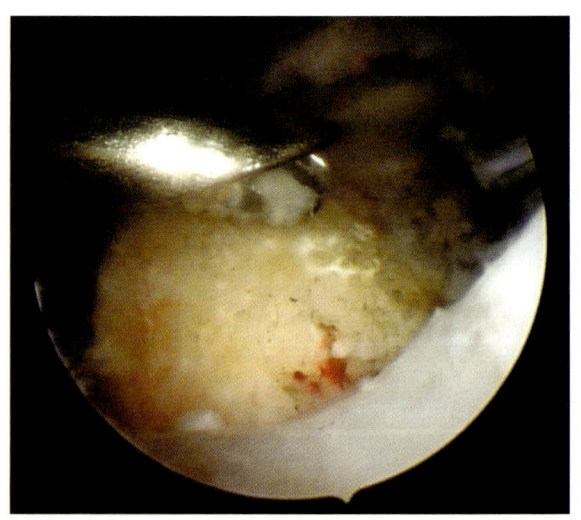

Abb. 14.4. Anfrischen des Tuberculum majus mit einem Acromionizer. Meist genügt die Verwendung eines gezahnten Weichteilshavers

das Ausfräsen einer Knochennut wird verzichtet, da die tiefe Spongiosaanfrischung keine Vorteile im Heilungsverhalten refixierter Sehnen bringt [8]. Im Gegenteil, wird die Sehne zu tief in eine Knochennut gezogen, resultiert ein relativer Tuberkulumhochstand, der wiederum ein Impingement-Syndrom erzeugen kann. Daher ist ein kortikales Debridement mit einem scharfen Weichteilshaver oder einer Knochenfräse, welches zur Entstehung einer frisch blutenden Knochenfläche führt, ausreichend.

14.1.4
Mobilisation der Rotatorenmanschette

Analog dem offenen Vorgehen ist der nächste Schritt die Mobilisation der Rotatorenmanschette. Die Lösung von Verwachsungen der retrahierten Sehne kann mit mechanischen oder elektrischen Instrumenten erfolgen, die schrittweise unter lateralem Zug vorsichtig die Rotatorenmanschette in der Art eines Scheibenwischers umfahren (Abb. 14.5). Bei diesem Operationsschritt besteht eine erhebliche Blutungsneigung, die mit einer Erhöhung des Pumpendrucks und dem Einsatz eines Elektrokoagulators beherrscht werden kann.

Liegen größere Rupturen vor, die schon gelenkseitig erkennbar retrahiert sind, ist eine periglenoidale Kapsulotomie anzuraten. Dabei wird das Arthroskop im Gelenk belassen und über den lateralen Zugang ein mechanisch resezierendes oder vaporisierendes Instrument von subakromial durch den Rupturbereich in das Gelenk eingesetzt. Das Arthroskop muss zur Kontrolle dieses Manövers wieder in das Glenohumeralgelenk gebracht werden.

> **Tipps und Tricks**
>
> Kann das Arthroskop ohne Widerstand direkt vom Subakromialraum in das Schultergelenk geschwenkt werden, liegt meist ein kombinierter Infraspinatus/Supraspinatusriss vor, der arthroskopisch nicht rekonstruierbar ist.

Nach Durchführung der Mobilisation der Rotatorenmanschette kann arthroskopisch geprüft werden, ob sich der intakte Rupturrand auf das Tuberkulum reponieren lässt. Der notwendige Lateralzug kann am besten durch Verwendung von Kletterfäden aufgebracht werden (Abb. 14.6). Alternativ kann bei einfa-

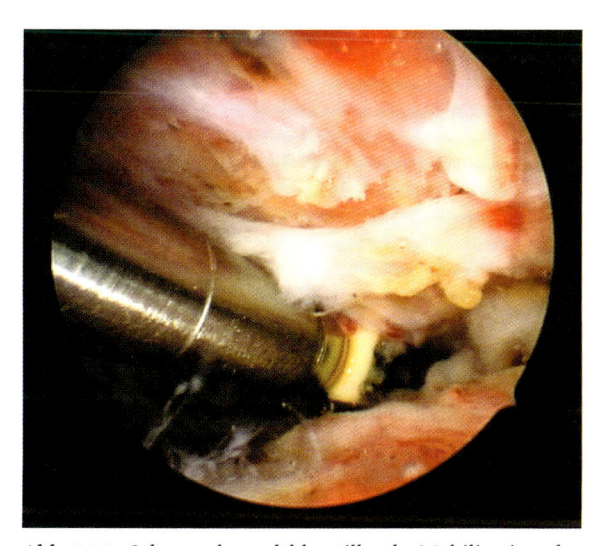

Abb. 14.5. Schonende und blutstillende Mobilisation der Rotatorenmanschette mit einem Koagulationsinstrument (Arthrocare). Mit dem Arthroskop und dem langen Instrument kann die Manschette weit nach medial verfolgt werden, Verklebungen können unter gleichzeitiger Blutstillung gelöst werden

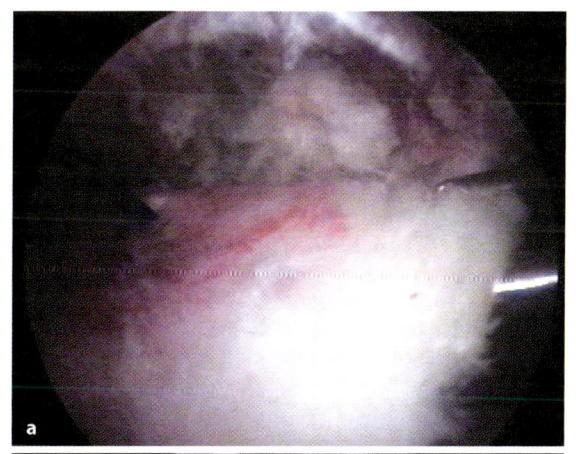

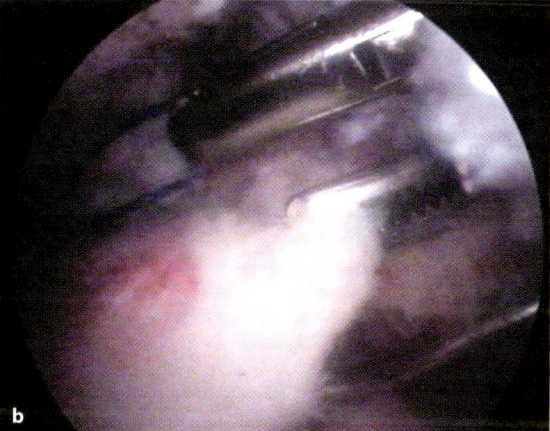

Abb. 14.6a,b. Arthroskopisches Einsetzen eines Kletterfadens über das laterale Portal. Zunächst unter leichtem Zug einer kleinen Meniskusklemme Perforation des Rupturrandes von unten nach oben (**a**), dann Zurückholen des Fadens nach lateral mit einer Fadenfangzange (**b**)

cher Reposition auch eine kleine Meniskusklemme von lateral in die Sehne gesetzt werden, was allerdings den Sehnenrand unnötig maltretiert. Liegen ausgedehntere Rupturen vor, empfehlen wir das Einbringen von je einem ventral und dorsal positionierten Kletterfaden. Die Fäden führen praktisch zu keiner Sichtbehinderung und sind zur Mobilisation, Probereposition und definitiven Reposition der Rotatorenmanschette sehr nützlich.

Zum Einsetzen von Kletterfäden sind mehrere Varianten möglich. Wir präferieren die Verwendung des Lassofadentransportsystems (Arthrex). Analog können beliebige andere Fadentransportsysteme zum Einsetzen eines Kletterfadens verwendet werden. Verschiedene Systeme wurden in Kap. 8 mit ihren Vor- und Nachteilen vorgestellt.

Tipps und Tricks

Günstig ist das Einsetzen einer Schlinge als Kletterfaden! Eine Schlinge kann später ohne weiteres zum definitiven Fadentransport durch die Manschette genutzt werden.

Folgende Perforationsmanöver sind allen beschriebenen Techniken grundsätzlich gemeinsam und sollen deshalb hier im Einzelnen dargestellt werden:

- Perforation von „unten nach oben":
  Über das laterale Portal wird eine 90°-Lassonadel eingebracht, die unterhalb den Rissrand passiert und dann nach oben durch die Manschette gestochen wird. Die Schlinge wird mit einer kleinen Fadenholzange gegriffen und nach lateral aus dem Subakromialraum transportiert. Sowohl Fadenholzange als auch Lassonadel werden über das laterale Portal eingebracht.
- Perforation von „oben nach unten":
  Mit einer 90°-Lassonadel oder einem Sidewinder (45°oder 90°) wird nach einer kleinen Hautinzision knapp ventral und medial des anterolateralen Akromionecks eingegangen, bis die Spitze des Instruments im Subakromialraum sichtbar wird. Unter optimaler Oberarmrotation wird das Instrument medial des Defekts in die Sehne gebracht, nach einer leichten Drehung des Instruments erscheint die Spitze des Instrumentes wieder unterhalb der Manschette. Der Transportfaden, „das Lasso", wird mit einer von lateral eingesetzten Fadenfangzange gegriffen und nach lateral ausgezogen. Wird ein Sidewinder verwendet, reicht eine kleine Fadenzange einen Faden über das laterale Portal in die Branchen, und der Faden kann durch die Manschette transportiert und schließlich nach ventromedial ausgezogen werden.

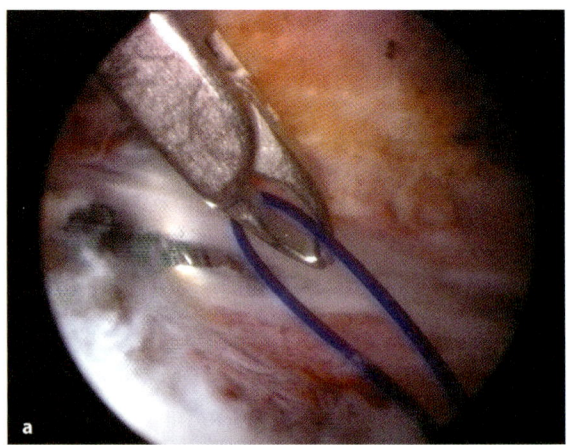

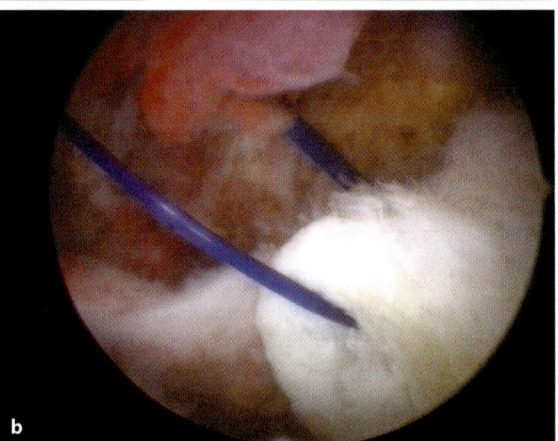

Abb. 14.7. Zurückziehen einer Lassoschlinge mit einer Fadenfangzange (Arthrex) nach Perforationsmanöver von unten nach oben (**a**). Anschließende Probereposition, in diesem Fall liegt kein befriedigendes Ergebnis vor (**b**)

Nach dem Einsetzen eines Kletterfadens und der Mobilisation der Rotatorenmanschettenruptur müssen die Mobilisationsmanöver hinsichtlich ihres Erfolges durch eine Probereposition überprüft werden (Abb. 14.7). Im Ergebnis der Probereposition sollte der freie Rand der Supraspinatussehne spannungsfrei auf das Tuberculum majus zu reponieren sein, wobei der Arm probeweise in Adduktion gebracht wird. Wird in Seitlage operiert, dann kann der Arm durch die unsterile Schwester kurzzeitig vom Zuggewicht befreit werden, so dass der Operateur, ohne den Arm auszuhängen, den Arm adduzieren kann.

14.1.5
Sehnenfixation am Knochen

Nach Durchführung der hier dargestellten Schritte erfolgt entsprechend der gewählten Technik die definitive Fixation der Rotatorenmanschette.

Prinzipielle Überlegungen

Die Weichteilfixation kann durch verschiedene technische Möglichkeiten realisiert werden. Möglichkeiten der Sehnen-Knochen-Fixation bei arthroskopischen Rotatorenmanschettennähten sind:
- Nahtankerfixation:
  - Titan oder biodegradierbar,
  - Gewinde oder Spreizmechanismus,
  - perforierende oder nichtperforierende Nahtankerapplikation;
- transossäre Nahttechnik;
- Fixation mit geköpften Implantaten.

Hinsichtlich der Nahtankerfixation wird durch die Industrie eine Vielzahl verschiedener Nahtanker angeboten, die sich zunächst nach ihrem Material und dem Verankerungsmechanismus im Knochen unterscheiden lassen. Die Knochendichte am proximalen Humerus ist geringer als am ventralen Glenoid, so dass die Nahtanker, die zur Rotatorenmanschettenrefixation verwendet werden sollen, meist größer dimensioniert sein müssen.

Letztlich kann man in Analogie der Verhältnisse der Labrumrefixation am ventralen Pfannenrand die verfügbaren Nahtanker danach einteilen, ob eine die Rotatorenmanschette perforierende Applikation (1-Schritt-Fixation) durchgeführt wird oder aber die Perforation der Manschette mit Fadenmaterial und die Ankereinbringung nacheinander erfolgen (2-Schritt-Fixation, Abb. 14.8 und Tabelle 14.2).

Die 2-Schritt-Techniken unterscheiden sich dahingehend, dass sie je nach Art des Fadenankers zuerst den Faden durch die Manschette bringen oder zuerst den Anker im Knochen inserieren. Aus operationstechnischer Sicht bestehen keine wesentlichen Unterschiede, das Prinzip des notwendigen Fadentransportes durch den Sehnenrand der Supraspinatussehne ist gleich bleibend für alle Varianten der 2-Schritt-Technik.

Der Fadentransport funktioniert nach dem gleichen Prinzip wie zur Anlage von Kletterfäden dargestellt. Als Zugänge werden entweder das laterale Portal oder ein ventromediales Portal verwendet, abhängig von Lage und Retraktion der Ruptur (s. Abb. 14.7).

Nahtanker

Hinsichtlich der Auswahl von Nahtankern ist die wesentlich geringere Knochendichte des Tuberculum majus im Vergleich zur Scapula zu beachten. Deshalb sind die zur Rotatorenmanschettennaht verwendeten Anker meist voluminöser als die zur Labrumrefixation am ventralen Glenoid verwendeten Nahtanker. Gegenüber transossären Fixationstechniken fand Burkhart [3] biomechanische Vorteile bei Verwendung von Nahtankern.

Die von der Industrie angebotenen Anker funktionieren mit unterschiedlichen intraossären Haltemechanismen. Neben Spreiz- oder Klemmmechanismen (Mitek G3, Panalok RC) sind auch eindrehbare Nahtanker mit geringem Kerndurchmesser und breiten Gewindezügen (Corcscrew, Arthrex) erhältlich, die aufgrund ihrer geringen Traumatisierung des

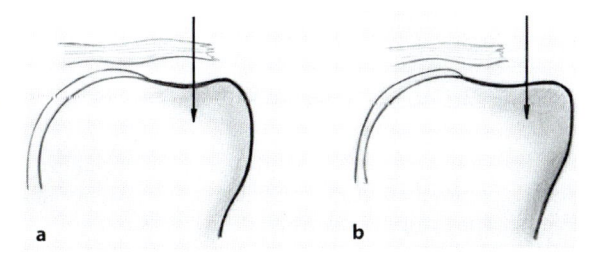

Abb. 14.8. Grundsätzlich kann ein Nahtanker (*senkrechter Pfeil*) mit Fäden durch die Manschette eingebracht werden (1-Schritt-Fixation, **a**), oder der Anker wird neben dem Rupturrand in den Knochen eingesetzt und die Fäden werden anschließend durch die Manschette transportiert (2-Schritt-Technik, **b**).

Tabelle 14.2. Prinzipien der arthroskopischen Rotatorenmanschettennaht

	1-Schritt-Technik	2-Schritt-Technik
Prinzip	Perforation des Sehnenrandes mit einem Nahtanker und mit dem im Anker mitlaufenden Fadenpaar(en)	Selektives Einbringen des Nahtankers und Perforation des Sehnenrandes mit Fäden, welche die Weichteilfixation realisieren
Vorteile	Geringerer Zeitbedarf, der technisch mitunter schwierige Schritt des Transports durch die Manschette entfällt	Die einzelnen Schritte sind einzeln kontrollierbar und erfolgen unter direkter Sicht
Nachteile	Der Insertionspunkt des Ankers ist nicht direkt im Moment der Insertion einsehbar und kontrollierbar	Der Eingriff erfordert eine größere Zahl einzelner Operationsschritte, evtl. resultiert daraus ein größerer Zeitbedarf

Gewebes auch durch die Rotatorenmanschette gedreht werden können (Abb. 14.8). Diese Applikationsart kann in manchen operationstaktischen Situationen hilfreich sein.

Inzwischen sind auch resorbierbare Nahtanker erhältlich, allerdings ist hier kritisch der Einfluss der Resorptionszeit auf den Fixationsmechanismus zu überprüfen. Nahtanker aus PGA zeigten im Tierversuch schon nach 2 Wochen eine erhebliche Minderung der Haltekraft. Biodegradierbare Nahtanker aus PGA sind bei schnell einsetzender Resorption wegen ihrer geringen Masse hinsichtlich potentieller Schwachstellen, wie Fadenösen oder klemmenden Vorsprüngen, insuffizient [4]. Moderne resorbierbare Anker bestehen daher aus PLLA oder PLDLA.

Der Zug am Fadenanker nach einer Rotatorenmanschettenrekonstruktion erfolgt stets parallel zur Knochenoberfläche des Tuberculum majus. Ein Nahtanker wird weniger auf Zug beansprucht, wenn er nicht orthograd, sondern in einem spitzen Winkel zur Beanspruchungsrichtung eingesetzt wird [2].

Tipps und Tricks

An jedem offen oder arthroskopisch eingebrachten Nahtanker sollte nach der Insertion einmal kräftig an den Fäden gezogen werden. Im Einzelfall können im Tuberkulumbereich immer unsichere Verhältnisse hinsichtlich der Knochendichte bestehen, welche die biomechanische Stabilität der Fixation vermindern (Abb. 14.9).

Ein weiterer kritischer Punkt angebotener Nahtanker ist die Beschädigung von Fäden in der Ankeröse. Hier sind u. E. eindeutige Vorteile in der Verwendung von Fadenösen zu sehen, die in resorbierbare Anker eingegossen wurden (Bio-Corcscrew, Arthrex, Abb. 14.10).

Ein weiteres Kriterium ist der Umfang der notwendigen Knochenresektion zum Einsetzen eines Nahtankers bzw. Entfernen desselben. Notwendige Revisionen sind nicht grundsätzlich auszuschließen, so dass mit der für die Rotatorenmanschettenfunktion so wichtigen Knochensubstanz des Tuberculum majus entsprechend vorsichtig umgegangen werden sollte.

Tipps und Tricks

Der gewählte Nahtanker sollte nicht nur einfach einzusetzen, sondern auch bei Fadenverlust oder anderen Problemen wieder (arthroskopisch) zu entfernen sein.

Alternativ kann zur Verwendung von Nahtankern (Abb. 14.10) auch eine transossäre Technik der Nahtfixation am Tuberculum majus durchgeführt werden. Mit einer relativ großen, scharf angespitzten Nadel (Giant-needle-Technik, Aerotec) wird ventromedial eingegangen, zunächst die Rotatorenmanschette perforiert und anschließend analog der offenen Technik die Nadel transossär durch das Tuberculum majus gebracht. Beide Fadenenden müssen dann vom Operateur über ein anderes Portal ausgefädelt und geknüpft werden. Die von Fleega inaugurierte Technik legt praktisch nebeneinander transossäre Einzelnähte an.

Der neueste Trend geht jedoch zur direkten Fixation der Rotatorenmanschette auf dem Tuberculum majus (Abb. 14.11). Eine Möglichkeit ist die Verwendung eines kleinen Plättchens, das durch einen eindrehbaren Nahtanker, der durch die Rotatorenmanschette geschraubt wird, auf die Manschette gepresst wird (Parachute, Arthrex). Probleme können hier auftreten, wenn die eigentlich krafttragenden Gewindezüge in der Humeruskopfspongiosa durchdrehen. Der Operateur muss sehr sorgfältig darauf achten, den Anker nicht zu überdrehen. Abhilfe gegen dieses Problem soll eine kürzere Verbindung von Schraubenkopf und Gewindeteil schaffen, womit erreicht wird, dass die Schraubenzüge direkt im kortikalen Knochen fassen. Inzwischen wurde eine bioresorbierbare Schraube entwickelt, die diesem Prinzip folgt und deren Schraubenkopf die Manschette auf dem Knochen fixiert (Headed-Bioscrew, Arthrex).

Allerdings existieren über die dargestellten neuen Press-fit-Fixationstechniken keine prospektiven Studien, die Vor- oder Nachteile ausreichend dokumentieren. Dagegen ist die offene Nahtfixation ein Verfahren, das in der Literatur ausreichend dokumentiert ist und solide Nachuntersuchungsergebnisse bietet.

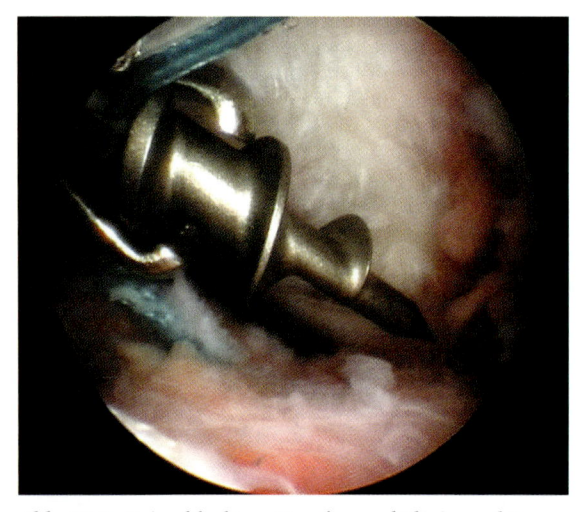

Abb. 14.9. Bei schlechten Knochenverhältnissen können Nahtanker einer bestimmten Größe zu klein sein; in diesem Fall muss der Anker entfernt werden

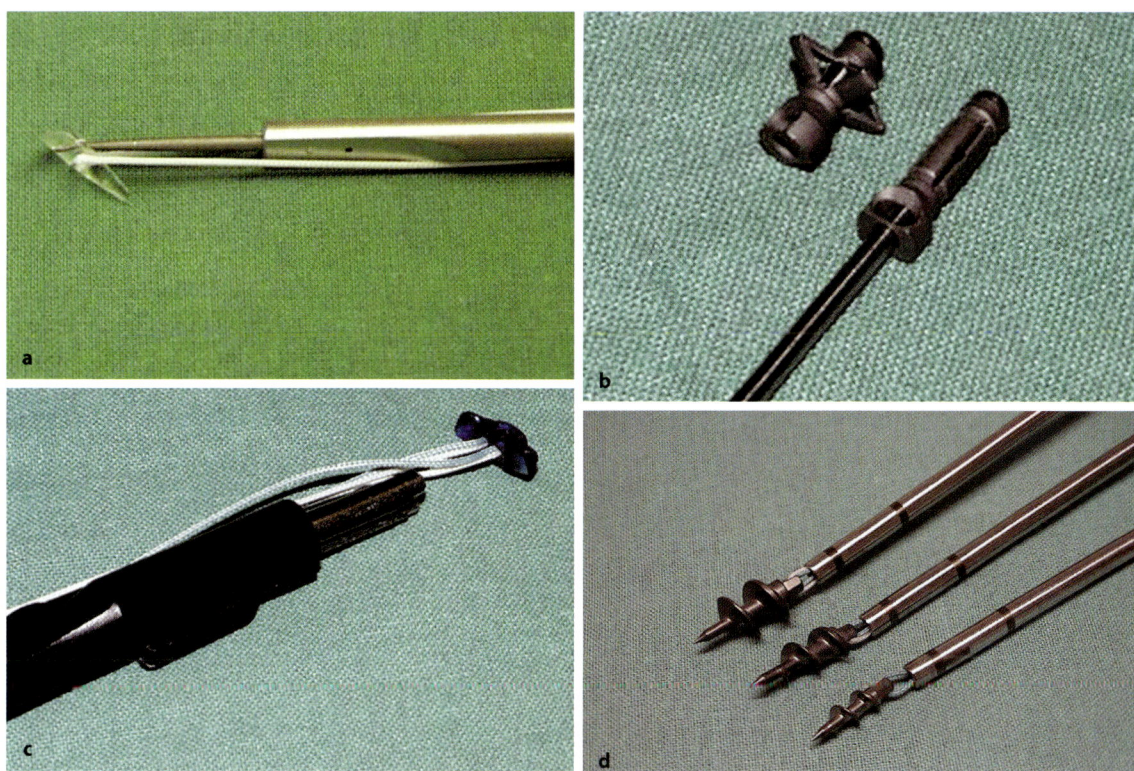

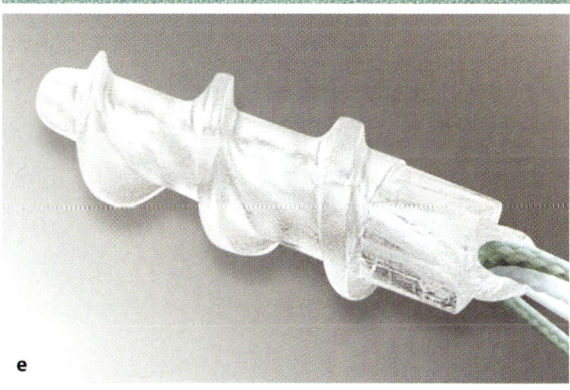

Abb. 14.10a–e. Verschiedene Nahtanker zur Rotatorenmanschettenfixation. Beispiele für verklemmende Anker sind der Panalok RC (Mitek, **a**) und der Fastenator (Dyonics, **b**). An einen sich eindrehenden Flügel erinnert der Rotorloc (Dyonics, **c**). Der Corcscrew-Nahtanker (Arthrex), der in verschiedenen Größen lieferbar ist, besitzt Gewindezüge und wird eingedreht (**d**). Die resorbierbare Variante hat zusätzlich den Vorteil einer flexiblen Fadenöse (Bio-Corcscrew, **e**)

Die Schwachstelle der Verankerung der Rotatorenmanschette am Knochen nach Refixation ist die Haltekraft der Fäden im freien Rand der Rotatorenmanschette [6]. So konnte experimentell nachgewiesen werden, dass die Haltekraft einfacher U-Nähte durch Verwendung komplexer Stichtechniken wesentlich zu verbessern ist. Allerdings ist zu Nahttechniken, die durch eine Gewebekompression eine erhöhte Stabilität erreichen, kritisch anzumerken, das die Perfusion des genähten Gewebes schlechter als nach einfachen Nähten sein dürfte. Komprimierte Gewebeanteile werden von der Blutzirkulation getrennt sein, eine Ischämie entwickeln und zur Entwicklung von Wundheilungsstörungen disponieren.

Das Einbringen komplizierter Rückstichnähte ist arthroskopisch z. Zt. mit den verfügbaren technischen Möglichkeiten theoretisch möglich, aus praktischer Sicht jedoch viel zu zeitaufwendig und unsicher. Eine sinnvolle Alternative ist aus unserer Sicht, einfache Vertikal- oder U-Nähte arthroskopisch zu legen, was bei spannungsfreiem Nahtverschluss völlig zur Anheilung der Sehne ausreicht. Zudem erscheint eine Kombination aus U- und Vertikalnaht ein sinnvolles Verfahren zur Verbesserung der Ausreißfestigkeit zu sein.

Fäden und Knoten

Die meisten Operateure wählen nicht- oder langsam resorbierbare, geflochtene Fäden der Stärke 2. Die Halte- und Applikationsfähigkeit der Knoten bei Benutzung geflochtener Fäden ist besser als bei Verwendung monofiler Fäden, zusätzlich ziehen sich die

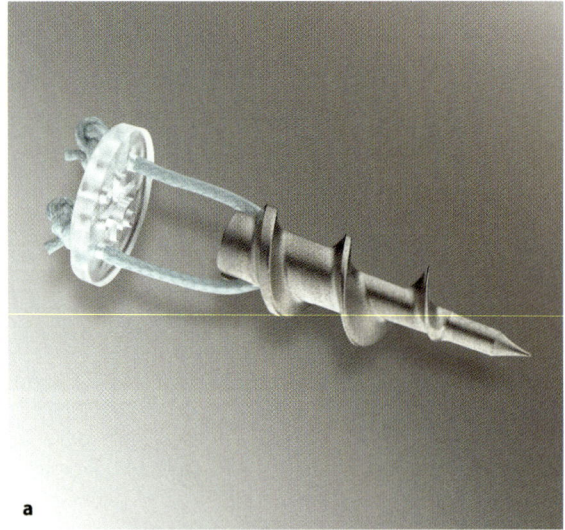

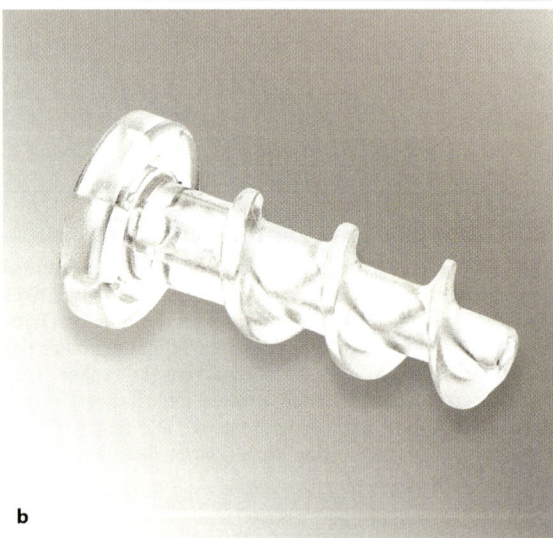

Abb. 14.11a,b. Innovative Press-fit-Systeme zur Rotatorenmanschettenrekonstruktion. Mit einer Fadenverbindung zwischen Gewindeteil und Anpressplättchen ist der Parachut-Anker (Arthrex) ausgerüstet (**a**). Direkt im kortikalen Knochen fassen jedoch die Gewindezüge der Headed-Bioscrew (**b**). Beide Implantate werden entsprechend der 1-Schritt-Technik eingesetzt (mit freundl. Genehmigung der Firma Arthrex)

Knotenschläge fester zusammen und geben unter Beanspruchung weniger nach [1].

Vorteilhaft ist die Verwendung von 2 Fäden in einer Nahtankeröse (Corcscrew, Arthrex), was die Anlage von 2 Einzelnähten oder einer Kombination aus Einzel- und U-Naht mit einem Nahtanker erlaubt. In diesem Fall ist die unterschiedliche Färbung der beiden einzelnen Fäden für den Operateur hilfreich, da die Orientierung beim Sortieren und Knoten erleichtert wird.

> **Tipps und Tricks**
>
> Grundsätzlich gilt für die Rotatorenmanschettennaht, dass für aktuell durchzuführende Operationsschritte nicht benötigte Fäden in anderen Portalen „geparkt" werden sollen. Das verhindert Verwirrungen und schont nicht zuletzt die Nerven des Operateurs.

Schließlich erfolgt die definitive Fixation durch Knoten der durch die Rotatorenmanschette transportierten Fäden. Analog den unter 8.2. dargestellten Grundsätzen erfolgt die definitive Fixation der Manschette in leichter Abduktion des Armes. Entsprechend den Vorlieben des Operateurs können dazu verschiedene Knotenschieber oder Knotentechniken benutzt werden.

Nochmals sei darauf verwiesen, dass nur Befunde als arthroskopisch therapierbar anzusehen sind, die sich spannungsfrei auf das Tuberculum majus reponieren lassen. Gelingt keine spannungsfreie Adaptation, dann sollte besser auf ein offenes Verfahren oder eine andere Therapiestrategie übergegangen werden.

14.2
Rotatorenmanschettenrefixation mit perforierenden Ankern

> *Prinzip:*
> 1-Schritt-Technik, perforierende Ankerapplikation
> *Hardware:*
> Corcscrew-Nahtanker, Headed Bioscrew (Arthrex)
> *Fäden:*
> nichtresorbierbare, geflochtene Fäden
> *Instrumente:*
> Arthrocare, Shaver, kleine Fadenholzange, Lasso 90°, Arbeitskanüle 6,5 oder 8 mm, Knotenschieber, Abschneider, spezielle Eindrehinstrumente Headed Bioscrew)
> *Zugänge:*
> posteriores Arthroskopieportal, posterolaterales Arthroskopieportal, laterales Arbeitsportal, paraakromiales Portal

Die wesentlichen Schritte der Darstellung und Mobilisation der Ruptur wurden unter 14.1 dargestellt. Wir verweisen darauf, dass nicht immer in jedem Fall alle hier abgehandelten Schritte in gleicher Weise nacheinander abgearbeitet werden können, vielmehr sollen operationstaktische Prinzipien erläutert werden, die entsprechend der konkreten Situation evtl. modifiziert werden können.

Grundsätzlich eignet sich die 1-Schritt-Fixationstechnik besonders zur Versorgung eher kleinerer, gut überschaubarer Rotatorenmanschettenrupturen. Zur Fixation des Sehnenrandes sind weniger Schritte notwendig, deren Durchführung mitunter jedoch einer längeren Lernkurve bedarf. Nach dem gleichen Prinzip funktionieren die Press-fit-Techniken, wobei die Verwendung der Headed Bioscrew technisch fast identisch ist.

14.2.1
Einsetzen des Corcscrew-Nahtankers

Das Operationsprinzip beinhaltet die Perforation des zu fixierenden Sehnenrandes der Rotatorenmanschette und Insertion des Nahtankers in den Knochen in einem einzigen Operationsschritt. Der Kerndurchmesser des Corcscrew-Nahtankers ist relativ klein bemessen und erlaubt so die Manschettenperforation, die dagegen weit ausladenden Gewindezüge sichern trotzdem die Stabilität des Ankers im Knochen. Damit keine Schädigung der Sehne durch die Gewindegänge während der Ankerperforation auftritt, sollte die Applikationsrichtung etwa orthograd zur Sehne erfolgen. Das in diesem Fall notwendige Eintrittsportal des Nahtankers befindet sich knapp lateral des äußeren Akromionrandes, etwa im Übergang des vorderen zum mittleren Drittel. Mit einer Spinalkanüle kann die korrekte Insertionsrichtung überprüft werden.

Das Einsetzen einer Arbeitskanüle erübrigt sich, da eine kleine Stichinzision genügt, um den am Applikator befestigten Corcscrew-Nahtanker in den Subakromialraum zu bringen. Das gleiche Portal kann zum Einbringen mehrerer Anker benutzt werden, in diesem Fall muss lediglich der Oberarm durch den Assistenten etwas gedreht und so die Insertionsstelle unter das Portal rotiert werden.

Zur Reposition der Sehne an den originären Rotatorenmanschettenansatz am Tuberculum majus nutzen wir routinemäßig einen oder mehrere Kletterfäden, die bereits zur Sehnenmobilisation verwendet wurden. Meist genügt ein Faden, der möglichst in der Mitte des zu rekonstruierenden Sehnenanteils gelegt wurde. Liegt der erste eingebrachte Kletterfaden nicht optimal und erlaubt keine adäquate Reposition, dann setzen wir einen zweiten Kletterfaden ein und belassen den ersten, so dass der dosierte Zug der Mobilisationsmanöver und der Probereposition mit 2 Fäden erfolgen können.

> **Tipps und Tricks**
>
> Die als Lassoschlinge eingebrachten Kletterfäden können später als Fadentransporter für die Fixation der Rotatorenmanschette benutzt werden.

Die Verwendung von Repositionszangen oder Klemmen ist nicht nur weniger atraumatisch für das Sehnengewebe, sondern behindert vorrangig die arthroskopische Sicht und Orientierung.

Im Moment der Ankerinsertion ist eine leichte Überkorrektur der Sehnenreposition anzuraten, da der Anker letztlich am lateralen Rand des vorgesehenen Insertionsbereiches der rekonstruierten Rotatorenmanschette eingesetzt werden soll. Gelingt dieser Schritt nicht, so kann zunächst eine leichte intraoperative Abduktion des Armes erfolgen, wonach die Manschette sich weiter nach lateral reponieren lässt. Wenn bei diesem Manöver die Sichtverhältnisse schlechter werden und eine kontrollierte Nahtankerinsertion nicht mehr möglich ist, empfehlen wir im Zweifelsfall den Übergang auf eine 2-Schritt-Technik, bei welcher der Nahtanker ohne Sehnenperforation in den Knochen eingesetzt wird.

Im arthroskopischen Bild kann zunächst das Eindringen des Nahtankers in die Rotatorenmanschette gut verfolgt werden, das Eindringen in den Knochen entzieht sich jedoch der direkten Beobachtung mit dem Arthroskop (Abb. 14.12).

> **Tipps und Tricks**
>
> Ist die Spitze des Nahtankers in die Sehne eingedrungen, kann die Probereposition kurz aufgegeben werden, und der Blick auf das angefrischte Tuberculum majus wird freigegeben. Eine bessere Einstellung der Situation gelingt mit dem Arthroskop im posterolateralen Zugang, mit dem Schwenken der Winkeloptik gelingt der Einblick von lateral in den Rupturbereich der Supraspinatussehne.

Die notwendige Eindringtiefe des Corcscrew-Nahtankers kann mit zwei auf dem Eindreher angebrachten Markierungen kontrolliert werden. Die zweite, höher angebrachte Markierung zeigt bei Erreichen der Rotatorenmanschette eine ausreichende Eindringtiefe bei perforierender Implantationstechnik des Corcscrew-Nahtankers an.

Der Applikator des Corcscrew-Nahtankers kann nach dem Lösen der Fäden aus dem Operationsbereich herausgezogen werden. Die beiden unterschiedlich gefärbten Fadenpaare verbleiben im Nahtanker, nach dem Lösen der Reposition kann der Operateur die Eindringtiefe des Nahtankers nochmals arthroskopisch kontrollieren. Der Anker muss vollständig im Knochen verschwunden sein.

Meist werden 2 Nahtanker zur Versorgung einer Rotatorenmanschettenruptur benötigt. Ist das Einsetzen eines weiteren Nahtankers vorgesehen, sollten die Fäden des ersten Nahtankers, die sich noch im

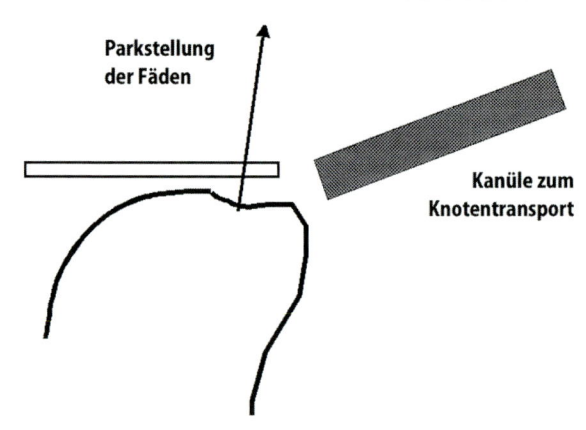

Abb. 14.13. Schematische Darstellung des „Parkens" von Fäden im paraakromialen Applikationsportal. Die von lateral eingesetzte Nahtkanüle wird nur zum Fadentransport und Knoten verwendet

Tipps und Tricks

Ein Klemmchen sollte unbedingt die Fadenenden des ersten Ankers armieren, ansonsten droht die Verwechslungsgefahr mit den Fäden der folgenden Nahtanker.

Zunächst wird der zweite Corcscrew-Nahtanker über dasselbe paraakromiale Portal posterior des ersten in der gleichen Technik eingesetzt, wobei die optimale Reposition der Sehne kurz durch Anspannen der ersten Ankerfäden überprüft werden kann (Abb. 14.12. b). Das Einsetzen weiter posterior lokalisierter Nahtanker ist technisch schwieriger, da die Orientierung über das posteriore Portal oft nur suboptimal ist. In dieser Situation kann das zeitweise Umstecken des Arthroskops in das laterale Arbeitsportal oder die Verwendung eines posterolateralen Arthroskopieportals die Übersicht verbessern.

Nach dem Lösen des Applikators verlaufen alle 8 Fadenenden beider Anker durch die Rotatorenmanschette (Abb. 14.12. c).

Wurden resorbierbare Schrauben (Headed Bioscrew) zur Rotatorenmanschettenrefixation verwendet, ist der Eingriff hier praktisch schon beendet (Abb. 14.14). Als zusätzliches Repositionsinstrument steht hier eine kleine Bohrhülse zur Verfügung, durch die anschließend ein Draht gebohrt werden kann. Der Draht dient dann einem kanülierten Gewindeschneider und der definitiven Bioschraube als Leitschiene.

Eine zu hohe Kraftentwicklung beim Eindrehen muss unbedingt vermieden werden, da sonst innere Beschädigungen der Materialstruktur auftreten, die später zu Brüchen im Bereich des Kopfes der Schraube führen können. Dieses Problem wurde inzwischen durch die Anwendung eines Drehmomentbegrenzers gelöst.

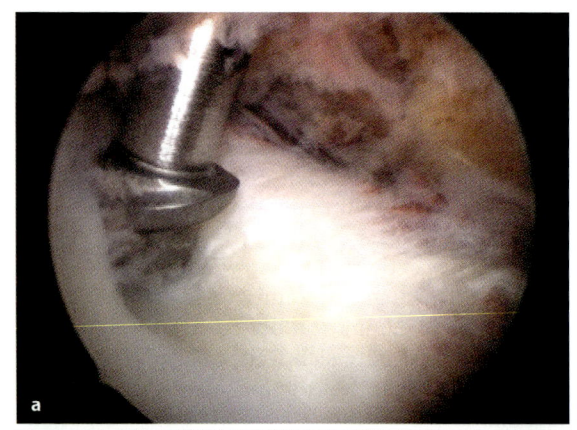

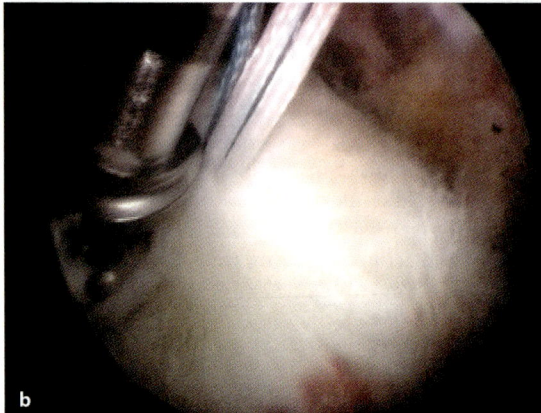

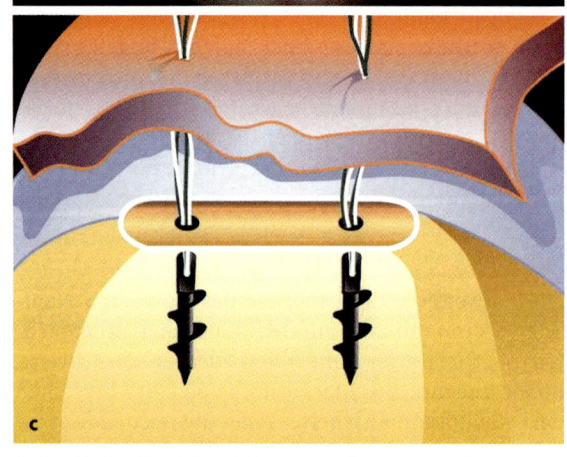

Abb. 14.12. Zunächst Einsetzen des ersten Corcscrew-Nahtankers (**a**), anschließend wird ein zweiter Anker wenige Millimeter neben dem ersten eingesetzt (**b**). Alle Fäden perforieren die Manschette, die 4 Fadenenden des ersten Ankers werden noch im Applikationsportal geparkt. **c** Schematische Darstellung nach Einsetzen der beiden Nahtanker, deren insgesamt 8 Fadenenden alle durch die Manschette laufen und zunächst im Applikationsportal „geparkt" werden

Applikationsportal befinden, mit einer Fadenholzange über das laterale Arbeitsportal ausgezogen und dort „geparkt" werden (Abb. 14.13).

Arthroskopische Rotatorenmanschettennaht   213

Aus unserer Sicht sollte aufgrund der verwendeten innovativen Fixationsmethode die Anwendung der Technik zum jetzigen Zeitpunkt noch kontrollierten Studien in entsprechenden Zentren vorbehalten werden.

14.2.2
Anlage der Nähte

Wurde bei einem relativ kleinen Riss nur ein Anker zur Fixation verwendet, so kann je ein Fadenende mit einer kleinen Fadenfangzange zurückgefädelt und geknotet werden (Abb. 14.15). Meist ist jedoch die Applikation von 2 Nahtankern notwendig, deren Fäden zunächst alle durch die Manschette laufen (Abb. 14.12c). Zuerst muss je ein Fadenende pro Anker wieder aus der Manschette herausgezogen werden (Abb. 14.15). Wegen der unterschiedlichen Farbgebung gelingt die Zuordnung relativ einfach. Zuerst wird ein Fadenende des ventral liegenden Ankers

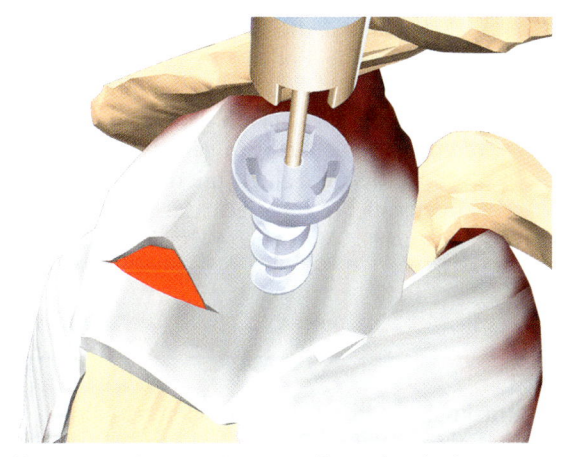

Abb. 14.14. Schematische Darstellung der direkten Fixation mit einer resorbierbaren Schraube (Headed Bioscrew, Arthrex). Über einen vorgelegten Führungsdraht und ein angeschnittenes Gewinde kann die Schraube eingedreht werden, deren Kopf die Rotatorenmanschette auf den vorher angefrischten Knochen presst (mit freundl. Genehmigung der Firma Arthrex)

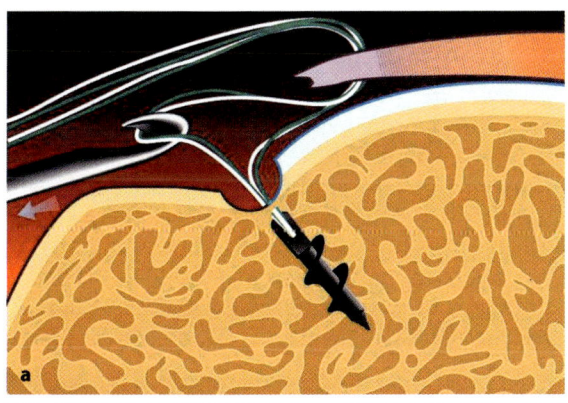

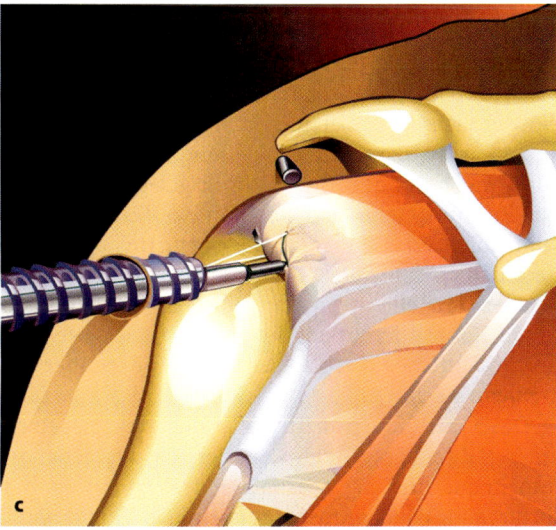

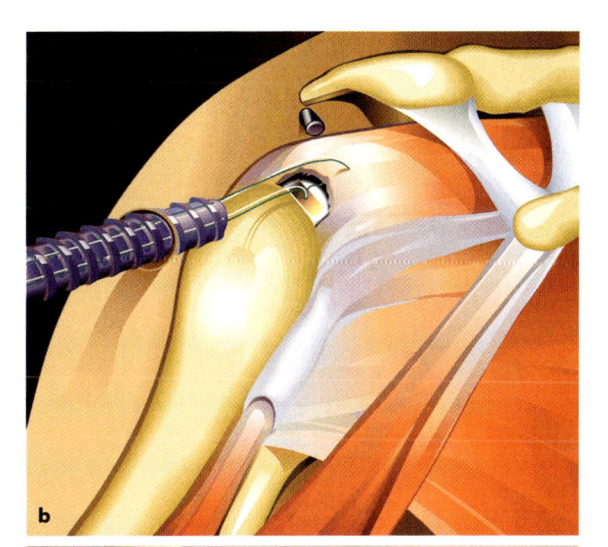

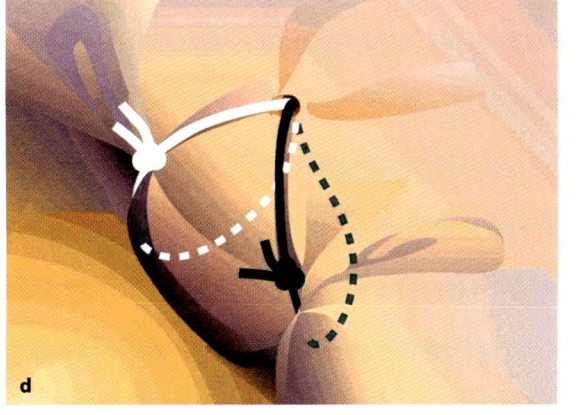

Abb. 14.15a–d. Jeweils ein Fadenende wird mit einem Häkchen aus dem Perforationskanal der Rotatorenmanschette zurückgeholt und aus dem lateralen Portal ausgezogen (**a,b**). Mit dem zweiten Ende, das an der Farbgebung der Fäden zu erkennen ist, wird ein Knoten auf die Manschette geschoben (**c**). Schließlich entstehen zwei einzelne Vertikalnähte (**d**).

mit einer kleinen Fadenholzange unterhalb der Manschette gepackt und nach lateral durch die Arbeitskanüle ausgezogen. Nach dem Knüpfen dieses Fadens wird das Manöver mit einem Fadenende des hinteren Nahtankers wiederholt. Da die Fäden des hinteren Nahtankers jedoch noch im paraakromialen Applikationsportal verlaufen, wird zusätzlich das farblich zum ersten passende Fadenende des selben Ankers oberhalb der Rotatorenmanschette gepackt und ebenfalls nach lateral ausgezogen. Anschließend kann die zweite U-Naht geknüpft werden.

Nach Anlage der beiden U-Nähte verbleiben weitere 4 Fadenenden, wobei je ein Faden in einer Ankeröse läuft. Diese Fadenenden werde von oben, also von subakromial, auf die Rotatorenmanschette geknotet. Laufen beide Enden frei in der Ankeröse, kann ein außen mit der Hand geknüpfter Knoten durch Zug der beiden anderen Fadenenden auf die Rotatorenmanschette herabgezogen werden. Schließlich verbleibt als letzter Schritt, mit dem arthroskopischen Knotenschieber entsprechende Knoten auf die bereits reponierte Manschette zu transportieren. (Abb. 14.16)

14.3
Arthroskopische Rotatorenmanschettennaht mit beliebigen Nahtankern

Prinzip:
2-Schritt-Technik, Nahtanker-Fadenfixation der Rotatorenmanschette
Hardware:
Corcscrew, Mitek G3, Biocorcscrew, beliebige Nahtanker mit Fäden
Fäden:
geflochtene Fäden, resorbierbar oder nichtresorbierbar
Instrumente:
Fadentransportsystem (Lasso 90°, Suture retriever, Suture hook), kleine Fadenholzange, Arbeitskanülen 6,5 oder 8 mm, Knotenschieber, Fadenabschneider
Zugänge:
posteriores Arthroskopieportal, laterales Arbeitsportal, paraakromiales Portal, fakultativ anteriores Portal, posterolaterales Arthroskopieportal

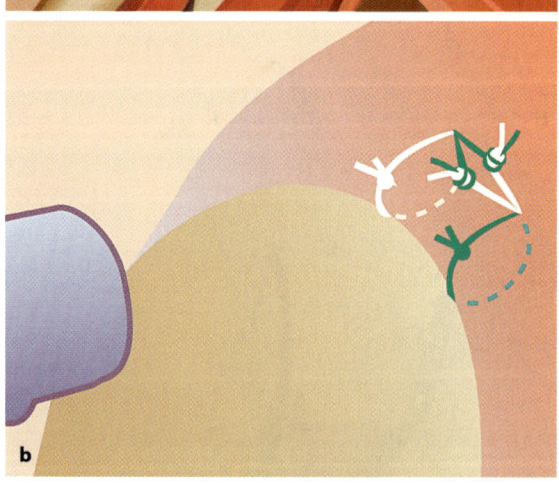

Abb. 14.16a,b. Bei entsprechender Defektgröße sind 2 Nahtanker zur Versorgung der Läsion notwendig. Ein Faden kann dabei als Einzelknopfnaht (vgl. Abb. 14.15) verwandt werden, der zweite Faden des einen Ankers kann mit dem zweiten Faden des anderen Ankers von oben als Matratzennaht zur zusätzlichen Fixation verwendet werden

Grundsätzlich eignet sich die hier vorgestellte, von uns als „2-Schritt-Fixationstechnik" bezeichnete Operationstaktik zur Versorgung aller arthroskopisch refixierbaren Rotatorenmanschettenrupturen. Notwendige Voraussetzung ist in jedem Fall die adäquate arthroskopische Darstellung des Operationssitus, was besonders die posterior gelegenen Anteile der Ruptur betrifft. Zur Fixation des Sehnenrandes sind einige aufeinander folgende Schritte notwendig, deren Durchführung bei entsprechender arthroskopischer Darstellung gut kontrollierbar ist. Besonders in der Kontrollierbarkeit der einzelnen Schritte liegt der wesentliche Vorteil dieser Technik gegenüber der 1-Schritt-Technik.

Das Operationsprinzip beinhaltet das Einsetzen eines Nahtankers in den Randbereich des Tuberculum majus und die anschließende Perforation des Ruturrandes der Supraspinatussehne mit den Ankerfäden. Entsprechend des verwendeten Ankertyps kann die Reihenfolge beider Schritte auch vertauscht werden, d. h., zuerst erfolgt der Transport von Fäden durch die Rotatorenmanschette, anschließend wird ein Nahtanker, durch den die betreffenden Fäden laufen, im Knochen befestigt. Diese Technik eignet sich bei Verwendung verschiedener Nahtanker, die sich in einem vorher anzulegenden Bohrloch verklemmen (Tabelle 14.3).

Die optimale Reihenfolge hängt von der Art des verwendeten Nahtankers ab; wegen der Klarheit der Darstellung wird im Folgenden die Methode unter Verwendung eines einzudrehenden Nahtankers (Gewindenahtankers) beschrieben, der vor der Sehnenperforation einzusetzen ist.

14.3.1
Einsetzen des Nahtankers

Nach Anfrischung und Sehnenmobilisation erfolgt zuerst das Einbringen der Nahtanker. Am lateralen Rand der am Tuberculum majus angefrischten und zur Sehnenrefixation vorgesehenen Stelle befindet sich die optimale Position des Nahtankers (Abb. 14.17). Wir bevorzugen eine etwas steilere Insertionsrichtung und verwenden zum Einsetzen der Anker ein zusätzliches, knapp paraakromial liegendes Portal. Nach Anlage einer kleinen Stichinzision kann man problemlos mit dem Setzinstrument des Nahtankers in den Subakromialraum gelangen und unter arthroskopischer Sicht die Spitze des Ankers an die gewünschte Stelle bringen. Eine Arbeitskanüle ist für diesen Schritt nicht notwendig. Je nach Vorliebe des Operateurs kann ein Anker aus Titan (Abb. 14.17) oder ein resorbierbarer Nahtanker (Abb. 14.18) eingesetzt werden.

Abb. 14.17a–c. Einsetzen eines Corcscrew-Nahtankers (Arthrex) über ein paraakromiales Portal. Die Rotatorenmanschette ist mit einer blauen Kletterfadenschlinge angeschlungen. Zunächst erfolgt die Markierung und Kontrolle des beabsichtigten Zugangsweges mit einer Spinalnadel (**a**). Anschließend kann mit einem kleinen Skalpell eine Miniinzision durch die Deltoideusfaszie angelegt werden (**b**), durch die ein Corcscrew-Nahtanker eingesetzt wird (**c**)

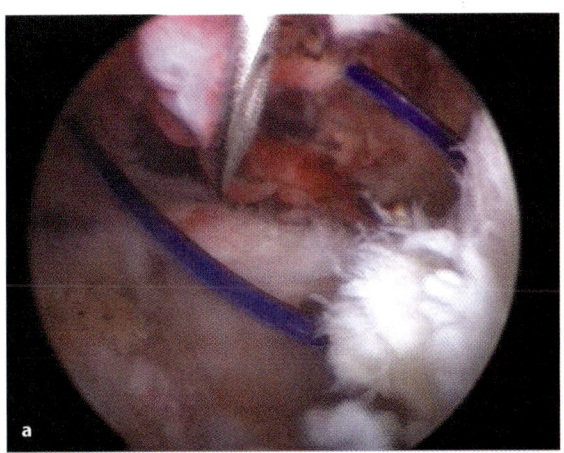

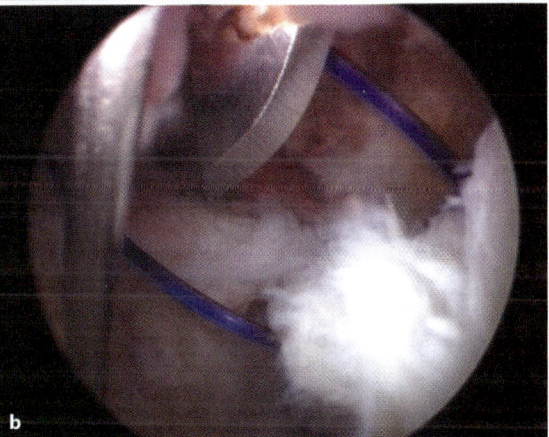

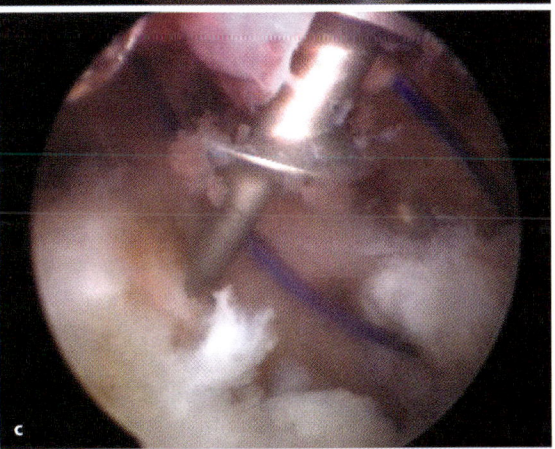

Tabelle 14.3. Klemmende Nahtanker und Gewindenahtanker

	Klemmender Nahtanker (Mitek G3, Panalock RC)	Gewindenahtanker (Corcscrew, Statak)
Anlage eines Bohrlochs	Ja	Nein
Fäden pro Anker	1 Faden	1 oder 2 Fäden
Fadentransport durch die Rotatorenmanschette	Vor (optional auch nach) dem Einsetzen des Nahtankers	Nach dem Einsetzen des Nahtankers

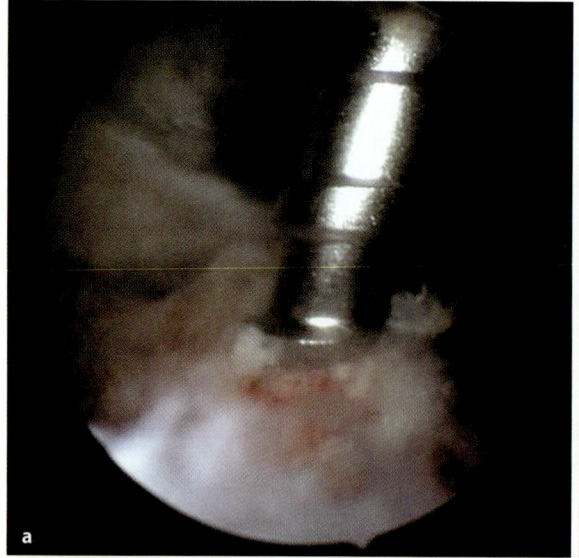

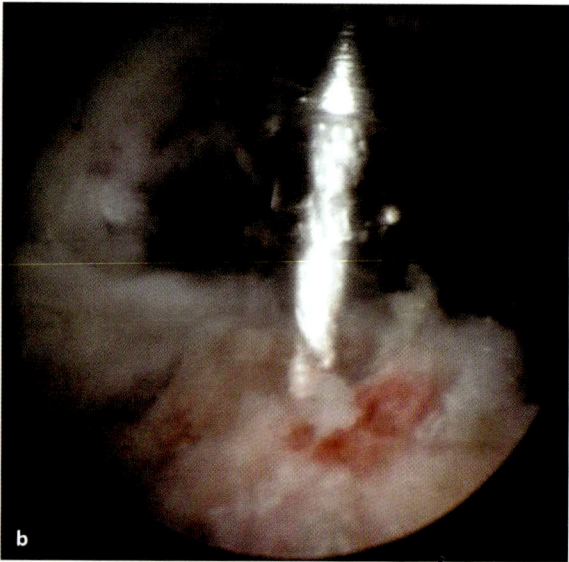

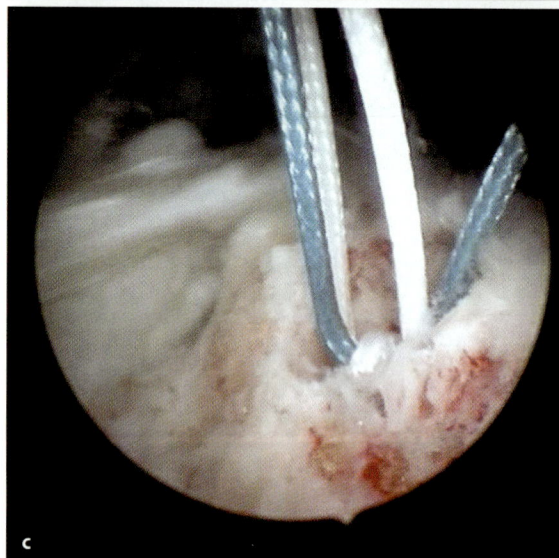

Abb. 14.18a–c. Einsetzen eines resorbierbaren Bio-Corcscrew-Nahtankers (Arthrex). Über ein paraakromiales Portal wird zunächst an der beabsichtigten Insertionsstelle ein Gewinde geschnitten (**a**). Mit einem Eindreher kann der fadenarmierte Nahtanker eingedreht werden (**b**). Durch die Fadenöse laufen die Ankerfäden sehr leicht und Beschädigungen an scharfen Rändern der Metallösen sind ausgeschlossen (**c**)

Herausziehen des Applikators verbleiben die Ankerfäden im Insertionsportal. Bei Verwendung des paraakromialen Portals können die Fäden in diesem Portal während der folgenden Schritte geparkt werden.

14.3.2
Fadentransport durch die Rotatorenmanschette

Dieser Teil der Operation ist praktisch das „Schlüsselmanöver", und eine Vielzahl von technischen Möglichkeiten wurde getestet und beschrieben. Der Operateur sollte sich von seinen persönlichen Vorlieben und Erfahrungen leiten lassen. Auf einige prinzipielle Überlegungen aus technischer Sicht sei im Folgenden hingewiesen.
- Das angewandte Verfahren sollte die Fäden ausreichend weit medial durch die Manschette bringen und so genügend Material zur definitiven Fixation fassen.
- Auch teilretrahierte, kopfseitig liegende, vorwiegend intratendinöse Rupturen sollten mit den eingebrachten Fäden gefasst werden.
- Mit dem verwendeten Instrument müssen auch dickere Rotatorenmanschetten problemlos zu perforieren sein; besonders bei jeder Art von Nahtzangen können wegen der limitierten Baugröße Probleme auftreten.

> **Tipps und Tricks**
>
> Setzinstrumente, die mit einem Handgriff versehen sind, lassen sich einfacher manövrieren als eine Bohrmaschine.

Der Nahtanker sollte auch bei Korrekturen der gewünschten Position nicht vom Applikator abfallen, meist sind die Fäden am Handgriff des Nahtankers befestigt und verhindern das Verlieren des Ankers bei der Suche nach der gewünschten Insertionsstelle.

Im Bedarfsfall können Nahtanker auch über das laterale Arbeitsportal eingebracht werden. Die Verwendung einer Arbeitskanüle sollte jedoch erwogen werden, da sich die Fäden dann in jenem Portal befinden, über dem später geknotet wird. Nach dem

- Gebogene Nahtkanülen, die von diversen Firmen mit unterschiedlichen Fadentransportmechanismen angeboten werden, erlauben es, die Rotatorenmanschette zu perforieren und meist ausreichend Sehnenmaterial zur Nahtführung zu fassen.

Wir verwenden routinemäßig das 90°-Lassofaden-Transportsystem, das wegen der beweglichen Lassoschlinge recht variabel eingesetzt werden kann (Abb. 14.19, 14.20). Andere, in ähnlicher Art gebogene Instrumente sind in gleicher Weise verwendbar (Tabelle 14.4).

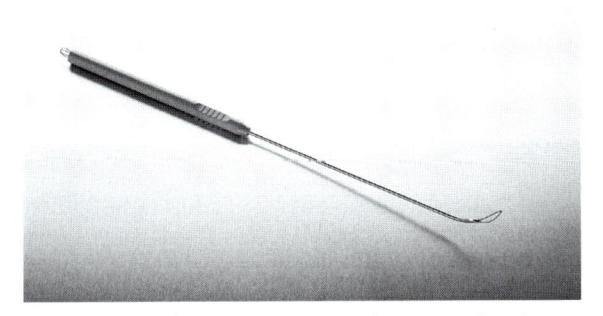

Abb. 14.19. Fadentransportsystem (Lasso, Arthrex) zum Perforieren der Rotatorenmanschette und anschließendem Transport der Fäden durch die Manschette

Zur Anwendung der 90°-Lassonadel gibt es zwei technisch sinnvoll durchführbare Richtungen. Einerseits gelingt die Perforation von bursal nach humeral, wobei der Operateur das Nahtinstrument von ventral, etwa unter dem Vorderrand des Akromions, in den Subakromialraum bringen muss. Aus dieser Position können sowohl U-Nähte (Abb. 14.21) als auch Vertikalnähte (Abb. 14.22) gelegt werden. Andererseits kann der Operateur auch von lateral, durch die bereits liegende Arbeitskanüle, in den Subakromialraum eingehen und die Rotatorenmanschette von humeral nach subakromial perforieren. Das Problem dieses Vorgehens besteht darin, dass die Spitze der Lassonadel mitunter medial schlecht zu identifizieren ist und das Ausziehen der Fadenschlinge nach lateral erschwert ist, nicht zuletzt da Nahtinstrument und Fadenholzange durch dasselbe Portal eingesetzt werden.

> **Tipps und Tricks**
>
> Beide Perforationsmanöver lassen sich durch eine leichte Innenrotation des Oberarms durch den Assistenten mitunter besser durchführen. Wichtig ist dabei jedoch, nicht mit dem Arthroskop aus dem präparierten Bursabereich herauszufallen und dadurch die Sicht zu verlieren.

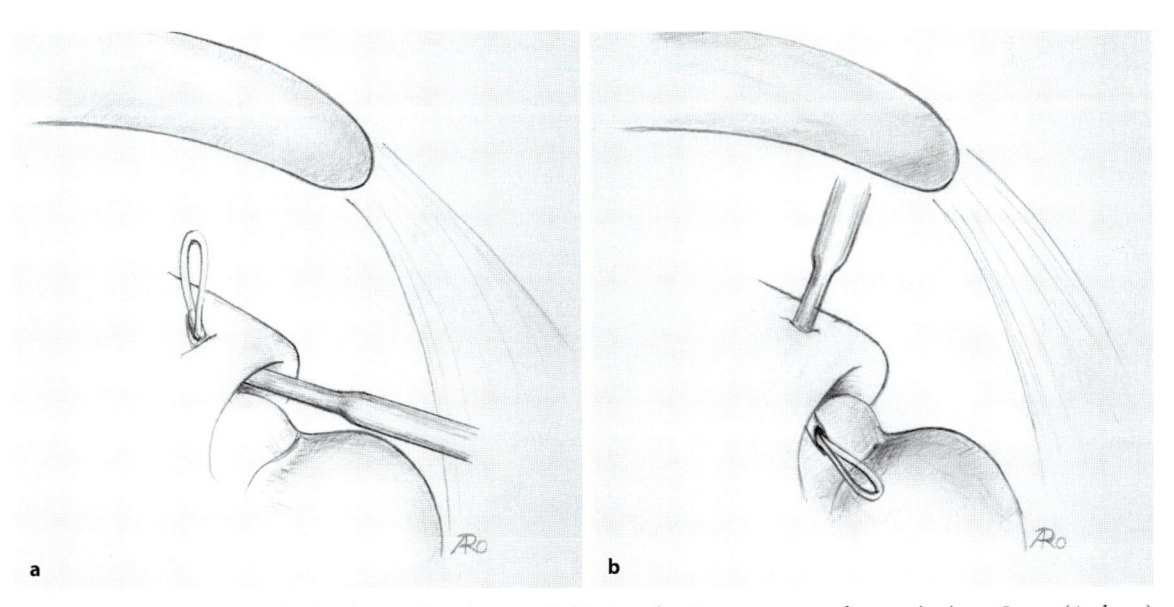

Abb. 14.20a,b. Darstellung der beiden Perforationsmöglichkeiten der Rotatorenmanschette mit einem Lasso (Arthrex) als Beispiel für arthroskopische Fadentransportsysteme. Das Manöver dient sowohl zum Einbringen von Kletterfäden als auch zum Transport der definitiven Fixationsfäden der Manschettennaht. Das Einsetzen kann von lateral (**a**) als auch von ventromedial (**b**) erfolgen. Wird von ventral eingegangen, kann auch eine U-Naht angelegt werden (vgl. Abb. 14.21)

Tabelle 14.4. Richtung der Manschettenperforation in Lassotechnik. Bei Verwendung anderer Transportsysteme sind Zugänge und Prinzip analog (s. Abb. 14.20)

	Lassonadel von ventral	**Lassonadel von lateral**
Portal	Ventral knapp unter dem Akromion, etwa 2 cm medial des anterolateralen Akromionecks	Durch das laterale Arbeitsportal
Ausziehen der Lassoschlinge	Nach lateral durch eine Arbeitskanüle im lateralen Portal	Nach lateral durch eine Arbeitskanüle im lateralen Portal
Perforation der Rotatorenmanschette	Von bursal nach humeral, auch als U-Naht von bursal nach humeral und zurück anwendbar	Von humeral nach bursal
Lage der Lassoschlinge zur Rotatorenmanschette	Unterhalb der Rotatorenmanschette, bei U- Nähten oberhalb	Oberhalb der Rotatorenmanschette
Optimales Arthroskopportal	Posterolaterales Portal (bessere Sicht unterhalb der Manschette)	Beide Portale gleich gut verwendbar

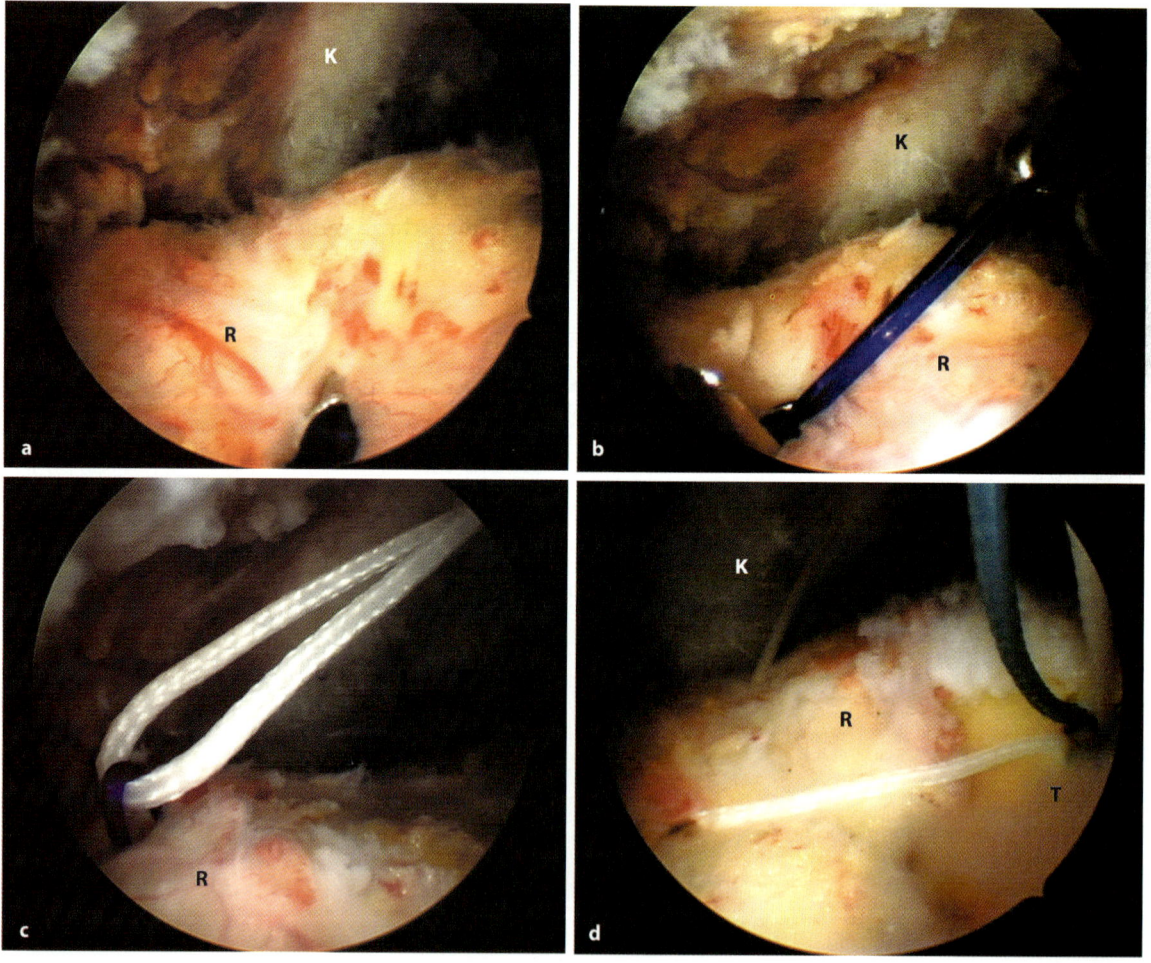

Abb. 14.21a–d. Anlage einer U-Naht in der Supraspinatussehne. Zunächst erfolgt von ventral U-förmiges Perforieren der Supraspinatussehne mit einer gebogenen Nadel (**a**), deren Lassoschlinge wird nach lateral mit einer Fadenfangzange ausgeleitet (**b**). Der weiße Fixationsfaden wird gleichfalls über das laterale Portal ausgeleitet und in die Schlinge gelegt, die den weißen Faden durch die Manschette transportiert (**c**). Es entsteht eine U-Naht (**d**) *R* Rotatorenmanschette, *K* Korakoakromiales Band, *T* Tub. majus

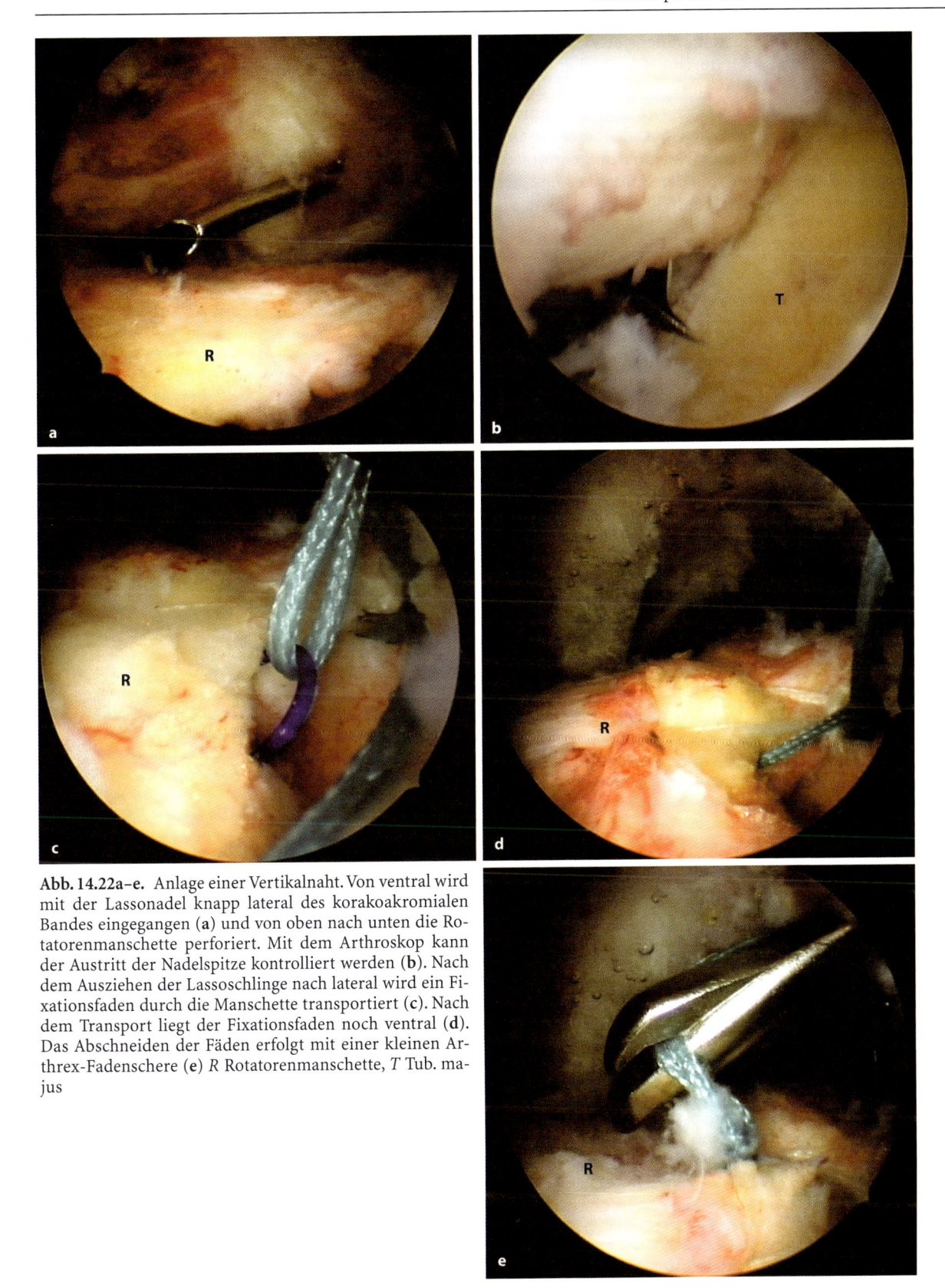

Abb. 14.22a–e. Anlage einer Vertikalnaht. Von ventral wird mit der Lassonadel knapp lateral des korakoakromialen Bandes eingegangen (**a**) und von oben nach unten die Rotatorenmanschette perforiert. Mit dem Arthroskop kann der Austritt der Nadelspitze kontrolliert werden (**b**). Nach dem Ausziehen der Lassoschlinge nach lateral wird ein Fixationsfaden durch die Manschette transportiert (**c**). Nach dem Transport liegt der Fixationsfaden noch ventral (**d**). Das Abschneiden der Fäden erfolgt mit einer kleinen Arthrex-Fadenschere (**e**) *R* Rotatorenmanschette, *T* Tub. majus

Mit der Lassoschlinge kann einer der zwischenzeitlich „geparkten" Fäden durch die Manschette transportiert werden. Dazu muss jedoch noch der zu transportierende Faden aus dem paraakromialen Portal in das laterale Arbeitsportal überführt werden, was mit einer kleinen Fadenholzgange problemlos geschehen kann. Wurde der Nahtanker über das laterale Portal eingesetzt, entfällt dieser Schritt. Die Nahtanker können prinzipiell bei einer 2-Schritt-Technik über beide Portale eingesetzt werden, jedoch ist das Parken der Fäden in einem separaten Applikationsportal bei Verwendung von 2 Fäden pro Anker vorteilhaft (Abb. 14.23).

Grundsätzlich empfiehlt sich der Einsatz einer Arbeitskanüle im lateralen Portal, sobald Fadendurchzugmanöver oder das Herabschieben von Knoten über dieses Portal durchgeführt werden. Als Standard verwenden wir eine durchsichtige 6,5-mm-Arbeitskanüle mit Gewindegängen. Soll das Portal noch mit einer Nahtzange oder gebogenen Kanülen benutzt werden, ist eine größere Kanüle, z. B. 8,5 mm dick, notwendig.

Günstig ist es, zunächst im ventralen Bereich der Ruptur die Fäden zu legen und zu knoten. Schrittweise wird dann nach posterior gegangen; nach jedem Perforationsmanöver empfehlen wir das Knoten der Fäden, da zu viele freie Fäden in einer Kanüle zur gleichen Zeit schnell zu Verwirrungen, nicht zuletzt des Operateurs, führen können.

Wird mit der Lassonadel von ventral eingegangen und die Lassoschlinge unterhalb der Rotatorenmanschette ausgezogen, so liegt bei Verwendung einer einzelnen U-Naht der spätere Knoten stets oberhalb der Manschette, die durch die Naht auf den angefrischten Knochenbereich gepresst wird. Dieser Effekt ist erwünscht und führt zu einer optimalen Reposition der Weichteile. Wird dagegen von lateral eingegangen und die Manschette von humeral nach subakromial perforiert, dann liegt die Lassoschlinge zunächst oberhalb der Manschette. In diesem Fall befindet sich der Faden nach dem Transport unterhalb der Rotatorenmanschette und der definitive Knoten ebenfalls unterhalb der zu refixierenden Manschette.

Abb. 14.23a-c. Benutzung von „Parkplätzen" für nicht benötigte Fäden. Die Lassoschlinge zieht durch das laterale Portal, alle Fixationsfäden sind im Applikationsportal geparkt (**a**). Die blauen Fäden wurden zur Anlage einer U-Naht verwendet und sind geknüpft, die weißen Fäden wurden während des gesamten Manövers im Applikationsportal geparkt. Jetzt Eingehen mit der Lassonadel zu ergänzenden Vertikalnaht (**b**). Die Rotatorenmanschette wurde mit je 2 Vertikal- und 2 U-Nähten refixiert (**c**) *R* Rotatorenmanschette, *T* Tub. majus

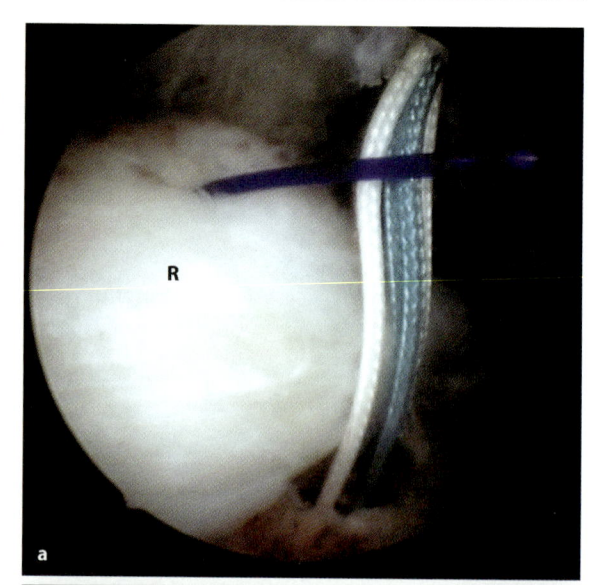

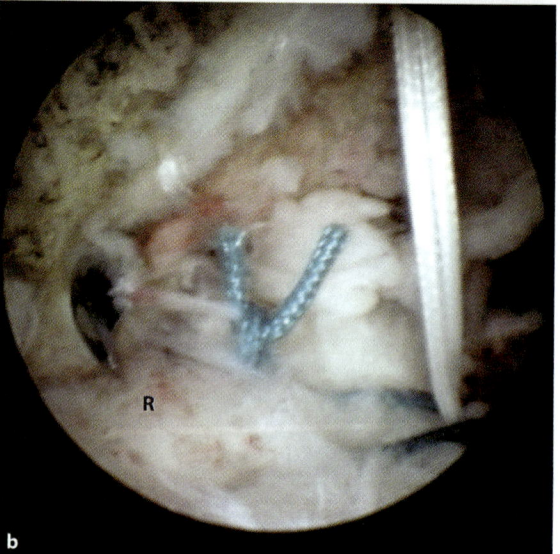

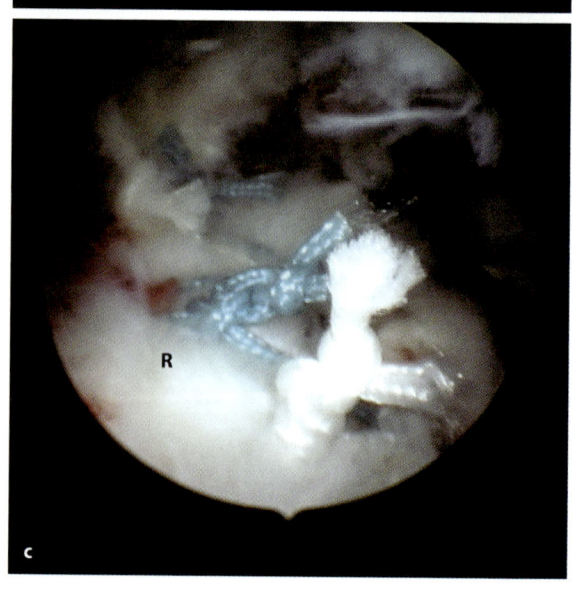

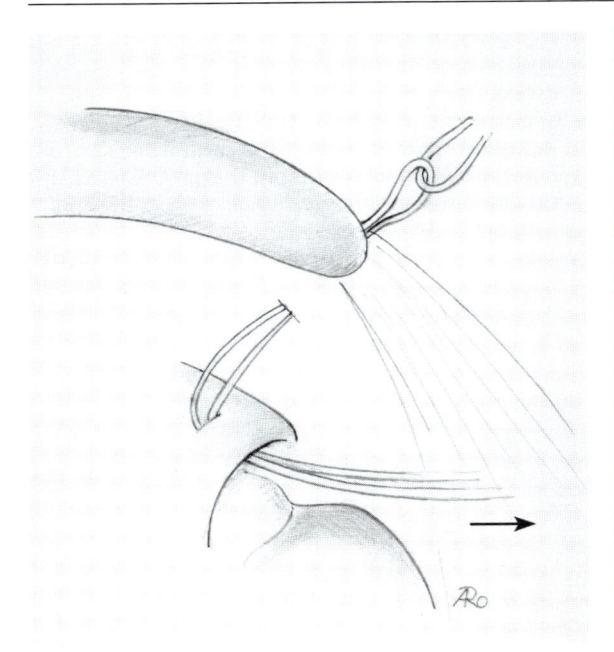

Abb. 14.24. Veränderung der Zugrichtung einer Fadentransportschlinge durch Einlegen einer zweiten Schlinge und Zurückziehen mit der ersten. Die Zugrichtung ist durch einen Pfeil markiert. Das Manöver wird benutzt, um Knoten nach dem Transport der Fixationsfädenimmer von oben auf die Manschette setzen zu können

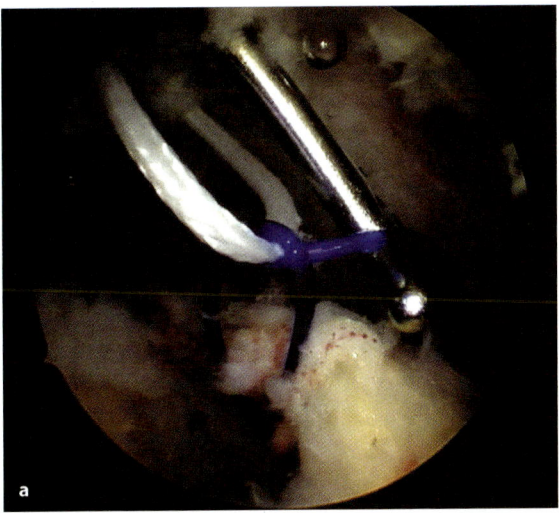

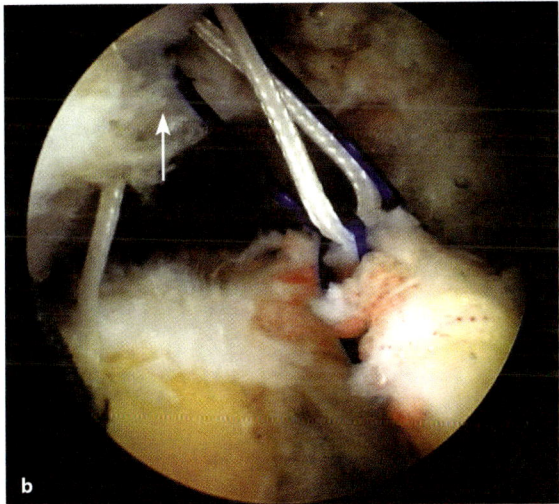

Abb. 14.25a,b. Komplikationen bei arthroskopischer Rotatorenmanschettennaht mit Fäden. **a** Hier läuft ein Lassozugfadenende (*blau*) durch die eigene Schlinge. Das Problem kann durch Ausfädeln des einen Fadenendes aus der Schlinge gelöst werden. **b** Der Fixationsfaden (*weiß*) läuft durch eine laterale Gewebebrücke (*Pfeil*); der Operator hätte besser eine laterale Kanüle zum Fadentransport nutzen sollen

> **Tipps und Tricks**
>
> Will man nach der Perforation die Durchzugsrichtung eines Lassos verändern, kann man dazu einen zweiten Lassofaden verwenden. Dessen Schlinge wird in die erste Lassoschlinge eingelegt. Anschließend zieht man mit der ersten Schlinge die zweite durch die Sehne, schließlich liegt die zweite Schlinge dort, wo anfangs die Fadenenden waren. Die beabsichtigte Zugrichtung der Lassoschlinge hat sich umgekehrt (Abb. 14.24).

Kommt die Lassokanüle von ventral, so muss man nicht in jedem Fall die Lassofäden nach lateral ausziehen. Mit etwas Übung kann man häufig das Einfädelmanöver unter arthroskopischer Kontrolle durchführen. Die kleine Fadelholzange „schlüpft" durch die Lassoschlinge und greift einen noch im paraakromialen Portal geparkten Faden.

Wir bevorzugen die Verwendung einer kombinierten Einzel- und U-Naht pro Nahtanker, wobei beide Nähte im Allgemeinen mit einer Lassonadel über das ventrale Portal eingesetzt werden.

Das Knoten der Fäden erfolgt nach den oben erwähnten Prinzipien.

Literatur

1. Burkhart SS (2000) A steppwise approach to arthroscopic rotator cuff repair based on biomechanical principles. Arthroscopy 16: 82–90
2. Burkhart SS (1995) The deadman theory of suture anchors: observations along a south Texas fence line [see comments]. Arthroscopy 11: 119–123
3. Burkhart SS, Diaz PJ, Wirth MA, Athanasiou KA (1997) Cyclic loading of anchor-based rotator cuff repairs: confirmation of the tension overload phenomenon and comparison of suture anchor fixation with transosseous fixation. Arthroscopy 13: 720–724

4. Demirhan M, Kilicoglu O, Akpinar S, Akman S, Atalar AC, Goksan MA (2000) Time-dependent reduction in load to failure of wedge-type polyglyconate suture anchors. Arthroscopy 16: 383–390
5. Gartsman GM, Khan M, Hammerman SM (1998) Arthroscopic repair of full-thickness tears of the rotator cuff. J Bone Joint Surg Am 80: 832–840
6. Gerber C, Schneeberger AG, Beck M, Schlegel U (1994) Mechanical strength of repairs of the rotator cuff. J Bone Joint Surg Br 76: 371–380
7. Gleyze P, Thomazeau H, Flurin P, Lafosse L, Gazielly DF, Allard M (2000) Arthroscopic rotator cuff repair: a multicentric retrospective study of 87 cases with anatomical assessment. Rev Chir Orthop Reparatrice Appar Mot 86: 566–574
8. St Pierre P, Olson EJ, Elliott JJ, O'Hair KC, McKinney LA, Ryan J (1995) Tendon-healing to cortical bone compared with healing to a cancellous trough. A biomechanical and histological evaluation in goats. J Bone Joint Surg Am 77: 1858–1866
9. Tauro JC (1998) Arthroscopic rotator cuff repair: analysis of technique and results at 2- and 3-year follow-up. Arthroscopy 14: 45–51

KAPITEL 15 # Funktionelle Impingement-Syndrome

S. LICHTENBERG · P. HABERMEYER

15.1 Posterosuperiores Impingement 225
15.1.1 Ätiologie und Pathogenese 225
15.1.2 Klinik 228
15.1.3 Therapieoptionen 229
15.1.4 Postoperative Physiotherapie 231
15.2 Anterosuperiores Impingement 231
15.2.1 Ätiologie und Pathophysiologie 231
15.2.2 Klinik 232
15.2.3 Therapieoptionen 232
15.3 Impingement bei muskulärer Dysbalance 235
15.3.1 Ätiologie und Pathogenese 235
15.3.2 Klinik 236
15.3.3 Therapieoptionen 236
15.4 Posturisches Impingement 236
15.4.1 Ätiologie und Pathogenese 236
15.4.2 Therapieoptionen 237

Funktionelle Impingement-Syndrome

S. Lichtenberg · P. Habermeyer

Neben dem in Kap. 10 beschriebenen Outlet- und Non-outlet-Impingement gibt es eine Reihe weiterer Impingement-Formen, die weder eine klassisch intrinsische noch extrinsische Pathogenese haben. Diese Impingement-Formen beruhen meist auf Veränderungen, die durch repetitive Mikrotraumatisierungen oder übermäßige Überkopfbeanspruchungen in der Aushol- oder Follow through-Phase einer Wurfbewegung hervor gerufen werden. Man unterscheidet:
- posterosuperiores Impingement (PSI),
- anterosuperiores Impingement (ASI),
- Impingement bei muskulärer Dysbalance,
- posturisches Impingement.

PSI und ASI sind sog. innere Impingement-Formen, während die beiden anderen aufgeführten Konstellationen einem sekundären äußeren Impingement zuzurechnen sind.

15.1 Posterosuperiores Impingement

15.1.1 Ätiologie und Pathogenese

Walch-Jobe-Modell

Neben dem klassischen Impingement wurde 1991 von Walch [1] eine neue Impingement-Form beschrieben, das sog. posterosuperiore Impingement (PSI). Walch beobachtete bei hochklassigen Überkopfsportlern ein Einklemmen (inneres Anstoßen) der Infra- und Supraspinatussehnen zwischen dem posterosuperioren Glenoidrand und dem Tuberculum majus bei maximaler Außenrotation, Abduktion und Elevation.

Walch sah den Grund dafür in einer anterioren Hyperlaxität, die sich als Folge der ständigen Überdehnung der vorderen Kapsel beim Werfen entwickelt haben soll.

Bei der Ausholbewegung mit maximaler Außenrotation, Elevation und Abduktion kommt es durch die vordere Kapselelongation zu einer anterioren Translation des Humeruskopfes und damit zu einer Hyperangulation, die zu dem genannten pathologischen Kontakt führt (Abb. 15.1).

Des Weiteren berichteten Riand und Walch [4] in einer späteren Studie, dass von 104 mittels Debridement therapierten Athleten mit PSI bei 20 Patienten keinerlei Besserung der Symptome auftrat, und machten dafür eine verringerte Retrotorsion des Humeruskopfes verantwortlich. Im Durchschnitt lag die Retrotorsion bei 13,6°. Bei diesen Patienten wurde

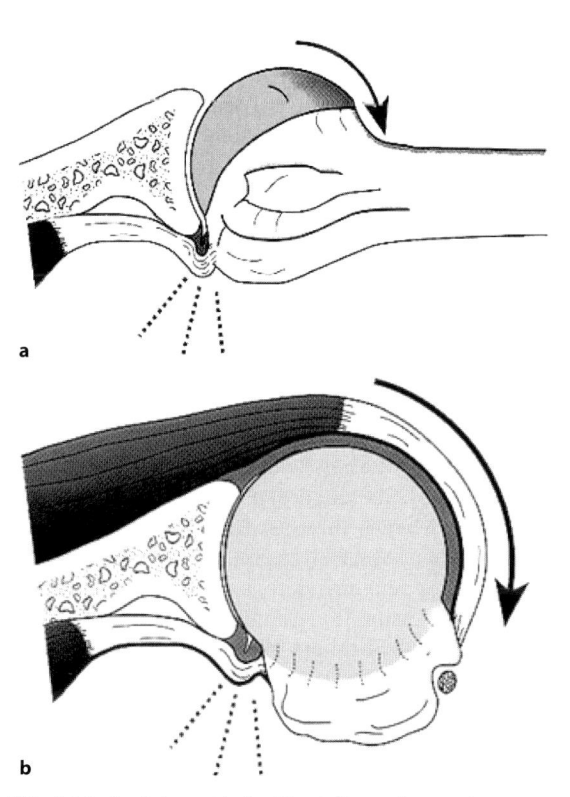

Abb. 15.1a,b. Schematische Darstellung des posterosuperioren Impingements mit Kontakt des Tuberculum majus am Glenoid

dann eine Rotationsosteotomie durchgeführt, mit der in 17 Fällen ein Erfolg erzielt werden konnte.

Unabhängig und zeitgleich mit Walch entdeckte auch Jobe [2] in den USA die Bedeutung der vermehrten anterioren Translation für ein posterosuperiores Impingement. Die normalerweise durch das IGHL kontrollierte Außenrotations-Abduktionsfähigkeit wird durch eine Überbelastung und Überdehnung mit plastischer Deformierung des IGHL-Komplexes bei der maximalen Ausholbewegung überschritten. Dies führt bei repetitiver Traumatisierung zu einer vermehrten Translation und ggf. auch zu einer geringen anterioren Instabilität.

Jobe sah 5 Strukturen als verletzungsanfällig an:
- superiores Labrum glenoidale,
- superiorer Glenoidrand,
- Rotatorenmanschettenunterfläche,
- Tuberculum majus,
- inferiores glenohumerales Ligament (IGHL) oder Labrum glenoidale.

Nach seinen Untersuchungen waren nie alle 5 Strukturen zur selben Zeit betroffen, doch stets war mehr als eine Veränderung sichtbar.

Davidson et al. [3] schließen sich dieser Theorie an, wenn sie ausführen, dass die artikulärseitige Partialläsion der Rotatorenmanschette beim Überkopfsportler ein Kontinuum darstellt, das seinen Ausgang in einer diskreten anterioren Instabilität hat.

Man muss jedoch feststellen, dass ein PSI bei jedem Patienten gefunden werden kann. Bei der Arthroskopie zeigt sich in maximaler ABD/ARO regelmäßig ein innerer oberer Kontakt zwischen Glenoidrand und Rotatorenmanschettenansatz. Dieser ist nicht prinzipiell pathologisch, sondern physiologisch. Erst durch vermehrte Translation bzw. Hyperangulation entsteht eine pathomechanische Konfliktsituation, die zu inneren Gelenkschäden führt.

Burkhart-Morgan-Modell

Burkhart und Morgan widersprechen dieser Laxitätstheorie [5]. Sie sehen den Grund für ein von ihnen beschriebenes internes Impingement in einer traumatischen SLAP-II-Läsion und unterscheiden dabei 3 Subtypen: anteriore, posteriore und kombinierte SLAP-Läsion [6] (Abb. 15.2).

Das Morgan-Burkhart-Modell basiert auf 3 Beobachtungen [7]:
- Eine posterosuperiore SLAP-II-Läsion verursacht eine anteriore Pseudolaxität mit einem positiven Drive-through-Zeichen.
- Beim Vorliegen einer posterosuperioren SLAP-II-Läsion und einem instabilen Bizepsanker bewirkt eine kombinierte Abduktions-Außenrotations-

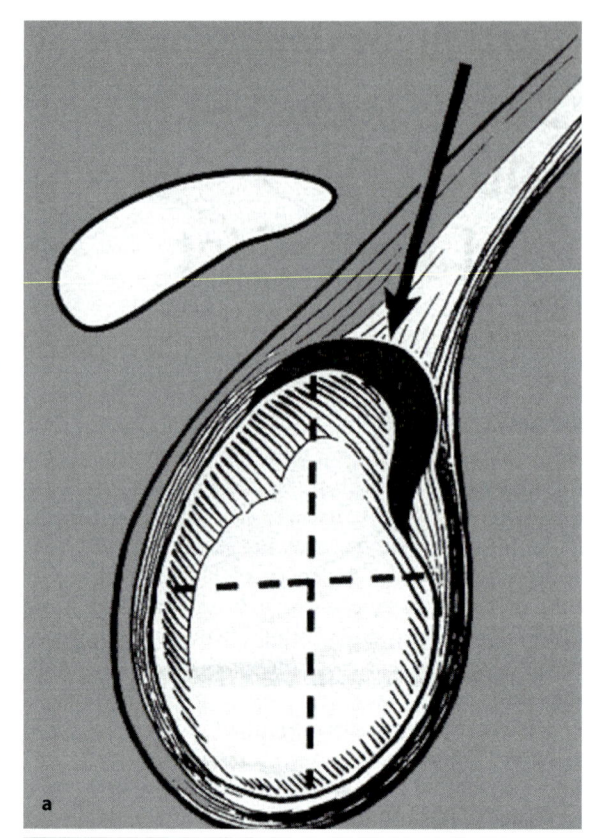

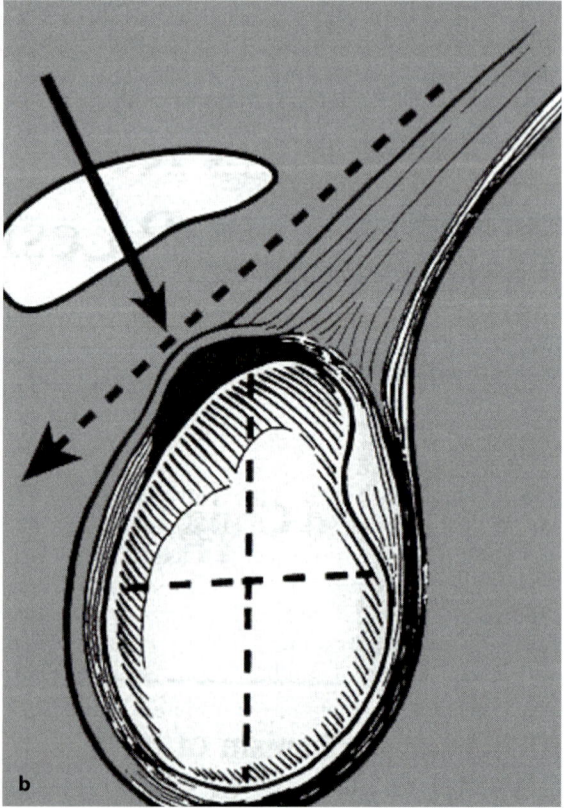

Abb. 15.2a,b. Subtypen der SLAP-II-Läsion nach Burkhart (vgl. auch Kap. 18). **a** Anterosuperior, **b** posterosuperior.

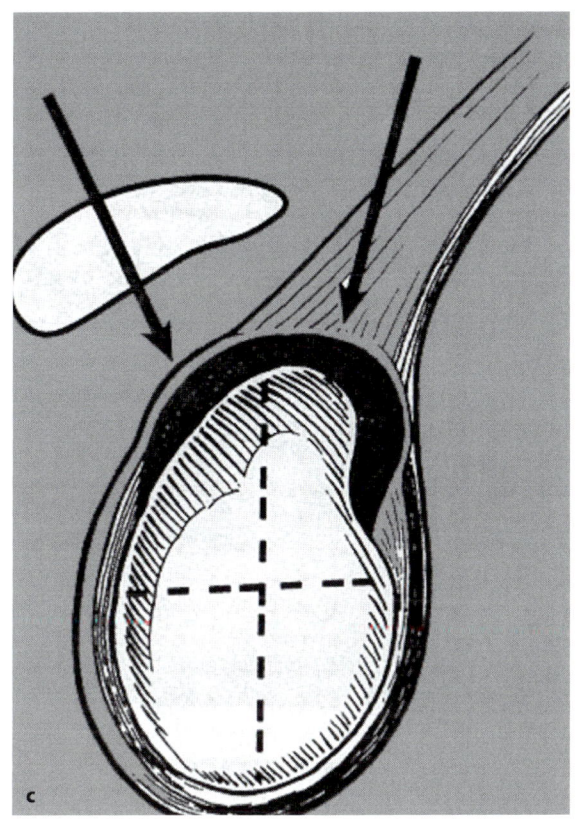

Abb. 15.2c. Das kombinierte Auftreten entspricht dem Typ IIc

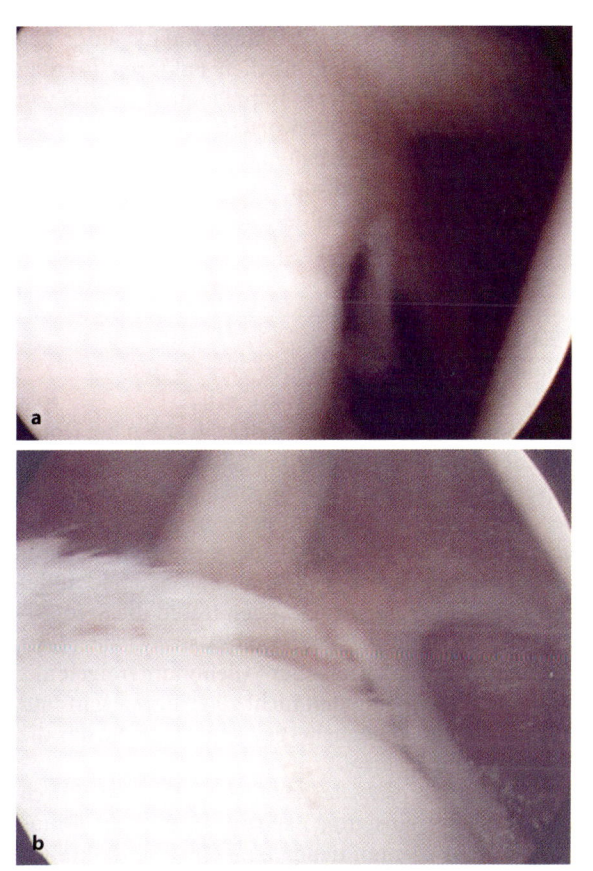

Abb. 15.3a,b. Arthroskopisches Korrelat des sog. Peel-back-Mechanismus. Eine SLAP-IIb oder -IIc-Läsion (**a**) wird bei Außenrotation und Abduktion (**b**) unter Last gesetzt und es kommt es zu einem „Abschälen" des oberen Labrumkomplexes vom Glenoid

Bewegung ein Abschälen (peel back) des SLAP-Komplexes über den posterosuperioren Glenoidrand nach dorsal (Abb. 15.3). Deshalb soll die anteroinferiore Instabilität als ein „Kanalisierungsphänomen" zu verstehen sein, das durch die Unterbrechung des labralen Zirkels am posterosuperioren Ende entsteht.

- Morgan und Burkhart beobachteten bei 53 Patienten mit einer posterosuperioren SLAP-II-Läsion auch eine Innenrotationseinschränkung von mindestens 25°, die durch eine kontrakte posteroinferiore Kapsel verursacht war. Dies wird damit erklärt, dass die erworbene Kontraktur der posteroinferioren Kapsel zur Entstehung einer posterosuperioren SLAP-II-Läsion prädisponiert, weil durch die kontrakte Kapsel bei der Ausholbewegung eine volle Außenrotation verhindert wird und das glenohumerale Drehzentrum nach posterosuperior verschoben wird. Nach dieser Verschiebung erfolgt die volle Außenrotation um das neue Drehzentrum und bewirkt einen erhöhten Kontakt und Stress am posterosuperioren Glenoidrand und am posterosuperioren Labrum-Bizepsanker-Komplex. So wird über den Peel-back-Mechanismus eine noch stärkere posterosuperiore Verschiebung und Instabilität erzielt und letztlich wird durch die vermehrte Zugbelastung die Rotatorenmanschettenunterfläche geschädigt.

Burkhart und Morgan sehen ihre Theorie darin bestätigt, dass sie durch eine Refixierung des SLAP-Komplexes sowohl die anteriore Pseudolaxität (Drive-through-Zeichen) als auch das Peel-back-Phänomen beseitigen konnten. In ihrer Untersuchung von 44 Baseballpitchern konnten alle nach dem Eingriff wieder ihren Sport ausüben, 84% auf dem gleichen oder einem höheren Niveau.

Auch McFarland et al. [8] konnten in einer klinischen und arthroskopischen Analyse festhalten, dass nicht alle Patienten mit Hyperlaxität oder Instabilität einen pathologischen Kontakt zwischen Tuberculum majus und oberem Glenoid aufwiesen. Sie zeigten vielmehr, dass dieser Kontakt auch in einer Reihe anderer Schultererkrankungen erfolgen kann und schlossen daraus, dass vermehrte Laxität oder gar Instabilität nicht die essentiellen Faktoren für das Auftreten eines internen Impingements sind, wie dies Walch und Jobe befürworten.

Nach unserem Dafürhalten hat das PSI eine multifaktorielle Genese. Sowohl eine vermehrte Translation als auch eine SLAP-II-Läsion führen zur gleichen, oben beschriebenen Schädigung.

15.1.2
Klinik

Die Patienten beklagen meist Beschwerden bei Überkopfbewegungen und werden häufig mit der Diagnose „Impingement" zur Akromioplastik überwiesen. Bei genauer Anamneseerhebung berichten sie aber über eine regelmäßige Teilnahme an Überkopfsportarten wie Tennis, Volleyball, Baseball und anderen Rückschlagsportarten. Selten treten die Symptome bei beruflicher Überkopfbelastung auf. Eine traumatische Luxation des Glenohumeralgelenks wird bei diesen Patienten nicht zu eruieren sein und ebenso wenig ein hochenergetisches Trauma, das die Beschwerden auslöste.

Prüfung der Schultergelenkbeweglichkeit: Durch die jahrelange einseitige Belastung z. B. beim Tennis weisen die Patienten häufig eine eingeschränkte Innenrotation, dafür aber vermehrte Außenrotation bei ansonsten freier Bewegungsfähigkeit auf (Abb. 15.4). Auf Grund dieser pathologischen Konstellation kommt es in der Ausholbewegung beim Tennisaufschlag zum Phänomen der Hyperangulation: Die Armachse gerät hinter die physiologische Skapulaebene, der Arm ist maximal außenrotiert und in einer Abduktionsposition, so dass sich gelenkbinnenseitig ein mechanischer Konflikt zwischen oberem hinterem Pfannenrand und Unterrand der Rotatorenmanschette ergibt.

Der *Apprehensionstest* ist negativ, der Patient hat kein Instabilitätsgefühl. Über eine echte Instabilitätskomponente mit einem Abwehrverhalten (Apprehension) klagen die Patienten in der Regel nicht. Führt man den Test aber in bzw. hinter der Frontalebene durch, kommt es in maximaler Außenrotation und Abduktion durch die sog. Hyperangulation des Arms zu einem sehr schmerzhaften Pseudoapprehensionsphänomen!

Der *Load-and-shift-Test* weist häufig eine vermehrte anteriore Translation im Sinn einer Laxität auf.

Der *Relocation-Test* ist positiv, d. h., bei außenrotiertem und abduzierten Arm kommt es durch Druck von vorne auf den Humeruskopf zum Nachlassen der Schmerzsymptomatik, weil dann das Tuberculum majus nicht mehr am Glenoidrand anschlägt.

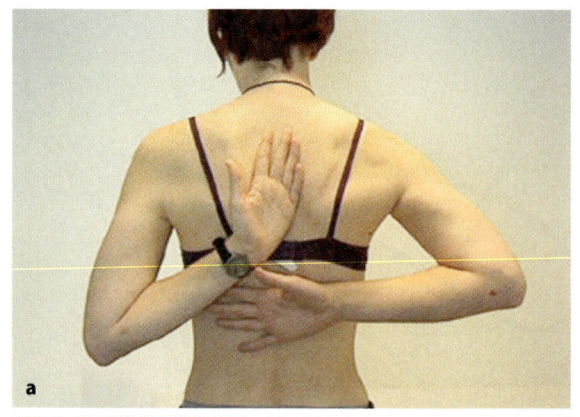

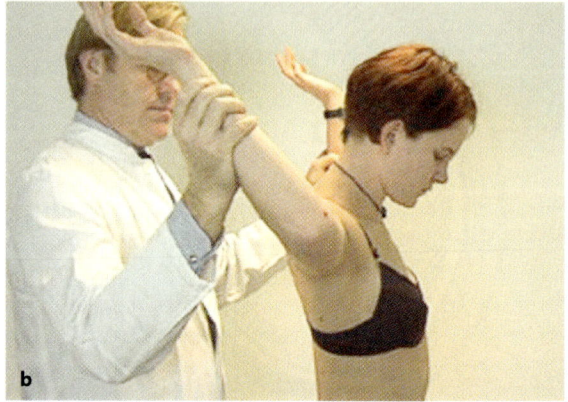

Abb. 15.4a,b. Ein wichtiges klinisches Zeichen ist die gestörte Innenrotationsfähigkeit der Patienten mit einem posterosuperioren Impingment-Syndrom. Hier verminderte Innenrotationsfähigkeit (**a**) bei vermehrter Außenrotation (**b**)

Ferner können der *Palm-up-Test*, der *O'Brien-Test* und der *Yergason-Test* positiv im Sinne einer Mitbeteiligung des oberen Labrum-Bizepsanker-Komplexes sein.

Die normalen Impingement-Zeichen nach Hawkins oder Neer fallen negativ aus. Der *Matsen-Test* (Schmerzen bei maximaler IRO) als Zeichen einer Innenrotationseinschränkung kann positiv sein.

Bildgebende Verfahren

Im *Nativröntgenbild* sind meist keine pathologischen Veränderungen erkennbar. Selten sieht man eine Sklerose am Tuberculum majus oder am posterosuperioren Glenoid.

In der *Sonographie* kann eine artikulärseitige Partialläsion des SSP oder ISP entdeckt werden.

Das beste bildgebende Verfahren ist jedoch die *Magnetresonanztomographie* mit intraartikulärer Gadoliniumgabe. Richtungsweisend für ein PSI ist die artikulärseitige Signalminderung im Sinne einer

Partialläsion des SSP oder ISP. Ferner können am posterosuperioren Labrum und Glenoid skleroseartige Veränderungen entdeckt werden. Nicht immer, aber doch mit gewisser Regelmäßigkeit sieht man eine subchondrale Zyste am Tuberculum majus oder am Glenoid [9, 10] als Zeichen des ständig wiederkehrenden Kontakts. Bei ausgedehnten Befunden findet sich eine leichte Vertiefung in der knorpelfreien „bare area" des Humeruskopfes. Das ist die dorsokraniale Übergangszone unterhalb des Rotatorenmanschettenansatzes, vergleichbar mit einer flachen Hill-Sachs-Läsion.

15.1.3
Therapieoptionen

Konservative Therapie

Sprechen die Anamnese, die beschriebenen Beschwerden, die klinischen Tests und die bildgebende Diagnostik für das Vorliegen eines PSI, kann zunächst ein konservativer Therapieversuch unternommen werden.

Hierbei kommt es darauf an, den schmerzauslösenden Kontakt zu eliminieren. Nach einer Sportpause von 2 Wochen kann ein gezieltes Kräftigungstraining der zentrierenden Rotatoren begonnen werden. Hier sollte auch die kinetische Kette von der Skapula zum Schultergelenk berücksichtigt werden, weshalb stabilisierende Übungen für den M. serratus anterior, die Mm. rhomboidei, den M. levator scapulae und den M. trapezius erfolgen. Begleitend kann bei einer Innenrotationseinschränkung auch ein Stretching der posterioren Kapsel durchgeführt werden.

Gerade bei Überkopfsportlern ist eine Umstellung der Wurf- oder Schlagtechnik wichtig. Es muss versucht werden, dass die zur Schnelligkeit benötigten letzten Grade an Außenrotation nicht durch eine Hyperangulation, sondern durch eine vermehrte Torsion der Wirbelsäule erfolgen.

Kommt es hierunter zu keiner Besserung der Beschwerden, ist eine operative Intervention indiziert.

Operative Therapie

Da die Pathogenese des PSI multifaktoriell ist und veschiedene Strukturen geschädigt werden können, gibt es auch kein „Patentrezept" zur operativen Behandlung des PSI.

Vor einem arthroskopischen Eingriff erfolgt obligatorisch eine Narkoseuntersuchung. Hierbei werden nochmals der Bewegungsumfang (vermehrte ARO/verminderte IRO) und die Stabilität bzw. Laxität geprüft. Besonderer Wert wird auf das Sulkuszeichen in Neutral- und Außenrotation und den Load-and-Shift-Test gelegt.

In Abhängigkeit von der Narkoseuntersuchung, den präoperativen Befunden und dem arthroskopischen Bild wird die Therapie individuell für jeden Patienten und seine Pathologie festgelegt.

Im Falle eines Friktionsschadens am posterosuperioren Labrum erfolgt ein einfaches Debridement dieses Bereichs.

Bei Vorliegen einer Partialläsion der RM-Unterfläche Grad I oder II nach Snyder ist ein Debridement ausreichend, um eine Heilung der Sehne zu erreichen. Bei höhergradigen Partialläsionen reicht dies nicht aus, und eine Rekonstruktion der Sehnen ist unumgänglich. Diese kann arthroskopisch oder mini-open erfolgen.

Ergibt die Narkoseuntersuchung eine Hyperlaxität mit positivem Sulkuszeichen und vermehrter anteriorer Translation, ist während der diagnostischen Arthroskopie ebenfalls auf Laxitätszeichen zu achten. Es zeigt sich dann ein positives „Drive-through-Zeichen", bei dem das Arthroskop ohne Mühe entlang des anterioren Glenoidrandes in den axillären Rezessus vorgeschoben werden kann, ohne Knorpelschäden zu verursachen. In diesem Fall besteht die Indikation zum elektrothermischen Kapselshrinking.

Besteht neben einer anterioren Laxität auch ein positives Sulkuszeichen mit inferiorer Kapsellaxität und weitem Recessus axillaris, muss das Rotatorenintervall überprüft werden. Eine sehr dünne, überweitete und synovitische Kapsel mit sehr großem Abstand zwischen LBS und Oberrand der Subskapularissehne sprechen für ein pathologisch verändertes Foramen Weitbrecht. Dies stellt die Indikation für einen Verschluss durch Naht oder Shrinking-Verfahren dar.

Im Gegensatz zu Burkhart [11] haben wir bei unseren Patienten mit PSI bisher keine therapiebedürftigen SLAP-II-Läsionen gesehen und mussten daher auch keine Indikation zu einem SLAP-Repair oder einer „klassischen" anterioren Stabilisierung stellen. Burkhart berichtet, dass er durch Refixation der SLAP-Läsion die schon beschriebene „Pseudolaxität" und das „Drive-through-sign" beheben konnte.

Operative Technik

Die Patienten werden in der Beach-chair-Position gelagert, und der betroffene Arm wird, frei beweglich, zirkulär steril abgedeckt. Als Standardzugang wird ein dorsales Arthroskopieportal angelegt. Von hier aus erfolgt die Inspektion des gesamten Gelenks.

Die entscheidenden Strukturen sind das posterosuperiore Labrum, hierzu korrespondierend die RM-Unterfläche, der Bizepsanker, das anteriore Labrum und die vordere Gelenkkapsel. Letztere wird auf

Elongation und vermehrte Ausdehnung überprüft, was letztlich mit einem positiven Drive-through-Zeichen korrespondiert. Man führt dann den Arm in die „Apprehension-Position", um ein PSI zu verifizieren. Hierbei gelingt es, Kontakt zwischen dem Tuberculum majus und dem oberen Glenoidrand herzustellen, und der Friktionsschaden an Labrum bzw. RM-Unterfläche („kiss lesion") wird sichtbar (Abb. 15.5).

Das Arthroskop muss dazu vorsichtig nach dorsal gezogen werden, ohne dass man aus dem Gelenk „fällt". Überdies achte man auf das von Burkhart und Morgan beschriebene Auftreten einer SLAP-Läsion. Die Ablösung des Labrum-Bizeps-Komplexes zeigt sich nämlich erst bei der arthroskopischen Manipulation in der extremen Ausholbewegung des Arms. Im nächsten Schritt erfolgt die Anlage eines anterioren Portals mit transparenter Twist-in-Arbeitskanüle (Fa. Arthrex). Über diese wird zusätzlich mit dem Arthroskop von ventral das Ausmaß des Gelenkschadens untersucht.

Posterosuperiores Labrum. Zum Debridement verwendet man einen Whisker-Shaver zum Schutz der Chondralflächen. Alle Abschilferungen oder Fransen werden entfernt, so dass ähnlich wie beim Meniskusshaving eine feste Randleiste entsteht. Sollte jedoch eine echte SLAP-Läsion mit Ablösung vom Glenoidrand vorliegen, muss in dieser Situation ein SLAP-Repair erfolgen.

RM-Partialläsion (Debridement). Ähnlich dem Labrumdebridement wird auch ein Debridement der RM-Unterfläche durchgeführt. Damit alle Stellen erreicht werden können, sollte der Arm vom Assistenten leicht abduziert und rotiert werden. Man erreicht die Läsion der Infraspinatussehne besser über das ventrale Portal. Es ist darauf zu achten, die RM nicht zu perforieren. Das tendinotisch veränderte Gewebe lässt sich in der Regel einfach entfernen, indem beim Shaven die Saugung leicht aktiviert wird.

RM-Läsion (Rekonstruktion). Besteht die Indikation zur Rekonstruktion der RM, kann entweder arthroskopisch oder mini-open vorgegangen werden.

Zunächst wird entsprechend des Bursoskopiebefundes und der präoperativen Röntgenbilder eine arthroskopische subakromiale Dekompression durchgeführt (s. Kap. 12). Diese ist indiziert, wenn der Bursoskopiebefund eine eindeutige subakromiale Stenosierung nachweist oder wenn für die arthroskopische Sehnennaht eine subakromiale Défilée-Erweiterung technisch notwendig ist. Wir führen die Akromioplastik nicht generell durch.

Die arthroskopische Nahttechnik wurde bereits weiter oben beschrieben. Es stehen verschiedene Ankersysteme zur Verfügung, wobei solche mit Fäden (Corkscrew, Mitec-Anker etc.) den stapleähnlichen (Parachute, Bioheaded Corkscrew etc.) vorzuziehen sind.

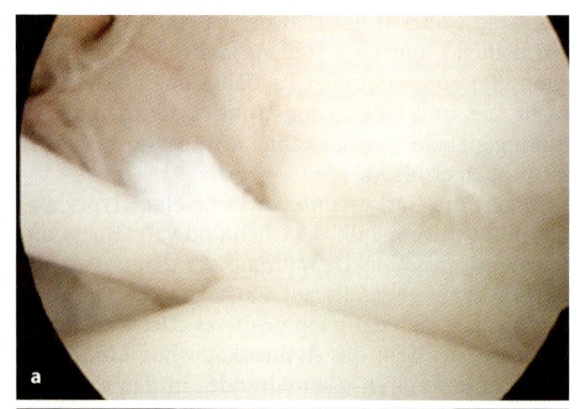

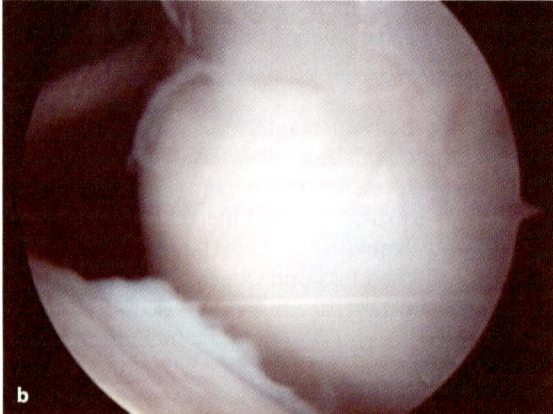

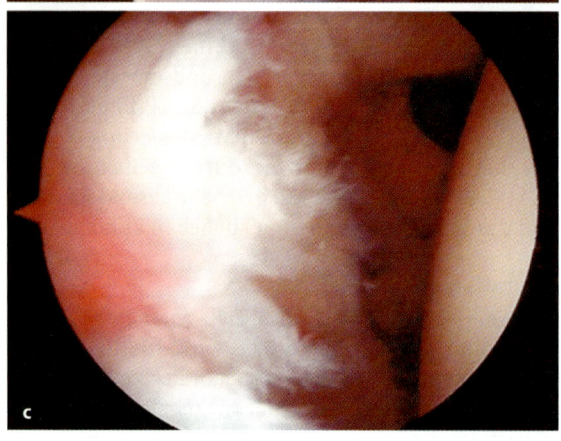

Abb. 15.5a–c. Typische intraartikuläre Läsionen beim posterosuperioren Impingement-Syndrom. **a** SSP-Partialläsion, **b** Impingement des Tuberculum majus am Glenoid, **c** Zottenbildung im Sinne einer posterioren Labrumläsion am posterosuperioren Glenoid

Elektrothermisches Shrinking. Besteht die Indikation zum elektrothermischen Shrinking (ETACS), wird nach Einführen der Elektrosonde (ArthroCare) zunächst im unteren vorderen Rezessus begonnen.

Die Sonde wird dabei von lateral nach medial in Richtung Glenoid geführt und eine Energie der Stufe 3 appliziert (ca. 65°C). Zur vollen Entfaltung kommt die thermische Energie, wenn man das Gewebe mit dem Sondenkopf eine Sekunde lang behandelt, ohne allzu schnell voranzuschreiten. Unter arthroskopischer Sicht kann man dabei das Schrump- fen des Gewebes sehr gut erkennen und dies als Gradmesser für das Ausmaß des Shrinkings heranziehen. Es wird nun schritt- und schichtweise nach superior vorgegangen. Das Rotatorenintervall muss mitbehandelt werden, wenn die Kapsel oberhalb der Subskapularissehne überdehnt ist (positives Sulkuszeichen) (Abb. 15.6). Zum Schluss kann das deutlich reduzierte Kapselvolumen im Arthroskopiebild dokumentiert werden. Das Drive-through-Zeichen ist behoben und die Überprüfung des PSI in der forcierten Apprehension-Position ist nicht mehr möglich.

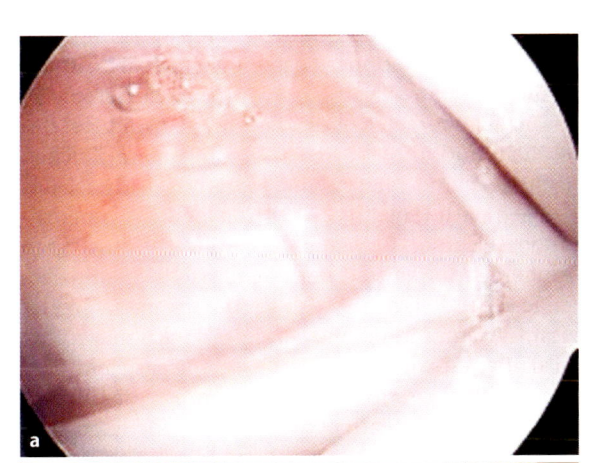

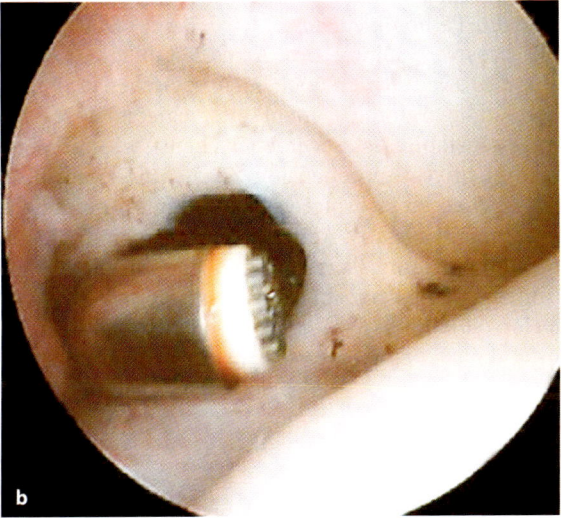

Abb. 15.6. Zustand vor (a) und nach (b) elektrothermischem Shrinking (ETACS) der Kapsel

15.1.4
Postoperative Physiotherapie

Nach einem ausschließlichen Debridement wird die Schulter nach einer 24-stündigen Ruhigstellung im Gilchrist-Verband frühfunktionell nachbehandelt. In den ersten 14 Tagen sollte hierbei auf eine passive Steigerung der Gelenkbeweglichkeit im absolut schmerzfreien Bereich geachtet werden. Nach Erreichen der freien Flexion kann das muskuläre Aufbautraining initiiert werden.

Nach Durchführung einer RM-Rekonstruktion oder eines ausführlichen Shrinkings wird der Arm zunächst für 48 h immobilisiert und dann für 3 Wochen in einem Abduktionskissen (15° Abduktion) geschützt. In dieser Zeit erfolgen passive Bewegungsübungen im schmerzfreien Bereich. Bis zur 6. Woche wird die Beweglichkeit auf 90° Flexion und Abduktion sowie 30° Außenrotation limitiert. Nach der 6. Woche wird dann der freie Range of Motion (ROM) erarbeitet. Sportfähigkeit ist nach 3 Monaten gegeben.

15.2
Anterosuperiores Impingement

15.2.1
Ätiologie und Pathophysiologie

Beim anterosuperioren Impingement kommt es bei forcierter Adduktion und Innenrotation zu einem Friktionsschaden der Subskapularissehne zwischen Tuberculum minus und dem vorderen Glenoidrand (Abb. 15.7). Die durch diesen Mechanismus gefährdeten Strukturen sind die Sehne des M. subscapularis selbst, das vordere Labrum glenoidale, der vordere Glenoidrand und das Rotatorenintervall [12, 13]. Diese Entität ist bisher nicht in dieser Ausführlichkeit beschrieben worden, und so liegen meist nur Berichte über das korakoidale Impingement vor, wobei die klinischen Symptome häufig zu Verwechslungen führen können. Im Gegensatz zum ASI kommt es beim korakoidalen Impingement zu einem Anstoßen des Tuberculum minus am Processus coracoideus.

Pathomechanisch und -morphologisch scheint es drei unterschiedliche, mögliche Enstehungsmechanismen dieses Phänomens zu geben
1. Pathogenetisch ist für das *ASI des jungen Patienten* eine isolierte Laxität [14] mit besonderer Betonung des postero- inferioren Gelenkabschnittes oder eine Verletzung dieser Struktur durch repetitive Microtraumata oder Überlastung von Bedeutung. Durch diese posteriore „Schwachstelle" der

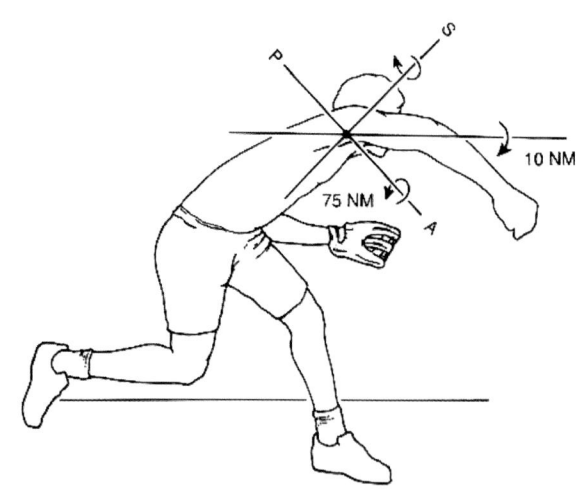

Abb. 15.7. Pathomechanik des anterosuperioren Impingements (ASI). Die forcierte Innenrotation des adduzierten Armes führen zu chronischer Mikrotraumatisierung der anterosuperioren Kapselanteile des Schultergelenks

Kapsel kommt es bei Innenrotation und Adduktion (z.B. Durchzugsphase beim Tennisaufschlag) zu einer Subluxation des Kopfes nach postero-inferior und der nun subluxierende Humeruskopf schlägt mit dem Tubculum minus und der Subscapularissehne am vorderen Glenoid an. Inwieweit eine möglich vermehrte Retrotorsion des Humeruskopfes, umgekehrt wie beim PSI eine vermehrte Antetorsion (s.o.) mitverantwortlich gemacht werden kann, ist zur Zeit nicht zu beantworten.

2. Genau anders verhält es sich beim sog. *degenerativen ASI*. Sowohl in der Narkoseuntersuchung wie auch arthroskopisch ergibt sich eine Einschränkung der Innenrotation mit Kontraktur der posterioren Kapsel. Wie von Matsen beschrieben kommt es dadurch zu einer antero-superioren Translation, die dann bei Innenrotation/Adduktion zu einem pathologischen Kontakt, und bei Anwendung hoher Rotationskräfte, zu einem erhöhten Druck auf die Gelenkflächen führt.

3. Durch eine degenerativ oder traumatisch entstandene Läsion des Rotatorenintervalls (pulley lesion), dem schwächsten Abschnitt der RM, kommt es zu einer pathologischen Mechanik der langen Bizepssehne mit Verlust deren stabilisierenden Funktion des Humeruskopfes. Die LBS ist normalerweise ein anteriorer Stabilisator. Durch den Einriss des Pulley Systems kommt es einerseits zur medialen Subluxation der LBS mit kranialer Schädigung der Subscapularissehne. Die Schwächung der ventralen Stabilisierung durch Subluxieren der LBS führt zu einem pathologischen Kontakt der LBS und der Subscapularissehne am vorderen Labrum – dem ASI. Der Einriss des Pul-

ley Sytems führt andererseits auch zu einer Schwächung der kranialen Stabilität durch den Supraspinatus, was das ASI nur noch verstärkt.

Es finden sich somit beim ASI die folgenden pathognomonischen Veränderungen:
1. Rototorenintervalläsion (LBS-Pulley-Läsion)
2. Mediale Subluxation der LBS
3. Subscapularispartialäsion
4. Fraying (Auffaserung) des anterioren Labrums

15.2.2
Klinik

Die Anamnese weist selten ein Trauma auf. Vielmehr berichten die Patienten über eine starke Belastung des betroffenen Arms in Flexion, Adduktion und Innenrotation. Am häufigsten sind die Patienten Sportler, bei denen in diesen Positionen zusätzlich extreme Kräfte auf das Gelenk einwirken und somit zur Verstärkung der Symptome führen. Besonders betroffen sind Racketsportler wie Tennis-, Badminton- und Squashspieler oder Schwimmer, die sich auf die Kraul- und Butterflystrecken [15] konzentrieren.

Die Schultergelenke der Betroffenen sind frei beweglich und die typischen Impingement-Zeichen nach Neer und Matsen sind negativ. Positiv ist das Zeichen nach Hawkins [12, 14], da hier eine Innenrotations-Flexions-Bewegung simuliert wird. Am schmerzhaftesten und beweisend ist ein modifizierter Test, bei dem der Arm des Patienten passiv in Flexion, Innenrotation und starke Adduktion geführt wird. Die Stellung des Arms entspricht dem Test nach O'Brien, wobei zu beachten ist, dass beim O'Brien-Test der Patient aktiv gegen eine nach kaudal einwirkende Kraft drückt und somit eine Bizeps-Labrum-Pathologie getestet wird. Beim ASI ist allein die passive Stellung des Arms schmerzhaft [16], allerdings kann hier noch nicht zwischen ASI und korakoidalem Impingement unterschieden werden.

Die Instabilitätstests ergeben ebenso wie beim PSI kein positives Apprehension-Zeichen. Der Jerk-Test als Zeichen einer hinteren Instabilitätskomponente ist ebenfalls negativ. Auffällig kann jedoch die Laxitätsuntersuchung sein. Beim Load-and-Shift-Test zeigt sich eine vermehrte a.p.-Translation nach posterior. Ist ein Sulkuszeichen in Neutral- und Außenrotation nachzuweisen, spricht dies für eine allgemeine Hyperlaxität und Insuffizienz der Rotatorenintervallkapsel.

Bildgebende Verfahren

Das *Nativröntgenbild* zeigt wenig bis keine pathologischen Veränderungen. Auffallend können Sklerosierungen im Bereich des Tuberculum minus und am vorderen Glenoidrand sein.

Die *Sonographie* kann Hinweise auf entzündliches Gewebe um die Subskapularissehne geben als Zeichen eines ständigen Kontakts. Ferner können sonographisch Partialläsionen des Subskapularis erkannt werden. Die dynamische Untersuchung auf ein anterosuperiores Impingement ist zwar möglich, jedoch technisch schwierig. Die Diagnose sollte nicht allein auf einen sonographischen Befund hin gestellt werden. Bei einer guten Auflösung kann auch zwischen korakoidalem und anterosuperiorem Impingement differenziert werden. Im ersten Fall sieht man im ventralen Horizontalschnitt ein Anschlagen des Tuberculum minus am Processus coracoideus. Im zweiten Fall kommt es glenoidnah zu einem Aufwerfen der anterioren Kapselstrukturen.

In der *Arthro-MRT* ist es möglich, neben den Veränderungen der Subskapularissehne auch Alterationen am vorderen Glenoid und am Labrum aufzuspüren. Ferner ist durch die intraartikuläre Applikation von Gadolinium eine Aussage über die allgemeine Weite der Gelenkkapsel und über die Ausdehnung des Rotatorenintervalls im Besonderen zutreffen.

15.2.3
Therapieoptionen

Konservative Therapie

Ähnlich wie beim PSI sollte ein konservativer Therapieversuch gemacht werden, bevor eine operative Therapie in Betracht gezogen wird. Da von einer Insuffizienz der posteroinferioren Stabilisatoren und des Rotatorenintervalls ausgegangen wird, muss das Ziel die dynamische Kompensation dieser veränderten Strukturen sein. In der Akutphase ist eine Trainings- und Wettkampfpause indiziert, die eine Schmerzreduktion zum Ziel hat. Dies kann mit Einnahme antiphlogistischer Medikamente unterstützt werden.

An eine Modifikation der Bewegungsabläufe ist ebenfalls zu denken, um den pathologischen Kontakt zu eliminieren. Physiotherapeutisch muss an einer Verbesserung der Gelenkzentrierung und der dynamischen Gelenkstabilisatoren gearbeitet werden.

Operative Therapie

Nach fehlgeschlagener konservativer Therapie besteht die Indikation zum operativen, zunächst diagnostisch-arthroskopischen Vorgehen. Wie bereits oben erwähnt, handelt es sich beim ASI um eine letztlich nur arthroskopisch zu verifizierende Entität.

Vor dem Eingriff steht wie immer die Narkoseuntersuchung, bei der vor allem das Bewegungsausmaß, die Instabilitäts- und die Laxitätskomponente überprüft werden.

Nach der standardisierten Beach-chair-Lagerung wird das Gelenk über das dorsale Portal arthroskopisch inspiziert. Zu achten ist hierbei auf Veränderungen und Ablösungen im Subskapularisansatz am Tuberculum minus und auf Läsionen im weiteren Verlauf der Sehne wie beispielsweise Horizontalrisse. Im Vergleich zum PSI findet man jedoch erheblich seltener tiefe Partialläsionen der betroffenen Sehne.

Im nächsten Schritt erfolgt die Überprüfung des Glenoidrandes und des Labrums. Ist das Labrum vollständig inseriert, gibt es Auffaserungen oder gar Ablösungen vom Glenoidrand? Inwieweit ist ein sublabrales Loch pathologisch oder noch als Normvariante zu sehen? Liegt ein Buford-Komplex mit völligem Fehlen des anterosuperioren Labrums und stark ausgeprägtem mittleren glenohumeralen Ligament vor? Man muss auch den Glenoidrand auf knöcherne und chondrale Veränderungen absuchen.

Weiterhin wird das Rotatorenintervall auf seine Weite und eine mögliche Elongation überprüft. Dies ist kritisch, da der Operateur über ein große Erfahrung verfügen muss, um zu erkennen, was pathologisch und was noch normal ist. Auch das Kapselvolumen ist zu beurteilen (positives Drive-through-Zeichen, ggf. spontane inferiore Subluxation des Humeruskopfes).

Liegen solche Veränderungen vor, die singulär oder auch kombiniert auftreten können, ist eine dynamische Untersuchung der Schulter notwendig. Unter Sicht von dorsal wird der Arm vom Assistenten in die ASI-Position (Innenrotation, Flexion, Horizontaladduktion) gebracht. Man achtet nun auf möglichen Kontakt zwischen Tuberculum minus und dem Glenoidrand und kann verifizieren, ob es sich um strukturelle Schäden durch ein ASI handelt. Meist wird in der Provokationsstellung die lange Bizepssehne (LBS) mit dem SGHL zwischen Humeruskopf und Glenoidrand eingeklemmt (Abb. 15.8).

Operative Technik
Labrumläsion. Handelt es sich um Auffaserungen, reicht ein Debridement des Labrums aus. Bei Ablösungen des Labrums sollte eine Refixation angestrebt werden. Die technischen Details hierzu können Kap. 8 entnommen werden.

Kapselelongation. Im Fall einer stark überweiteten posteroinferioren Kapsel (Abb. 15.9a) kommen 2 Techniken in Betracht:
- elektrothermisches oder laserassistiertes Shrinking,
- Kapselverkleinerung durch Naht.

Das elektrothermische assistierte Kapselshrinking (ETACS) erfolgt hierbei wie oben vorgestellt in den

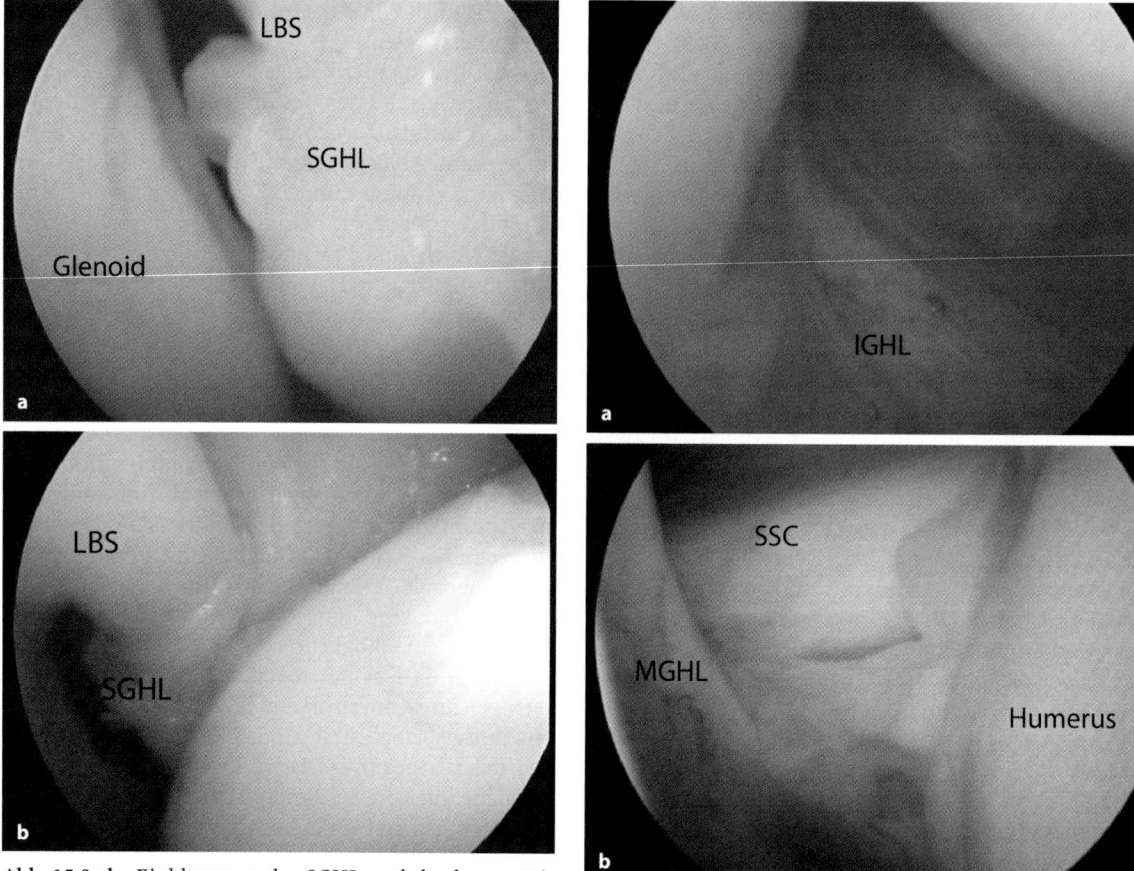

Abb. 15.8a,b. Einklemmen des SGHL und der langen Bizepssehne am vorderen Glenoidrand bei ASI. Mäßige Innenrotation (a) sowie maximale Innenrotation (b)

Abb. 15.9. Überweiteter unterer Rezessus (a) und Subskapularispartialläsion (b) bei anterosuperiorem Impingement

Bereichen, die pathologisch erweitert sind. Hierzu kann es notwendig sein, die Optik ins anteriore Portal und die Elektrosonde über das dorsale Portal einzuführen. Unter arthroskopischer Sicht kann der Erfolg und das Ausmaß der Kapselverkleinerung kontrolliert werden.

Ist eine Naht geplant, hat es sich als günstig erwiesen, ein anterosuperiores Portal zu installieren und von dort mit der Optik den posterioren Bereich zu visualisieren. Nun führt man über das dorsale Portal eine gebogene Hohlnadel ein (Suture-Hook, Fa. Linvatec), die mit einem PDS-Faden #1 armiert ist, ergreift die posteroinferiore Kapsel glenoidfern, perforiert sie und führt die Nadel dann zwischen Labrum und Glenoid vor in Richtung Glenoidmitte. Mit einer Fasszange wird der PDS-Faden gefasst und nach dorsal herausgezogen. Mittels eines arthroskopischen Rutschknotens wird dann eine Kapselplikatur in der Horizontalen und Vertikalen erreicht. Dieser Schritt wird so oft wie nötig wiederholt. Somit wird die pathogenetisch entscheidende Überdehnung des posteroinferioren Kapselbereichs behoben.

Liegt bei erneuter Überprüfung immer noch ein anterosuperiores Impingement vor, so ist ein massiv überweitetes Rotatorenintervall seine Ursache. Es stellt sich dann die Indikation zur Naht des Rotatorenintervalls.

Naht des Rotatorenintervalls (RI). Die Optik ist nun wieder im dorsalen Portal, und über das anteriore Portal wird eine Hohlnadel mit einem PDS-Faden #1 ins Gelenk eingeführt. Das MGHL wird perforiert und der Faden ins Gelenk transportiert. Nach dem Zurückziehen der Hohlnadel wird eine spitze Fadenfasszange (Birdbeak, Fa. Arthrex) so ins Gelenk gebracht, dass mit dieser die obere Begrenzung des RI perforiert wird. Sodann nimmt man den vorgelegten Faden auf und führt ihn nach außen. Der Vorgang kann noch bis zu zweimal wiederholt werden. Abschließend werden die Fäden mit einem Rutschknoten verschlossen, und es kommt zu einer deutlichen Verkleinerung des Rotatorenintervallvolumens und damit Reduktion der inferioren Laxitätskomponente (vgl. Kapitel 9.1).

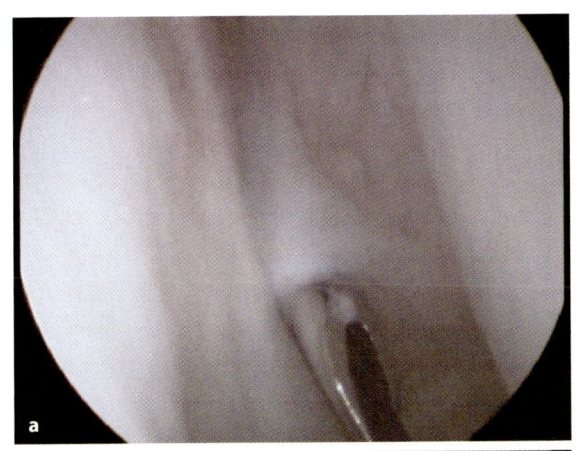

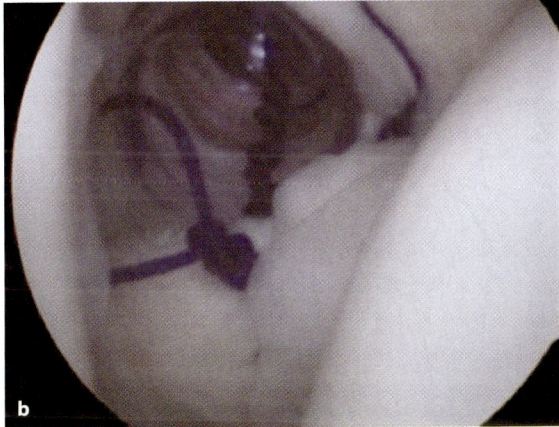

Abb. 15.10a,b. Arthroskopische Subskapularisnaht. Perforieren des SSC mit der Hohlnadel (a) und stabiler Verschluss der Sehne in sich (b)

Subskapularispartialläsion. Trifft man auf eine horizontale Teilruptur der Subskapularissehne (Abb. 15.9b), so ist auch diese operativ zu versorgen. Charakteristischerweise kommt es beim ASI zu einem intertendinösen „Aufsplitten" des Oberrandes der SCP-Sehne durch Aufscheuern am anterosuperioren Glenoidrand. Diese Friktionsverletzung führt jedoch zu keiner ossären Sehnenablösung am Tuberculum minus.

Man führt ähnlich wie beim Rotatorenintervallverschluss eine Hohlnadel über das anteriore Portal ein, perforiert die Subskapularissehne kaudal des Horizontalrisses und führt den Faden ins Gelenk. Im nächsten Schritt wird der Faden mittels Fasszange nach anterior herausgezogen und mit einem Rutschknoten verknotet. Hierdurch kommt es zu einer stabilen Adaptation der Sehne in sich. In der Regel werden auch hierbei 2–3 Fäden benötigt (Abb. 15.10).

Postoperative Physiotherapie

Die postoperative Nachbehandlung gestaltet sich analog zu der oben beschriebenen Behandlung beim PSI. Sportfähigkeit ist in der Regel nach 3 Monaten gegeben.

15.3 Impingement bei muskulärer Dysbalance

15.3.1 Ätiologie und Pathogenese

Ursächlich für ein Impingement bei muskulärer Dysbalance ist nicht eine mechanische Einengung des Subakromialraums, sondern ein Ungleichgewicht der den Humeruskopf zentrierenden Muskeln (mit der Folge eines sekundären Impingements). Somit handelt es sich um ein dynamischen Ungleichgewicht.

Häufig liegt als Pathogenese eine habituelle Dyskinesie bei hypotoner muskulärer Fehlsteuerung (muscular patterning) vor. Man muss hier zwischen muskulären Fehlsteuerungen des eigentlichen Glenohumeralgelenks und denen des skapulothorakalen Nebengelenks unterscheiden.

Glenohumeralgelenk

Die für das Glenohumeralgelenk wichtigen Muskeln umfassen die Rotatorenmanschette (Mm. supraspinatus, infraspinatus, subscapularis, teres minor) und den M. deltoideus.

Der M. infraspinatus und der M. teres minor sind Außenrotatoren und unterstützen die Extension des Arms. Sie agieren in der Follow-through-Phase einer Wurfbewegung (Horizontaladduktion) als posteriore Stabilisatoren, wirken jedoch in der Ausholphase auch als vordere Stabilisatoren [17].

Der M. subscapularis ist ein Innenrotator und agiert zusammen mit dem M. pectoralis major und dem M. latissimus dorsi als vorderer Stabilisator. Diese Muskeln augmentieren funktionell das inferiore glenohumerale Ligament (IGHL) [17].

Der M. supraspinatus fungiert als Abduktor, ist während der gesamten Abduktion in der Skapulaebene aktiv und für die Zentrierung des Humeruskopfes im Glenoid verantwortlich. Er ist somit ein Gegenspieler des M. deltoideus, der als Hauptabduktor den Oberarmkopf unter das Akromion zu ziehen versucht. Der Deltoideus hat ferner mit seinem anterioren Anteil die Funktion eines Flexors und Innenrotators sowie mit seinem posterioren Anteil die Funktion eines Extensors und Außenrotators.

Es bilden sich somit 2 Muskelpaare, deren Balance wichtig für die Funktion der Schulter ist:
- M. deltoideus vs. M. supraspinatus,
- M. subscapularis vs. Mm. infraspinatus und teres minor.

Kommt es nun durch ein Trauma, eher jedoch durch intrinsische Veränderungen und chronische Überanspruchungen zu einer Dysbalance, gerät dieses eingespielte Team aus dem Gleichgewicht.

Bei einer Schwäche des Supraspinatus resultiert durch den Zug des Deltoideus bei der Abduktion zwangsläufig ein Höhertreten des Humeruskopfes, und somit kommt es zu seinem Anschlagen am Akromion (Impingement). Eine Dysbalance zu Gunsten des Supraspinatus ist dagegen – abgesehen von der Axillarisparese – selten.

Bei der Dysbalance des anteroposterioren Kraftpaares kommt es zur funktionellen anterosuperioren bzw. posterosuperioren Migration des Humeruskopfes mit Impingement am Akromion.

Skapulothorakales Nebengelenk

Die für die Stabilisierung dieses „Gelenks" verantwortlichen Muskeln sind die Mm. trapezius, levator scapulae, serratus anterior, pectoralis minor und rhomboidei. Sie stellen eine wichtige kinematische Kette von Muskeln dar, die dazu führt, dass sowohl das Glenoid stets im korrekten Winkel zum Humeruskopf steht als auch die Skapula bei der Elevation und Abduktion nach hinten zieht, um für den Humeruskopf den Weg nach oben freizugeben.

Dysbalancen in dieser Kette führen auf der einen Seite zur Instabilität des Glenohumeralgelenks und auf der anderen Seite zu sekundären, äußeren Impingement-Syndromen. Vor allem, wenn durch Paresen oder selektive muskuläre Schwächen die Fähigkeit aufgehoben ist, bei der Abduktion und Elevation die Skapula ab 90° Abduktion nach posteroinferior zu platzieren, entsteht ein funktionelles, sekundäres Impingement (Abb. 15.11)

15.3.2
Klinik

Bei diesen Patienten bedarf es einer differenzierten Untersuchung der Kraftentfaltung aller an der Schulterfunktion beteiligten Muskeln. Ferner muss der Bewegungsablauf im Seitenvergleich studiert werden, um etwaige Unterschiede zu entdecken.

Die Impingement-Zeichen nach Hawkins, Neer und Matsen können, müssen aber nicht positiv sein. Manchmal kann eine Laxität eruiert werden, auch dies ist jedoch nicht zwingend.

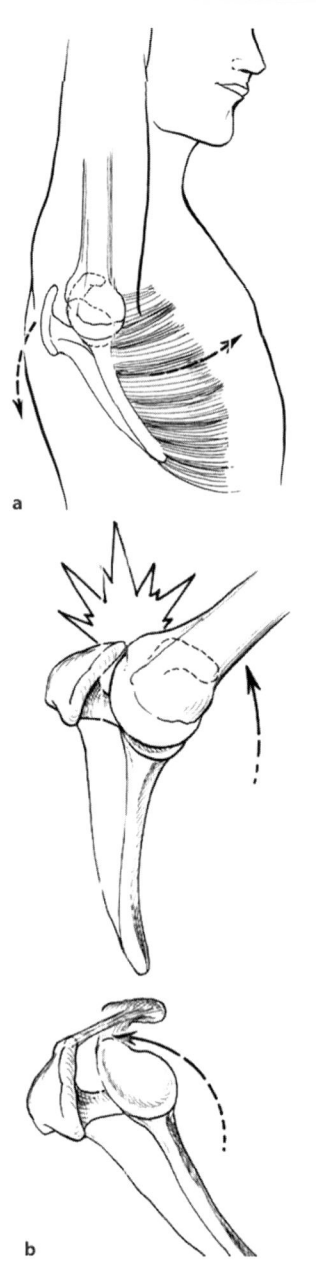

Abb. 15.11a,b. Impingement durch Störung im skapulothorakalen Nebengelenk. Funktion des M. serratus anterior (**a**) und Impingement bei ungenügender Bewegung der Skapula nach posteroinferior (**b**)

Bei diesen häufig schwer zu diagnostizierenden Impingment-Formen muss unter allen Umständen eine genaue neurologische Untersuchung erfolgen, die auch technische Untersuchungen wie EMG und NLG umfassen sollte.

Radiologisch, sonographisch und auch MR-tomographisch gibt es keine pathognomonischen Zeichen.

15.3.3
Therapieoptionen

Die Therapie dieser Impingement-Formen ist stets konservativ und beinhaltet eine selektive Kräftigung des minder ausgebildeten Muskels. Sie gestaltet sich mitunter schwierig, da vom Patienten ein Höchstmaß an Selbstdisziplin und Compliance erwartet werden muss.

15.4
Posturisches Impingement

15.4.1
Ätiologie und Pathogenese

Hierunter versteht man ein Impingement, das seine Ursachen in Fehlstellungen und Fehlhaltungen der BWS hat. Durch Kyphosierung kommt es zu einer Protrusion und Ventralkippung der Skapulae auf dem Thorax. Für die volle, endgradige Elevation ist die Aufrichtung der BWS unabdingbare Voraussetzung. Wenn dies nicht möglich ist, wird das Akromion nach ventrokaudal gekippt, was den Subakromialraum einschränkt.

Besonders imponiert ein posturisches Impingement bei Patienten mit Morbus Bechterew. Diese haben im Spätstadium regelmäßig „Impingement-Beschwerden", deren alleinige Ursache vertebragen ist. Aber auch schon die schlechte Haltung des älteren Patienten mit fehlender funktioneller Aufrichtung von HWS und BWS führt häufig zu sekundären Schulterbeschwerden.

15.4.2
Therapieoptionen

Hier kann die klassische Rückenschule in Verbindung mit einem Dehnungs- und Stärkungsprogramm der Rotatorenmanschette und der Skapulastabilisatoren die Symptomatik komplett beseitigen. Somit ist auch diese Entität einer arthroskopischen Therapie nicht zugänglich.

Literatur

1. Walch G, Liotard JP, Boileau P, Noel E (1991) Posterosuperior glenoid impingement. Another shoulder impingement. Rev Chir Orthop Reparatrice Appar Mot 77: 571–574
2. Jobe CM (1995) Posterior superior glenoid impingement: expanded spectrum. Arthroscopy 11: 530–536
3. Davidson PA, Elattrache NS, Jobe CM, Jobe FW (1995) Rotator cuff and posterior-superior glenoid labrum injury associated with increased glenohumeral motion: a new site of impingement. J Shoulder Elbow Surg 4: 384–390
4. Riand N, Levigne C, Renaud E, Walch G Results of derotational humeral osteotomy in posterosuperior glenoid impingement. Am J Sports Med 26: 453–459
5. Barber FA, Morgan CD, Burkhart SS, Jobe CM (1999) Labrum/biceps/cuff dysfunction in the throwing athlete. Arthroscopy 15: 852–857
6. Morgan CD, Burkhart SS, Palmeri M, Gillespie M (1998) Type II SLAP lesions: three subtypes and their relationships to superior instability and rotator cuff tears. Arthroscopy 14: 553–565
7. Burkhart SS, Morgan CD (1998) The peel-back mechanism: its role in producing and extending posterior type II SLAP lesions and its effect on SLAP repair rehabilitation. Arthroscopy 14: 637–460
8. McFarland EG, Hsu CY, Neira C, O'Neill O (1999) Internal impingement of the shoulder: a clinical and arthroscopic analysis. J Shoulder Elbow Surg 8: 458–460
9. Schickendantz MS, Ho CP, Keppler L, Shaw BD (1999) MR imaging of the thrower's shoulder. Internal impingement, latissimus dorsi/subscapularis strains, and related injuries. Magn Reson Imaging Clin N Am 7: 39–49
10. Halbrecht JL, Tirman P, Atkin D (1999) Internal impingement of the shoulder: comparison of findings between the throwing and nonthrowing shoulders of college baseball players. Arthroscopy 15: 253–258
11. Burkhart SS, Morgan CD, KiblerWB (2000) Shoulder injuries in overhead athletes. The „dead arm" revisited. Clin Sports Med 19: 125–158
12. Le Huec JC, Schaeverbeke, T, Moinard M, Kind, M, Diard F, Dehais J, LeRebeller A (1996) Traumatic tear of the rotator interval. J Shoulder Elbow Surg 5: 41–46
13. Dumontier C, Sautet A, Gagey O, Apoil A (1999) Rotator interval lesions and their relation to coracoid impingement syndrome. J Shoulder Elbow Surg 8: 130–135
14. Apoil A (1992) Antero-internal impingement of the shoulder. Ann Radiol 35: 161–166
15. Yanai T, Hay JG (2000) Shoulder impingement in front-crawl swimming: II. Analysis of stroking technique. Med Sci Sports Exerc 32: 30–40
16. Meister K (2000) Injuries to the shoulder in the throwing athlete. Part two: evaluation/treatment [In Process Citation]. Am J Sports Med 28: 587–601
17. DiGiovine NM, Jobe FW, Pink M, Perry J (1992) An electromyographic analysis of the upper extremity in pitching. J Shoulder Elbow Surg 1: 15–25

KAPITEL 16 # Kalkschulter

G. PAP · A. MACHNER · P. OGON · M. OGON

16.1 Tendinitis calcarea 241
16.1.1 Definition 241
16.1.2 Ätiologie und Pathogenese 242
16.1.3 Klinik und Klassifikation 243
16.1.4 Anamnese und klinische Untersuchung 243
16.1.5 Bildgebende Diagnostik
16.1.6 Therapie 246
16.2 Arthroskopische Therapie der Tendinosis calcarea in der Quadrantentechnik 251
16.2.1 Präoperative Diagnostik 251
16.2.2 Sonographische Untersuchung 252
16.2.3 Operationstechnik 253
16.2.4 Nachbehandlung 256

Kalkschulter

G. Pap · A. Machner · P. Ogon · M. Ogon

16.1
Tendinitis calcarea

G. Pap · A. Machner

16.1.1
Definition

Die Tendinitis calcarea ist ein eigenständiges Krankheitsbild, das durch multifokale, zellvermittelte Kalkablagerungen im vitalen Weichteil-Sehnen-Gewebe der Schulter gekennzeichnet ist. Sie muss von Verkalkungen abgegrenzt werden, wie sie sekundär nach operativen Eingriffen [5, 41], bei Tumoren [13, 71], chronischen Nierenerkrankungen [1] oder anderen Erkrankungen auftreten.

Während am Anfang des 20. Jahrhunderts noch zahlreiche Autoren die Ursache für diese Erkrankung im Subakromialraum sahen [6, 49], wurde von Codman 1909 zum ersten Mal gezeigt, dass sich die Kalkablagerungen in den Sehnen der Rotatorenmanschette befinden [12]. Wrede lieferte 1912 die erste histologische Darstellung der Tendinitis calcarea, in der er den Nachweis von Chondrozyten zwischen den Tenozyten der Sehnen führte [70].

Das typische Manifestationsalter der Tendinitis calcarea liegt im mittleren Lebensabschnitt, wobei die meisten Autoren den Altersgipfel zwischen dem 40. und 50. Lebensjahr angeben [14, 65]. Daneben gibt es jedoch sowohl Studien, in denen die höchste Inzidenz früher, zwischen dem 30. und 40. Lebensjahr gefunden wurde [68], als auch solche, die einen Altersgipfel bei Patienten über 60 Jahren beschreiben [28].

Die Angaben zur Häufigkeit der Erkrankung schwanken in der Literatur in weiten Grenzen und reichen bei sog. Schultergesunden, d. h. asymptomatischen Personen, von 2,7–20% [8, 58] bis zu 6,8–54% bei Patienten mit Beschwerden an der Schulter [19, 68]. Ein bilateraler Befall bei einseitigem Schulterschmerz tritt in etwa einem Viertel der Fälle auf [32], mit einer Streubreite der Literaturangaben von 8,8–40% [19].

Die für die Tendinitis calcarea typischen Kalkdepots sind am häufigsten in der Supraspinatussehne lokalisiert, z. T. auch in Kombination mit anderen Lokalisationen, insbesondere in der Infraspinatussehne (Tabelle 16.1). So liegt die Häufigkeit des Vorkommens der Kalkdepots in der Supraspinatussehne in Untersuchungen von Plenk bei 82% [53], von DePalma und Kruper bei 74% [14] sowie von Hsu et al. bei 70,7% [28].

Die Kalkablagerungen werden normalerweise spontan resorbiert. Anschließend tritt eine Regeneration der Sehne ein, weshalb die Tendinitis calcarea auch als selbstheilende Erkrankung verstanden wird, bei der die Kalkablagerungen auch ohne Therapie vollständig wieder verschwinden können [26, 36]. Dies wird durch Beobachtungen gestützt, dass bei Obduktionen von Leichen im Alter über 66 Jahren Verkalkungen in der Rotatorenmanschette nur selten gefunden werden, was als Zeichen einer spontanen Eliminierung solcher Verkalkungen vor dem 6. Lebensjahrzehnt angesehen wird [45]. Dennoch kommt es wohl nicht immer zu einer Selbstheilung [26]. Darüber hinaus werden, selbst wenn man von einer Selbstlimitierung ausgeht, nicht selten Krankheitsverläufe von mehr als 10 Jahren beobachtet [37, 45], und in einigen Fällen ist auch ein Übergang in heterotope Ossifikationen möglich [20].

Die Frage nach einer begleitenden Rotatorenmanschettenruptur wird kontrovers diskutiert. Während

Tabelle 16.1. Lokalisation von 235 Kalkdepots in einer retrospektiven Röntgenstudie. (Nach Gärtner u. Heyer [19])

Kalklokalisation	n	(%)
Nur Supraspinatus	74	(31,5)
Nur Infraspinatus	13	(5,5)
Nur Subskapularis	0	--
Supraspinatus und Infraspinatus	92	(39,2)
Supraspinatus und Subskapularis	20	(8,5)
Supra-, Infraspinatus und Subskapularis	36	(15,3)

McLaughlin und Asherman feststellen, dass eine Tendinitis calcarea einen wichtigen Hinweis gegen das Vorhandensein einer Rotatorenmanschettenruptur gibt, sind andere Autoren der Meinung, dass man an das gleichzeitige Bestehen einer Rotatorenmanschettenruptur denken sollte, insbesondere bei Patienten über 40 Jahren [21, 28, 30, 33]. Fest steht aber, dass das Zusammentreffen einer Tendinitis calcarea mit einer Rotatorenmanschettenruptur ein eher seltenes Ereignis darstellt.

16.1.2
Ätiologie und Pathogenese

Obwohl es eine Reihe von Theorien zur Entstehung der Tendinitis calcarea gibt, ist ihre Ätiologie bisher nicht eindeutig geklärt. Im Wesentlichen stehen sich 2 Theorien gegenüber: Zum einen die der degenerativen Entstehung und zum anderen die der so genannten aktiven Kalzifizierung und Spontanresorption.

Die Theorie der degenerativen Entstehung, die u. a. von Codman vertreten wurde [12], geht davon aus, dass es durch einen Stimulus in Form mechanischer Reizungen (Trauma, subakromiale Enge) oder einer lokalen Minderdurchblutung (auch in Zusammenhang mit Alterungsprozessen [11]) zu einer Hypoxie im Sehnenbereich des M. supraspinatus mit sukzessiven degenerativen Veränderungen, Hyalinisierung im Sehnenbereich [42] und anschließender Nekrosebildung kommt. Diese Nekrosebildung soll dann bei jüngeren Menschen zu sekundären Verkalkungen in Form der Tendinitis calcarea führen, während sie sich bei Älteren alternativ zu einer Rotatorenmanschettenruptur entwickeln kann.

Gegen die degenerative Theorie spricht einerseits, dass die Tendinitis calcarea in hohem Maß eine Selbstheilungstendenz besitzt, die mit irreversiblen degenerativen Prozessen nicht vereinbar ist, und andererseits, dass sie nur selten mit einer Rotatorenmanschettenruptur vergesellschaftet ist. Obgleich in experimentellen Arbeiten gezeigt wurde, dass eine Unterbrechung der Gefäßversorgung der Achillessehne bei Kaninchen zur Hyalinisierung und nachfolgenden Kalzifizierung der Sehnenfasern führen kann [42], konnte der endgültige Beweis für eine degenerative oder traumatische Genese der Tendinitis calcarea, wie auch für andere mechanische Ursachen, bisher nicht überzeugend erbracht werden.

Diese Überlegungen führten Uthoff et al. zur Theorie der aktiven Kalzifizierung, die erstmals das Phänomen der Spontanresorption berücksichtigt [61, 66]. Diese Theorie geht von einem phasenhaften Verlauf der Erkrankung aus, die von Uthoff und Sakar in 3 Stadien unterteilt wird: die präkalzifizierende, die kalzifizierende und die postkalzifizierende Phase (Abb. 16.1) [64]. Dabei kommt es initial im Sehnenbereich zu einer Metaplasie von Sehnenzellen zu Chondrozyten, die mit einer erhöhten Proteoglycanbildung verbunden ist (Transformationsphase). In der Interzellulärsubstanz, welche die Chondrozyten umgibt, kommt es anschließend zur Entstehung von Hydroxylapatitkristallen in sog. Matrixvesikeln (formative Phase).

Histologische Untersuchungen zeigen, dass während dieser formativen Phase das umgebende Gewebe relativ avaskulär ist. Der Kalzifizierungsprozess unterscheidet sich somit deutlich vom Prozess der enchondralen Ossifikation, der durch die Anwesenheit von Blutgefäßen charakterisiert ist. An dieses Stadium schließt sich dann bei der Tendinitis calcarea, oft erst nach mehreren Jahren, eine Phase der Proliferation von Blutgefäßen an. Es kommt u. a. zu einer Einwanderung von Makrophagen und mononukleären Riesenzellen mit sukzessiver Enzymakti-

Abb. 16.1. Natürlicher zyklischer Verlauf der Tendinitis calcarea. (Nach Uthoff u. Loehr [63])

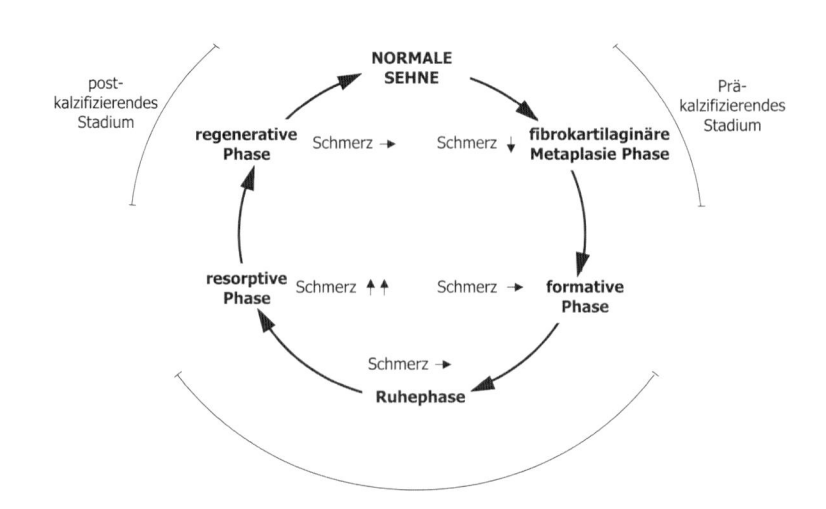

vierung, Auflösung und Phagozytose der Kalkdepots (Resorptionsphase). Mit der Vaskularisation und Einwanderung von Zellen in den Verkalkungsherd erhöht sich zwangsweise der intratendinöse Druck, was zu der typischen akuten Schmerzhaftigkeit der Tendinitis calcarea führen soll. Dabei kann die Drucksteigerung so groß sein, dass die Kalkherde in die Bursa subacromialis einbrechen. Im Anschluss an diesen Prozess bauen dann Fibroblasten ein neues gefäßreiches Bindegewebe auf (Reparationsphase), so dass letztendlich eine intakte, strapazierfähige Sehne resultiert [26].

Die Ursache (der Stimulus) für die initiale Metaplasie ist auch in dieser Theorie nicht vollständig erklärt, genauso wenig wie der Grund für die nach längerer Zeit einsetzende Hyperämisierung der betroffenen Bereiche. Hinsichtlich des initialen Stimulus wird, zumindest teilweise, eine biochemische Ursache in Form einer der Gicht vergleichbaren Stoffwechselerkrankung vermutet. Auch die Vermutung einer genetischen Ursache der Tendinitis calcarea mit HLA-A1-Häufung wurde geäußert [59], konnte aber nicht endgültig bestätigt werden.

Gemeinsam ist der Pathogenese der Tendinitis calcarea die Bildung von Hydroxylapatit ($Ca_5(PO_4)_3OH$) in ähnlicher Kristallgröße, wie es auch im Knochen vorkommt. Im Gegensatz dazu tritt jedoch keine vollständige Mineralisation und Verknöcherung ein, so dass das Hydroxylapatitdepot (Kalkdepot) in der Kalzifizierungsphase makroskopisch als krümelige weißliche Masse imponiert, während es in der Resorptionsphase einer milchigen Emulsion ähnelt.

16.1.3
Klinik und Klassifikation

Die anamnestischen Angaben und das klinische Bild der Tendinitis calcarea zeigen eine hohe Variabilität. Sie sind von der pathogenetischen Phase, der Größe der Kalkdepots und ihrem Durchbruch in die subakromiale Bursa abhängig [26]. Die formative Phase verläuft häufig subklinisch oder sogar völlig asymptomatisch [12, 22] und wird, wenn überhaupt, meist zufällig entdeckt. Wenn die Kalkherde jedoch eine bestimmte Größe überschreiten, können sie zu einem Impingement-Syndrom führen [3]. Die resorptive Phase, die am Ende des zyklischen Erkrankungsprozesses steht, ist hingegen typischerweise durch akute starke Schmerzen gekennzeichnet, die häufig auf eine Bursitis, z. B. in Folge des Durchbruchs von Kalkherden in die subakromiale Bursa, zurückgeführt werden. Da jedoch bei diesem Durchbruch nicht notwendigerweise Schmerzen oder überhaupt Symptome auftreten, kann davon ausgegangen werden, dass die akuten Symptome eher der oben beschriebenen Steigerung des intratendinösen Drucks zuzuschreiben sind [15].

Für die Klassifikation der Tendinitis calcarea gibt es verschiedene Ansätze, die sich an der klinischen Symptomatik, am radiologischen Befund oder am pathogenetischen Verlauf orientieren. So unterteilt DePalma die Erkrankung nach den Symptomen in 3 Kategorien, nämlich eine akute, subakute und chronische Form [14]. Auch Rowe fasst den klinischen Verlauf in 3 Phasen zusammen: die stumme Phase, die Impingement-Phase und die akute Phase [57], eine Einteilung, die auch von anderen Autoren in ähnlicher Weise vorgenommen wird [7, 52, 55, 60].

Von den meisten Autoren werden jedoch, entsprechend der vom Patienten beim Arztbesuch geschilderten Beschwerden, zwei typische klinische Phasen der Tendinitis calcarea unterschieden, eine akute und eine chronische Phase [16, 20, 26, 68].

In der *akuten Phase*, die sich in der Regel über mehrere Tage erstreckt, treten anfallsartig beginnende heftigste Schmerzen auf, die sowohl im Bereich des Akromions als auch des Deltoideusansatzes als besonders stark empfunden werden [26] und bis in die Finger ausstrahlen können. Diese Schmerzen sind lage- und bewegungsabhängig und treten häufig erstmalig in der Nacht beim Liegen auf der betroffenen Schulter auf, so dass die Patienten erwachen und nach der schmerzbedingt schlaflosen Nacht zum ersten Mal den Arzt konsultieren. Die Schmerzen werden oft als stechend, pochend oder klopfend empfunden und können zusammen mit einer extremen Druck- und Berührungsempfindlichkeit zur sog. hyperalgischen Schulter führen (s. unten).

Nach dem spontanen oder durch analgetische bzw. antiphlogistische Therapie bewirkten Abklingen der Schmerzen können sich in der *chronischen Phase* Intervalle völliger oder zumindest relativer Beschwerdefreiheit mit anschließenden Abschnitten wochen- oder monatelanger mäßiger bis starker Schmerzen abwechseln. Diese Beschwerden treten häufig bei bestimmten Bewegungen (Abduktion) auf und imponieren teilweise als Impingement-Syndrom.

DePalma und Kruper unterteilten die Tendinitis calcarea nach der Symptomdauer in 3 Gruppen. Die akuten Fälle hatten starke Schulterschmerzen, die weniger als 4 Wochen bestanden, die subakuten Fälle etwas mildere Symptome mit einer Dauer von 1–6 Monaten, und die chronischen Fälle milde Symptome, die über mehr als 6 Monate persistierten [14]. Dabei korreliert die Dauer der Symptome mit ihrer Akuität, d. h., je akuter die Symptome sind, desto kürzer ist ihre Dauer [14, 26, 60]. Trotz dieser verschiedenen Einteilungen muss die Tendinitis calcarea als ein Kontinuum verstanden werden und nicht als Bündel unterschiedlicher Subgruppen [26].

16.1.4 Anamnese und klinische Untersuchung

Bei der klinischen Diagnostik steht zunächst die Anamnese des Patienten mit den charakteristischen Schmerzen in der Akutphase und wechselnden Beschwerden in der chronischen Phase im Vordergrund.

In der *akuten Phase* berichten die Patienten über eine starke Schmerzhaftigkeit der Schulter. Schmerzbedingt ist die Beweglichkeit stark eingeschränkt, wenn nicht gar völlig aufgehoben. Häufig wird der Arm der betroffenen Schulter in Innenrotationshaltung an den Körper gepresst und nur unter Zuhilfenahme des Gegenarmes bewegt. Muskuläre Spasmen können zu dieser starken Bewegungseinschränkung beitragen. Provokationssstests können deshalb in der Regel nicht durchgeführt werden. Gleichzeitig besteht besonders im Bereich des Akromions eine extreme Druckschmerzhaftigkeit (lokaler Druckpunkt), die bereits bei der kleinsten Berührung zu Tage tritt und bei der palpatorischen Untersuchung der Schulter besonders auffällt. Die Schultergegend ist in der akuten Phase häufig überwärmt und kann auch gerötet und etwas geschwollen sein, so dass alle Zeichen einer (reaktiven) Entzündung sichtbar sind. Diese „pseudoreaktive Kapsulitis" [26] unterscheidet sich von der idiopathischen adhäsiven Kapsulitis durch die Intensität der Schmerzen, die Akuität der Symptome und den radiologischen Befund (s. unten). Wichtig ist die differentialdiagnostische Abgrenzung gegen eine bakterielle Entzündung des Schultergelenks.

In der *chronischen Phase* ist die Schulter bei der klinischen Untersuchung inspektorisch meist unauffällig. Es besteht der typische Befund einer Tendinose mit Schmerzprojektion bevorzugt auf den distalen Anteil des Dermatoms C5. Die Beweglichkeit ist oft in der Außenrotation und Abduktion eingeschränkt, kann aber auch völlig frei sein. Häufig findet sich ein schmerzhafter Bogen zwischen 60 und 120° Abduktion. Die Impingement-Zeichen und die isometrischen Widerstandstests sind meist positiv, wobei eine Schwäche durch Schmerzüberlagerung teilweise vorgetäuscht werden kann.

Insgesamt zeigt die Tendinitis calcarea eine Reihe von positiven klinischen Tests, die jedoch sehr vom Reizzustand zum Zeitpunkt der Untersuchung abhängen. Einen typischen klinischen Untersuchungsbefund, der beweisend wäre, gibt es nicht.

16.1.5 Bildgebende Diagnostik

Die bildgebenden Verfahren spielen eine entscheidende Rolle bei der Diagnosestellung der Tendinitis calcarea. Sie ermöglichen die Darstellung und genaue Lokalisation der Kalkdepots, die in der Regel in einem Bereich der Sehnen der Rotatorenmanschette liegen, der etwa 1–2 cm von ihrem Ansatz am Tuberculum entfernt ist [12].

Das wichtigste bildgebende Verfahren ist das *konventionelle Röntgen*, wobei eine Reihe von Projektionen zur genauen Lokalisation des Kalkherdes möglich sind. Da sowohl die anamnestischen Angaben der Patienten als auch die Ergebnisse der klinischen Untersuchung häufig unspezifisch sind, sind die Röntgenaufnahmen zweckmäßigerweise zunächst die gleichen wie bei der Basisdiagnostik anderer Schultererkrankungen. Empfehlenswert ist somit die Anfertigung einer a.p.-Aufnahme, besser noch in einer True-a.p.-Einstellung (Abb. 16.2a), einer axialen (Abb. 16.2b) [43] und einer Outlet-view-Aufnahme (Abb. 16.2c). In der a.p.-Aufnahme lassen sich die Kalkdepots ggf. durch verschiedene Rotationsstellungen (Außen-/Innenrotation) genau beurteilen und lokalisieren [26], während im Axialbild der Subskapularisansatz frei erkennbar ist. In der Outlet view stellt sich der Subakromialraum überlagerungsfrei dar, weshalb in dieser Aufnahme Kalkdepots in der Supraspinatus- und Infraspinatussehne besonders gut beurteilbar sind [26].

Anhand der Morphologie der Kalkdepots ist teilweise eine Beurteilung des Erkrankungsstadiums und somit u. U. auch des zu erwartenden Krankheitsverlaufs möglich. Während die Kalkdepots in der formativen Phase (chronisches Stadium) häufig scharfrandig, relativ homogen und dicht aussehen, imponieren sie in der resorptiven Phase (akutes Stadium) transparenter, unscharf begrenzt und z. T. in-

Tabelle 16.2. Röntgentypeneinteilung der Tendinitis calcarea

Röntgenmorphologie	Spontanverlauf	DePalma u. Kruper [14]	Gärtner u. Heyer [19]
Scharfrandig und dicht	Formative oder ruhende Phase	II	I
Scharfrandig und transparent oder unscharf und dicht	Keine eindeutige Zuordnung möglich	–	II
Unscharf und transparent	Resorptive Phase	I	III

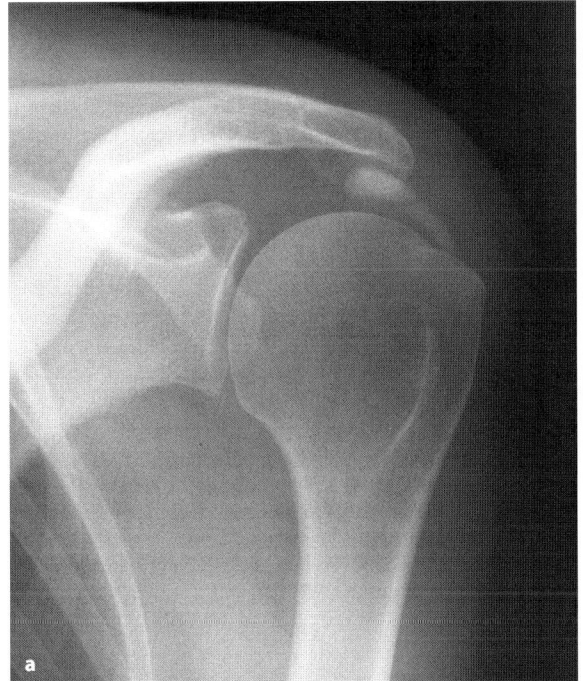

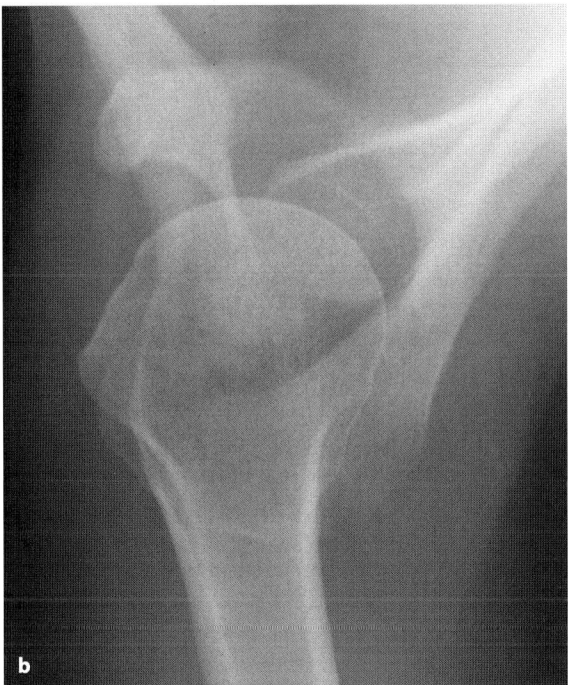

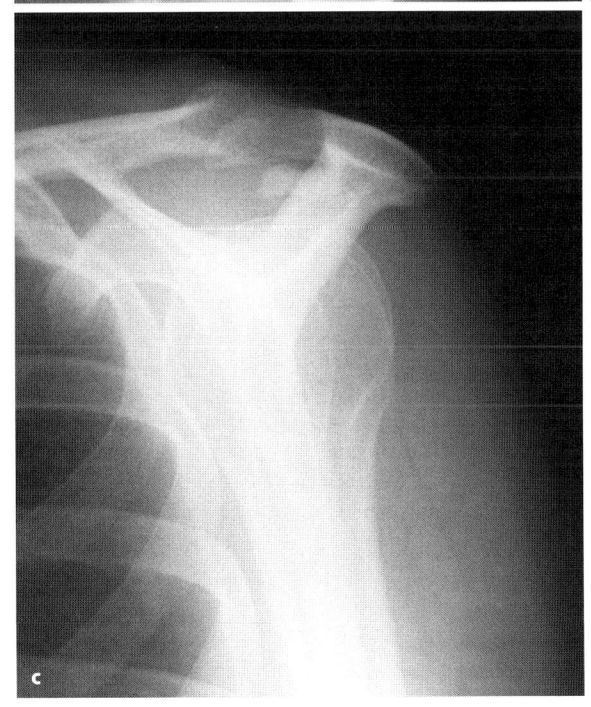

Abb. 16.2. Röntgenaufnahme mit scharf begrenztem, homogenen, dichtem Kalkherd im Ansatzbereich der Supraspinatussehne im True-a.p.- (**a**), axialen (**b**) und Outletview-Strahlengang (**c**)

homogen-wolkig. In diesem Stadium lässt sich teilweise auch ein Durchbrechen von Kalk in die Bursa subacromialis bzw. Bursa subdeltoidea beobachten [66].

Zur radiologischen Klassifikation der Kalkherde wurden zahlreiche Vorschläge gemacht [9, 47, 50]. Bosworth benützt beispielsweise die Größe der Kalkablagerungen als Maßstab [8]. Demgegenüber nehmen Patte und Goutallier anhand der Verteilung der Kalkablagerungen eine Zweiteilung in eine örtlich begrenzte und eine diffuse Form vor, wobei Patienten mit einem diffusen Verteilungstyp der Ablagerungen eine höhere Wahrscheinlichkeit haben sollen, klinische Symptome zu entwickeln [50]. Andere Autoren versuchen die Morphologie der Kalkherde mit der klinischen Phase der Tendinitis calcarea zu korrelieren. So beschreiben DePalma und Kruper zwei radiologische Typen, den amorphen Typ I und den homogenen Typ II [14]. Gärtner und Heyer [19] beobachteten Mischformen, weshalb sie die Klassifikation um einen dritten Röntgentyp (Typ III) erweiterten (Tabelle 16.2). Insgesamt konnte von Friedmann jedoch keine Korrelation zwischen der Größe von Kalkherden und der Ausprägung der klinischen Symptome gefunden werden [16].

Differentialdiagnostisch müssen von den Verkalkungen im Rahmen einer Tendinitis calcarea auch Fibroostosen oder degenerative Verknöcherungen am Tuberculum majus z. B. bei veralteter Rotatorenmanschettenruptur abgegrenzt werden, was radiologisch u. U. Probleme bereiten kann. Hinweisgebend kann die genaue Lokalisation der Verkalkungen sein, die bei der Tendinitis calcarea typischerweise etwa 1–2 cm vom Ansatz der Supraspinatussehne entfernt liegen [12], während sie bei der Fibroostose oder de-

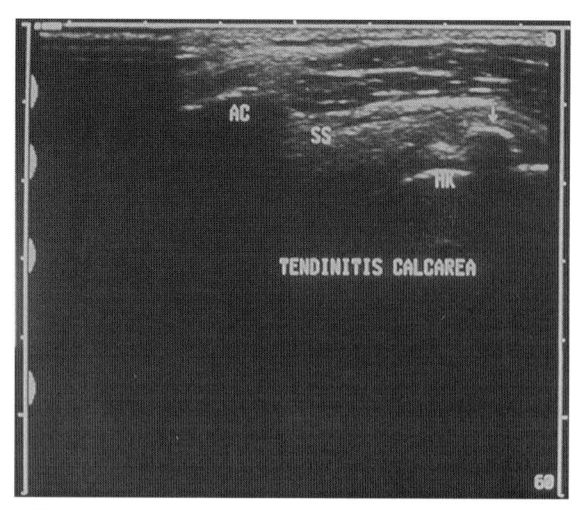

Abb. 16.3. Sonographische Darstellung eines Kalkdepots (↓) mit nachfolgendem Schallschatten bei Tendinis calcarea (Supraspinatussehne, längs; *AC* Akromion, *SS* Supraspinatussehne, *HK* Humeruskopf)

generativen Verkalkungen meist unmittelbar am Tuberculum majus liegen. Ausnahmen bestimmen jedoch auch hier die Regel.

Das zweite wichtige bildgebende Verfahren zur Diagnose einer Tendinitis calcarea ist die *Sonographie* (Abb. 16.3). Hartig und Huth konnten zeigen, dass die Sonographie bei der Detektion von Kalkablagerungen in den Sehnen der Rotatorenmanschette eine höhere Sensitivität besitzt als Röntgenaufnahmen [25].

In der Regel genügt die Anwendung eines 5-MHz-Linearschallkopfes. Bei kleineren Depots lässt sich aber mit einem 7,5-MHz-Schallkopf die Darstellung häufig verbessern. Die Abbildungsqualität der Kalkdepots hängt dabei von ihrer Dichte ab. Größere und dichte Kalkdepots sind sonographisch gut sichtbar und stellen sich als echoreiche sichelförmige Struktur innerhalb der Sehne dar. Sie führen bei orthogradem Auftreffen der Schallwellen zu einer nachfolgenden Schallauslöschung (Schallschatten) im Bereich des Humeruskopfes. Mit abnehmender Dichte der Kalkdepots nimmt auch ihre Darstellbarkeit ab. Dann zeigt sich häufig ein inhomogenes Echomuster innerhalb der Rotatorenmanschette ohne entsprechenden Schallschatten, teilweise sind die Kalkdepots gar nicht mehr zu erkennen.

Insgesamt ist die sonographische Untersuchung nicht als Alternativverfahren zum Röntgen, sondern als wertvolle Ergänzung zu sehen. Gegebenenfalls kann sonographisch auch eine genaue Lokalisation der Kalkdepots erfolgen, die nicht nur zur Diagnostik, sondern auch bei bestimmten Therapieverfahren (Needling der Kalkherde) sehr hilfreich sein kann. Darüber hinaus sind mit Hilfe der Sonographie auch Aussagen bezüglich einer Bursitis subacromialis und einer evtl. begleitenden Rotatorenmanschettenruptur möglich.

Die Rolle anderer bildgebender Verfahren wie CT, MRT, Arthrographie oder Bursographie wird teilweise kontrovers diskutiert. So können zwar sowohl das CT als auch das MRT dazu beitragen, die Kalkablagerungen zu finden, in der Regel ergeben sich aber keine zusätzlichen Informationen [26]. Da sich die Verkalkungen in den T1-gewichteten Sequenzen als verringerte Signalintensität darstellen [27, 29], können sie im MRT zusammen mit der relativ dünnen Rotatorenmanschette lateral der Verkalkung sogar als großer Rotatorenmanschettendefekt fehlinterpretiert werden [26]. Somit ist zumindest die routinemäßige Anwendung des CT oder MRT zur Diagnostik der Tendinitis calcarea unnötig, wenn adäquate Röntgenaufnahmen und Sonogramme zur Verfügung stehen [55]. Bei speziellen Fragestellungen (z. B. fragliche begleitende Rotatorenmanschettenruptur) kann das MRT aber u. U. nützlich sein.

16.1.6
Therapie

Bei der Therapie der Tendinitis calcarea gibt es eine große Vielfalt von verschiedenen Ansätzen, die fast alle einigen Erfolg aufweisen können. Ihr Einsatz hängt in großem Maß von den jeweiligen Erfahrungen des behandelnden Arztes ab [26]. Noch wichtiger ist jedoch die Symptomatik der Patienten, die wiederum wesentlich durch das Stadium der Erkrankung bestimmt wird. Demzufolge richtet sich die Behandlung sinnvollerweise nach den von Uthoff angegebenen 3 pathophysiologischen Stadien [26, 62].

Prinzipiell kann man die in der Behandlung der Tendinitis calcarea angewandten Methoden zu 2 Komplexen zusammenfassen, nämlich der konservativen und der operativen Therapie. Dabei kommen die nichtoperativen Maßnahmen nicht nur allein, sondern auch als Begleittherapie zum Needling und zur operativen Therapie in Frage.

Konservative Therapie

Zur konservativen Therapie der Tendinitis calcarea gehören eine Reihe von Behandlungsmöglichkeiten, insbesondere die Medikation mit Analgetika und nichtsteroidalen Antirheumatika (NSAR), Infiltrationen mit Lokalanästhetika und Kortikosteroiden, das so genannte Needling, die extrakorporale Stoßwellenbehandlung, die Physiotherapie und die antiinflammatorische Radiotherapie [4, 10, 19, 22, 26, 35, 40, 56, 63].

Obgleich es zahlreiche Berichte über hohe Erfolgsraten mit alleinig konservativer Therapie der Tendini-

Tabelle 16.3. Konservative Therapiemaßnahmen und Beschwerdebesserung bei 103 Patienten mit Tendinitis calcarea. (Nach Kuhlenkampff u. Reichelt [35])

Therapiemaßnahme	Patientenzahl (n=103)	Positiver Effekt n	(%)
Steroidinjektionen	51	40	78
Krankengymnastik	60	43	72
Bewegungsbad	27	19	70
Eis	65	44	68
Antiphlogistika	36	22	61
Wärme	52	29	56
Massage	61	32	52
Ultraschall	35	17	49
Interferenzstrom	38	16	42
Iontophorese	19	7	37
Hochfrequenztherapie	23	8	35
Röntgenbestrahlung	18	6	33
Salben	41	10	24

tis calcarea gibt [22, 38], schwanken die Angaben über die Wirksamkeit der einzelnen Methoden in weiten Bereichen (Tabelle 16.3), was angesichts der unterschiedlichen Ausgangsbedingungen der untersuchten Patienten auch nicht verwundert.

Das Ziel der konservativen Therapie ist in erster Linie die Beseitigung bzw. Linderung der Schmerzen. Der Nachweis einer Auflösung der Kalkdepots konnte bei keiner der in Tabelle 16.3 aufgeführten konservativen Verfahren erbracht werden, genauso wenig wie ein positiver Einfluss auf den Spontanverlauf nachgewiesen werden konnte [35]. Dies ist aber häufig zur erfolgreichen Behandlung auch gar nicht notwendig.

Konservative Therapiemaßnahmen kommen besonders dann zum Einsatz, wenn die Patienten mit den bereits beschriebenen akuten starken Schmerzen zum Arzt kommen. Da diese akuten Beschwerden in der Regel in der resorptiven Phase auftreten, die oft nur wenige Tage oder Wochen dauert, ist die Wahrscheinlichkeit einer erfolgreichen nichtoperativen Therapie wegen des natürlichen Verlaufs der Erkrankung recht hoch, auch wenn die Behandlungsmaßnahmen keinen Einfluss auf den eigentlichen Krankheitsprozess haben [26].

Demgegenüber kann die Anwendung konservativer Maßnahmen bei der Behandlung chronischer Symptome durch intermittierende Verschlechterung der Beschwerden leicht zur Unzufriedenheit der Patienten führen. Wegen des u. U. sehr langwierigen Verlaufs hilft in der Regel eine Aufklärung über den selbstlimitierenden Charakter der Erkrankung wenig, so dass mit den Patienten ein Therapieplan erstellt werden sollte, der auch die operative Intervention einschließt [26].

Insgesamt muss bei der Verordnung konservativer Therapiemaßnahmen zwischen der chronischen und der akuten Phase der Erkrankung unterschieden werden.

Bei den starken Schmerzen der *akuten Phase* erbringen besonders subakromiale Injektionen z. B. von 10 ml Bupivacain in Kombination mit 10 mg Prednisolon schnelle Linderung, wobei die Injektionen in 1- bis 2-wöchigem Abstand etwa 2- bis 3-mal wiederholt werden können [19]. Obgleich es auch Bedenken in Bezug auf die Steroidinjektion wegen ihrer katabolen Wirkung [37] und der Möglichkeit der Verzögerung der Kalkresorption [64] gibt, wird sie zumindest in der akuten und subakuten Phase doch weitgehend empfohlen [26, 63].

Die Lagerung des Armes auf einem Abduktionskissen für die Zeit des akuten Anfalls und die Applikation von Eis zur Bekämpfung der akuten Entzündungsreaktion führen häufig zu einer weiteren Beschwerdebesserung [19, 63]. Orale NSAR (z. B. Diclofenac-Na) werden bei Bedarf zusätzlich verordnet. Falls es durch die starken Schmerzen zu Schlafstörungen kommt, können auch Schlafmittel indiziert sein [26].

In der *chronischen Phase* kann die oben genannte Behandlung gleichfalls durchgeführt werden [19]. Die intrabursale Steroidinjektion wird hier jedoch von einigen Autoren abgelehnt [63]. Demgegenüber kommt der Krankengymnastik in der chronischen Phase eine besondere Bedeutung zu [19, 26, 35, 63]. Ihr primäres Ziel ist es, die normale Schultergelenkbeweglichkeit wiederherzustellen bzw. zu erhalten und damit Funktionseinschränkungen und zusätzliche Schmerzen, die aus der Inaktivität resultieren, zu vermeiden. Anfangs sollte die Krankengymnastik Pendelbewegungen und passive Bewegungsübungen außerhalb des schmerzhaften Bereichs beinhalten. In dem Maß, wie sich die Beschwerden bessern, schließen sich dann aktive Bewegungs- und Kräftigungsübungen an [26, 63]. Unterstützend können zusätzlich Ultraschallbehandlungen, Iontophorese und – im Gegensatz zur akuten Phase – Wärmebehandlungen hilfreich sein [19, 26, 63].

Das Needling der Kalkdepots stellt eine häufig angeführte Behandlungsmethode mit zahlreichen Varianten dar [18, 19, 26, 63]. Gemeinsam ist allen, dass in Lokalanästhesie eine Kanüle unter Bildwandler- oder Ultraschallkontrolle zum Kalkherd vorgeschoben wird. Ziel der Behandlung ist es, den Kalkherd zu entlasten und somit eine Verminderung des für die akuten Schmerzen verantwortlich gemachten Drucks in dem betroffenen Teil der Rotatorenmanschette herbeizuführen [26]. Die Variationen der Methode, auf die im Einzelnen nicht eingegangen wird, beziehen sich auf die Aspiration von Kalk, die gleichzeitige Durchführung einer Lavage, die mehrfache Perforation des Kalkherdes und eine mögliche Injektion von Kortikosteroiden.

In der Literatur gibt es zahlreiche Berichte über hohe Erfolgsraten des Needlings [24, 51], aber auch über Versagerquoten zwischen 10 und 20% [14, 16]. Diese unterschiedlichen Ergebnisse sind sicherlich zum einen in unterschiedlichen Vorgehensweisen begründet, rühren aber zum anderen daher, dass das Needling oft in der Phase akuter Schmerzen, d. h. in der resorptiven Phase durchgeführt wird, in der zahlreichen Autoren zufolge jede Behandlungsmethode eine hohe Erfolgsrate besitzt [26], während die Durchführung in der formativen Phase bzw. bei strukturdichten, homogenen Kalkherden keine so hohe Erfolgsquote erreicht [18, 63].

Insgesamt stellt das Needling insbesondere bei subakuten und akuten Schmerzen eine probate und relativ einfach durchzuführende Behandlungsmethode dar, die sowohl zur deutlichen Schmerzreduktion als auch zur beschleunigten Resorption der Kalkherde führen kann [18, 26].

Insbesondere in der resorptiven Phase kann durch die zusätzliche Lavage ein günstiger Effekt erzielt werden [63]. Auch die gleichzeitige Injektion von Kortikosteroiden hat oft eine langanhaltende schmerzvermindernde Wirkung. Ein günstiger Effekt auf die Resorption des Kalks kann jedoch nicht erwartet werden [26].

Während die Röntgentherapie der Tendinitis calcarea eigentlich nur noch historische Bedeutung besitzt und hier deshalb nicht weiter beschrieben wird, ist in Form der Stoßwellentherapie mittels spezieller Lithotripter in den letzten Jahren ein weiteres therapeutisches Verfahren in das Zentrum des Interesses gerückt. Dabei muss zwischen der Anwendung niedrigenergetischer Stoßwellen (Energieflussdichte <0,1 mJ/mm^2) und hochenergetischer Stoßwellen (Energieflussdichte 0,2–0,4 mJ/mm^2) unterschieden werden.

Die genauen Wirkungsmechanismen beider Verfahren sind z.Zt. noch nicht vollständig geklärt. Während der therapeutische, schmerzreduzierende Effekt von niedrigenergetischen Stoßwellen auf neurophysiologischen Mechanismen beruhen soll [34, 39], wird für die hochenergetischen Stoßwellen angenommen, dass der durch sie erzeugte erhöhte Druck innerhalb der Kalkherde zu deren Fragmentation und Aushöhlung führt und es so zu einer Desintegration der Verkalkungen kommt. Das Verschwinden der Kalkherde soll dann entweder über ein Durchbrechen in die Bursa subacromialis oder durch lokale Resorptionsvorgänge stattfinden [39].

Die bisher publizierten Ergebnisse der extrakorporalen Stoßwellenbehandlung sind insgesamt gut, mit deutlicher Schmerzreduktion und partiellen oder kompletten Kalkherdresorptionen von mehr als 50% bereits nach 6 Wochen [40, 56]. Die Indikation zur Anwendung der extrakorporalen Stoßwellentherapie besteht nach Loew in der Behandlung der chronischen Tendinitis calcarea nach mindestens 6-monatiger nichtinvasiver Therapie und bei Kalkablagerungen >1,5 cm, die keinen Hinweis auf spontane Desintegration zeigen [39].

Operative Therapie

In der Regel wird bei Patienten mit chronischer Tendinitis calcarea und erfolgloser konservativer Therapie von mehr als 6 Monaten sowie radiologisch sichtbaren, relativ homogenen Kalkherden die Indikation zum operativen Vorgehen gesehen [26, 63]. Damit handelt es sich im Wesentlichen um Patienten mit Beschwerden als Folge einer Tendinitis calcarea in der formativen Phase. Gschwend et al. sehen zusammengefasst als Indikation zur operativen Therapie eine Symptomprogression, einen konstanten Schmerz, der die Aktivitäten des täglichen Lebens behindert, und das Versagen der konservativen Therapie [23].

Da diese Konstellation nicht übermäßig häufig ist, wird verständlich, dass in einer Untersuchung von McLaughlin die Indikation zum operativen Vorgehen in weniger als 10% der Fälle gegeben war [46]. Auch Neer befürwortet die Operationsindikation nur nach erfolgloser konservativer Therapie bzw. bei multiplen, körnigen Ablagerungen mit lang anhaltenden Symptomen [48]. Deshalb führte er operative Kalkherdentfernungen lediglich 1- bis 2-mal pro Jahr durch, obgleich er sich ausschließlich mit Schultererkrankungen befasste. Das operative Vorgehen ist bei der Tendinitis calcarea eben nicht die Therapie der ersten Wahl.

Die Ergebnisse der operativen Behandlung werden in der Literatur als sehr gut beschrieben. So erreichte Gschwend gute und sehr gute Ergebnisse in mehr als 90% der Fälle [22]. McKendry berichtet über einen Anteil von 60% an schmerzfreien Patienten nach 6 Wochen, obwohl andererseits 30% der Patienten auch nach 12 Wochen noch Beschwerden angaben, ohne dass präoperative Einflussfaktoren für eine prolongierte Rekonvaleszenz gefunden werden konnten [44].

Prinzipiell gibt es für die operative Therapie 2 Optionen, nämlich die offene und die arthroskopische Kalkexstirpation [26, 63]. Da die Einzelheiten der operativen Techniken in den entsprechenden Kapiteln in diesem Buch dargestellt sind, wird im Folgenden nur kurz darauf eingegangen.

Offene operative Therapie

Die offenen Kalkexstirpation, die traditionell über eine Längsspaltung des Deltamuskels durchgeführt wird, hat sich als effektive Methode bewährt [26]. Dabei kann entweder die Kalkablagerung durch zentrale Längsinzision des Herdes mit und ohne anschließende Kürettage entlastet werden [16, 26], oder es wird ein elliptischer Anteil der Sehne mitentfernt und der Defekt anschließend genäht [17, 38]. Insgesamt sind die mit beiden Methoden berichteten Ergebnisse gut; oft kommt es schon nach wenigen Tagen zu einer deutlichen Verbesserung der Schmerzsymptomatik wie der Bewegungseinschränkung [16, 24].

Da die klinischen Befunde, insbesondere bei Therapieversagern nach Kalkherdausräumung, teilweise auf eine Pathologie im Zusammenspiel der Sehne und des Subakromialraums hinweisen [26], wird auch die Kombination der Kalkexstirpation mit einer Akromioplastik [17] oder sogar die alleinige Akromioplastik (nach Needling oder anderen Behandlungen) angegeben [54]. Während die alleinige Akromioplastik nur in 40% der Fälle zu guten und sehr guten Ergebnissen führt [54], konnte mit der offenen Kalkentfernung in Kombination mit der Akromioplastik bei über 82% der Patienten eine vollständigen Genesung und bei 18% zumindest eine deutliche Verbesserung der Symptome erreicht werden [17].

In einer neueren Studie berichtet Vebostad demgegenüber, dass es keinen Unterschied im Ergebnis zwischen Patienten mit alleiniger Kalkentfernung und solchen mit zusätzlicher partieller Resektion des Akromions gibt, während nach alleiniger Kalkexstirpation die Rehabilitation deutlich schneller vonstatten ging. Aus diesem Grund empfiehlt er eine einfache Entfernung der Kalkherde als Therapie der Wahl, wogegen sich bei Patienten mit deutlicher Schmerzzunahme in mittlerer Abduktion oder Schwierigkeiten bei der Lokalisation der Verkalkungen eine Akromioplastik als nützlich erweisen kann [67]. Generell sollen Patienten mit chronischen Beschwerden oder solche mit akuter Exazerbation chronischer Schmerzen am meisten vom Eingriff profitieren [38], während Patienten in der resorptiven Phase mit flockigen, locker imponierenden Kalkherden eher einer konservativen Therapie zugeführt werden sollen [64].

Arthroskopische Therapie

Direkte Vergleiche zwischen offenen und arthroskopischen Behandlungen der Tendinitis calcarea gibt es wenige. Gazielley et al. betrachteten die von ihnen erzielten Ergebnisse mit offenen Kalkexstirpationen vor dem Hintergrund ihrer Erfahrungen mit mehr als 100 arthroskopisch operierten Patienten und kamen zu dem Schluss, dass die arthroskopische Kalkausräumung schwierig und mit einer großen Lernkurve behaftet ist, während sich die postoperative Morbidität beim offenen und beim arthroskopischen Vorgehen nicht wesentlich unterscheidet [17].

Demgegenüber werden von anderen Autoren für die arthroskopische Kalkexstirpation zahlreiche potentielle Vorteile angeführt, die prinzipiell die gleichen wie bei anderen arthroskopischen Operationen sind. Dazu zählen eine geringere Schultertraumatisierung, eine kürzere Nachbehandlungszeit, ein besseres kosmetisches Ergebnis und möglicherweise auch bessere funktionelle Ergebnisse [2]. Darüber hinaus bietet die Arthroskopie zweifellos den Vorteil, dass im Rahmen des Eingriffs eine Inspektion des Glenohumeralgelenks möglich ist und auch in jedem Fall erfolgen sollte [26, 63]. Dabei können nicht nur gleichzeitig bestehende Rotatorenmanschettendefekte [26, 28, 30, 33] oder andere Schultergelenkpathologien gesehen werden, sondern die Stelle des Kalkherdes kann auch an einer Gefäßzeichnung an der gelenkseitigen Fläche der Rotatorenmanschette, wie sie als entzündliche Reaktion auf die Kalkablagerung entstehen kann [69], erkannt und z. B. mit einem Faden markiert werden [63].

Die Ergebnisse mit der arthroskopischen Versorgung der Tendinosis calcarea sind ähnlich gut wie für die offenen Verfahren [2, 47, 55], wobei auch hier die Frage nach der Notwendigkeit einer Akromioplastik kontrovers diskutiert wird [26, 63]. Insgesamt scheint die Akromioplastik nicht zu einer Verbesserung der Ergebnisse zu führen [47, 55], so dass sie nur empfohlen wird, falls eine entsprechende Akromionpathologie (z. B. Hakenakromion) besteht [31].

Literatur

1. Andresen J, Nielsen HE (1981) Juxta-articular erosions and calcifications in patients with renal failure. Acta Radiol Diagn (Stockh) 22: 709–713
2. Ark J, Flock TJ, Flatow EL, Bigliani LV (1992) Arthroscopic treatment of calcific tendinitis of the shoulder. Arthroscopy 8: 183–188
3. Baer WS (1907) The operative treatment of subdeltoid bursitis. Johns Hopkins Hosp Bull 18: 282–284
4. Baird LW (1941) Roentgen irradiation of calcaneous deposits about the shoulder. Radiology 37: 316–324
5. Berg EE, Cuillo JV (1995) Heterotopic ossification after acromioplasty and distal clavicle resection. J Shoulder Elbow Surg 4: 188–194
6. Bergemann D, Steida A (1908) Über die mit Kalkablagerungen einhergehende Entzündung der Schulterschleimbeutel. Münch Med Wochenschr 52: 2699–2702
7. Booth RE Jr, Marvel JP Jr (1975) Differential diagnosis of shoulder pain. Orthop Clin North Am 6: 353–379
8. Bosworth BM (1941) Calcium deposits in the shoulder and subacromial bursitis: a survey of 12.122 shoulders. JAMA 116: 2477–2482
9. Bosworth BM (1941) Examination of the shoulder for calcium deposits. J Bone Joint Surg 23: 567–577
10. Bradley M, Bhamra MS, Robson MJ (1995) Ultrasound guided aspiration of symptomatic supraspinatus calcific deposits. Br J Radiol 68: 716–719
11. Brewer BJ (1979) Aging of the rotator cuff. Am J Sports Med 7: 716–719
12. Codman EA (1984) Rupture of the supraspinatus ten-

don and other lesions in or about the subacromial bursa. The Shoulder. Todd, Boston, pp 178-215
13. De Mouy EH, Kaneko K, Rodriguez RP (1995) Calcified soft tissue leiomyoma of the shoulder mimicking a chondrogenic tumor. Clin Imaging 19: 4-7
14. DePalma AF, Kruper JS (1961) Long-term study of shoulder joints afflicted with and treated for calcific tendinitis. Clin Orthop 20: 61-72
15. DeSeze S, Welfing J (1970) Tendinites calcificantes. Rheumatology 2: 5-14
16. Friedman MS (1957) Calcific tendinitis of the shoulder. Ann J Surg 94: 56-61
17. Gazielly DF, Bruyere G, Gleyze P, Thomas T (1997)Open acromioplasty with excision of calcium deposits and tendon suture. In: Gazielly DF, Gleyze P, Thomas T (eds) The cuff. Elsevier, Amsterdam, pp 171-175
18. Gärtner J (1993) Tendinosis calcarea – Behandlungsergebnisse mit dem Needling Z Orthop Grenzgeb 131: 461-469
19. Gärtner J, Heyer A (1995) Tendinosis calcarea der Schulter. Orthopäde 24: 284-302
20. Ghormley JW (1961) Calcareous tendinitis. Surg Clin North Am 4: 1721-1728
21. Gleyze P, Montes P, Thomas T, Gazielly DF (1997) Compared results of the different treatments in calcifying tendinitis of the rotator cuff. A multicenter study of 149 shoulders. In: Gazielly DF, Gleyze P, Thomas T (eds) The cuff. Elsevier, Amsterdam, pp 181-184
22. Gschwend N, Patte D, Zippel J (1972) Die Therapie der Tendinitis calcarea des Schultergelenkes. Arch Orthop Unfallchir 73: 120-135
23. Gschwend N, Scherer M, Loehr JW (1981) Die Tendinitis calcarea des Schultergelenks. Orthopäde 10: 196-205
24. Harmon HP (1958) Methods and results in the treatment of 2580 painful shoulders. With special reference to calcific tendinitis and the frozen shoulder. Am J Surg 95: 527-544
25. Hartig A, Huth F (1995) Neue Aspekte zur Morphologie und Therapie der Tendinosis calcarea der Schultergelenke. Arthroskopie 8: 117-122
26. Hennigan SP, Romeo AA (1999) Calcifying Tendinitis. In: Ianotti JP, Williams Jr GR (eds) Disorders of the Shoulder: Diagnosis and Management. Lippincott, Williams & Wilkins, Philadelphia, pp 129-157
27. Herzog RJ (1997) Magnetic resonance imaging of the shoulder. J Bone Joint Surg Am 79: 934-953
28. Hsu HC et al. (1994) Clacific tendinitis in rotator cuff tearing: a clinical and radiographic study. J Shoulder Elbow Surg 3: 159-164
29. Ianotti JP et al. (1991) Magnetic resonance imaging of the shoulder: sensitivity, specificity and predictive value. J Bone Joint Surg Am 73: 17-29
30. Jim YF, Hsu HC, Chang CY, Wu JJ, Chang T (1993) Coexistence of calcific tendinitis and rotator cuff tear: an arthrographic study. Skeletal Radiol 22: 183-185
31. Johanson LL (1993) The subacromial space and rotator cuff lesions. In: Johanson LL (ed) Diagnostic and surgical arthroscopy of the shoulder. Mosby, St. Louis, pp 377-380
32. Keitel W (1993) Differentialdiagnostik der Gelenkerkrankungen. G. Fischer, Stuttgart
33. Kernwein GA (1965) Roentgenographic diagnosis of shoulder dysfunction. JAMA 194: 1081-1085
34. Kraus M, Reinhart E, Krause H, Reuther J (1999) Low energy extracorporeal shockwave therapy (ESWT) for treatment of myogelosis of the masseter muscle. Mund Kiefer Gesichtschir 3: 20-23
35. Kuhlenkampff HA, Reichelt A (1989) Durchführung und Wirksamkeit konservativer Behandlungsverfahren bei Tendinosis calcarea und Supraspinatussyndrom. Orthop Praxis 4: 235-238
36. Lapidus PW, Guidotti FP (1968) Common shoulder lesions-report of 493 cases. Calcific tendinitis, tendinitis of the long head of the biceps, frozen shoulder, fractures and dislocations. Bull Hosp Joint Dis 29: 293-306
37. Lippmann RK (1961) Observations concerning the calcific cuff deposits. Clin Orthop 20: 49-60
38. Litchman HM, Silver CM, Simon SD, Eshragi A (1968) The surgical mamagement of calcific tendinitis of the shoulder. Int Surg 50: 474-482
39. Loew M, Daecke W, Kusnierczak D, Rahmanzadeh M, Ewerbeck V (1999) Shock-wave therapy is effective for chronic calcifying tendinitis of the shoulder. J Bone Joint Surg Br 81-B: 863-867
40. Loew M, Jurgowski W, Maus HC, Thomsen M (1995) Treatment of calcific tendinitis of rotator cuff by extracorporal shock waves: a preliminary report. J Shoulder Elbow Surg 5: 101-106
41. Machner A, Pap G, Rohkohl K, Merk H (2000) Revisionen nach arthroskopischen Eingriffen im Subacromialraum. Z Orthop Grenzgeb 138: 104-109
42. MacNab I (1973) Rotator cuff tendinitis. Ann R Coll Surg 53: 271-287
43. Matsen FAI, Lippit SB, Sidles JA, Harryman D II (1994) Synthesis: practice guidlines. Practical evaluation management of the shoulder. Saunders, Philadelphia, pp 221-230
44. McKendry RJ, Uthoff HK, Sakar K, St. George-Hyslop P (1982) Calcifying tendinitis of the shoulder: prognostic value of clinical, histologic and radiologic features in 57 surgically treated cases. J Rheumatol 9: 75-80
45. McLaughlin HL (1946) Lesions of the musculotendinous cuff of the shoulder. III. Observations on the pathology, course and treatment of calcific deposits. Ann Surg 124: 354-362
46. McLaughlin HL (1963) Selection of calcium deposits for operation – the technique and results of operation. Surg Clin North Am 43: 1501-1504
47. Molé D et al. (1993) Résultats du traitement arthroscopique des tendinopathies non-rompues de la coiffe des rotateurs. 2. Calcifications de la coiffe. Rev Chir Orthop Reparative Appat Mot 79: 532-541
48. Neer CS (1990) Less frequent procedures. In: Neer CS (ed) Shoulder reconstruction. Saunders, Philadelphia, pp 427-433
49. Painter CF (1907) Subdeltoid bursitis. Boston Med Surg J 156: 345-349
50. Patte D, Goutallier D (1988) Calcifications. Rev Chir Orthop 74: 277-278
51. Pfister J, Gerber H (1994) Behandlung der Periarthropathia humeroscapularis calcarea mittels Schulterkalkspülung: retrospektive Fragebogenanalyse. Z Orthop Grenzgeb 132: 300-305
52. Pinals RS, Short CL (1966) Calcific periarthritis involving multiple sites (Arthritis Rheum 9: 566-574
53. Plenk HP (1952) Clacifying tendinitis of the shoulder. Radiology 59: 384-389
54. Postel JM, Goutallier D, Lambotte JC, Duparc F (1997)

Treatment of chronic calcifying or postcalcifying shoulder tendinitis by acromioplasty without excision of the calcification. In: Gazielly DF, Gleyze P, Thomas T (eds) The cuff. Elsevier, Amsterdam, pp 159–163
55. Re LP, Karzel RP (1993) Management of rotator cuff calcifications. Orthop Clin North Am 24: 125–132
56. Rompe JD, Rumler F, Hpf C, Nafe B, Heine J (1995) Extracorporal shock wave therapy for calcifying tendinitis of the shoulder. Clin Orthop 321: 196–201
57. Rowe CR (1985) Calcific tendinitis. Instr Course Lect 34: 196–198
58. Ruttiman G (1959) Über die Häufigkeit röntgenologischer Veränderungen bei Patienten mit typischer Periarthritis humeroscapularis und Schultergesunden. Dissertation, Zürich
59. Sengar DP, McKendry RJ, Uthoff HK (1987) Increased frequency of HLA-A1 in calcifying tendinits. Tissue Antigens 29: 173–174
60. Simon WH (1975) Soft tissue disorders of the shoulder. Frozen shoulder, calcific tendinitis, and bicipital tendinitis. Orthop Clin North Am 6: 521–539
61. Uthoff HK (1975) Calcifying tendinitis, an active cell mediated calcification. Virchows Arch A Pathol Anat Histopathol 366: 51–58
62. Uthoff HK, Loehr JW (1997) Calcific tendinopathy of the rotator cuff. J Am Acad Orthop Surg 5: 183–191
63. Uthoff HK, Loehr JW (1998) Calcifying tendinitis. In: Rockwood CA, Matsen FA (eds) The shoulder. Saunders, Philadelphia, pp 989–1008
64. Uthoff HK, Sakar K (1990) Calcifying tendinitis. In: Rockwood CA, Matsen FA (eds) The shoulder. Saunders, Philadelphia, pp 774–790
65. Uthoff HK, Sakar K Classification and definition of tendinopathies. Clin Sports Med 1991 10: 707–720
66. Uthoff HK, Sakar K, Maynard JA (1976) Calcifying tendinitis. A new concept of its pathogenesis. Clin Orthop 118: 164–168
67. Vebostad A (1997) Calcific tendinitis in the shoulder region. A review of 43 operated shoulders. Acta Orthop Scand 46: 205–210
68. Welfing J, Kahn MF, Desroy M, Paolaggi JB, DeSeze S (1965) Calcifications of the shoulder. Rev Rheum 32: 325–334
69. Wolf WB (1992) Shoulder tendinoses. Clin Sports Med 11: 871–890
70. Wrede L (1912) Über Kalkablagerungen in der Umgebung des Schultergelenkes und ihre Beziehungen zur Periarthritis Humeroscapularis. Langenbecks Arch Klin Chir 99: 259–272
71. Yoshikawa G, Murakami M, Ishizawa M, Matsumoto K, Hukuda S (1996) Glomus tumor of the musculotendinous junction of the rotator cuff. A case report. Clin Orthop 250–253

16.2
Arthroskopische Therapie der Tendinosis calcarea in der Quadrantentechnik

P. Ogon · M. Ogon

Zu Beginn des 20. Jahrhunderts wurde die Bursa subacromialis als ursprüngliche Lokalisation von Verkalkungen in der Schulter angenommen [2]. Später wurde jedoch die Entstehung der Kalkdepots in der Rotatorenmanschette nachgewiesen [5, 6, 22–24, 27]. Die häufigste Lokalisation der Tendinosis calcarea findet sich in der Supraspinatussehne, wesentlich seltener kommt sie in den Sehnen der Mm. infraspinatus und subscapularis vor [4].

Die erste offene Operation zur Kalkausräumung wurde 1902 von Harrington und Codman [5] durchgeführt und später von vielen anderen Autoren befürwortet [4, 11, 14, 16]. Seit einigen Jahren wird dieses Verfahren auch arthroskopisch durchgeführt [15, 17, 19, 25], wobei das Hauptproblem darin besteht, das Kalkdepot aufzufinden. Zu Beginn wurde deshalb häufig eine zusätzliche arthroskopische subakromiale Dekompression empfohlen [12, 25]. Mittlerweile wissen wir aus Studien [13, 15], dass dies das postoperative Ergebnis nicht verbessert und eine subakromiale Dekompression bei alleinigem Vorliegen einer Tendinosis calcarea ohne zusätzliches Outlet-Impingement nicht durchgeführt werden sollte.

16.2.1
Präoperative Diagnostik

Die exakte präoperative Diagnostik des Kalkdepots und somit genaue Planung der Operationstaktik sind der Schlüssel zum Erfolg. Zur Lokalisation des Kalks wurden neben den üblichen a.p.-Röntgenaufnahmen in Innen- und Außenrotation, der axialen Aufnahme, sowie der Supraspinatus-outlet-View zusätzlich sonographische Markierungsversuche unternommen. Beispielsweise wurde vorgeschlagen, die Lokalisation des Kalkdepots in Bezug auf die lange Bizepssehne vorzunehmen [21].

Hier wird nun eine u. E. sehr nützliche Modifikation der sonographischen Markierungstechnik vorgestellt, die mittels einer präoperativen Quadranteneinteilung in Bezug auf die laterale Akromionkante eine sehr sichere Methode zur arthroskopischen Lokalisation des Kalkdepots darstellt und nur eine Teilbursektomie notwendig macht. Hierdurch werden nicht nur große Teile der Bursa subacromialis geschont, sondern auch die Operationszeit wird erheblich verkürzt.

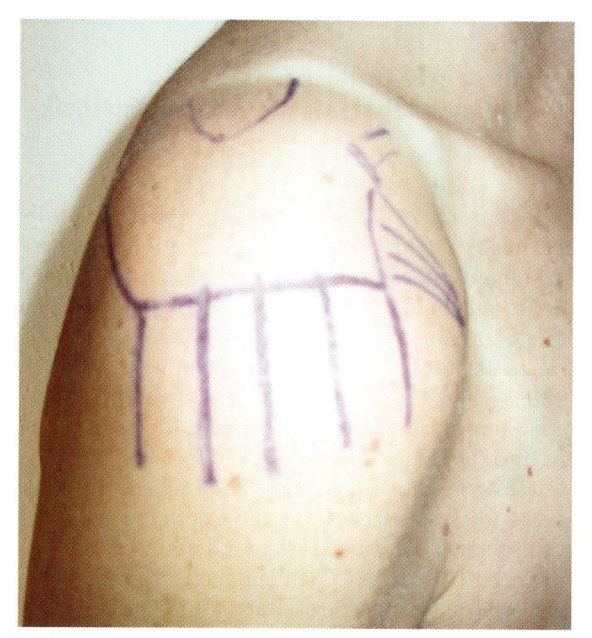

Abb. 16.4. Präoperatives Anzeichnen der 4 Quadranten, die sich von ventral nach dorsal am lateralen Akromionrand erstrecken

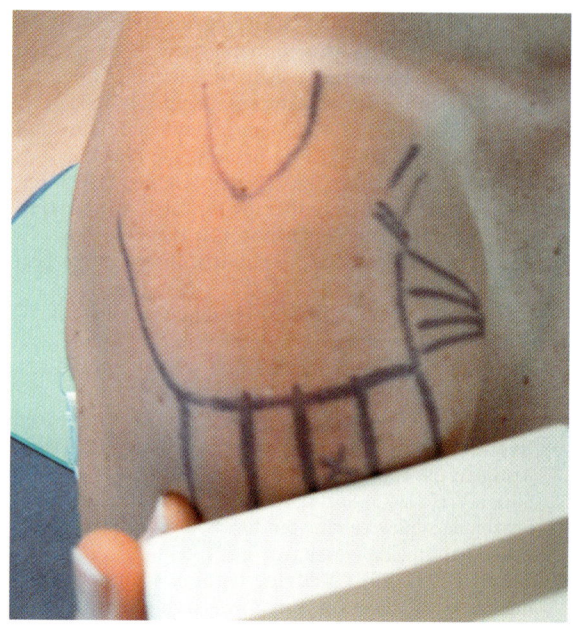

Abb. 16.5. Identifikation des Kalkherds mit einem 7,5-MHz-Schallkopf in einem der vier Quadranten

16.2.2
Sonographische Untersuchung

Die hier beschriebene Technik der arthroskopischen Kalkentfernung wird in Seitenlagerung durchgeführt, ist aber auch in Beach-chair-Position möglich. Zur exakten präoperativen Lokalisation des Kalkdepots wurde eine Quadrantentechnik mit einem 7,5-MHz-Linearschallkopf entwickelt. Diese Technik wurde seit 1997 in über 100 Fällen in der hier beschriebenen Art vom Erstautor angewendet. Dabei konnte das Kalkdepot in allen Fällen nachgewiesen und arthroskopisch entfernt werden.

Präoperativ wird der Patient stehend mit in Neutralposition hängendem Arm untersucht. Dabei muss der Arm genau parallel zum Oberschenkel liegen, so dass die palmare Handfläche der lateralen Oberschenkelfläche aufliegt. Die laterale Akromionkante wird nun exakt auf der Haut markiert, und die arthroskopischen Landmarken werden angezeichnet. Mit einem flexiblen Lineal, wie es auch bei arthroskopischen Operationen verwendet wird, wird die Länge der lateralen Akromionkante bestimmt. Sie wird in 4 gleich große Abschnitte (Quadranten) unterteilt, die von ventral nach dorsal senkrecht zur Akromionkante verlaufen. Je nach Länge der lateralen Akromionkante variiert die Länge dieser Abschnitte normalerweise zwischen 1 und 2 cm (Abb. 16.4).

Nun wird in der vorher beschriebenen Position (hängender Arm, Neutralposition, stehender Patient)

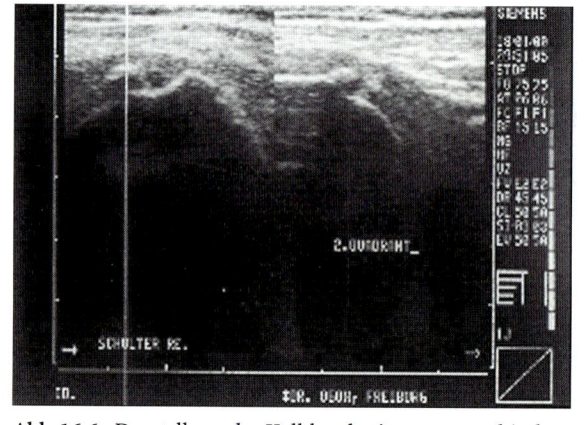

Abb. 16.6. Darstellung des Kalkherdes im sonographischen Bild. Typisch ist der Schallschatten hinter dem Kalkdepot

mit einem 7,5-MHz-Linearschallkopf das Kalkdepot identifiziert (Abb. 16.5). Der Schallkopf wird von ventral nach dorsal am hängenden Arm über die einzelnen Quadranten geführt und der Kalkherd in der Horizontal- wie Vertikalebene exakt sonographisch dargestellt. Der Herd liegt nun in einem der Quadranten 1 (ventral) bis 4 (dorsal) und wird dort auf der Haut eingezeichnet. Auf dem Sonographiebild wird die Lokalisation in Quadrant 1–4 ebenfalls dokumentiert (Abb. 16.6). Es empfiehlt sich, diese Quadrantenzuordnung am Tag der Operation oder einen Tag präoperativ durchzuführen.

16.2.3 Operationstechnik

Orientierung

Im Operationssaal wird der Patient in die Seitlagerung gebracht, wobei darauf geachtet wird, dass der Arm wieder in Neutral-0-Stellung zu liegen kommt, die Handfläche parallel zur lateralen Oberschenkelseite. Der Arm wird mit einem Längszug von 4- bis 6 kg leicht abduziert.

Nach üblicher präoperativer Desinfektion sowie Abdeckung wird, analog zur präoperativen Ultraschalldiagnostik, die exakte Anzeichnung der anatomischen Landmarken sowie die Ausmessung der lateralen Akromionkante durchgeführt (Abb. 16.7). Die Quadranten 1 (ventral) bis 4 (dorsal) werden wie zuvor beschrieben eingezeichnet. Das Kalkdepot wird entsprechend den vorher angefertigten Sonographiebildern dem betreffenden Quadranten zugeordnet und dort ebenfalls eingezeichnet (Abb. 16.8). Das Depot liegt dabei meist wesentlich weiter lateral, als man vermuten würde, so dass zur einfacheren Operationsdurchführung der laterale Zugang nicht zu nah an der Akromionkante erfolgen sollte, sondern in einem Abstand von ca. 2 Querfingern im entsprechenden Quadranten.

Darstellung des Subakromialraums

Analog zur Dekompression erfolgt primär die Arthroskopie des Glenumeralgelenks über das dorsale Portal. Hier ist vor allem auf die Rotatorenmanschettenunterfläche zu achten, die häufig eine Synovitis im Bereich des Kalkdepots aufweist. Danach wird in die Bursa subacromialis eingegangen und eine Teilbursektomie vorgenommen. Hierzu wird von lateral eine kleine Stichinzision (Abb. 16.9) über dem vor-

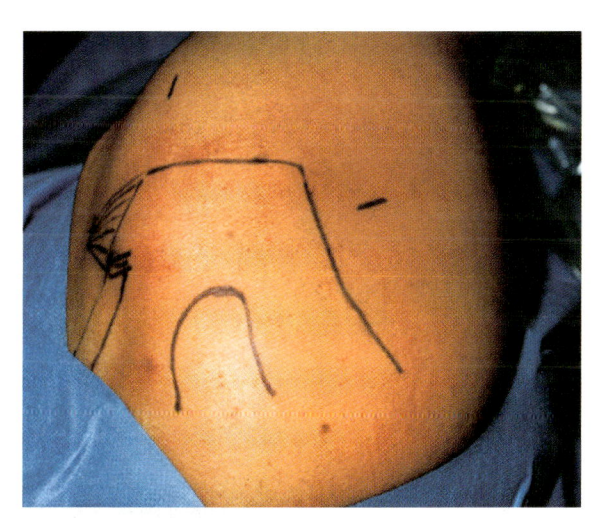

Abb. 16.7. Markierung der wichtigsten Orientierungspunkte zur Schulterarthroskopie

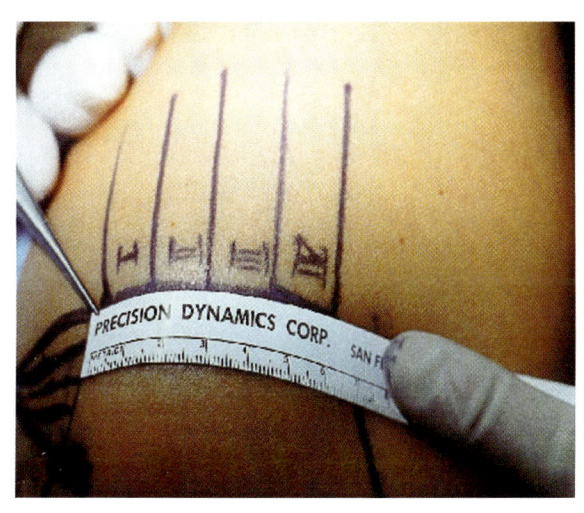

Abb. 16.8. Anzeichnen der Quadranten mit einem sterilen Stift sowie Markierung des sonographisch gefundenen Kalkherds

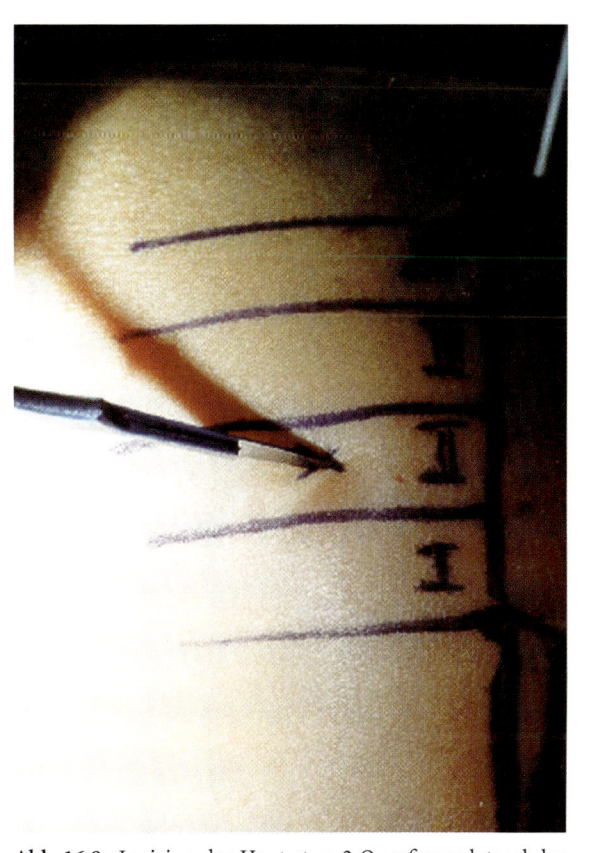

Abb. 16.9. Inzision der Haut etwa 2 Querfinger lateral der Akromionkante im entsprechenden Quadranten

her lokalisierten Kalkdepot durchgeführt und ein stumpfer Trokar in den subakromialen Raum eingebracht. Unter vorsichtigem Ventral-/Dorsalgleiten des Trokars über der Rotatorenmanschettenoberfläche wird schon eine gewisse Lösung von Verklebungen und entzündetem Bursagewebe in dem betreffenden Quadranten bewirkt. Danach wird ein Synovialresektor eingebracht und eine Teilbursektomie im entsprechenden Quadranten durchgeführt. Hierbei ist darauf zu achten, dass die Bursektomie weit lateral und nicht zu weit medial durchgeführt wird und die Rotatorenmanschettenoberfläche exakt überblickt werden kann.

Die Bursektomie erfolgt mit der schon in Kap. 12 beschriebenen Scheibenwischertechnik. Um auch die Teile der Bursa, die direkt der Rotatorenmanschette aufliegen, zu entfernen, wird der Synovialresektor mit der Öffnung zur Optik auf die Manschette aufgelegt. Unter leichtem Sog werden dann sämtliche noch vorhandenen Bursateile in den Synovialresektor hineingezogen, ohne dass die Manschette beschädigt wird. Ein versehentliches Einziehen von Rotatorenmanschettenanteilen ist in dieser Technik nicht möglich, so dass Verletzungen ihrer Oberfläche sicher vermieden werden können. Sollte es zu kleineren Blutungen kommen, wird vorsichtig elektrisch koaguliert, ohne jedoch Nekrosen auf der Manschettenoberfläche zu setzen. Nach exakter Darstellung

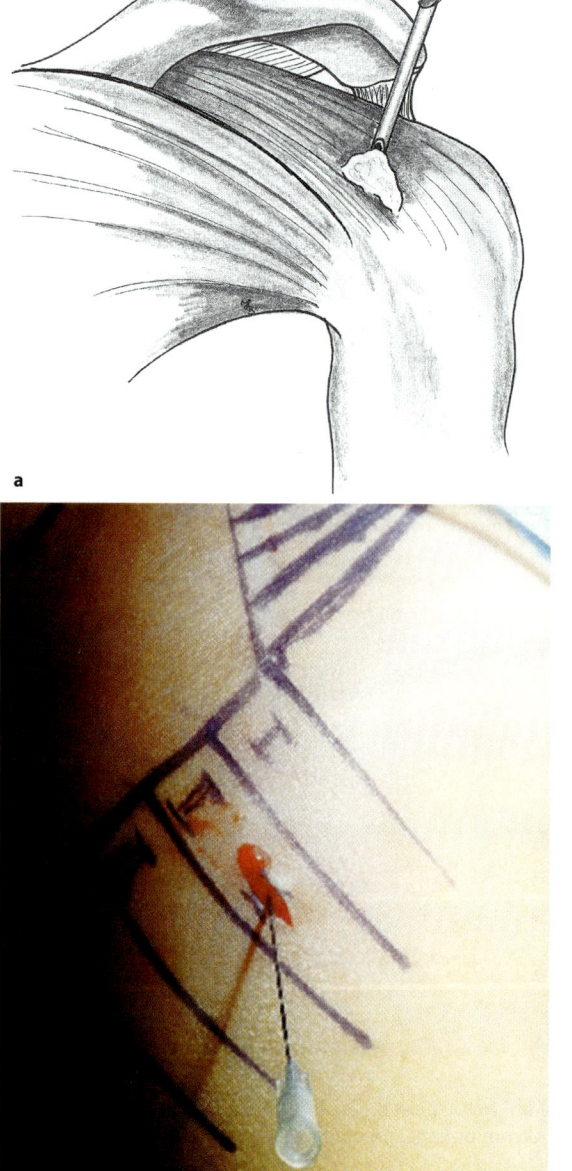

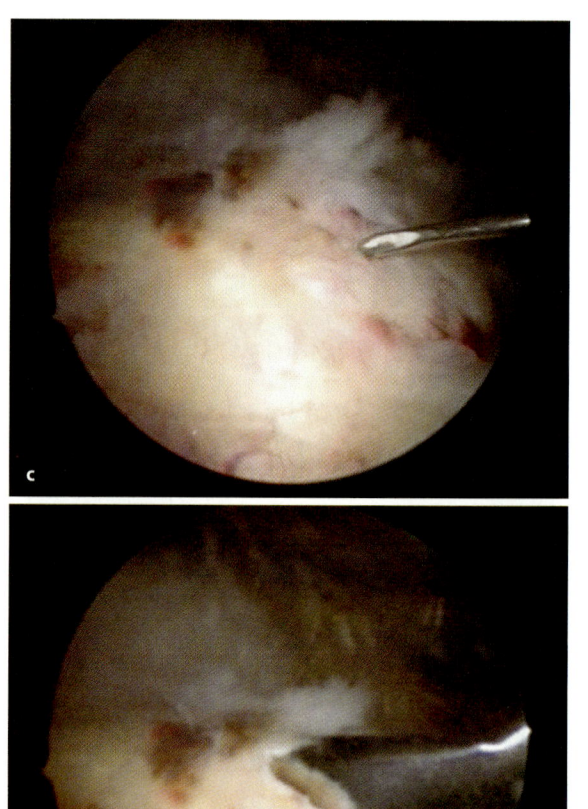

Abb. 16.10. Schematische Darstellung der Kalkeröffnung über ein laterales Portal (**a**); im entsprechenden Quadranten wird mit einer Kanüle nach subakromial eingegangen (**b**). Es erfolgt die arthroskopische Identifikation der Nadelspitze und die Stichelung eines suspekten Areals der Sehne (**c**) und Eröffnung des Kalkdepots mit einem durch den lateralen Zugang eingesetzten Messer (**d**)

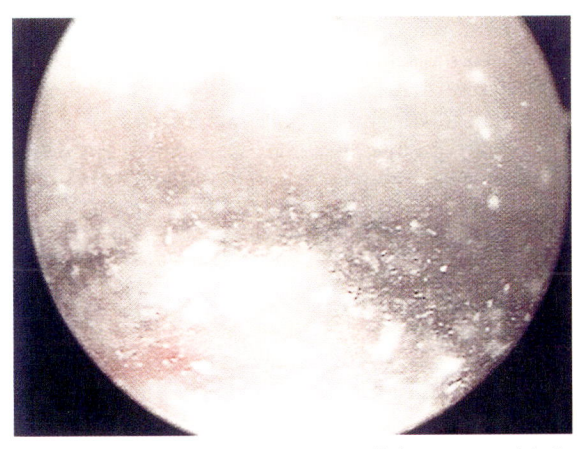

Abb. 16.11. Nach Eröffnung des Kalkdepots entwickeln sich oftmals kurzzeitige Sichtbehinderungen durch den ausgedrückten Kalk; das arthroskopische Bild erinnert an ein winterliches „Schneegestöber"

der Manschettenoberfläche sieht man häufig schon Aufwulstungen sowie eine vermehrte Gefäßzeichnung über dem Kalkdepot.

Identifikation des Kalkdepots

Der Synovialresektor wird entfernt, und mit dem Tasthaken wird vorsichtig die Rotatorenmanschettenoberfläche abgefahren und dabei auf tastbare Resistenzen geachtet. Oberflächlich liegende Kalkherde können so schon mit dem Tasthaken lokalisiert werden. Alternativ wird von lateral eine Kanüle in den subakromialen Raum eingebracht. In einer Art „Specht-Technik" wird ein Needling des entsprechenden Bezirks der Rotatorenmanschette durchgeführt, bis man in der Kanülenspitze den Kalk sieht (Abb. 16.10). Bei diesem Needling kann es schon zu einem sog. Schneeflockeneffekt kommen, bei dem kleinere Kalkteile in die Bursa ausgeschwemmt werden (Abb. 16.11).

Kalkexstirpation

Ist der Kalkherd lokalisiert, kann seine Oberfläche vorsichtig mit dem Tasthaken eröffnet werden. Durch leichtes Rotieren des Tasthakens unter leichtem Sog kann schon ein Großteil des Kalkherds entfernt werden. Stellt er sich als festere Substanz dar, bei der dies nicht gelingt, so wird ein Messer über das laterale Portal eingebracht und eine kleine oberflächliche Inzision longitudinal im Verlauf der Rotatorenmanschette durchgeführt. Nun lässt sich das Kalkdepot mit dem Tasthaken oder mit einem kleinen scharfen Löffel vollständig entfernen.

Auch bei einem größeren Kalkdepot sollte versucht werden, auf eine große Eröffnung zu verzichten und stattdessen das Kalkdepot über die vorhandene Öffnung durch Ausstreichen der Manschette in Richtung der Öffnung zu entleeren (Abb. 16.12, 16.13).

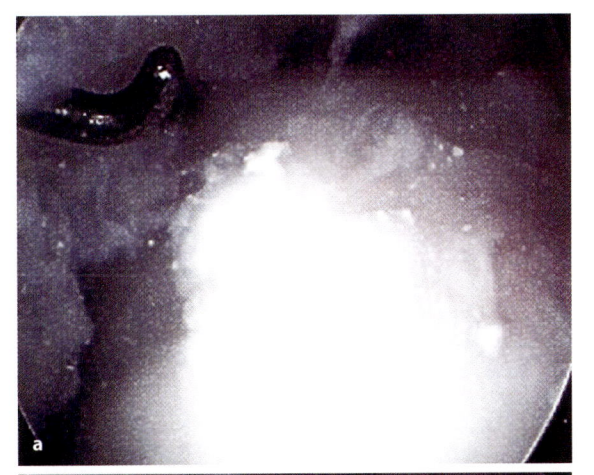

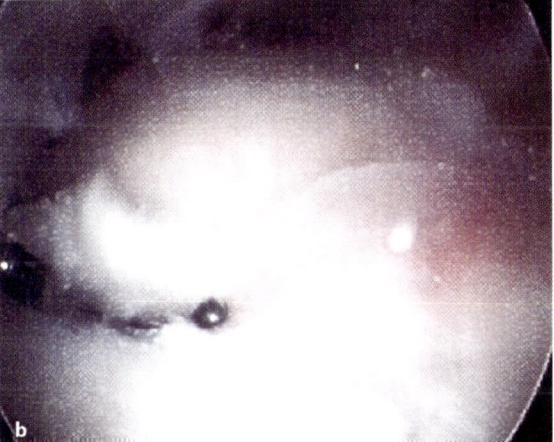

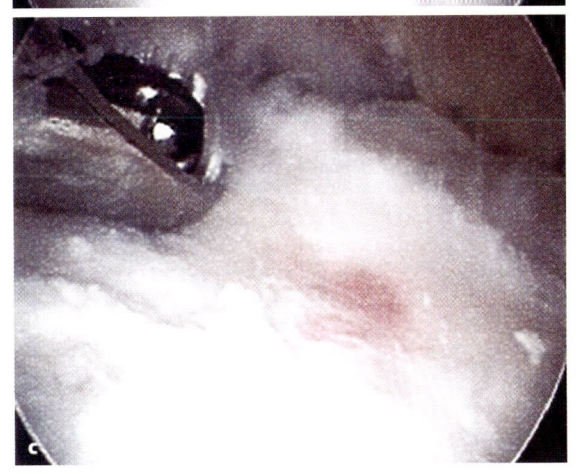

Abb. 16.12. Das gefundene Kalkdepot wird mit einem Tasthaken ausgedrückt (**a, b**). Bei großen Befunden kann das Depot mit einem stumpfen Trokar oder einem Shaverblade ausgedrückt werden (**c**)

Das Arthroskop wird jetzt über den lateralen Zugang eingebracht, womit eine genaue Darstellung des

nicht zu stören. Mit einem Synovialresektor kann die Rotatorenmanschettenoberfläche vorsichtig etwas geglättet werden. Die gesamte Bursa, in der sich häufig herausgeschwemmte Kalkreste angesammelt haben, wird am Ende des Eingriffs nochmals ausgiebig gespült.

16.2.4 Nachbehandlung

Es wird empfohlen, eine Drainage einzulegen, die postoperativ für einen Tag belassen wird. Die abschließende Injektion eines Lokalanästhetikums, z. B. von 20 ml Naropin, in die Bursa sowie im Bereich der Hautinzision erbringt eine deutliche postoperative Schmerzreduktion. Danach Hautnaht, steriler Verband und Anlegen eines Gilchrist-Verbands. Am Tag der Operation wird der Arm kurzfristig ruhig gestellt. Ab dem ersten postoperativen Tag sollte mit passiver sowie aktiv assistierter Bewegung der Schulter begonnen werden. Kräftigungsübungen der Rotatorenmanschette sind für mindestens 2–3 Monate postoperativ zu vermeiden, um eine Heilung des oberflächlich entstandenen Defekts nicht zu verzögern. Eine postoperative Röntgenkontrolle ist obligat.

Die hier beschriebene Technik der zusätzlichen sonographischen Kalkmarkierung ermöglicht eine exakte Lokalisation und anatomische Zuordnung des Kalkdepots, womit eine deutliche Verkürzung der Operationszeit sowie eine Reduktion der zu entfernenden Bursaanteile und eine sichere Entfernung des Kalkdepots ermöglicht wird.

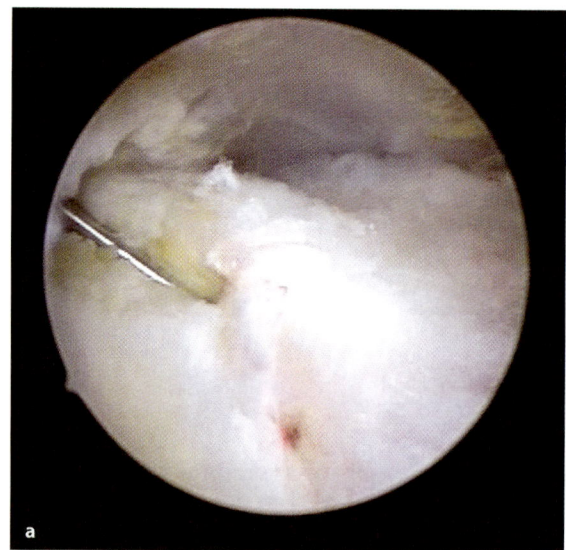

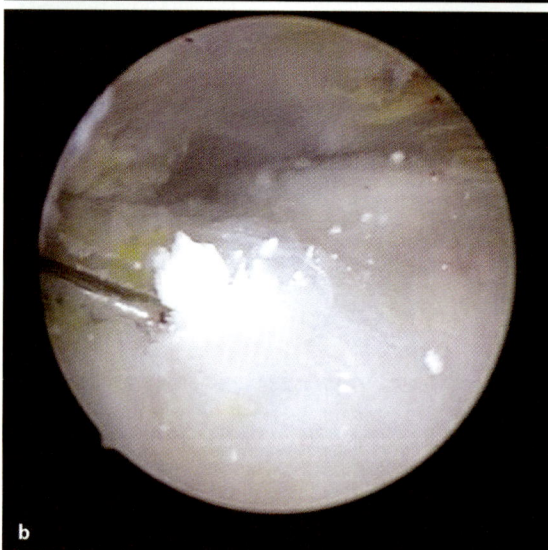

Abb. 16.13. Identifikation (a) und Entfernung (b) des Kalkdepots aus der Supraspinatussehne. Die Teilbursektomie des entsprechenden Quadranten ist nur zur sicheren Identifikation des Befundes notwendig

eröffneten Bezirks sowie die Spülung des eröffneten Kalkdepots gelingt. Wenn auch durch mehrfaches Ausdrücken der Manschette keine weitere Kalkentleerung zustande kommt, wird das Arthroskop wieder von dorsal eingebracht und noch einmal von lateral ein vorsichtiges Needling der Manschette im entsprechenden Quadranten durchgeführt, um sicher zu sein, dass nicht verbliebene Kalkreste übersehen wurden.

Kleinere Blutungen im Bereich der Rotatorenmanschette sollten wenn möglich nicht koaguliert werden, um keine Sehnennekrosen zu verursachen und die postoperativ gewünschte Durchblutung

Literatur

1. Ark JW, Flock TJ, Flatow EL, Bigliani LU (1992) Arthroscopic treatment of calcific tendinitis of the shoulder. Arthroscopy 8: 183–188
2. Bergemann D, Stieda A (1908) Über die mit Kalkablagerungen einhergehende Entzündung der Schulterschleimbeutel. Münch Med Wochenschr 52: 2699–2702
3. Bigliani LU, Morrison DS, April EW (1982) The morphology of the acromion and its relationship to the rotator cuff tear. Orthop Trans 10: 228
4. Bosworth BM (1941) Examination of the shoulder for calcium deposits. J Bone Joint Surg 23: 567–577
5. Codman EA (1909) Bursitis subacromialis, or periarthritis of the shoulder joint. Publications of the Mass Gen Hospital Boston 2: 521–591
6. Codman EA (1934) The shoulder. Todd, Boston
7. Ellman H (1987) Arthroscopic subacromial decompression: analysis of one- to three year results. Arthroscopy 3: 173–181
8. Esch JC, Ozerkis LR, Helgager JA, Kane N, Lilliot N (1988) Arthroscopic subacromial decompression: results according to the degreee of rotator cuff tear. Arthroscopy 4: 241–249

9. Gartner J (1993) Ist die Tendinosis calcarea HLA-A1 assoziiert? Z Orthop 131: 469
10. Gartner J (1993) Tendinosis calcarea – Behandlungsergebnisse mit Needling. Z Orthop 131: 461–469
11. Harmon PH (1958) Methods and results in the treatment of 2,580 painful shoulders with special reference to calcific tendinitis and the frozen shoulder. Am J Surg 95: 527–544
12. Jerosch J, Strauss JM, Schneider T (1992) Die arthroskopische subacromiale Dekompression. 1–3-Jahres-Ergebnisse. Z Orthop 130: 406–412
13. Jerosch J, Strauss JM, Schmiel S (1996) Arthroskopische Therapie der Tendinitis calcarea – Akromioplastik oder Kalkentfernung. Unfallchirurgie 99: 946–952
14. McLaughlin HL (1963) The selection of calcium deposits for operation; the technique and results of operation. Surg Clin North Am 43: 1501–1504
15. Mole D, Kempf JF, Gleyze P, Rio B, Bonnemet F, Walch G (1993) Resultats du traitement arthroscopopique des tendinopathies non rompuques de la coiffe des rotateurs. 2e partie: les calcifications de la coiffe des rotateurs. Rev Chir Orthop Reparat Apparat Mot 79: 532–541
16. Moseley HF (1953) Shoulder Lesions, 2nd edn. Hoeber, New York, p 78
17. Mountounet J, Chevrot A, Wybier M, Godefroy D (1992) Ponction-infiltration radio-guidee des calcifications des periarthites rebelles de l'epaule. Ann Radiol Paris 35: 156–159
18. Patte CF, Goutallier D (1988) Calcifications. Rev Chir Orthop 74: 277–278
19. Pfister J, Gerber H (1994) Behandlung der Periarthropathia humero-scapularis calcarea mittels Schulterkalkspülung: retrospektive Fragebogenanalyse. Z Orthop 132: 300–305
20. Ogon P, Ogon M, Jäger A (2001) The quadrant-technique for arthroscopic treatment of rotator cuff calcifications. Arthroscopy 17: E11
21. Rupp S, Seil R, Kohn P (1998) Preoperative ultrasonographic mapping of calcium deposits. Facilitates cacalisation during arthroscopic surgery for calcifying tendinitis of the rotator cuff. Arthroscopy 14: 540–542
22. Sandström C, Wahlgren F (1937) Beitrag zur Kenntnis der „Peritendinitis calcarea" (sog. „Bursitis calculosa") speziell vom pathologisch-histologischen Gesichtspunkt. Acta Radiol (Stockh) 18: 263–296
23. Sarkar K, Uhthoff HK (1978) Ultrastructural localization of calcium in calcifying tendinitis. Arch Pathol Lab Med 102: 266–269
24. Schaer H (1936) Die Periarthritis humeroscapularis. Ergeb Chir Orthop 29: 211–309
25. Sperner G, Resch H, Golser K, Thöni H (1992) Arthroskopisches Management bei Tendinosis calcarea. Arthroskopie 5: 74–78
26. Uhthoff HK, Sarkar K (1991) Classification and definition of tendinopathies. Clin Sports Med 10: 707–720
27. Wrede L (1912) Über Kalkablagerungen in der Umgebung des Schultergelenkes und ihre Beziehungen zur Periarthritis scapulo-humeralis. Langbecks Arch Klin Chir 99: 259–272

Kraniale Labrumläsionen (SLAP-Läsionen)

W. Nebelung

17.1   Pathologie   261
17.2   Ätiologie   263
17.3   Operative Therapie   264
17.3.1   Prinzipien   264
17.3.2   Ein-Schritt-Technik   264
17.3.3   Zwei-Schritt-Technik   266

Kraniale Labrumläsionen (SLAP-Läsionen)

W. Nebelung

17.1 Pathologie

Krankhafte Veränderungen im Ursprungsbereich der langen Bizepssehne am superioren Glenoid werden als SLAP-Läsionen (*s*uperiores *L*abrum von *a*nterior nach *p*osterior) bezeichnet und nach Snyder [1] in 4 Typen eingeteilt (Abb. 17.1, Tabelle 17.1). Eine SLAP-Läsion vom Typ 1 zeigt eine deutliche Auffaserung und Degeneration des Bizepssehnenankers, die jedoch typischerweise mit anderen, vorwiegend degenerativen Veränderungen der Rotatorenmanschette assoziiert ist (Abb. 17.2).

Der Typ 2 besteht in einer Lösung und Instabilität des Ankers, die abhängig vom Umfang unterschiedlich stark ausgeprägt ist (Abb. 17.3). Aus sehr praktischen Gesichtspunkten kann man die Typ-2-Läsionen in 3 Subtypen einteilen (Abb. 17.4). Die rein ventralen Ablösungen des Bizepssehnenankers werden als Subtyp 2a, die posterioren als Subtyp 2b und die kombinierten ventralen und posterioren Ablösungen als Subtyp 2c bezeichnet [2].

Der Typ 3 ist durch eine korbhenkelförmige Ablösung des oberen Labrums gekennzeichnet, die sich in das Glenoid einschlagen und Beschwerden ähnlich einer eingeklemmten Meniskusläsion bereiten kann (Abb. 17.5). Die Bizepssehne ist jedoch intakt. Dagegen zeigt eine Typ-4-Läsion zusätzlich eine Spaltung der Bizepssehne, die sich typischerweise in eine Korbhenkelläsion des Labrums fortsetzt (Abb. 17.6b). Die Typen 3 und 4 sind bei traumatischer Entstehung häufig mit einer Lösung des gesamten Bizepssehnenankers vom Glenoid im Sinne einer Typ-2-Läsion assoziiert.

Hinsichtlich der arthroskopischen Diagnostik ist besonders bei den Typ-2-Läsionen Vorsicht geboten, da oft das Labrum im oberen Pfannenbereich erst weiter medial am Glenoid inseriert und dieser Befund keinesfalls als pathologisch gedeutet werden darf.

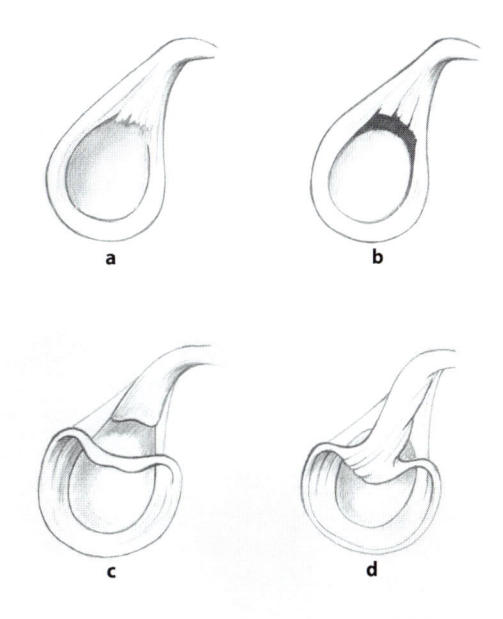

Abb. 17.1a–d. Schema der einzelnen Subtypen der SLAP-Läsionen, in Anlehnung an Snyder et al. [1]. Typ 1 zeigt vorwiegend eine Degeneration des Bizepssehnenankers (**a**), beim Typ 2 liegt eine instabile Ablösung vor (**b**). Beim Typ 3 finden wir eine korbhenkelartige Ablösung (**c**), die beim Typ 4 durch den Ursprung der langen Bizepssehne verläuft (**d**)

Tabelle 17.1. Inzidenz von SLAP-Läsionen. (Nach Snyder et al. [3])

Läsion	Frequenz (%)
SLAP-Läsion 1	21
SLAP-Läsion 2	55
SLAP-Läsion 3	9
SLAP-Läsion 4	10
Komplexe SLAP-Läsion	3

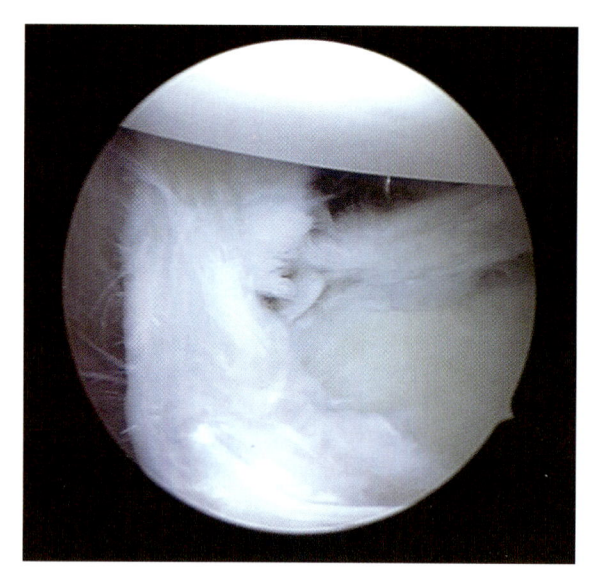

Abb. 17.2. SLAP-Läsion vom Typ 1, hier sehr ausgeprägte degenerative Veränderungen des kranialen Bizepssehnenankers

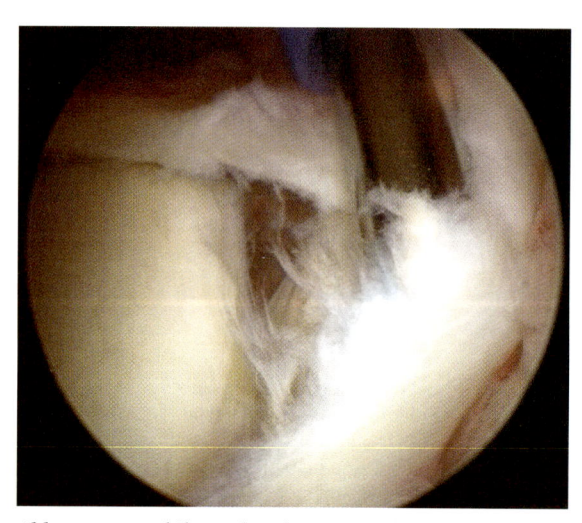

Abb. 17.3. Instabiler Anker der Bizepssehne im Sinne einer Typ-2-Läsion

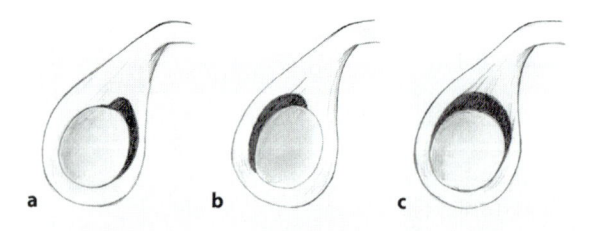

Abb. 17.4a–c. Einteilung der SLAP-Läsionen des Typ II nach Morgan [2]. Die Instabilität kann den ventralen, dorsalen oder beide Anteile des Bizepssehnenankers erfassen

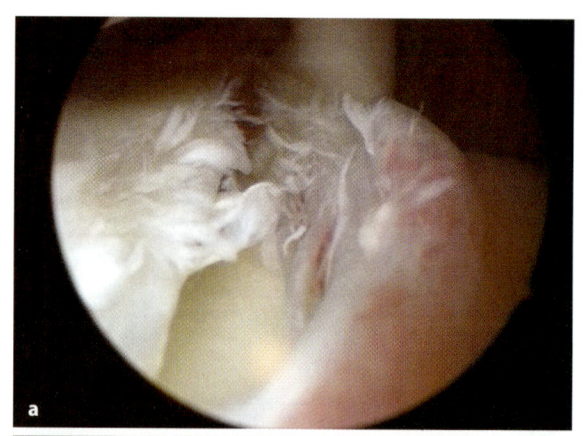

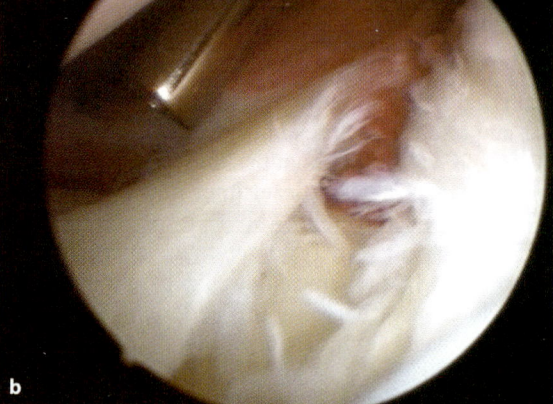

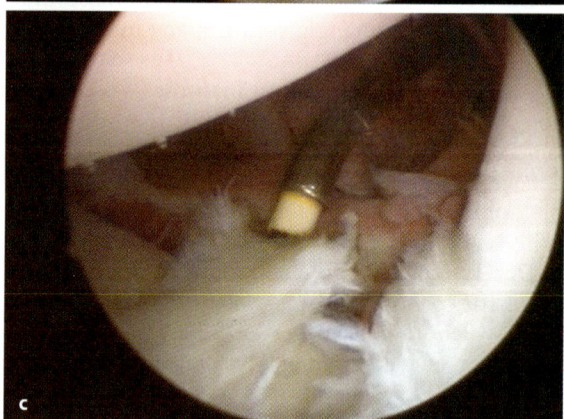

Abb. 17.5a–c. Intralabrale, längs verlaufende Ruptur des kranialen Labrums im Sinne einer SLAP-3-Läsion (a,b). Die Abduktion kann durch eine Einklemmung des „Korbhenkels" schmerzhaft behindert werden. Resektion mit einem multipolaren Resektor (c)

Tipps und Tricks

Besonders für die arthroskopische Diagnostik hinterer oberer Labrumläsionen kann das Arthroskop im ventralen Zugang positioniert werden. Der Blickwinkel ist dann wesentlich günstiger, ggf. können auch Rekonstruktionen dadurch erleichtert werden.

Eine weitere Form der pathologischen Veränderungen des oberen Labrumbereichs ist die degenerative Auffaserung im posterioren Teil des Bizepssehnenankers, die dann in eine Lappenrissbildung übergehen kann. Diese oft relativ kleinen, posterosuperior lokalisierten Lappenrisse sollen ihre Entstehung einem „posterosuperioren Impingement" verdanken, dessen pathophysiologischer Mechanismus weiter unten erklärt wird.

Häufig zeigen SLAP-Läsionen Begleitpathologien der Rotatorenmanschette. Sowohl partielle (29%) als auch komplette Rotatorenmanschettenrupturen (11%) werden in vielen Fällen beobachtet [3].

17.2
Ätiologie

Die Ätiologie der SLAP-Läsionen wird kontrovers diskutiert. Neben repetitiven Mikrotraumata spielen akute traumatische Einwirkungen eine Rolle. Bei der Kombination einer Typ-2-SLAP-Läsion mit einer typischen Bankart-Läsion, was in 22% der Fälle auftreten soll [3], ist von einer traumatischen Genese auszugehen (Abb. 17.6a). Die klassische Erklärung für den Mechanismus der oberen Labrumläsion liegt in der Annahme eines Sturzes auf den ausgestreckten Arm, der zu einer nach kranial gerichteten Kraftentwicklung des Humeruskopfes führt. Tatsächlich sprechen begleitende Chondromalazien in diesem Bereich sowie partielle gelenkseitige Rotatorenmanschettenrupturen für diesen Zusammenhang. Andererseits fehlt häufig ein adäquates Trauma in der Anamnese. Beim Überkopfsportler existieren verschiedene Theorien der Entstehung von oberen Labrumläsionen nach chronischer Mikrotraumatisierung [4–6].

Die vermehrte Außenrotation mit ventraler Instabilitätskomponente führt zum dorsalen Kontakt der Rotatorenmanschette am posterioren Glenoidrand. Daraus erklären sich gelenkseitige Rotatorenmanschettenbefunde sowie Lappenrisse des posterioren Labrums [7, 8].

Während der Wurfbewegung führt mechanischer Zug an der Bizepssehne zur Ablösung ihres Ankers (SLAP-2-Läsion) [6].

Das Rotationszentrum des Humeruskopfes verschiebt sich beim Wurfsportler nach kranial, was die Folge einer posteroinferioren Kapselverkürzung ist. Dadurch schiebt der Humeruskof das obere hintere Labrum bei jeder Wurfbewegung vom Glenoid ab (SLAP-2b- oder -2c-Läsion) [5].

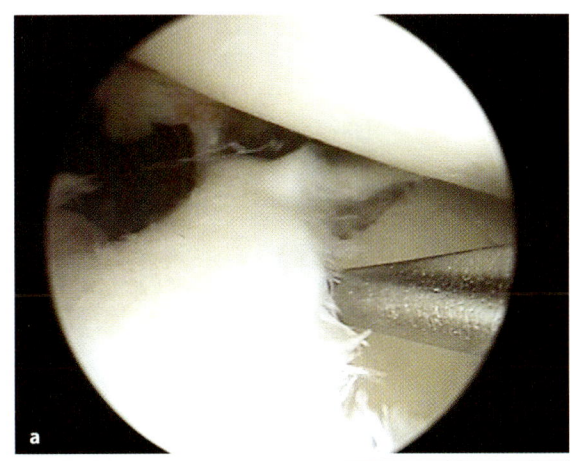

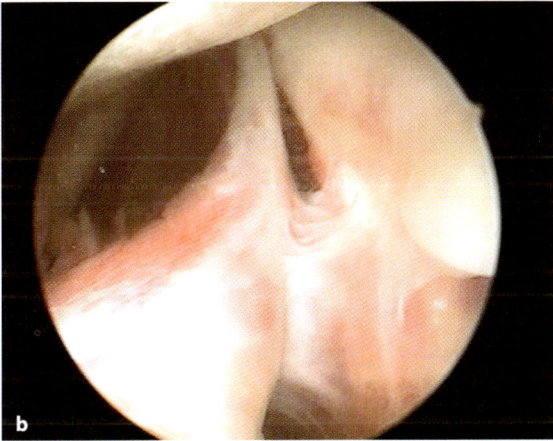

Abb. 17.6. Kombination aus instabilem kranialen und ventralen Labrum im Sinne einer kombinierten SLAP-Bankart-Läsion bei rezidivierenden Schultergelenkinstabilitäten (**a**). Spaltung der Bizepssehne mit instabilem zentralen Fragment, Typ-4-Läsion (**b**)

Wahrscheinlich wirken mehrere Mechanismen parallel. In Kap. 15 werden die hypothetischen oder nachgewiesenen Zusammenhänge eingehend diskutiert, da die Erkennung einer funktionellen Pathologie wichtig für die Therapie ist.

Tipps und Tricks

Die klinische Bedeutung der SLAP-Läsionen ist eindeutig, sobald Symptome seitens der langen Bizepssehne vorliegen und die SLAP-Läsion der einzige arthroskopisch zu verifizierende pathologische Befund ist.

Klinisch relevante Veränderungen finden sich relativ häufig bei Wurfsportlern. In diesen Fällen sollte die SLAP-Läsion in arthroskopischer Technik refixiert werden, weil dies offen relativ schwierig ist. Anders verhält es sich, sobald begleitende Pathologien insbesondere im Bereich des Rotatorenmanschettenansatzes vorliegen und eher ein degeneratives Geschehen anzunehmen ist.

17.3 Operative Therapie

17.3.1 Prinzipien

Läsionen vom Typ 1 nach Snyder können arthroskopisch relativ problemlos über den anterioren Zugang debridiert werden. Ist die Degeneration weit fortgeschritten und liegen gleichzeitig Beschwerden seitens der Bizepssehne vor, sollte eine Tenodese erwogen werden.

Beim Typ 2 besteht eine Lösung des Bizepssehnenankers vom Glenoid im Sinne einer Instabilität. Therapeutisch ist deshalb eine Refixation, ähnlich dem Vorgehen bei der Bankart-Läsion, anzustreben [1]. Korbhenkelartige Ablösungen des Bizepssehnenankers (Typ 3) und Beteiligungen der Bizepssehne (Typ 4) nach Snyder [9] sind seltener und meist mit Resektionen, wie bei degenerativen Meniskusläsionen, zu therapieren.

Die im deutschsprachigen Raum erstmals von Habermeyer [10] publizierte Technik der Rekonstruktion einer SLAP-2-Läsion stellt eine Modifikation der transglenoidalen Nahttechnik von Morgan dar. Nach Anlage eines transglenoidal laufenden Fadens mit dorsalem Stopperknoten wird ein zweiter, den Bizepssehnenanker perforierender Faden über einen anterosuperioren Zugang gelegt, der sich gleichfalls mit einem Stopperknoten dorsal verankert. Durch Verknoten der Fäden von ventral wird der Bizepssehnenanker reponiert und auf die kraniale Fläche des Glenoids gedrückt.

Eine Modifikation der Caspari-Naht wurde von Field [11] angegeben. Mit einer Nahtzange werden Fäden durch den oberen Teil des Labrums gelegt, dann nach ventral gezogen und transglenoidal nach dorsal ausgeleitet, wo sie entsprechend der Caspari-Technik geknüpft werden.

Problematisch scheint für beide Techniken, dass Repositionsmanöver und Fixation nur indirekt möglich sind. Ferner wurde über die Anwendung resorbierbarer Implantate (Suretac, Acufex) berichtet, deren pilzförmig verbreiterter Kopf die Weichteile an den Knochen presst [12]. Mit dieser Art von Implantaten kann der Bizepssehnenanker unmittelbar auf den Knochen gepresst werden. Die relative Größe des Implantats und Resorptionsprobleme des Materials sind jedoch kritisch zu sehen [13].

Der Erstbeschreiber der Läsion stellte 1995 [3] eine Nahttechnik mit einem direkt im Knochen fixierten Anker vor, dessen Fäden anschließend mit einem Durchfädler (Shuttle-Relay, Linvatec) durch den Bizepssehnenanker gezogen werden. Ferner wurde mit der Entwicklung verkleinerter Nahtankerführungsinstrumente (Spear, Arthrex) auch die direkte Perforation des Bizepssehnenankers möglich, was die Refixation deutlich vereinfacht [2]. Mit der Kombination beider Verfahren gelingt die minimalinvasive Rekonstruktion mit direkter Reposition und Fixation des Bizepssehnen-Labrum-Komplexes an der kranialen Knochenfläche des Glenoids.

17.3.2 Ein-Schritt-Technik

Typisch für Ein-Schritt-Techniken ist die gleichzeitige Perforation der Läsion und Ankerfixation im Glenoid. In Seitenlage erfolgt die Inspektion des Gelenks und über einen ventralen Zugang das Abtasten des Labrum-Kapsel-Komplexes. Eine begleitende Partialruptur der Supraspinatussehne wird mit dem Shaver geglättet, eine eventuelle Bankart-Läsion zuerst arthroskopisch versorgt. Die Typ-2-Läsion sollte hinsichtlich ihrer Ausdehnung (Typ 2a–c nach Morgan [2]) eingeordnet werden.

Zugänge

Je nach vorwiegender Lokalisation der Läsion (anterior, posterior oder kombiniert) wird ein anterosuperiorer oder ein posterolateraler Zugang angelegt. Liegt eine kombinierte Ablösung vor, raten wir, zunächst nur den posterolateralen Zugang zu verwenden. Mit einer dünnen Injektionskanüle wird der optimale Zugang und die Punktionsrichtung bestimmt. Nach Visualisierung der Nadelspitze im Gelenk (Abb. 17.7) wird dann ein Wechselstab eingebracht, der gegen eine definitive Arbeitskanüle getauscht wird. Alternativ kann das Arthroskop auch zeitweise im ventralen Portal positioniert werden.

> **Tipps und Tricks**
>
> Für die Arbeitskanüle ist ein Innendurchmesser von 4,5 mm ausreichend, größere Kanülen mit Gewinde traumatisieren nur unnötig die Rotatorenmanschette.

Anfrischen des Knochens

Über die dargestellten Zugänge ist die Läsion problemlos mit einem Shaver oder kleinen Raspatorien erreichbar.

Kraniale Labrumläsionen (SLAP-Läsionen)

Perforation und Reposition des Labrum-Bizepssehnen-Komplexes

Wegen des geringen Platzangebotes für Instrumente im oberen Schulterbereich verwenden wir zur gleichzeitigen Perforation und Reposition den Spear (Arthrex), eine schlanke Hülse (2,8 mm) mit scharfer Trokarspitze. Verwendet man die zur Bankart-Naht üblichen Labrumfasszangen, ergeben sich Platzprobleme, besonders im posterioren Bereich. Die definitive Perforation des Labrums sollte zur Vermeidung von Knorpelschäden entsprechend vorsichtig erfolgen. Anschließend wird der scharfe Trokar zurückgezogen. Die verbleibende Hülse wird auf die Glenoidkante gebracht und reponiert so den Labrum-Bizepssehnen-Komplex (Abb. 17.8).

Einsetzen des Nahtankers

Der selbstschneidende Nahtanker (Fastak, Arthrex) mit einem Durchmesser von 2,4 mm benötigt keine Vorbohrung und kann einfach durch die im Gelenk verbliebene Spearhülse gebohrt werden. Letztere ist an ihrer Spitze fischmaulartig und sitzt so sicher auf der Glenoidkante (Abb. 17.9).

Fadenmanipulation

Um eine Vertikalnaht zu erzeugen, wird einer der beiden Fäden, die den Labrum-Bizepssehnen-Komplex perforieren, zwischen Labrum und Glenoid gefasst und durch die Arbeitskanüle herausgezogen. Dazu eignen sich Fadenholzangen oder ähnliche Instrumente. Anschließend werden die beiden Fadenenden miteinander verknotet, wozu verschiedene Knotenschieber benutzt werden können (Abb. 17.10).

Das Herausziehen eines der beiden Fäden zwischen Labrum und Glenoid ist kritisch und darf nur unter sicherer optischer Kontrolle erfolgen. Sonst kann es passieren, dass man versehentlich das Fadenende herauszieht, das auch durch den Fadenanker verläuft.

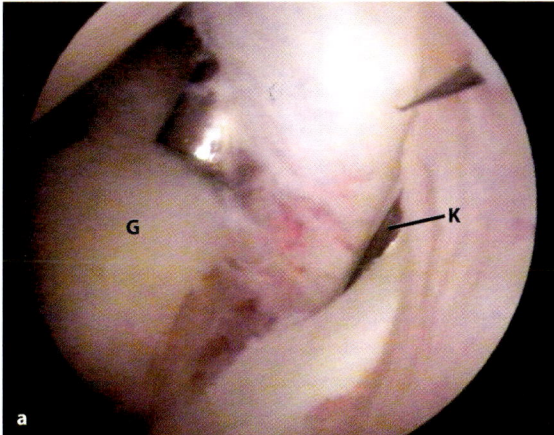

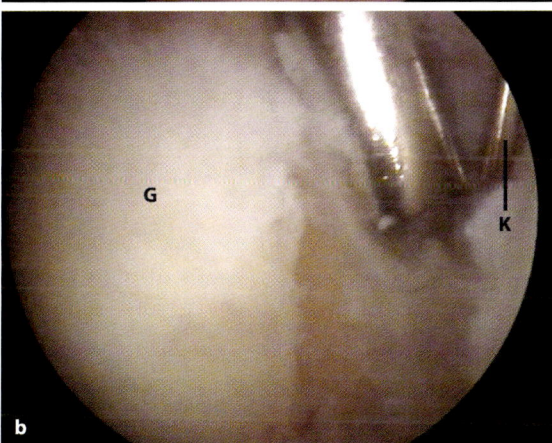

Abb. 17.7a,b. Arthroskopischer Zugang zur Versorgung einer SLAP-2b- oder -2c-Läsion. Mit der Optik im dorsalen Portal wird der posterolaterale Zugang mit einer Injektionskanüle ausprobiert, das Weghalten des kranialen Labrums kann mit einem 2,4-mm-Kirschner-Draht erfolgen, der als „arthroskopischer Hohmann-Hebel" fungiert (a); Anfrischung mit dem posterolateral eingesetzten Shaver (b) G Glenoid K 2,4 mm Kirschnerdraht als "arthroskopischer Hebel"

> **Tipps und Tricks**
>
> Häufig luxiert der zu befestigende Teil des Bizepssehnenankers gelenkseitig und versperrt ständig die Sicht auf das Operationsgebiet. In diesen Fällen setzen wir zeitweilig einen 2,4-mm-Kirschner-Draht über das anterosuperiore Portal ein, der das Labrum und den Bizepssehnenanker in der Art eines Hohmann-Knochenhebels nach kranial hält (Abb. 17.7).

> **Tipps und Tricks**
>
> Um zu vermeiden, den Faden durch Zug am falschen Ende aus dem Anker herauszuziehen, kann man mit der Kamera den Fadenanteil einstellen, der direkt an der Ankeröse liegt. Dieser Teil des Fadens darf sich beim Ziehen nicht bewegen.

Das andere Fadenende kann durch den Assistenten oder eine Fadenklemme gesichert werden. Nach dem Ausziehen des Fadens muss nochmals kontrolliert werden, ob ausreichend Labrum gefasst wurde.

Abb. 17.8a–c. Rekonstruktion einer SLAP-2-Läsion. Perforation des Bizepssehnenkomplexes mit einem scharfen Trokar in einer Führungshülse. Zunächst Zurückziehen des Kirschner-Drahts und Positionierung des Spears (**a**), dann unter leichter Rotation in Gelenkrichtung Perforation des Labrum-Kapsel-Komplexes (**b**), Zurückziehen des scharfen Trokars (**c**)

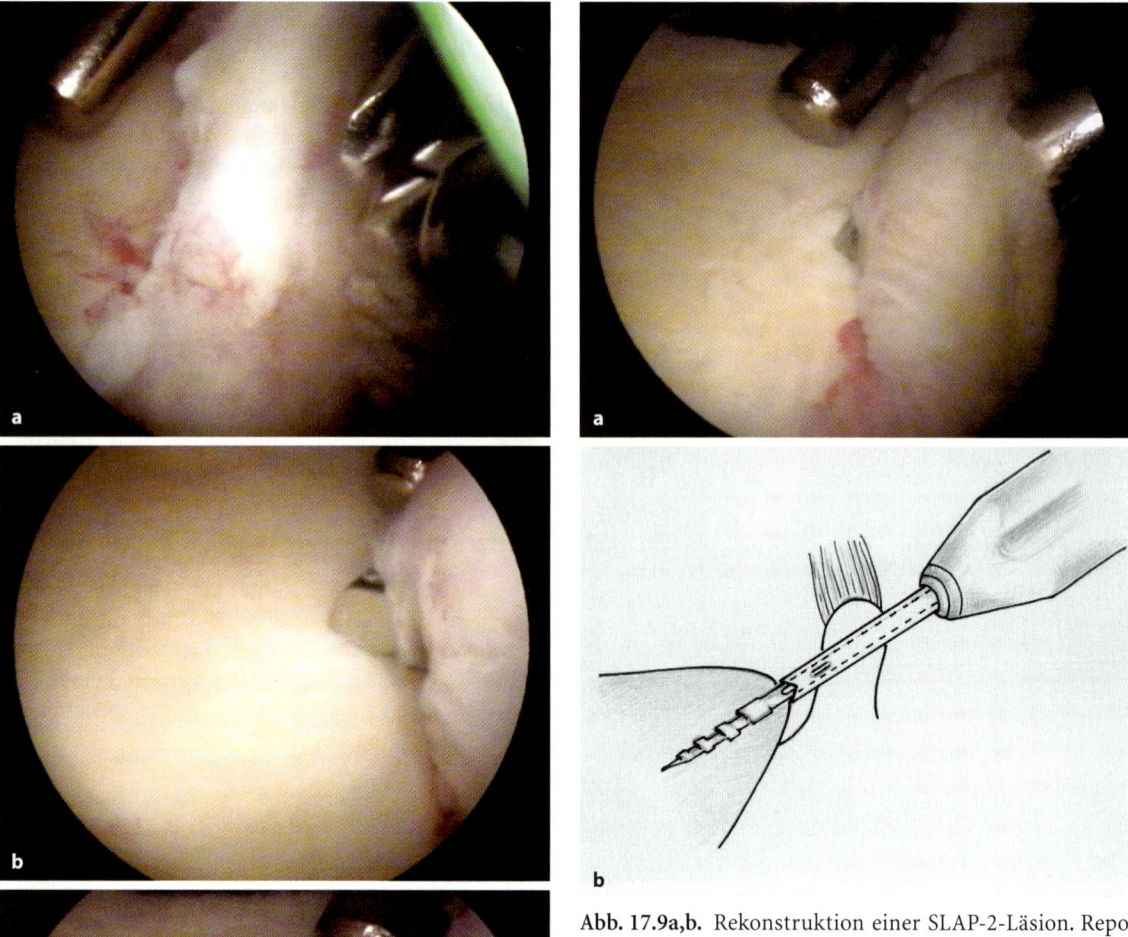

Abb. 17.9a,b. Rekonstruktion einer SLAP-2-Läsion. Reposition der gekerbten Führungshülse (Spear) auf den Glenoidrand (**a**), durch die Führungshülse wird der Nahtanker gebohrt (**b**)

17.3.3
Zwei-Schritt-Technik

Die Fixation des Bizepssehnenankers kann auch so erfolgen, dass erst der Nahtanker eingebracht und dann die Fadenenden durch die Weichteile transportiert werden.

Nach der Anfrischung der Läsion wird für eine Typ-2b- oder -2c-Läsion über den posterolateralen Zugang ein Nahtanker eingesetzt. Verwendet man Implantate, die eine Vorbohrung benötigen, erlaubt diese Technik die optische Kontrolle der Bohrlochanlage.

Der weitere technische Ablauf ist der Bankart-Rekonstruktion angelehnt. Nach dem Einsetzen eines Ankers werden ein oder beide Fadenenden durch den Bizepssehnenanker transportiert. In der Praxis sehen wir 4 Indikationen für diese Technik:

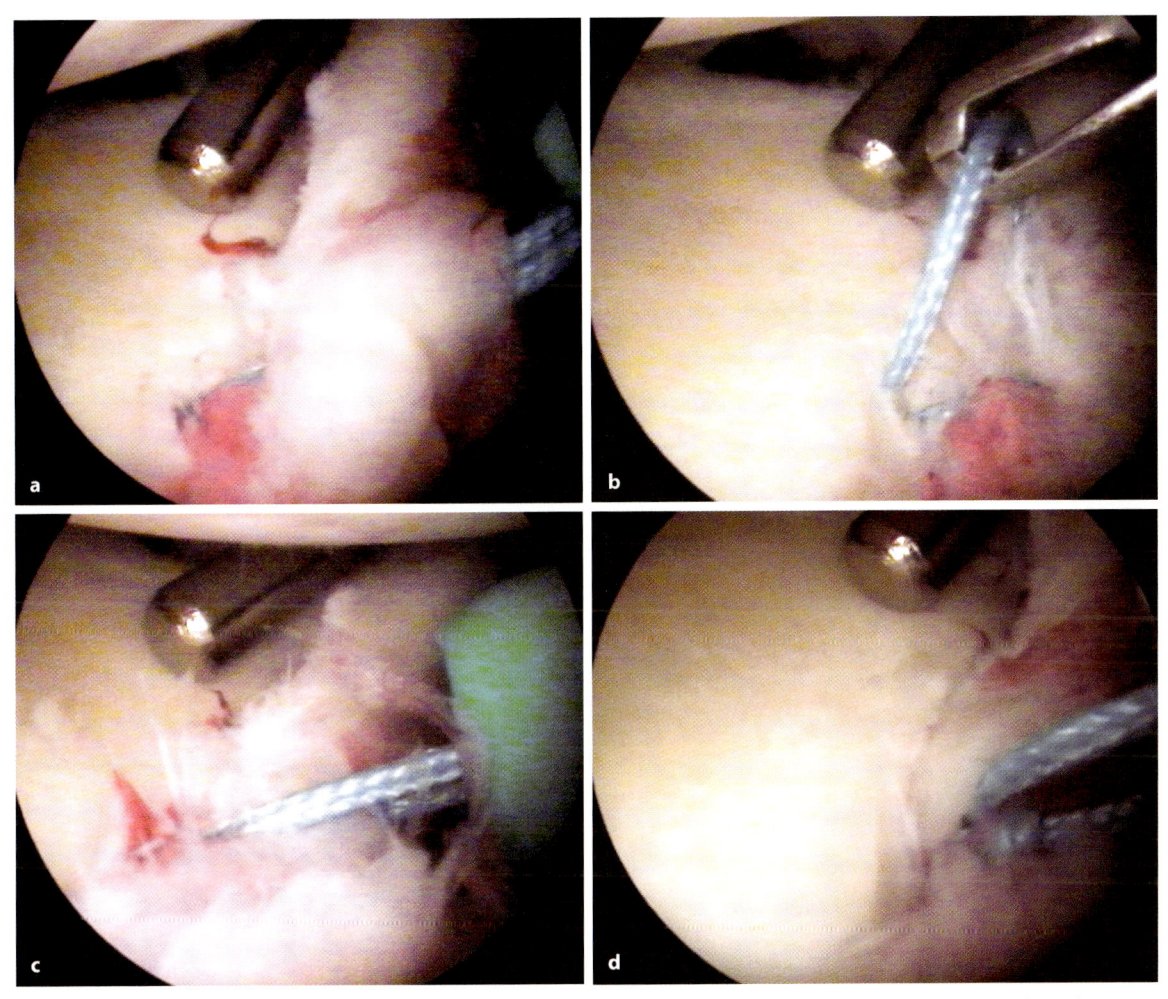

Abb. 17.10. Nach dem Einbohren eines Nahtankers perforieren beide Fadenenden den Bizepssehnenkomplex (**a**), mit einer Fadenholzange wird durch die Arbeitskanüle ein Fadenende zurückgezogen (**b**). Ein Faden perforiert das Labrum, der zurückgezogene Faden verläuft oberhalb des Labrums (**c**). Nach Vorschieben der Knoten entsteht eine Vertikalnaht, die das Labrum fest auf das Glenoid drückt (**d**)

- Die zu refixierenden Weichteilstrukturen sind relativ zart angelegt, so dass eine Perforation mit einer kanülierten Bohrhülse (Spear) zu stark traumatisiert;
- technische Probleme bei der Benutzung des Spears, z. B. bei suboptimalem Eindringwinkel des Ankers in den proximalen Glenoidanteil;
- bei einer Weichteil-Weichteil-Rekonstruktion, z. B. einer SLAP-4-Läsion;
- falls horizontale Nähte erwünscht sind.

Wegen der guten Zugänglichkeit und des geringen Ausmaßes des Shiftmanövers bei SLAP-Läsionen verwenden wir bei der 2-Schritt-Technik eine gebogene Kanüle, durch die nach der Weichteilperforation eine Fadenschlinge geschoben wird (Lasso, Arthrex). Auch andere Fadentransportsysteme sind für dieses Manöver verwendbar (vgl. Kap. 8). Die Schlinge wird aus dem Arbeitsportal ausgezogen und dient nach Entfernung der Nadel als Transportmittel für einen Ankerfaden (Abb. 17.11).

Ventrale SLAP-Läsionen können über zwei anteriore Zugänge, das anteriore Arbeitsportal und das hohe ventrale Portal, versorgt werden. Der Anker wird in diesem Fall über das hohe ventrale Portal, die Knoten werden über das anteriore Arbeitsportal eingebracht.

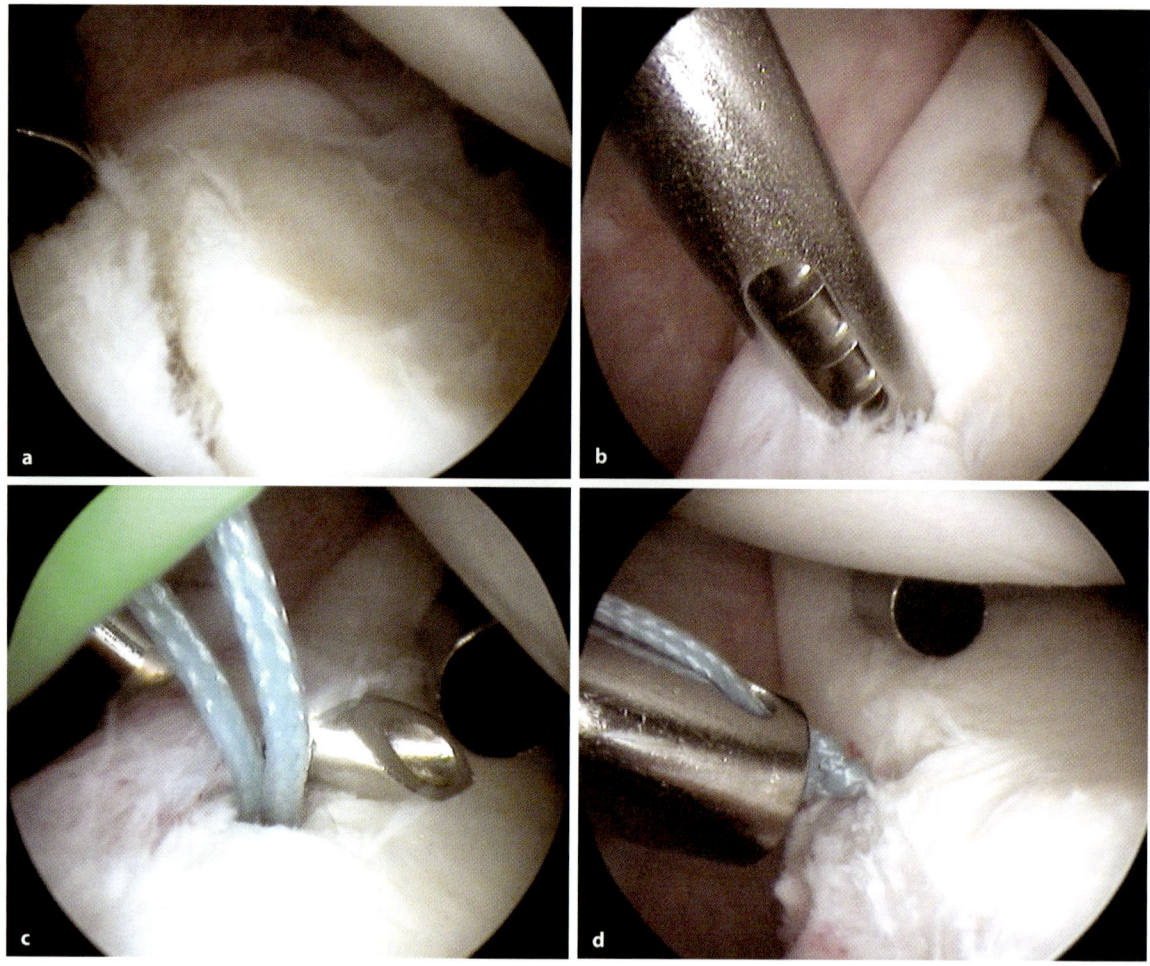

Abb. 17.11 a–d. Fixation von SLAP-Läsionen in der 2-Schritt-Technik. Dorsale Läsion vom Typ 2b (**a**), zunächst Einsetzen eines Fastak-Nahtankers in einer Applikatorhülse (**b**), Perforation des Bizepssehnenankers mit einer gebogenen Kanüle (**c**), Festknoten des Labrums nach Herausziehen eines Fadenendes in Lassotechnik (**d**)

Literatur

1. Snyder SJ, Karzel RP, Del Pizzo W, Ferkel RD, Friedman MJ (1990) SLAP lesions of the shoulder. Arthroscopy 6: 274–279
2. Morgan CD, Burkhart SS, Palmeri M, Gillespie M (1998) Type II SLAP lesions: three subtypes and their relationships to superior instability and rotator cuff tears. Arthroscopy 14: 553–565
3. Snyder SJ, Banas MP, Karzel RP (1995) An analysis of 140 injuries to the superior glenoid labrum. J Shoulder Elbow Surg 4: 243–248
4. Burkhart SS, Morgan CD, Kibler WB (2000) Shoulder injuries in overhead athletes. The „dead arm" revisited. Clin Sports Med 19: 125–158
5. Burkhart SS, Morgan CD (1998) The peel-back mechanism: its role in producing and extending posterior type II SLAP lesions and its effect on SLAP repair rehabilitation. Arthroscopy 14: 637–640
6. Barber FA, Morgan CD, Burkhart SS, Jobe CM (1999) Current controversies. Point counterpoint. Labrum/biceps/cuff dysfunction in the throwing athlete. Arthroscopy 15: 852–857
7. Walch G, Liotard JP, Boileau P, Noel E (1993) Posterosuperior glenoid impingement. Another impingement of the shoulder. J Radiol 74: 47–50
8. Jobe CM (1995) Posterior superior glenoid impingement: expanded spectrum. Arthroscopy 11: 530–536
9. Burkhart SS, Fox DL (1993) Case report: arthroscopic repair of a type IV SLAP lesion–the red-on-white lesion as a component of anterior instability. Arthroscopy 9: 488–492
10. Habermeyer P et al (1993) Arthroskopische over-the-top-Naht zur Behandlung von SLAP-Läsionen der Schulter. Arthroskopie 6: 263–271
11. Field LD, Savoie FH (1993) Arthroscopic suture repair of superior labral detachment lesions of the shoulder. Am J Sports Med 21: 783–790
12. Warner JJ, Kann S, Marks P (1994) Arthroscopic repair

of combined Bankart and superior labral detachment anterior and posterior lesions: technique and preliminary results. Arthroscopy 10: 383–391

13. Burkart A, Imhoff AB, Roscher E (2000) Foreign-body reaction to the bioabsorbable suretac device. Arthroscopy16: 91–95

Kapitel 18 **Bizepssehne** 18

M. Lehmann

18.1 Anatomie 273
18.2 Stabilisatoren 275
18.3 Funktionelle Anatomie 277
18.4 Pathophysiologie 278
18.4.1. Tendinitis der langen Bizepssehne 279
18.4.2. Instabilität der langen Bizepssehne 280
18.4.3. Ruptur der langen Bizepssehne 281
18.5 Klinisches Bild 282
18.6 Bildgebende Diagnostik 283
18.7 Therapie 284
18.7.1 Konservative Therapie 284
18.7.2 Opberative Therapie 284

Bizepssehne

M. Lehmann

Die funktionelle Bedeutung der langen Bizepssehne (LBS) wird seit Jahren kontrovers diskutiert. Das Interpretationsspektrum reicht von ihrer Reduzierung auf ein funktionell banales, entwicklungsgeschichtliches Relikt bis zu Mutmaßungen über eine wichtige Funktion als Humeruskopfdepressor und ventraler Stabilisator.

Demgegenüber wird die tatsächliche klinische Bedeutung einer pathologisch veränderten und chronisch schmerzhaften LBS bei einer spontanen und plötzlich schmerzeliminierenden Ruptur („salvage rupture") in dramatischer Weise offensichtlich.

Wurde Mitte des vorigen Jahrhunderts die LBS als Schmerzursache noch vielfach überbewertet und deshalb einer primären Tenodese zugeführt [15, 20, 23, 30, 42], so trat in den 70er Jahren mit Neers mechanischer Impingement-Theorie ein kognitiver Wandel ein [34, 45, 52]. Statt primärer LBS-Tenodese wurde die Dekompression des Subakromialraums bis in die heutige Zeit zur therapeutischen Reflexhandlung.

Kontroverse Ansichten hinsichtlich der funktionellen Bedeutung führen zu kontroversen Therapiestrategien, die jedoch angesichts experimenteller und operativ-deskriptiver Daten aus den 90er Jahren [3, 24, 47, 60, 62] sowie klinischer Erfahrungen einer sorgfältigen Abwägung bedürfen. Der LBS kommt heute eine anatomisch und funktionell sehr wichtige Rolle zu, die in zunehmendem Maß ein Schlüssel zur Interpretation und Behandlung von Schulterschmerzen ist.

18.1 Anatomie

Der Ursprung der langen Bizepssehne findet sich variierend sowohl am superioren Labrum als auch am Tuberculum supraglenoidale [14, 25]. Die Topographie des labralen Ursprungs lässt sich nach Vangsness et al. [59] noch weiter differenzieren.

Typ I
posterior (22%)

Typ II
überwiegend posterior, gering anterior (33%)

Typ III
paritätische anteroposteriore Verteilung (37%)

Typ IV
überwiegend anterior (8%)

Der in 50 bis 60 % überwiegend posterior lokalisierte Ursprung erscheint sowohl diagnostisch als auch insbesondere therapeutisch für die Behandlung der seltenen SLAP Grad II-Läsion von Bedeutung. Diagnostisch bedingt eine häufig postero-superior lokalisierte - jedoch nur selten als solche erkannte - SLAP-Pathologie eine Dislokation des postero-superioren Labrum-Bizepssehnenankers. Therapeutisch wird eine selektive Portalwahl benötigt, um den dislozierten Komplex reponieren und anatomisch refixieren [43] zu können.

Als zentrale Struktur des Rotatorenintervalls verläuft der intraartikuläre Abschnitt der LBS in der Frontalebene schräg und anguliert bei Eintritt in den knöchernen Sulcus intertubercularis (Abb. 18.1). Spezielle Anatomie und Angulation bedingen eine sehr exponierte Lage der LBS, die zu degenerativen und traumatischen Veränderungen disponiert.

Die LBS ist trotz intraartikulärer Lokalisation eine extrasynoviale Struktur. Die klinisch bedeutsame synoviale Scheide endet als Recessus am distalen Ende des Sulcus intertubercularis.

Arthroskopische Anatomie. Im Rahmen der arthroskopischen Evaluation des superioren Labrum-Bizepssehnenkomplexes sowie des nur partiell sichtbaren intraartikulären Abschnitts der LBS sind folgende Aspekte entscheidend:

Die arthroskopische Diagnostik der LBS erfolgt üblicherweise über das posteriore Standardportal. Eine adäquate Beurteilung ihres Ursprungs ist von diesem Portal aus aber nur bei konstitutionell laxen Patienten möglich, da nur eine laxe postero-superiore Kapsel eine genügende Angulation des Arthroskopieschafts mit reellem Ausnutzen der Weitwinkelkomponente ermöglicht. Liegen normale, straffe Kapsel-Bandstrukturen vor, so erscheint die LBS als eher horizontal verlaufende Struktur (Seitenlage), die beinahe parallel zur Pfannenebene verläuft. Ihr Ursprungsareal ist nicht exakt beurteilbar und wird bevorzugt auf den vorderen Labrumquadranten projiziert.

Ursache dieses visuellen Dilemmas ist das posteriore Portal, das nur unwesentlich lateral der Pfannenebene liegt. Über dieses Standard-Portal sind z. B. posteriore Bankart-Rekonstruktionen nicht durchführbar, weil der Winkel zum Einbringen des Implantats zu flach ist, so dass eine Fehlplatzierung droht.

Das anteriore Standard-Portal ist hingegen lateraler, d.h. steiler in Bezug zur Pfannenebene gelegen und ermöglicht unter Ausnutzung der 30° Weitwinkelfunktion die perfekte Darstellung der tatsächlichen topographischen Beziehung von superiorem Labrum und LBS. Nur die Sicht über das anteriore Portal kann eine postero-superiore Labrum-Bizepssehnendislokation (posteriore SLAP Grad II-Läsion) objektivieren. Sie ist unbedingte Voraussetzung für die Reposition und anatomische Rekonstruktion einer solchen SLAP-Läsion (Abb. 18.2).

Fälschlicherweise wird immer der Sulkuseintritt als das Ende des arthroskopisch sichtbaren intraartikulären Abschnitts der LBS bezeichnet. In der Tat ist arthroskopisch jedoch nur ein Teil der intraartikulären Portion sichtbar, bevor die LBS in den knöchernen Sulkus eintritt. Auch Neviaser et al. [44] wiesen darauf hin, dass bei ihren Patienten lediglich 49 % der hochgradig entzündlich veränderten Sehnen als solche arthroskopisch erkannt wurden. Erfahrungsgemäß kann auch die Palpation und Traktion der LBS mit Hilfe des Tasthakens die schmerzverursachende und meist weit distal gelegene Pathologie (Tendinitis) verpassen [51] (Abb. 18.3b, 18.11b).

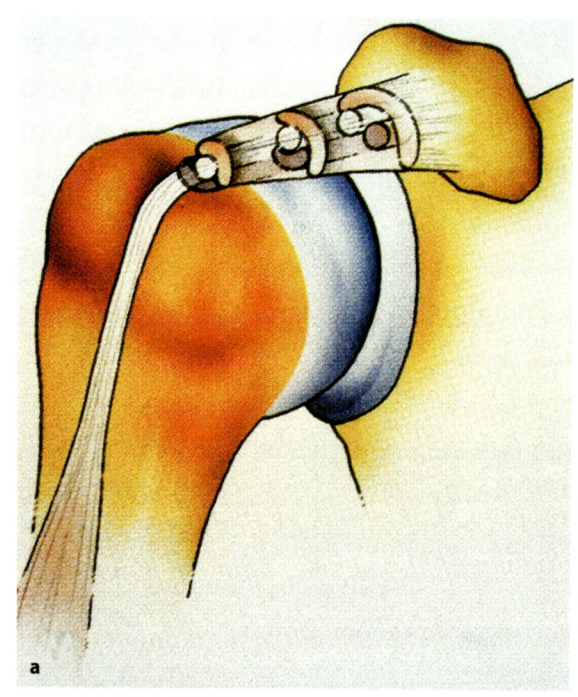

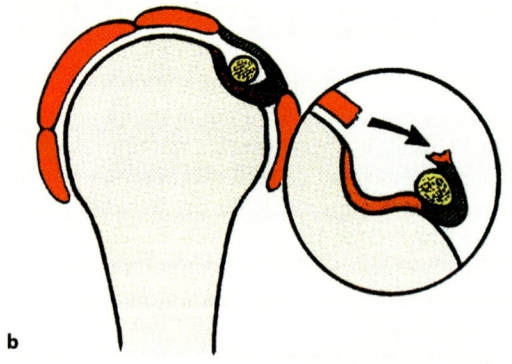

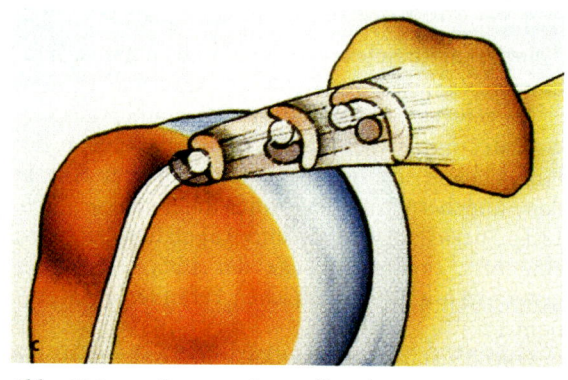

Abb. 18.1a–c. Rotatorenintervallstrukturen. **a** Normale Anatomie der ligamentären Stabilisatoren (Ligg. coracohumerale und glenohumerale superius). **b** Als tendinöse Stabilisierungselemente strahlen Faszikel von Supraspinatus- und Subskapularissehne in die ligamentäre Schlinge ein. Häufigste Ursache einer Intervallschlingenpathologie: Abriss des SSP-Faszikels (skizziert). **c** Chronische Stressmomente innerhalb der geschädigten Intervallschlinge führen zu einem zunehmenden Stabilitätsverlust des intraarikulären LBS-Anteils

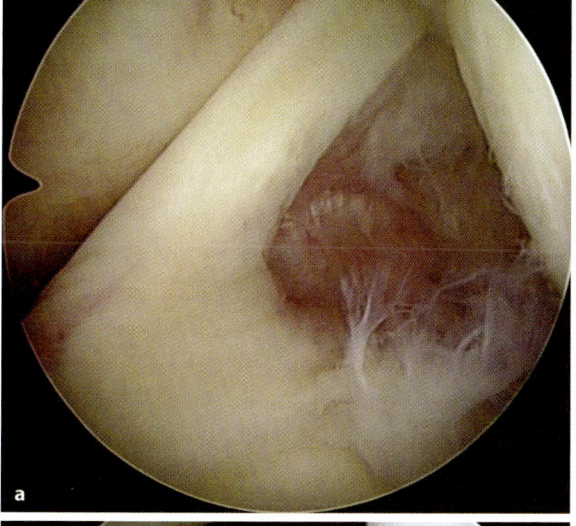

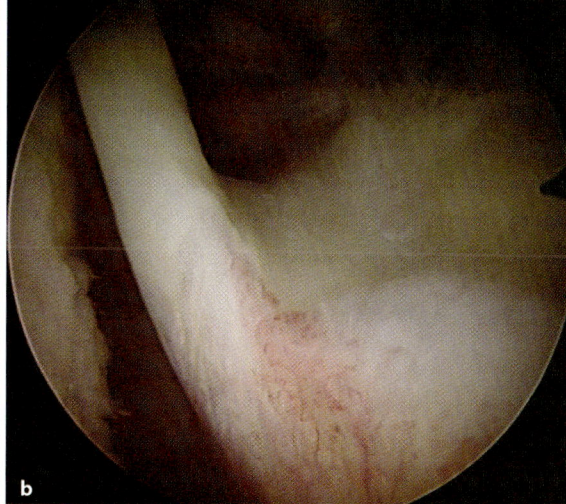

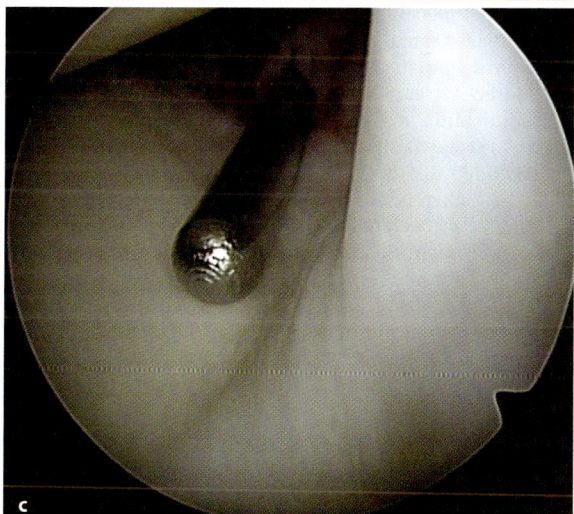

Abb. 18.2a–c. Perspektivische Darstellung der LBS. **a** Blick mit dem Arthroskop vom posterioren Standardportal. Der LBS-Ursprung wird anterior-superior und evtl. zentral-superior vermutet. **b** Angulation des Arthroskopieschafts vom dorsalen Standardportal nach superior mit Rotieren der Optik nach inferior. **c** Blick vom anteromedialen Arbeitszugang. Erst hier wird die korrekte Topographie der Insertionszone der Bizepssehne am Glenoid einsehbar. Der Wechselstab im dorsalen Portal zeigt die geringe Höhe des Portals in Bezug auf die Pfannenebene. Daher ist die Darstellung posteriorer SLAP-Läsionen von dorsal schwierig und sollte durch die Sicht über das anteriore Portal ergänzt werden

18.2 Stabilisatoren

Die lange Bizepssehne stellt unter anatomischen Gesichtspunkten die zentrale Struktur des Rotatorenintervalls dar. Als Rotatorenintervall wird eine trianguär geformte tendinöse Diskontinuität zwischen dem ventralen Rand der Supraspinatussehne und dem superioren Rand der Subscapularissehne bezeichnet. Der Proc. coracoideus, von dem das Lig. coracohumerale seinen Ursprung nimmt, bildet die Basis dieses dreieckigen Intervalls. Das Lig. coracohumerale besitzt einen relativ breiten Ursprung nahe der Coracoidbasis und kann in zwei Hauptanteile differenziert werden [18, 28]. Es verstärkt die Gelenkkapsel und liegt über der Bizepssehne, die so stabilisiert wird.

Das Lig. glenohumerale superius stellt einen weiteren wichtigen ligamentären Stabilisator für die LBS dar (Abb. 18.1). Es zeigt zwei variable Ursprünge, einerseits im Bereich des antero-superioren Labrums, andererseits im Bereich der Coracoidbasis [58]. Das arthroskopisch sichtbare Lig. glenohumerale superius und das nicht darstellbare extraartikuläre coracohumerale Ligament vereinigen sich am Sulkuseingang zu einer semizirkulären Schlinge. Sie verhindert eine intraartikuläre Dislokation der LBS nach medial.

Neben dieser ligamentären Schlinge gewährleistet eine tendinöse Schlinge die Stabilität des intraartikulären Anteils der LBS vor ihrer Einmündung in den knöchernen Sulkus. Diese tendinöse, am proximalen Sulkusrand gelegene Schlinge wird von Faszikeln der Mm. supraspinatus und subscapularis gebildet. Ihr Dach besteht aus einem Faszikel der Supraspinatussehne, während der Boden von einem

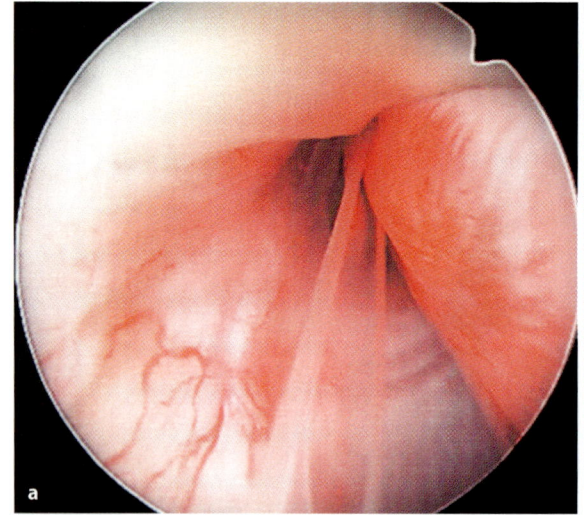

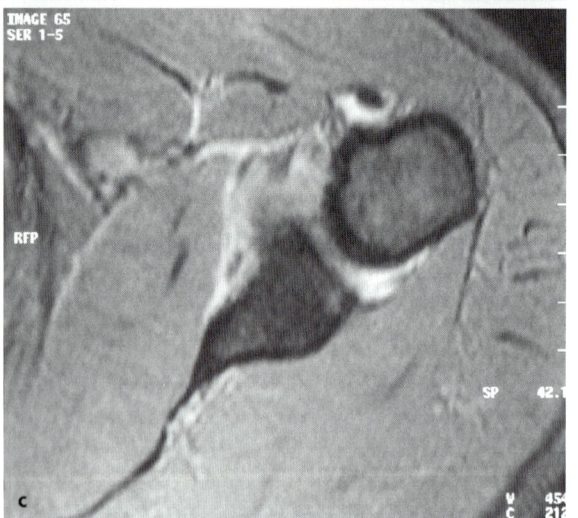

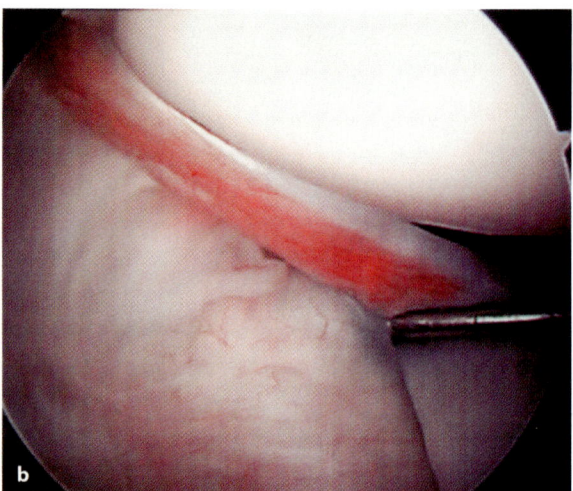

Abb. 18.3a–c. Tenosynovitis der langen Bizepssehne. **a** Arthroskopisches Bild einer erheblichen Tenosynovitis im Bereich des kranial orientierten Abschnitts der LBS unmittelbar vor Eintritt in den arthroskopisch nicht mehr darstellbaren intraartikulären Anteil. Begleitend vermehrte Gefäßinjektion im Bereich der Supraspinatussehnenunterfläche. Intraartikulär stellen sich bereits vinkulaähnliche Adhäsionen dar. **b** Obligatorische Palpation der LBS mit dem Tasthaken unter distalisierender Traktion. Hierdurch gelingt es oft entzündliche Veränderungen darzustellen, die primär nicht sichtbar waren. Allerdings gibt die palpatorische Traktion keine Garantie für die Darstellung der häufig weiter distal lokalisierten Tenosynovitis. **c** Klassisches MR-tomographisches Bild einer vermehrten Ergussbildung im Bereich der Bizepssehnenscheide, die fast immer mit einer Entzündungskomponente korreliert

aus dem superioren Anteil der Subscapularissehne gebildeten Faszikel geformt wird.

Diese tendinösen Faszikel bilden analog zur ligamentären Schlinge eine die LBS intraartikulär stabilisierende Scheide. Der proximale Anteil der tendinösen Schlinge kann ebenso wie das Lig. glenohumerale superius arthroskopisch beurteilt werden (Abb. 18.4, 18.5). Das früher immer zitierte Lig. transversum spielt dagegen eine nur sehr untergeordnete Rolle für die Stabilisierung der LBS und ist zudem nur inkonstant darstellbar [1, 24, 40, 41, 49].

Arthroskopische Anatomie. Angesichts der biomechanischen Bedeutung des Lig. glenohumerale superius für die Kontrolle der inferioren Translation bei adduzierter Armposition sowie für die Stabilität der LBS sollte darauf geachtet werden, das SGHL bei Anlegen des anterioren Standardportals nicht zu schädigen. Dies passiert leicht, falls das Portal in Outside-In-Technik platziert wird.

Diagnostisch muss auf die Integrität der stabilisierenden Schlinge von SGHL und Supraspinatussehnenfaszikel geachtet werden. Das funktionelle Zusammenspiel dieser arthroskopisch darstellbaren Stabilisatoren mit der LBS lässt sich unter Außen- und insbesondere Innenrotation sehr gut abschätzen.

Läsionen innerhalb der ligamentären und tendinösen Stabilisatoren führen zu einer pathologischen Translation der LBS nach medial, die unter Innenrotation im Extremfall zu einem klassischen vorderen Glenoidimpingement führen kann (Abb. 18.6, 18.7). Zu bedenken ist, dass eine vermehrte ligamentäre Laxität auch eine vermehrte Translationsfähigkeit der LBS bedingt und nicht per se eine pathologische Bedeutung hat.

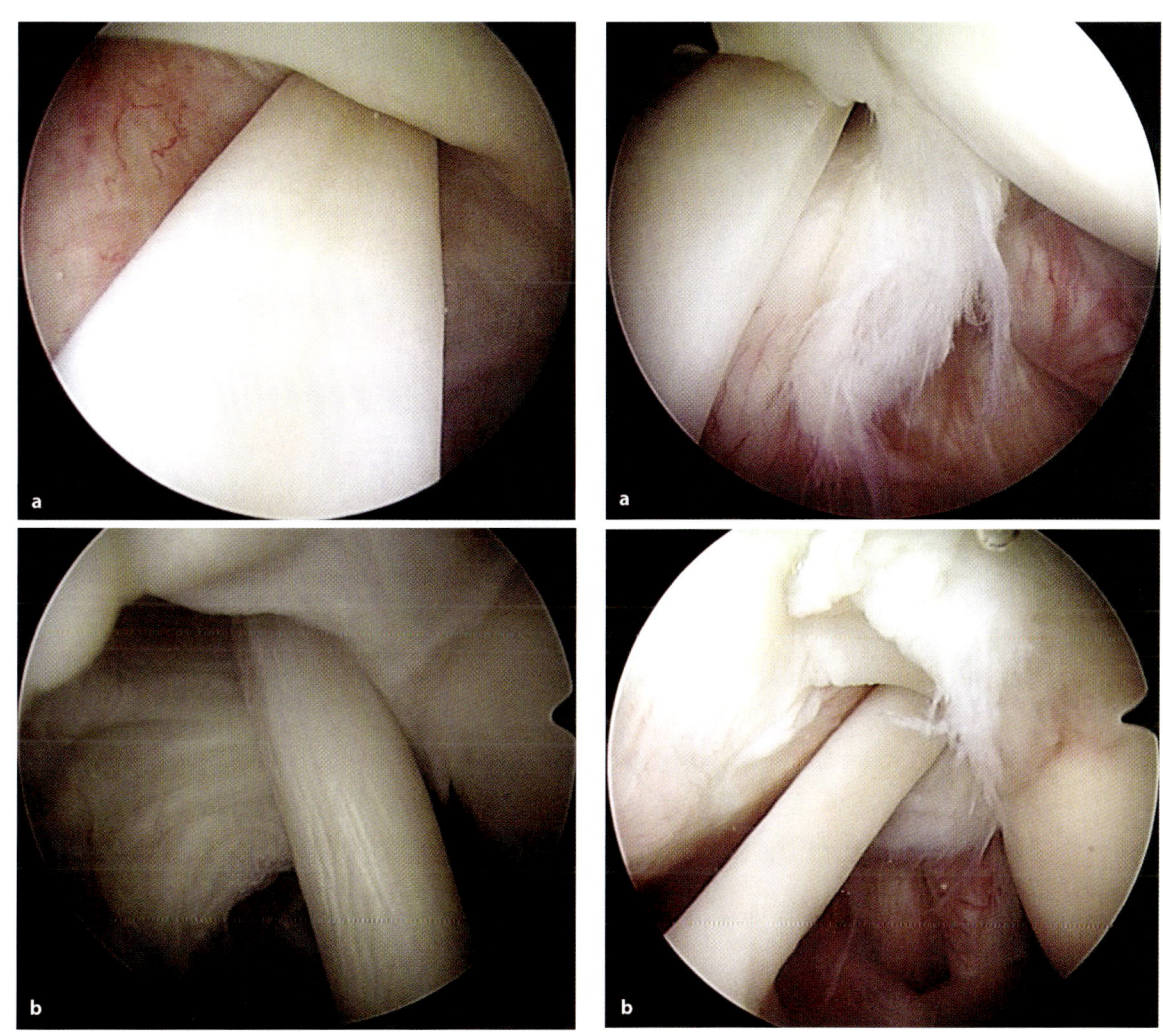

Abb. 18.4a,b. Arthroskopisches Bild der wesentlichen Intervallstabilisatoren (SGHL und SSP-Faszikel). **a** Wichtig ist die systematische Diagnostik der brückenähnlichen Schlinge von SGHL und vorderem SSP-Faszikel. **b** Arthroskopische Sicht der SGHL-SSP-Schlinge von kranial. Wichtig ist die Beurteilung des Schlingenvolumens und die Stabilisierungswirkung unter außen- und innenrotierenden Bewegungen des Arms

Abb. 18.5a,b. Rotatorenintervallpathologie. **a** Arthroskopische Darstellung einer Partialläsion des superioren glenohumeralen Ligaments (SGHL): Die Evaluation des SGHL unter Außenrotation ist obligat, hier besteht eine brückenartige Verbindung zum Supraspinatusfaszikel (SSP-Faszikel). **b** Beurteilung des Defekts mit einer gelenkseitigen SSP-Läsion Grad II. Deutlich sichtbar ist jedoch, dass die brückenartige Stabilisierung des SSP-Faszikels über der LBS intakt ist

18.3
Funktionelle Anatomie

Die funktionelle Bedeutung der langen Bizepssehne ist bis heute nicht ganz geklärt. Biomechanische in-vitro-Untersuchungen lassen vermuten, dass sie die Funktion eines Humeruskopfdepressors und ventralen Stabilisators besitzt [19, 31, 32, 53]. Die Interpretation von in-vitro-Studien ist schwierig, weil sich die komplexen dynamischen Interaktionen nur unzulänglich reproduzieren lassen.

Das Ergebnis dieser Untersuchungen wird aber von zusätzlichen EMG-Studien unterstützt, die ebenfalls darauf hindeuten, dass die LBS als ventraler Stabilisator funktioniert [31, 53]. Sehr interessant sind neuere elektromyographische Untersuchungen, die bei Ruhigstellung des Ellbogens mit einem Brace nur sehr wenig koordinierte Bizepsaktivität für das Schultergelenk nachweisen konnten [62]. Wenngleich unter kontrollierter Ausschaltung der Ellbogenfunktion nur minimale schulterspezifische EMG-Aktivitäten provozierbar waren, so bleibt eine passiv stabilisierende Funktion der LBS durchaus vorstellbar.

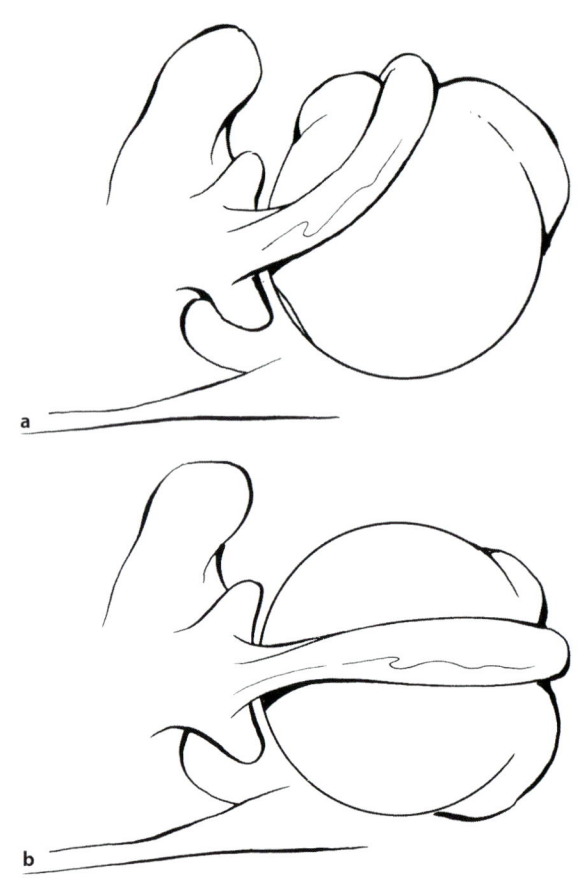

Abb. 18.6a,b. Schematische axiale Darstellung des Glenohumeralgelenks. Funktionelles Verhalten der LBS in Innen- und Außenrotation **a** Die Laxität der LBS ist in Innenrotation deutlicher zu sehen. Nachvollziehbar ist die mediale Translationstendenz bis hin zum vorderen-oberen Glenoidimpingement, sofern die intraartikulär stabilisierenden Elemente pathologisch verändert sind. **b** Vermehrte Vorspannung und Stabilisierung des Glenohumeralgelenks durch die axiale Kompression.

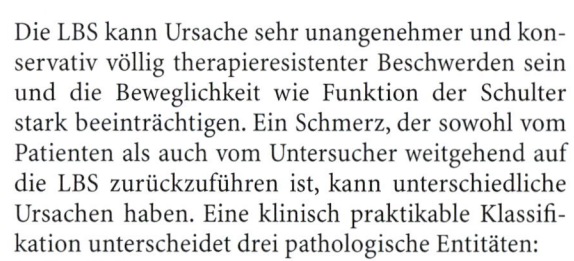

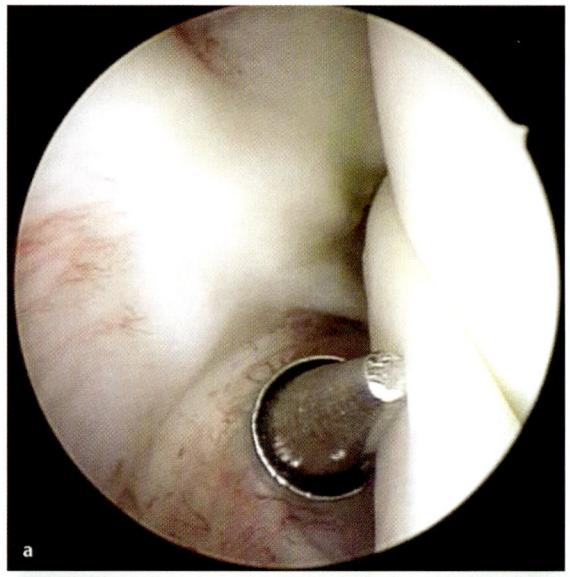

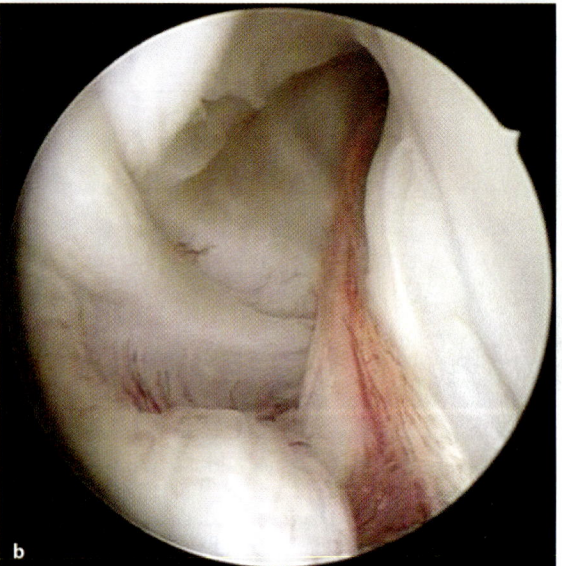

Abb. 18.7a,b. Instabilität der LBS. Die Palpation mit dem Trokar (**a**) zeigt bei Zug nach medial eine mediale Dislokation der LBS. Deutlich sind eine entsprechende Elongation der Stabilisatoren sowie eine Tendinitis erkennbar (**b**)

18.4 Pathophysiologie

Die LBS kann Ursache sehr unangenehmer und konservativ völlig therapieresistenter Beschwerden sein und die Beweglichkeit wie Funktion der Schulter stark beeinträchtigen. Ein Schmerz, der sowohl vom Patienten als auch vom Untersucher weitgehend auf die LBS zurückzuführen ist, kann unterschiedliche Ursachen haben. Eine klinisch praktikable Klassifikation unterscheidet drei pathologische Entitäten:
1. Tendinitis
2. Instabilität
3. Ruptur

Die Tendinitis ist ein überwiegend sekundäres Phänomen und als Folge variabler pathomorphologischer oder pathophysiologischer Veränderungen aufzufassen (Abb. 18.3).

Die Instabilität der LBS wird unter topographischen Kriterien weiter differenziert: (Abb. 18.1, 18.5, 18.8). In Kapitel 17 wurden die Veränderungen am glenoidalen Ursprung erörtert, in diesem Kaptel wird auf die weiter distal gelegenen Instabilitäten eingegangen:
1. Ursprungsnahe Läsionen (Andrews- und SLAP-Läsionen),

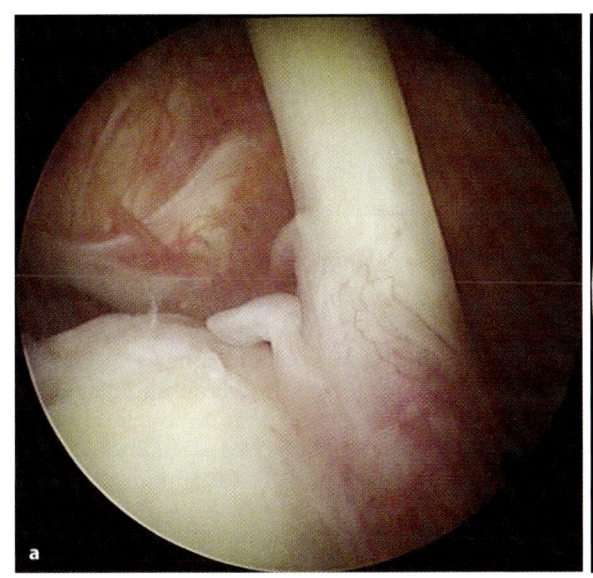

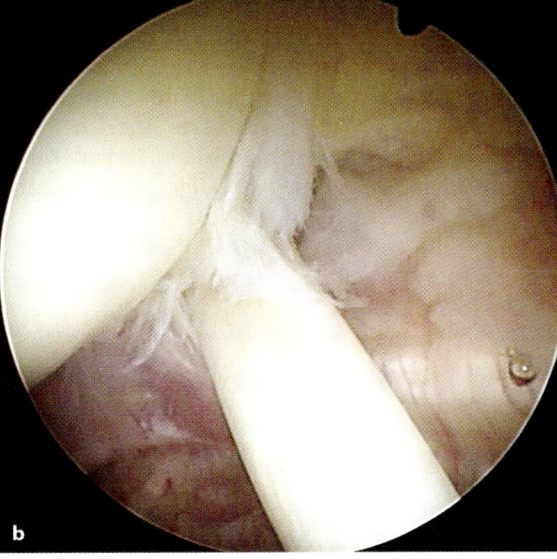

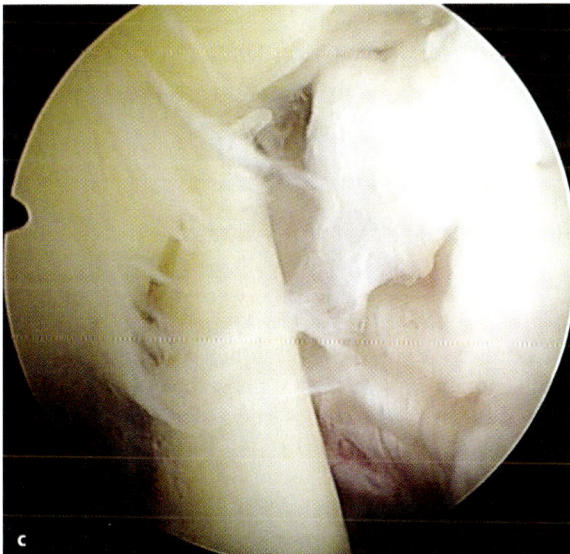

Abb. 18.8a–c. Klassische Rotatorenintervallpathologie. **a** Arthroskopischer Blick auf die LBS vom dorsalen Standardportal. Vermehrte Gefäßinjektion im Bereich ihrer Ursprungszone. **b** Rotatorenintervallsynovitis. Arthroskopische Darstellung des vorderen Anteils der Supraspinatussehne mit begleitender gelenkseitiger Partialläsion (Grad II–III nach Snyder). **c** Arthroskopische Evaluation des Sehnendefekts mit Beobachtung des Translationsverhaltens der langen Bizepssehne unter Rotation

2. Rotatorenintervallläsionen,
3. Dislokationen im Bereich des knöchernen Sulkus intertubercularis.

18.4.1
Tendinitiden der langen Bizepssehne

Primäre LBS-Tendinitis

Dieser Begriff wird bis heute als Ausschlussdiagnose gesehen. Er ist isolierten Entzündungsphänomenen der LBS im Sulkus intertubercularis ohne jegliche Begleitpathologie reserviert. Die Inzidenz der primären Form der LBS-Tendinitis ist sicherlich sehr niedrig. Teils wird sogar bezweifelt, ob es überhaupt eine primäre Tendinitis der LBS gibt.

Von einigen Autoren wird eine Analogie zur de Quervain-Tenosynovitis gezogen [15, 38, 42, 50]. Beschrieben wird eine entzündliche Verdickung des Sehnen-Gleitgewebes unter dem Lig. transversum im Sulkus intertubercularis. Der intraartikuläre Abschnitt der LBS wurde in allen Fällen als normal erachtet (Abb. 18.11b). Zu diskutieren ist, ob eine primäre Tendinitis der LBS nicht Ausgangspunkt einer Frozen Shoulder sein kann.

Sekundäre LBS-Tendinitis

Mechanisches Impingement und Rotatorenmanschettenpathologie

Die sekundäre LBS-Tendinitis wurde in der Epoche der mechanischen Interpretationsära von Neer ebenfalls einem subakromialen Friktionsmechanismus zugeordnet [9, 45, 48]. Die Lage der LBS im vorderen oberen Quadranten des Gelenks kann zweifelsohne dazu führen, dass sie bei subakromialen Osteophytenformationen komprimiert wird.

Dann ist jedoch das durchaus häufige Phänomen nicht erklärbar, dass eine im Rahmen einer Rotatorenmanschettenruptur freiliegende LBS trotz mechanischer Exposition unter dem vorderen-unteren Akromionrand morphologisch keine Anzeichen einer Schädigung oder entzündlichen Veränderung zeigt. Möglicherweise treten derartige impingementinduzierte Veränderungen der LBS jedoch erst im Lauf der Zeit auf.

In diesem Zusammenhang darf auf eine große prospektive Studie von Murthi verwiesen werden [44]. Quintessenz war eine erhebliche Assoziation zwischen einer Tendinitis der LBS und einer Rotatorenmanschettenpathologie.

Sportassoziierte sekundäre LBS-Tendinitis
Die Tendinitis der Rotatorenmanschette ist ein bekanntes Problem des Leistungssportlers, wobei überwiegend Überkopfsportarten betroffen sind. Ursache dieser Tendinitis der Rotatorenmanschette sind im Wesentlichen rein sportartspezifisch ausgerichtete Bewegungsabläufe unter Verzicht auf präventive Trainingseinheiten zur Schulterstabilisierung. Isokinetisch sind fast immer Dysbalancen zwischen den Außen- und Innenrotatoren zuungunsten der Außenrotatoren feststellbar. Sie führen zusammen mit einem oft sekundär dysbalancierten skapulothorakalen Bewegungsmuster sowie weiteren funktionellen Hypotheken zu einer inadäquaten dynamischen Stabilisierung des glenohumeralen Gelenks.

Pathologische Translationen des Humeruskopfes bedingen reflektorisch eine vermehrte Rekrutierung der per se inadäquat trainierten oder dysbalancierten Rotatoren. Die Folge ist zunächst sehr häufig die Entwicklung einer Tendinitis der Supraspinatussehne einschließlich einer Bursitis subacromialis. Letztere ist Folge einer inadäquaten Zentrierung des Humeruskopfes nach vorne oben. Falls in dieser Phase nicht adäquat behandelt wird, kommt es bald auch zu einer Tendinitis der Außenrotatoren. Eine Tendinitis der Subscapularissehne ist dagegen selten, wird jedoch bei Schlagsportarten (z. B. Tischtennis) beobachtet.

Die LBS - funktionell zur Rotatorenmanschette gehörend - ist eher spät und als letzte Struktur entzündlich verändert. Kommt es zu ihrer Tendinitis, dann ist die Situation in Bezug auf die therapeutischen Optionen als kritisch anzusehen. Die Tendinitis der LBS bedeutet nämlich den Anfang der Dekompensation: Der Humeruskopf kann dynamisch nicht mehr stabilisiert werden, so dass Mikrotraumatisierungen ungedämpft auf die Gelenkkapsel durchschlagen und zu deren sukzessiver Elongation führen mit Entwicklung einer mikrotraumatischen Instabilität.

Zeigt die klinische Untersuchung in dieser Phase einen positiven Relokations-Test, so ist die Situation konservativ nicht mehr therapierbar. Als erfolgreiche Strategie hat sich in diesem Stadium nur die Durchführung einer arthroskopischen Kapselplikatur inklusive einer anschließenden optimierten physiotherapeutischen Rehabilitation erwiesen.

Sekundäre LBS-Tendinitis (Varia)
Bei direkten ventralen Kontusionstraumen in der Vorgeschichte sind konservativ therapierefraktäre Tendinitiden in das differentialdiagnostische Kalkül einzubeziehen. Frakturen, Infraktionen oder kernspintomographisch nachweisbare Spongiosafrakturen des Tuberculum majus gehen ebenfalls mit einer erhöhten Inzidenz von LBS-Tendinitiden einher. Kernspintomographisch sollte dabei auf den axialen Schichten stets auf eine Beteiligung des knöchernen Sulcus intertubercularis geachtet werden. Einblutungen oder ödematöse Reaktionen führen oft zu einer Verklebung der Sehne resp. ihrer Gleitschicht.

18.4.2
Instabilität der langen Bizepssehne

Die Instabilitäten der LBS werden in Abhängigkeit von ihrer Lage in ursprungsnahe Läsionen (Andrews- und SLAP-Läsionen), Rotatorenintervallläsionen und die distal gelegenen, selteneren Veränderungen auf Höhe des knöchernen Sulcus intertubercularis differenziert.

Die sog. Andrews-Läsion wurde erstmals 1984 beim Wurfsportler beschrieben [2]. Sie entspricht einer Avulsion des antero-superioren Labrums. Postulierter Verletzungsmechanismus ist ein Traktionsphänomen der LBS am antero-superioren Labrum im Rahmen der Dezelerationsphase beim Werfen (Ellbogenhyperextension).

Die von Snyder beschriebene SLAP-Läsion wurde bereits im vorherigen Kapitel ausführlich behandelt. Wichtig erscheint an dieser Stelle der nochmalige Hinweis auf ihre eher geringe Inzidenz [54, 55, 56].

> **Tipps und Tricks**
>
> Erfahrungsgemäß wird die anatomische Normvariante des meniscusartig geformten Labrums mit eher proximaler Insertion sehr oft als Instabilität des superioren Labrums, also SLAP-Läsion, fehlgedeutet. Während der noch unerfahrene Arthroskopiker durch diese anatomische Normvariante vielfach fehlgeleitet wird, schätzen auch erfahrene Operateure die topographische Zuordnung von

LBS und superiorem Labrum aufgrund der oben beschriebenen visuellen Konstellation (Portalwahl) mitunter suboptimal ein.

Instabilitäten des intraartikulären Anteils der LBS

Instabilitäten der Bizepssehne sind ein mittlerweile bekanntes, jedoch schwierig zu diagnostizierendes Problem. Degenerative oder traumatische Läsionen eines oder mehrerer der vorbeschriebenen tendinösen oder ligamentären Stabilisatoren der LBS bedingen eine pathologische Translationstendenz der LBS bei rotierenden Bewegungen [8, 24, 49, 60]. Andererseits muss eine komplette Ruptur der intraartikulären Stabilisatoren nicht zwangsläufig mit einer klassischen LBS-Symptomatik verknüpft sein.

Die Instabilität des intraartikulären Anteils der LBS lässt sich nach Habermeyer und Walch wie folgt klassifizieren [24]:

- Typ I: superiore Subluxation: Eine gedehnte, insgesamt jedoch intakte Rotatorenintervallschlinge, die eine vermehrte intraartikuläre Laxität der LBS zur Folge hat, führt zwangsläufig zu pathologischen Stressspitzen innerhalb des Rotatorenintervalls. Eine strukturelle Schädigung der Intervallstrukturen und eine zunehmende Instabilität der LBS sind die Folge. Die Subscapularissehne ist prinzipiell intakt und verhindert die klassische Dislokation der LBS bis auf Höhe des knöchernen Sulkus. Assoziierte gelenkseitige Partialläsionen des vorderen Anteils der Supraspinatussehne werden sehr häufig beobachtet. Insbesondere hat eine Läsion des Lig. coracohumerale eine superiore Subluxation zur Folge.
- Typ II: Subluxation am Sulkus: In diesem Fall besteht eine Instabilität unmittelbar am Eintritt in den knöchernen Sulkus. Die LBS gleitet über den medialen Rand des Tuberculum minus, ohne dass eine klassische Dislokation vorliegt. Ursache ist eine Läsion der proximalen Fasern der Subscapularissehne.
- Typ III: Subluxation am Tuberkulum minus: Die posttraumatische Pseudarthrose oder Fehlposition des Tuberculum minus kompromittiert die mediale knöcherne Stabilität der LBS.

Instabilitäten auf Höhe des knöchernen Sulkus

Instabilitätsmuster auf Höhe des knöchernen Sulkus intertubercularis sind fast immer mit einer Läsion der Subscapularissehne verbunden. Sie werden nach Habermeyer und Walch als extraartikuläre Typ I- und intraartikuläre Typ II-Läsion beschrieben [24].

Diese Instabilitätsform ist eher selten. Im Rahmen der klinischen Untersuchung lassen sich Schnapp-Phänomene bei Rotation des Oberarms reproduzieren. Umgekehrt müssen klinisch manifeste Verletzungen der Subscapularissehne stets an eine Instabilität der LBS auf Höhe des knöchernen Sulkus denken lassen. Klinisch steht der dislokationsbedingte Schmerz meist im Vordergrund. Das Funktionsdefizit des Subscapularis wird dagegen oft durch andere Innenrotatoren kompensiert.

Voraussetzung für eine extraartikuläre Luxation (Typ IA) ist eine Partialruptur der Subscapularissehne. Die LBS kann über das Tuberculum minus vollständig nach medial luxieren. Die tieferen Fasern der Subscapularissehne sind meistens intakt. Eine Läsion des extraartikulären Lig. coracohumerale und des intraartikulär verlaufenden SGHL ist häufig assoziiert.

Dieser Läsionstyp muss als fortgeschrittene Variante der sog. Typ II-Subluxation der intraartikulären Instabilitätsklassifikation bezeichnet werden. Es handelt sich jedoch hier entgegen der Originaldefinition nicht nur um eine extraartikuläre, sondern vielmehr auch um eine hochgradige intraartikuläre Instabilität. In diesem Fall sind auch die Rotatorenintervallstabilisatoren ausgeprägt elongiert, wenn nicht teilweise rupturiert (Abb. 18.1).

Bei einer Typ II-Dislokation ist die Subscapularissehne vollständig abgerissen. Klinisch sind eine anteriore Instabilität des Humeruskopfes und ein aktives Flexionsdefizit führend.

Begleitend zur Instabilität finden sich oft eine Tendinitis der LBS (65 %) sowie eine Synovitis im Bereich des Rotatorenintervalls (79 %). Die LBS ist durch den Friktionsstress vielfach angegriffen. Folge der Arrosion kann schließlich eine Partialläsion (29 %) oder gar eine komplette Ruptur (4 %) sein. Umgekehrt kann eine instabilitätsbedingte Friktion der LBS am Humeruskopf zu einer mehr oder weniger ausgeprägten Knorpelläsion führen (Abb. 18.9b, 18.10).

Die Dislokation der LBS unter Innenrotationsstress hat klinisch sehr häufig einen positiven Hawkins-Test zur Folge, der zunächst ein subakromiales Impingement vermuten lässt. Zudem bedingt eine Instabilität der LBS pathophysiologisch einen verstärkten mechanischen Stress am Bizepssehnenursprung. Daraus ergibt sich indirekt eine verstärkte Belastung der superioren Labrumaufhängung [35].

18.4.3
Ruptur der langen Bizepssehne

Isolierte Rupturen der LBS sind selten. Sie sind in 60 bis 90 % mit einer Läsion der Supraspinatussehne verknüpft. Neben repititiv-mikrotraumatischen Belastungen ist selten ein adäquates Makrotrauma ursächlich [15, 41, 42, 50].

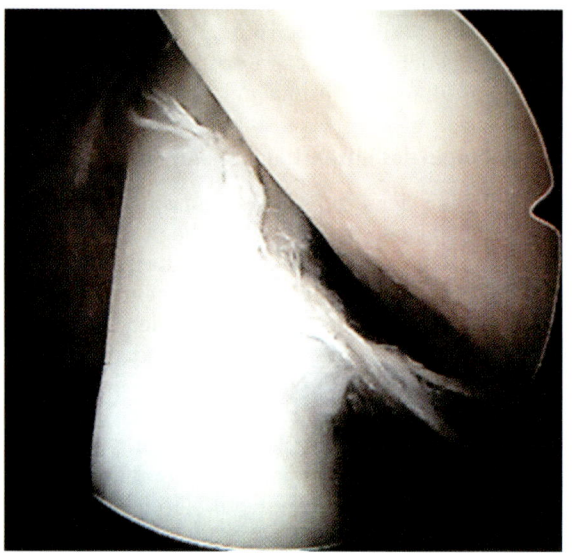

Abb. 18.10. Sekundäre Chondralläsion. Durch eine intraartikuläre LBS-Instabilität ist sekundär ein Knorpelschaden am Humeruskopf entstanden, zusätzlich ist eine LBS-Partialruptur darstellbar

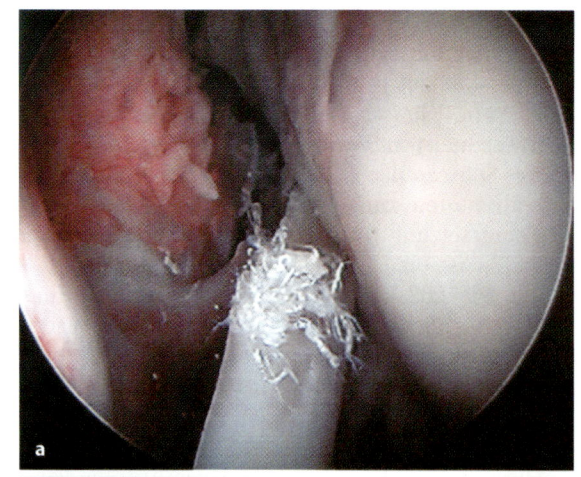

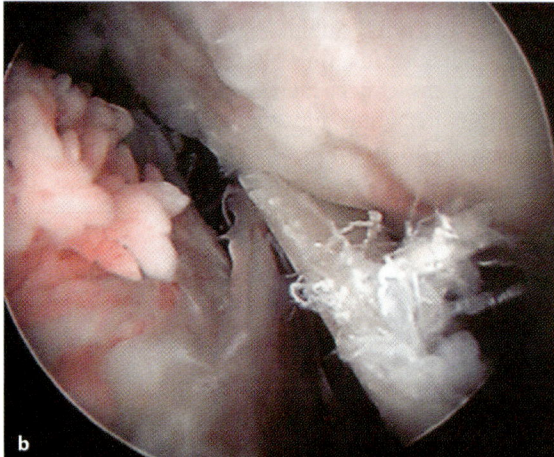

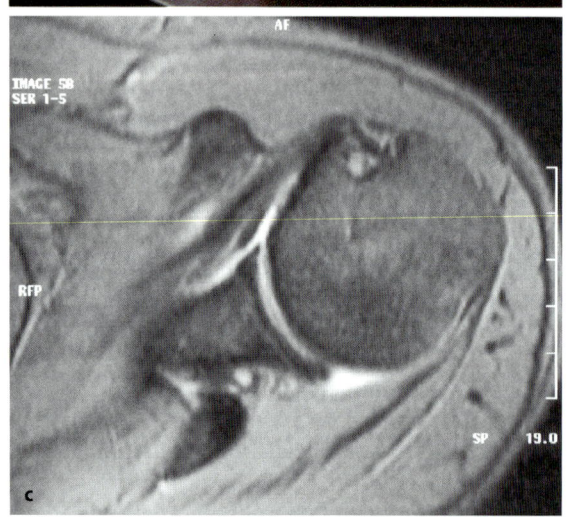

Abb. 18.9a–c. Chronische Rotatorenmanschettenruptur mit Partialruptur und Instabilität der LBS. **a** Arthroskopischer Blick vom dorsalen Standardportal. Evaluation der LBS in Neutralrotation. **b** In Innenrotation sowie leicht veränderter Arthroskopangulation zeigt sich eine mediale Translationstendenz der LBS. Darstellung des klassischen Friktionsmechanismus (Scheibenwischereffekt) mit Entwicklung eines hier bereits erheblichen Knorpelschadens. **c** MR-tomographisches Bild der LBS-Partialruptur

Während komplette und oft spontane Rupturen der LBS weitgehend schmerzarm bis schmerzlos verlaufen, führen Partialrupturen nicht selten zu erheblichen entzündungsbedingten Schmerzen (Abb. 18.9, 18.10). Kommt es zu dem bekannten Phänomen der plötzlich schmerzbefreienden Spontanruptur der LBS, so ging vielfach eine chronische Tenosynovitis im Rahmen einer Partialruptur voraus.

Komplette Rupturen der LBS können gänzlich asymptomatisch und unbemerkt auftreten, wobei es nach minimaler und primär nicht sichtbarer Distalisierung der LBS zu ihrer Vernarbung im Sulkus kommt. Die symptomatische Ruptur äußert sich durch kurzfristige krampfartige Beschwerden im Bereich der Muskelloge inklusive Einblutung. Halten die Symptome länger als 6 bis 8 Wochen an, muss eine begleitende Ruptur der Rotatorenmanschette ausgeschlossen werden.

Sehr selten verbleibt intraartikulär ein proximaler Stumpf der LBS, der Einklemmungsphänomene und im Falle seiner chronischen Persistenz auch chondrale Läsionen verursachen kann.

18.5
Klinisches Bild

Auf die ventrale Schulter projizierte Beschwerden sollten bereits an eine Affektion der LBS denken lassen. Zur präzisen Differenzierung der Frage, ob der Schmerz mehr auf die Region des lateralen oder antero-lateralen Anteils des M. deltoideus projiziert wird, wird der Patient zu Beginn der klinischen Untersuchung aufgefordert, selbst die Symptome möglichst exakt zu lokalisieren. Bei einer Bizepssehnentendinitis gelingt dies zumeist recht gut.

Schmerzprovozierende Positionen der Schulter beinhalten die Extension oder die Kombination von Extension und Innenrotation. In diesen Stellungen erfährt die LBS eine Dehnung bzw. zusätzlich einen Translationsimpuls. Aber auch Vor-Kopf- oder Über-Kopf-Bewegungsmuster mit innenrotierender Komponente können zum subakromialen Impingement (positiver Hawkins-Test) führen.

Ferner muss gefragt werden, ob konzentrische oder exzentrische Belastungen der LBS schmerzhaft sind. Kraftvoll schraubende Bewegungen (supinatorische Komponente) oder das Anheben einer Matratze beim Bettenmachen (exzentrische LBS-Belastung in Supination) sind typische Beispiele aus dem Alltag.

Schnappende Missempfindungen sind in den seltensten Fällen auf eine extraartikuläre Dislokation der LBS (Typ II-Dislokation) zurückzuführen. Dieser Dislokationstyp, der mit einer kompletten Subscapularissehnenruptur verbunden ist, lässt sich unter Rotation des Oberarmkopfes in verschiedenen Abduktions- oder Flexionsstellungen ertasten. Der Abriss der Subscapularissehne wird durch einen positiven Lift-off-Test bewiesen. Morphologisches Korrelat eines palpatorisch nachvollziehbaren Schnapp-Phänomens ist hingegen meist eine klassische Bursitis subacromialis.

Der seitendifferente Druckschmerz über dem proximalen Sulcus intertubercularis, der mit den typischen Beschwerden des Patienten einhergeht, sowie der Ort des stärksten Schmerzes ist beweisend für die Beteiligung der LBS.

Die systematische Palpation beinhaltet darüber hinaus das coracohumerale Intervall, die subcoracoidale Region, den Vorderrand des Akromions mit Ansatz des Lig. coracoacromiale sowie den ventralen und dorsalen Aspekt des Tuberculum majus und minus [22].

Zur spezifischen Funktionsprüfung der LBS sind mittlerweile eine Reihe von Tests bekannt. Der Palm-up- bzw. der Speed-Test [23, 46] sind empfindliche Mittel zur Evaluation einer klassischen LBS-Tendinitis. Entscheidend ist die Symptomprovokation in Projektion auf den Sulcus. Sehr häufig sind diese Tests zwar schmerzhaft, die Beschwerden werden auf Nachfrage jedoch auf den postero-lateralen Aspekt des Oberarmkopfes oder auf die Außenrotatoren projiziert und können dann auch eine andere Ursache haben.

Neben dem Palm-up- hat sich der O'Brien-Test als sehr empfindliche, wenn auch unspezifische Untersuchungsmethode bewährt. Ein schmerzhafter O'Brien-Test kennzeichnet entweder eine Pathologie der LBS auf Höhe des Rotatorenintervalls (intraartikulärer Abschnitt) oder aber eine ursprungsnahe Läsion (Andrews- oder SLAP-Pathologie). Ferner ist der Test bei kleinen Rupturen im vorderen Anteil der Supraspinatussehne positiv, sofern die Läsion die Bizepsstabilisatoren einbezieht.

Eine subtile klinische Untersuchung sollte abschließend selektive Testinjektionen beinhalten. Eine Injektion im Subakromialraum wird bursitis-analoge Beschwerden zunächst für eine gewisse Zeit mindern oder beseitigen. Der Patient wird selbst sehr gut beurteilen können, ob ein von einer Bizepssehnentendinitis ausgehender Schmerz davon unbeeinflusst blieb.

Eine zusätzliche intraartikuläre Injektion wird hingegen den LBS-bedingten Schmerz günstig beeinflussen. Bei palpatorisch exakt auf den Sulcus projizierbaren Symptomen ist zur Sicherung der Diagnose eine intraartikuläre Injektion jedoch nicht nötig. Eine subakromiale Injektion sollte dagegen stets durchgeführt werden, um eine ggf. ausschließliche oder oft begleitende subakromiale Pathologie zu differenzieren.

18.6
Bildgebende Diagnostik

Eine Tenosynovitis der LBS lässt sich durch Sonographie oder Kernspintomographie sehr schön darstellen, besonders sofern diese mit einer i. v. Gadoliniumgabe kombiniert wird. Neben der Morphologie des Sulcus werden die Struktur der LBS und etwaige Adhäsionen und Ergussbildungen darstellbar (Abb. 18.3c, 18.9c). SLAP-Läsionen stellen sich bekannter Weise im Kernspintomogramm nur zufällig dar. Sie sind besser der arthroskopischen Diagnostik zugänglich.

Die konventionelle radiologische Untersuchung ist nach wie vor unerlässlich. Sie wird standardisiert in true a.p. und axialer Projektion durchgeführt. Zum Ausschluss eines mechanischen Outlet-Impingements [26] kommen die 30° caudal gekippte true a.p.-Aufnahme (Rockwood-view) und die Outlet-view zur Anwendung. Werden Symptome auf das AC-Gelenk projiziert, ohne dass sie in die Trapeziusregion ausstrahlen, muss angesichts der topographischen Nähe von Bizepssehnenursprung und AC-Gelenk stets auch an eine Bizepssehnenpathologie gedacht werden. Die Zanca-Aufnahme (tangentiale AC-Projektion) ist dann zusätzlich angebracht.

18.7
Therapie

18.7.1
Konservative Therapie

Isolierte LBS-Rupturen erfordern prinzipiell keine operative Intervention [8, 10, 24]. Empfohlen wird, etwa 6 Wochen auf konzentrische und exzentrische Belastungen der LBS zu verzichten, um keine übermäßige Distalisierung des Muskelbauchs zu provozieren. In einer vergleichenden Studie von konservativer Therapie und operativer Intervention (Tenodese) ließ sich keine wesentliche Kraftdifferenz für die Ellbogenflexion zeigen. Nur die Supinationskraft war in der konservativen Gruppe etwas gemindert [39, 61].

Die LBS-Tendinitis sollte zunächst ebenfalls konservativ behandelt werden. Die Infiltrationsbehandlung hat hier eine durchaus erfolgversprechende und nicht zuletzt auch in differentialdiagnostischer Hinsicht wesentliche Bedeutung.

Eine alleinig physiotherapeutische Behandlung ist bei einer LBS-Tendinitis dagegen vielfach nicht ausreichend. Erst die korrekte intraartikuläre Infiltration mit antiphlogistischen Substanzen bewirkt eine Art Katalysatoreffekt für die spezifische physiotherapeutische Behandlung. Primäre oder auch sekundäre subakromiale Irritationen bedürfen parallel dazu ebenfalls einer Infiltrationsbehandlung.

Von physiotherapeutischer Seite sollten insbesondere funktionelle Störungen aufgearbeitet werden. Thorakale Kyphosierung und Protraktion des Schultergürtels verursachen nicht selten eine Dehnung der angulierenden Bizepssehne mit sekundärer Entwicklung einer Tenosynovitis. In gleichem Maß ist auf eine optimale skapulothorakale Balance zu achten. Jede Dysbalance erfordert eine taktile Bahnung durch den Physiotherapeuten. Die Dehnung einer etwaig verkürzten ventralen Schultergürtelmuskulatur inklusive Training der Skapulastabilisatoren und ggf. auch der dysbalancierten Rotatoren müssen nach korrekter ärztlicher und physiotherapeutischer Analyse eingeleitet werden.

Parallel dazu empfiehlt sich die Applikation von Hochvolttherapie über der LBS oder ggf. auch über den entzündlich veränderten Rotatoren (sportassoziiert).

Erst nach lokaler Verminderung der Entzündung und korrekter Aufrichtung der Brustwirbelsäule sowie zunehmender Stabilisierung seitens der skapulären Muskulatur und somit Reduktion der passiven LBS-Dehnung sollte nach einem zeitlichen Intervall von etwa 4 Wochen mit einem aktiven Training der zentrierenden Rotatoren begonnen werden. Die zunehmende Aufarbeitung der o. g. funktionellen Störungen sowie eine verbesserte dynamische Stabilisierung vermindern den im Rahmen von sportspezifischen Belastungen auftretenden Stress auf die LBS.

Querfriktionsmassagen über der LBS sind dagegen mit äußerster Vorsicht anzuwenden. Vielfach führen sie nur zu einer unerwünschten Schmerzverstärkung.

Die intraartikuläre oder kombiniert intraartikuläre und subakromiale Injektionsserie wird im Abstand von etwa 3 Wochen mit maximal 3 Infiltrationseinheiten durchgeführt. Halten die Beschwerden länger als 3 bis 5 Monate an, so ist die Indikation zur operativen Intervention zu überprüfen. Meist kann aber die sekundäre Tendinitis der LBS ohne mechanische Kompromittierung des Subakromialraums mit den o.g. Modalitäten erfolgreich konservativ behandelt werden.

18.7.2
Operative Therapie

Eine konservativ therapieresistente Tendinitis stellt trotz Diskussionen über die Funktion der LBS eine eindeutige Indikation zur Tenodese dar.

Sekundäre LBS-Tendinitis

Mechanisches Impingement und Rotatorenmanschettenpathologie

Bereits Neer [45], insbesondere jedoch die französische Schule um Patte und Walch [60] wiesen auf die Notwendigkeit einer systematischen Exploration der LBS im Bereich von Rotatorenintervall und Sulkus intertubercularis hin.

Obwohl die hohe Korrelation von Rotatorenmanschettenpathologie und LBS-Tendinitis bekannt ist, bleibt die Indikationsstellung zur aggressiven Intervention mit Tenodese der LBS problematisch. Crenshaw und Kilgore berichteten 1966 über einen maximalen Benefit etwa 1 Jahr postoperativ mit exzellenten und guten Resultaten in etwa 87 % der Patienten. Eine deutliche Schmerzbesserung trat bei 80 % der Patienten bereits nach ca. 4 Wochen ein, bei 95 % nach etwa 3 Monaten. Eine Reihe von Studien bestätigt diese Ergebnisse [15, 30, 38, 50].

Neer betonte die Bedeutung einer mechanischen Enge des Subakromialraums für die Entstehung einer sekundären LBS-Tendinitis. Er empfahl deshalb, die Tenodese der LBS möglichst zugunsten der Dekompression des Subakromialraums zu vermeiden, um einen hypothetischen Depressor-Effektverlust zu umgehen. Im Gegensatz dazu beschrieben Post und Benca [50] in hohem Maß exzellente Ergebnisse bei einer isolierten Tenodese der LBS ohne Dekompression des Subakromialraums.

Dennoch empfahlen Becker und Cofield 1989, die Tenodese der LBS nicht als alleinige Maßnahme durchzuführen, da es im Langzeitverlauf zu einer Dekompensation der primär guten Ergebnisse kommen kann. Deshalb ist die begleitende Dekompression des Subakromialraums nach Ansicht dieser Autoren sinnvoll.

Umgekehrt sind persistierende Beschwerden nach isolierter Akromioplastik nicht selten auf eine Tendinitis der LBS zurückzuführen, wie Berlemann und Bailey [3] und eigene Erfahrungen zeigen. Eine vollständige Schmerzreduktion trat bei den vielfach voroperierten Schultern erst nach Tenodese der LBS auf. Korrekte Anamnese und klinische Diagnostik helfen in vielen Fällen, dieses Dilemma zu vermeiden.

Andererseits gibt es häufig Situationen, in denen eine LBS-Tendinitis nach isolierter Dekompression und Rotatorenmanschettenrekonstruktion asymptomatisch wird [4 - 7, 13, 16, 17]. Das Problem liegt darin, dass nicht klar ist, wie groß die Erholungschance einer LBS-Tendinitis ist. Selektionskriterien einer Tenodese der LBS sind deshalb nur schwer evaluierbar.

Tipps und Tricks

Angesichts der wohl eher geringen funktionellen Bedeutung als Humeruskopfdepressor wird empfohlen, beim älteren Patienten mit im Vordergrund stehender Rotatorenmanschettenpathologie resp. mechanischem Outlet-Impingement eher aggressiv vorzugehen und großzügig die Indikation zur Tenodese der LBS zu stellen. Die freiliegende oder instabile Bizepssehne ist oft schmerzhaft und stellt ein wesentliches Problem dar.

Eine besondere Situation ist die große Rotatorenmanschettenruptur mit bereits reduzierter akromiohumeraler Distanz. Als minimal-invasive Maßnahme wird hier beim älteren Patienten die arthroskopische Tenotomie der LBS zuungunsten der aufwendigeren Tenodese empfohlen. Bei diesem minimal-invasiven Vorgehen haben diejenigen Patienten eine große Erfolgschance, bei denen sich die Symptome auf die LBS projizieren. Ein weiteres prognostisch günstiges Kriterium ist die Schmerzprovokation im Rahmen von rotierenden Bewegungsmustern bei intraartikulärer LBS-Instabilität.

Sekundäre LBS-Tendinitis (sportassoziiert)

Ein besonderes therapeutisches Problem stellt die LBS-Tendinitis als Zeichen der beginnenden dynamischen Dekompensation bei funktionellen Impingementsyndromen dar. Wie bereits beschrieben, kann dies das zuletzt resultierende Problem nach primär nicht erkannter oder konservativ erfolglos behandelter Tendinitis von Supraspinatussehne und Außenrotatoren darstellen.

Ein positiver Relokations-Test spricht für eine bereits eingetretene Elongation des Kapsel-Bandapparats ohne Chance für eine weitere konservative Behandlung. Ein sinnvoller therapeutischer Ansatz ist in diesem Dekompensationsstadium die operative Verkleinerung des Kapselvolumens, die anschließend eine Entlastung der dynamischen Stabilisatoren inklusive der LBS bewirkt. Mit einer selektiven arthroskopischen Kapselplikatur mit PDS-Fadenmaterial lassen sich auch bei Leistungs- und Hochleistungssportlern sehr gute Ergebnisse erreichen [36].

LBS-Instabilität

Die Rekonstruktion der ursprungsnahen Läsionen (Andrews- und SLAP-Pathologie) wird ausführlich im vorherigen Kapitel dargestellt.

Instabilitäten der LBS auf Höhe des Rotatorenintervalls sind prinzipiell nicht durch eine selektive Rekonstruktion von tendinösen und ligamentären Stabilisatoren erfolgreich behandelbar. Bei einer mit einer Rotatorenmanschettenruptur verknüpften LBS-Instabilität muss vorrangig die Rotatorenmanschette inklusive des Rotatorenintervalls rekonstruiert werden.

Ob die klinisch symptomatische LBS begleitend tenodesiert werden sollte, hängt von der Morphologie der LBS auf Höhe des Rotatorenintervalls und insbesondere auch des Sulkus intertubercularis ab, wie sie sich bei der Operation darstellt. Bei einer hochgradig entzündlichen Verklebung im Bereich des Sulkus resp. einer Kaliberunregelmäßigkeit oder gar Verdickung und Partialläsion der LBS ist eine begleitende Tenodese anzuraten.

Ein besonderes Phänomen wurde beim jungen Überkopfsportler (Turner) in 2 Fällen beobachtet. Eine klassische Symptomatik der LBS mit vermuteter Instabilität auf Höhe des Rotatorenintervalls zeigte arthroskopisch - wie so häufig - einen normalen Befund. Die offene Exploration des Rotatorenintervalls und des proximalen Sulkus zeigte auch eine im Wesentlichen unveränderte Morphologie. Auffällig war lediglich eine Laxität im Bereich des Lig. coracohumerale.

Deshalb wurde trotz klassischer LBS-Symptomatik (Schmerzprojektion, positiver Palm-up- und O'-Brien-Test) auf eine Tenodese verzichtet. Statt dessen wurde ein etwa 5 - 7 mm breiter Streifen aus dem Rotatorenintervall resp. aus dem Lig. coracohumerale reseziert mit anschliessender Seit-zu-Seit-Rekonstruktion des Rotatorenintervalls. Hierdurch kam es zu einer strafferen Gelenkführung mit Beschwerdefreiheit und wettkampfmäßiger Reintegration.

Arthroskopische Tenodese der LBS

Falls die Indikation zur Tenodese der LBS auf der Basis o.g. Kriterien gestellt wird, erfolgt sie standardisiert arthroskopisch assistiert, d. h. in Kombination von einer arthroskopischen Tenotomie der LBS mit einem kleinen transdeltoidalen Zugang (Abb. 18.11).

> **Tipps und Tricks**
>
> Als erster Schritt ist eine arthroskopische Armierung der LBS mit Hilfe von 2 PDS-Fäden denkbar. Dieser Schritt gibt dem Operateur Sicherheit, bei der Durchtrennung der LBS am Übergang zum superioren Labrum keine Distalisierung der Bizepssehne zu riskieren. Mit zunehmender Erfahrung kann man auf diesen Armierungsschritt aber auch verzichten. Der Sehnenstumpf distalisiert nach Durchtrennung meist nur geringfügig und ist im Sulkus gut aufzufinden.

Nach arthroskopischer Tenotomie der LBS über ein antero-superiores Portal (Outside-in-Technik) erfolgt ein kleiner Zugang längs durch den anterioren Anteil des Deltamuskels. Der proximale Sulkus intertubercularis wird zentral eröffnet. Zu achten ist auf stärkere Blutungen aus dem am lateralen Sulkusrand gelegenen Gefäß. Die LBS lässt sich problemlos tasten und darstellen. Der Sulkus wird nach distal leicht erweitert, da insbesondere hier sehr oft erhebliche Verklebungen und tenosynovitische Veränderungen vorliegen.

Es erfolgt zunächst eine Lyse der Adhäsionen sowie eine Tenosynovektomie. Der Sulkusboden wird deperiostiert und mit einer Curette angefrischt. Zur definitiven Knochenfixation kann ein Fadenanker (Corc-Screw) mit 2 nicht-resorbierbaren Fäden verwendet werden. Mit Hilfe der vorgelegten Fäden erfolgt eine Tenodese der LBS auf Höhe des proximalen Sulkus unter 90° Beugung im Ellbogen. Der intraartikuläre Abschnitt der Sehne wird exzidiert. Ggf. wird ein Verschluss des optional vorhandenen Lig. transversum vorgenommen.

Postoperativ wird vom Patienten für 2 Wochen ein Schulterkissen (Breg Sling Shot oder Donjoy Ultra Sling) getragen, um den Komfort zu erhöhen. Konzentrische und exzentrische Belastungen der LBS sind für 6 Wochen streng kontraindiziert. Die OP-Technik mit Hilfe eines Fadenankers muss sicherlich

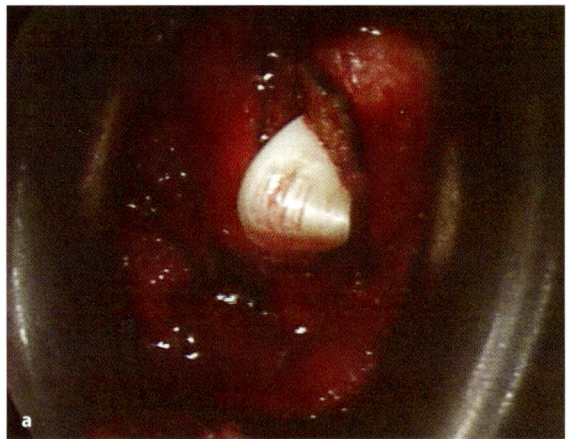

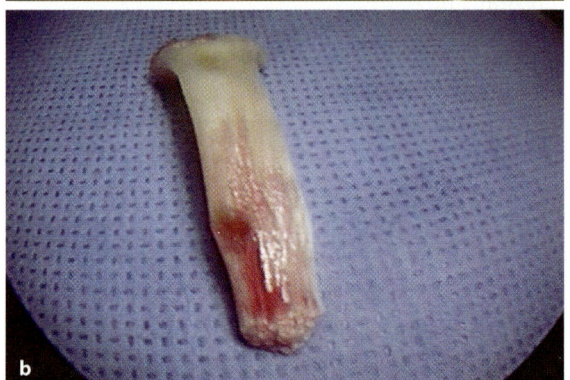

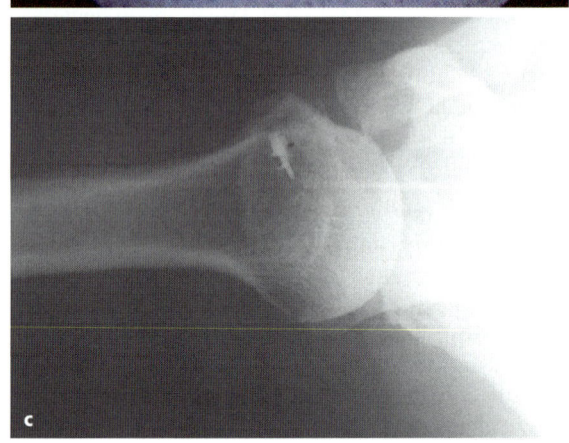

Abb. 18.11a–c. LBS-Tenodese. **a** Offener Situs bei Deltasplitting-Zugang. Der proximale Sulkus wurde über eine ca. 1 cm lange Inzision zentral eröffnet. Die LBS lässt sich nach vorhergehender arthroskopischer Tenotomie problemlos luxieren. Sichtbar ist die zentrale Entzündungsreaktion. Weiter proximal zeigt sich makroskopisch nicht entzündlich verändertes Bizepssehnengewebe. **b** Bizepssehnenpräparat nach Exzision des intraartikulären Anteils und Tenodese auf Höhe des proximalen Sulcus intertubercularis. Ursprungsnah zeigt sich wenig entzündlich verändertes Gewebe. Dieser Abschnitt ist arthroskopisch einsehbar. Die distalen 2 Drittel des exzidierten Anteils zeigen hingegen erhebliche entzündliche und degenerative Veränderungen. **c** Axialaufnahme nach Tenodese auf Höhe des proximalen Sulcus intertubercularis mit einem Fadenanker

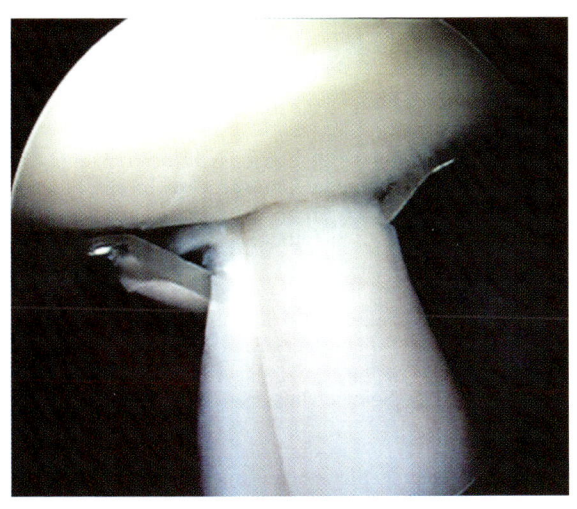

Abb. 18.12. LBS-Resektion. Bei einer arthroskopischen Tenotomie der LBS wird eine Resektion des intraartikulären Abschnitts vorgenommen. Grund für dieses Manöver, das im Gegensatz zu einer isolierten Tenotomie am Übergangsbereich zum superioren Labrum steht, ist die oft nur geringe Distalisierungstendenz. Beobachtet wurden schmerzhafte Verklebungen oder Translationstendenzen unter dem Rotatorenintervall. Nach arthroskopischer Tenotomie wird die geringe Distalisierungstendenz bei dem anschließenden Mini-open-Zugang für die Tenodese stets sichtbar

- verglichen mit der Schlüsselloch-Technik von Froimson [20] - etwas vorsichtiger nachbehandelt werden.

Die von Snyder beschriebene und von uns früher modifiziert durchgeführte vollständig arthroskopische LBS-Tenodese [37] hat sich dagegen nicht bewährt. Ursache der unterlegenen Ergebnisse könnte die nur geringe Distalisierung der tenotomierten Sehne mit Bildung narbiger Adhäsionen unter dem Rotatorenintervall sein.

Es stellt sich die grundsätzliche Frage, ob die isolierte Tenotomie der LBS nach vorausgehender, vollständiger Resektion des intraartikulär sichtbaren Anteils der LBS ausreicht, die Beschwerden eines Patienten zu bessern (Abb. 18.12). Einige wenige Fälle mit problemlosem und erfolgreichem postoperativen Verlauf lassen auf eine derartige Option zuungunsten einer Mini-Open-Tenodese schließen. Vorteil der Mini-Open-Tenodese kann allerdings die offene Exploration insbesondere des distalen Sulkus mit der Möglichkeit einer Tenolyse sein.

Literatur

1. Abbott LC, Saunders JB DEC M (1939) Acute traumatic dislocation of the tendon of the long head of the biceps brachii. A report of six cases with operative findings. Surgery 6: 817–840
2. Andrews JR, Carson WG Jr, McLeod WD (1985) Glenoid labrum tears related to the long head of the biceps. AM J Sports Med 13: 337–341
3. Berlemann U, Bayley I. (1995) Tenodesis of the long head of biceps brachii in the painful shoulder: improving results in the long term. J Shoulder Elbow Surg 4: 429–435
4. Bigliani LU, Kimmel J, McCann PD, Wolfe I (1992) Repair of rotator cuff tears in tennis players. Am J Sports Med 20: 112–117
5. Bigliani LU, Cordasco FA, McIlveen SJ, Musso ES (1992) Operative treatment of failed repairs of the rotator cuff. J Bone Joint Surg Am 74: 1505–1515
6. Bigliani LU, D'Alessandro DF, Duralde XA, McIlveen SJ (1989) Anterior acromioplasty for subacromial impingement in patients younger than 40 years of age. Clin Orthop 246: 111–116
7. Björkenheim J-M, Paavolainen P, Ahovuo J, Slätis P (1988) Surgical repair of the rotator cuff and surrounding tissues. Factors influencing the results. Clin Orthop 236: 148–153
8. Burkhead WZ Jr (1990) The biceps tendon. In: Rockwood CA, Matsen FA III (eds) The shoulder. Saunders, Philadelphia, pp 791–836
9. Burns WC II, Whipple TL (1993) Anatomic relationships in the shoulder impingement syndrome. Clin Orthop 294: 96–102
10. Carroll RE, Hamilton LR (1967) Rupture of biceps brachii. A conservative method of treatment. J Bone Joint Surg Am 49: 1016
11. Clark J, Sidles JA, Matsen FA (1990) The relationship of the glenohumeral joint capsule to the rotator cuff. Clin Orthop 254: 29–34
12. Clark JM, Harryman DT II (1992) Tendons, ligaments and capsule of the rotator cuff. J Bone Joint Surg Am 74: 713–725
13. Cofield RH (1981) Tears of rotator cuff. Instr Course Lect 30: 258–273
14. Cooper DE, Arnoczky SP, O'Brien SJ, Warren RF, DiCarlo E, Allen AA (1992) Anatomy, histology and vascularity of the glenoid labrum. An anatomical study. J Bone Joint Surg Am 74: 46–52
15. DePalma AF, Callery GE (1954) Bicipital tenosynovitis. Clin Orthop 3: 69–85
16. Ellman H, Hanker G, Bayer M (1986) Repair of the rotator cuff. End-result study of factors influencing reconstruction. J Bone Joint Surg Am 68: 1136–1144
17. Essman JA, Bell RH, Askew M (1991) Full-thickness rotator cuff tear. An analysis of results. Clin Orthop 265: 170–177
18. Ferrari DA (1990) Capsular ligaments of the shoulder. Anatomical and functional study of the anterior superior capsule. Am J Sports Med 18: 20–24
19. Flatow EL, Raimondo RA, Kelkar R et al. (1996) Active and passive restraints against superior humeral translation. The contributions of the rotator cuff, the biceps tendon and the coracoacromial arch. Paper presentation: Annual meeting of the American Society of Shoulder and Elbow Surgeons
20. Froimson AI, Oh I (1975) Keyhole tenodesis of biceps origin at the shoulder. Clin Orthop 112: 245–249
21. Gazielly DF, Gleyze P, Montagnon C (1994) Functional

and anatomical results after rotator cuff repair. Clin Orthop 304: 43–53
22. Gerber C, Terrier F, Ganz R (1985) The role of the coracoid process in the chronic impingement syndrome. J Bone Joint Surg Br 67: 703–708
23. Gilcreest EL (1936) Dislocation and elongation of the long head of the biceps brachii. An analysis of six cases. Ann Surg 104: 118–138
24. Habermeyer P, Walch G (1996) The biceps tendon and rotator cuff disease. In: Burkhead WZ Jr (ed) Rotator cuff disorders. Williams & Wilkins, Baltimore, pp 142–159
25. Habermeyer P, Kaiser E, Knappe M, Kreusser T, Wiedemann E (1987) Zur funktionellen Anatomie und Biomechanik der langen Bizepssehne. Unfallchirurg 90: 319–329
26. Hamada K, Fukuda H, Mikasa M, Kobayashi Y (1990) Roentgenographic findings in massive rotator cuff tears. A long-term observation. Clin Orthop 254: 92–96
27. Harryman DT, Mack LA, Wang KY, Jackins SE, Richardson ML, Matsen FA (1991) Repairs of the rotator cuff. Correlation of functional results with integrity of the cuff. J Bone Joint Surg Am 73: 982–989
28. Harryman DT, Sidles JA, Harris SL, Matsen FA III (1992) The role of the rotator interval capsule in passive motion and stability of the shoulder. J Bone Joint Surg Am 74: 53–66
29. Hawkins RJ, Misamore GW, Hobeika PE (1985) Surgery for full-thickness rotator-cuff tears. J Bone Joint surg Am 67: 1349–1355
30. Hitchcock HH, Bechtol CO (1948) Painful shoulder. Observations on the role of the tendon of the long head of the biceps brachii in its causation. J Bone Joint Surg Am 30: 263–273
31. Itoi E, Kuechle DK, Newman SR, Morrey BF, An KN (1993) Stabilising function of the biceps in stable and unstable shoulders. J Bone Joint Surg Br 75: 546–550
32. Itoi E, Motzkin NE, Morrey BF, An KN (1994) Stabilzing function of the long head of the biceps in the hanging arm position. J Shoulder Elbow Surg 3: 135–142
33. Kumar K, Kapahtia NK (1986) Surgery for full-thickness rotator-cuff tears (letter). J Bone Joint Surg Am 68: 634
34. Leffert RD, Rowe CR (1988) Tendon rupture. In: Rowe CR (ed) The shoulder. Churchill Livingstone, New York, pp 131–163
35. Lehmann M, Habermeyer P (1995) The rotator interval lesion: An arthroscopic approach. Combined Meeting of the International Arthroscopy Association & the International Society of Knee Surgery (IAA/ISK, Hongkong); Vortrag
36. Lehmann M, Stolpmann H (1999) Posterior-superior shoulder impingement. An arthroscopic treatment approach. 13th Congress of the European Society for Surgery of the Shoulder and the Elbow (SECEC), The Hague; Vortrag
37. Lichtenberg S, Lehmann M, Habermeyer P (1995) Arthroscopic tenodesis of the long head of the biceps tendon. 6th International Congress on Surgery of the Shoulder (ICSS), Helsinki; Vortrag
38. Lippmann RK (1944) Bicipital tenosynovitis. NY State J Med Oct: 2235–2241
39. Mariani EM, Cofield RH, Askew LJ, Li G, Chao EYS (1988) Rupture of the tendon of the long head of the biceps brachii. Surgical versus nonsurgical treatment. Clin Orthop 228: 233–239
40. Meyer AW (1921) Unrecognized occupational destruction of the tendon of the long head of the biceps brachii. Arch Surg 2: 130–144
41. Meyer AW (1928) Spontaneous dislocation and destruction of tendon of long head of biceps brachii. Fifty-nine instances. Arch Surg 17: 493–506
42. Michele AA (1960) Bicipital tenosynovitis. Clin Orthop 18: 261–267
43. Morgan CD, Burkhart SS (1998) Type II SLAP-lesions: three subtypes and their relationship to superior instability and rotator cuff tears, Arthroscopy 4:553–565
44. Murthi AM, Vosburgh CL, Neviaser TJ (2000) The incidence of pathologic changes of the long head of the biceps tendon. J Shoulder Elbow Surg 9: 382–385
45. Neer CS II (1972) Anterior acromioplasty for the chronic impingement syndrome in the shoulder. A preliminary report. J Bone Joint Surg Am 54: 41–50
46. Neviaser RJ (1980) Lesions of the biceps and tendinitis of the shoulder. Orthop Clin North Am 11: 343–348
47. Neviaser TJ, Neviaser RJ, Neviaser JS, Neviaser JS (1982) The four-in-one arthroplasty for the painful arc syndrome. Clin Orthop 163: 107–112
48. Neviaser TJ (1987) The role of the biceps tendon in the impingement syndrome. Orthop Clin North Am 18: 383–386
49. Petersson CJ (1986) Spontaneous medial dislocation of the tendon of the long biceps brachii. An anatomic study of prevalence and pathomechanics. Clin Orthop 211: 224–227
50. Post M, Benca P (1989) Primary tendinitis of the long head of the biceps. Clin Orthop 246: 117–125
51. Refior HJ, Sowa D (1995) Long tendon of the biceps brachii: sites of predilection for degenerative lesions. J Shoulder Elbow Surg 4: 436–440
52. Rockwood CA, Lyons FR (1993) Shoulder impingement syndrome: diagnosis, radiographic evaluation and treatment with a modified Neer acromioplasty. J Bone Joint Surg Am 75: 409–424
53. Rodosky MW, Harner CD, Fu FH (1994) The role of the long head of the biceps muscle and superior glenoid labrum in anterior stability of the shoulder. Am J Sports Med 22: 121–130
54. Snyder SJ, Karzel RP, Del Pizzo W, Ferkel RD, Friedmann MJ (1990) SLAP lesions of the shoulder (Lesions of the superior labrum both anterior and posterior). Orthop Trans 14: 257–258
55. Snyder SJ, Karzel RP, Del Pizzo W, Ferkel RD, Friedman MJ (1990) SLAP lesions of the shoulder. Arthroscopy 6: 274–279
56. Snyder SJ, Banas MP, Karzel RP (1995) An analysis of 140 injuries to the superior glenoid labrum. J Shoulder Elbow Surg 4: 243–248
57. Tibone JE, Elrod B, Jobe FW et al. (1986) Surgical treatment of tears of the rotator cuff in athletes. J Bone Joint Surg Am 68: 887–891
58. Turkel SJ, Panio MW, Marshall JL, Girgis FG (1981) Stabilizing mechanisms preventing anterior dislocation of the glenohumeral joint. J Bone Joint Surg Am 63: 1208–1217
59. Vangsness CT, Jorgenson SS, Watson T, Johnson DL (1994) The origin of the long head of the biceps from

the scapula and glenoid labrum. An anatomical study of 100 shoulders. J Bone Joint Surg Am 76: 951–954
60. Walch G, Nove-Josserand L, Levigne C, Renaud E (1994) Tears of the supraspinatus tendon associated with hidden lesions of the rotator interval. J Shoulder Elbow Surg 3: 353–360
61. Warren RF (1985) Lesions of the long head of the biceps tendon. Instr Course Lect 34: 204–209
62. Yamaguchi K, Riew KD, Galatz LM, Syme JA, Neviaser RJ (1997) Biceps activity during shoulder motion: an electromyographic analysis. Clin Orthop 336: 122–129

KAPITEL 19 Schultersteife

W. ATTMANSPACHER

19.1   Definition   293
19.2   Ätiologie und Pathogenese   293
19.2.1 Primäre Schultersteife   293
19.2.2 Sekundäre Schultersteife   294
19.3   Klinische Untersuchung   295
19.4   Bildgebende Diagnostik   295
19.5   Therapie   296
19.5.1 Konservative Therapie   296
19.5.2 Narkosemobilisation   296
19.5.3 Arthroskopische Arthrolyse   298
19.5.4 Ergebnisse   301

Schultersteife

W. Attmanspacher

19.1 Definition

Unter dem Begriff der Schultersteife wird eine komplexe Krankheitsgruppe zusammengefasst, die durch ihr Leitsymptom, der chronischen Bewegungseinschränkung des Schultergelenks, charakterisiert werden kann. Diese Krankheitsgruppe ist schwer zu definieren, ihre Ätiologie ist häufig nur lückenhaft zu erklären und die Behandlungsansätze sind teilweise polypragmatisch. Schließlich sind auch die in der Literatur mitgeteilten Ergebnisse der Therapie äußerst divergent.

Bereits Duplay wies auf die ernste Bedeutung einer Bewegungseinschränkung des Schultergelenks hin [9]. Neviaser schuf 1945 den pathogenetisch orientierten Begriff der „adhäsiven Capsulitis". Von eminenter klinischer Bedeutung war die Unterscheidung Lundbergs zwischen primären und sekundären Schultersteifen [16]. Die Einstufung des Schultergelenks wurde auch in die Nähe anderer bekannter Fibromatosen, wie der Dupuytren-Erkrankung gestellt [7].

Aus unserer Sicht sehr treffend definierte Zuckerman [45] die Erkrankung der kapsulären Schultersteife oder Frozen shoulder als „condition of uncertain etiology characterized by significant restrictions of both active and passive shoulder motion, that occurs in the absence of a known intrinsic shoulder disorder". Er beschreibt mit dieser Definition das Leitsymtom der Schultersteife, die gravierende passive wie aktive Bewegungseinschränkung.

Bei der klinischen Untersuchung imponiert der Verlust der aktiven wie passiven Rotations- und Abduktionsfähigkeit, es findet sich eine konzentrische Bewegungseinschränkung in allen 3 Freiheitsgraden. Diese ist klinisches Korrelat der periartikulären Kapselschrumpfung, die vielfältige Ursachen haben kann.

19.2 Ätiologie und Pathogenese

Die Einteilung in eine primäre und sekundäre Schultersteife ist aus klinischer Sicht sehr praktikabel. Bei der primären Schultersteife (frozen shoulder) können keine sicheren ätiologischen Faktoren gefunden werden, wogegen bei der sekundären Schultersteife eine klinisch nachvollziehbare Ursache bekannt ist.

19.2.1 Primäre Schultersteife

Die primäre Schultersteife zählt zu den Krankheitsbildern unklarer Ätiologie mit meist guter, wenn auch oft langwieriger Spontanheilungstendenz und stadienhaftem Verlauf. Bei 20% der Patienten mit einer primären Schultersteife kommt es im Verlauf auch zur Erkrankung der Gegenseite [24].

Neviaser [21, 22] definierte 4 arthroskopisch unterscheidbare Stadien der adhäsiven Kapsulitis (Tabelle 19.1).

Der Verlauf der Erkrankung ist klinisch in 3 Phasen einzuteilen, deren Dauer in Abhängigkeit von der individuellen Ausprägung variieren kann.

- Erste Phase („einfrieren"):
  Im Vordergrund der Symptomatik stehen Schmerzen. Die Patienten verspüren zunächst Bewegungsschmerzen, die sie in ihrer Beweglichkeit und Aktivität erheblich einschränken. Die Bewegungsschmerzen gehen allmählich in Ruheschmerzen über. Dies zwingt die Patienten, das Schultergelenk in eine Adduktionsschonhaltung zu bringen.
- Zweite Phase („eingefroren"):
  Nach 1–12 Monaten kommt es zu einer progredienten passiven wie aktiven Bewegungseinschränkung, die in einer konzentrischen Schultersteife mündet. Die Schmerzen lassen mit zunehmender Bewegungseinschränkung allmählich nach, die Aktivität der Entzündungsreaktion nimmt ab.

Tabelle 19.1. Arthroskopische Stadien der primären kapsulären Schultersteife

Stadium	Definition
I	Initialstadium der Frozen shoulder mit einer geringen Bewegungseinschränkung und Schmerzen. Arthroskopisch sieht man lediglich eine fibrinöse Entzündung der Synovialis
II	Ausprägung einer adhäsiven Kapsulitis mit proliferativer Synovitis
III	Die Synovitis nimmt ab, der axilläre Rezessus wird zunehmend kleiner und verschwindet schließlich ganz
IV	Die Synovitis ist nicht mehr nachweisbar, der Gelenkbinnenraum ist aber stark verkleinert

- Dritte Phase („auftauen"):
  Langsam verringert sich die Einsteifung des Schultergelenks, der Bewegungsumfang bessert sich progredient. Die Schmerzsymptomatik ist gleichfalls rückläufig. Diese 3. Phase dauert unterschiedlich lang, der Zugewinn an Beweglichkeit ist im Einzelfall nicht sicher vorhersehbar.

Die Beweglichkeit des Glenohumeralgelenks kann sich bereits nach Monaten, aber auch erst nach Jahren bessern. Es gibt jedoch auch Verläufe, in denen sich das Krankheitsbild innerhalb von 6–10 Jahren nicht hinreichend zurückbildet [40]. Die primäre Schultersteife ist meist langwierig, ihre Prognose jedoch grundsätzlich als gut einzuschätzen. Mitunter kommt es zu einer Defektheilung mit einem messbaren Außen- und Innenrotationsverlust, der sich sowohl in Adduktion als auch in 90°-Abduktion bemerkbar macht.

19.2.2
Sekundäre Schultersteife

Die sekundären Schultersteifen werden nach den Ursachen klassifiziert, die ihnen zugrunde liegen. Man unterscheidet zwischen systemisch, extrinsisch und intrinsisch bedingten Schultersteifen [12] (Tabelle 19.2). Bei einzelnen Patienten können mehrere Risikofaktoren gemeinsam wirken.

Tipps und Tricks

Eine sekundäre Schultersteife findet sich nach jeder längerdauernden Ruhigstellung des Schultergelenks. Neben positiven Impingement-Zeichen finden wir eine diskrete Einschränkung der Innenrotation in verschiedenen Abduktionsgraden [35].

Ist ein operativer Eingriff am Schultergelenk geplant, der mit einer Ruhigstellung einhergeht, so sollten prädisponierende systemische oder extrinsische Risikofaktoren erhoben und berücksichtigt werden. Das individuelle Risiko einer sekundären postoperativen Schultersteife steigt mit der Anzahl an Risikofaktoren und der Dauer der Ruhigstellung.

Differentialdiagnostisch findet man bei einer Rotatorenmanschettenruptur eine verminderte aktive Beweglichkeit der erkrankten Schulter, wogegen die passive Beweglichkeit meist teilweise oder vollständig erhalten ist. Bei einem „Outlet-Impingement" bestehen dagegen auch aktiv meist nur diskrete schmerzbedingte Defizite. Beide Zustände werden jedoch durch eine begleitende sekundäre Schultersteife erheblich kompliziert, sowohl hinsichtlich der klinischen Beurteilung als auch der Therapieoptionen.

Tipps und Tricks

Generell gilt, dass nur an frei beweglichen Schultergelenken operiert werden sollte. Besonders vor Eingriffen, die das Gelenk stabilisieren, sollte unbedingt eine freie passive Beweglichkeit erreicht sein.

Eine wichtige Ursache der generalisierten Kapselkontraktur und damit einer sekundären Schultersteife findet sich nach Infektionen im glenohumeralen Gelenk. Nach septischen Verläufen verbleiben häufig schwere Defektzustände und Kontrakturen mit erheblicher Bewegungseinschränkung der Schulter, deren Ausmaß vom Zeitpunkt der durchgeführten Erstrevision, der Intensität der durchgeführten Physiotherapie und besonders der sekundären Omarthrose bestimmt wird.

Eine Bewegungseinschränkung (sekundäre Schultersteife) findet sich auch nach proximalen Humerusfrakturen. Sie kann Folge einer langdauernden Immobilisation mit Kapselschrumpfung sein und spricht auf Physiotherapie gut an. Persistiert die Bewegungseinschränkung trotz intensiver Krankengymnastik, kann die Metallentfernung mit einer Mobilisation in Narkose oder auch mit einer arthroskopischen Arthrolyse kombiniert werden.

Tabelle 19.2. Ursachen der sekundären Schultersteife

Systemisch	Extrinsisch	Intrinsisch
Diabetes mellitus	Kardiopulmonale Erkrankungen	Immobilisation (nach Frakturen, post contusionem, nach Weichteileingriffen, nach Infektionen)
Hypothyreose	Zervikaler Diskusprolaps	Rotatorenmanschettenruptur
Hyperthyreose	Z. n. Humeruskopffrakturen (op./kons. Beh.)	Supraspinatussehnentendinitis
Hypoadrenalismus	Infektionen des Schultergelenks (postoperativ, hämatogen, nach Injektion) M. Parkinson	Tendinitis der langen Bizepssehne AC-Gelenk-Arthrose/-itis
		Vorbestehende Omarthrose

19.3 Klinische Untersuchung

Die klinische Untersuchung ist für die Diagnosefindung von entscheidender Bedeutung. Die Prüfung der aktiven wie passiven Beweglichkeit des Schultergelenks erlaubt neben der Diagnosestellung auch die Quantifizierung der Schultersteife. Zur Abschätzung des Ausmaßes der dorsalen Kapselfibrose eignet sich besonders die Hochinnenrotation bei maximal abduziertem Arm (vgl. 19.3).

Nahezu alle Schultersteifen gehen mit einer sekundären Impingement-Symptomatik einher. Bei der Anamnese berichten Männer beispielsweise über das erschwerte Herausnehmen der Brieftasche aus der hinteren Hosentasche, Frauen dagegen eher über Schwierigkeiten beim Öffnen und Schließen von Kleidungsstücken auf dem Rücken.

Die Symptome einer eingeschränkten Innenrotationsfähigkeit erlauben keinen eindeutigen Rückschluss auf das Vorliegen einer kapsulären Schultersteife, weil auch bei Impingement-Problemen ähnliche Bewegungseinschränkungen auftreten können. Eine gleichmäßige, konzentrische Beweglichkeitsverminderung in allen Ebenen deutet dagegen auf eine kapsuläre Steife hin.

Pathognomonisch für Schultersteifen ist die Einschränkung der passiven Außenrotation. Differentialdiagnostisch kommt dann neben einer primären oder sekundären Schultersteife eigentlich nur eine verhakte hintere Luxation in Betracht.

Ist die Bewegungseinschränkung nur diskret ausgeprägt, kann der Seitenvergleich hilfreich sein. Anders als bei der primären Schultersteife finden sich bei der postoperativen Schultersteife nach Rotatorenmanschettenrekonstruktionen Verklebungen im Subakromialraum und im Bereich des Rotatorenmanschettenintervalls.

19.4 Bildgebende Diagnostik

Zur Diagnostik sollten Röntgenaufnahmen des Schultergelenks in 3 Ebenen (True-a.p.-, Axial- und Outlet-view-Aufnahme) veranlasst werden. Aufwendige Zusatzuntersuchungen, wie MRT, Computertomographie oder eine Szintigraphie sind nur in wenigen Ausnahmefällen notwendig, z. B. nach Infektionen zur Frage einer ossären Beteiligung. Durch die leukozytenmarkierte Szintigraphie kann die Aktivität des Infektgeschehens beurteilt werden.

Das native MRT ist bei einer primären Schultersteife meist unauffällig, so dass es für die Diagnosefindung, die klinisch zu erfolgen hat, nicht weiterhilft. Nur bei intravenöser Gabe von Gadolineum kann sich das Kontrastmittel in Abhängigkeit von der Aktivität der Synovitis in der Gelenkkapsel anreichern und damit die Diagnose ermöglichen. Bei einem Arthro-MRT stellt sich natürlich das geringe Kapselvolumen dar, womit die Diagnose klar ist.

Moderne Schnittbildverfahren wie Sonographie oder MRT können relativ sicher begleitende Rotatorenmanschettenrupturen nachweisen. Prinzipiell ist das auch durch die Arthrographie möglich. Bei der primären Schultersteife findet sich im Extremfall das Bild des Perlschnurphänomens als Zeichen der massiven Kapselschrumpfung.

Zusätzlich erlaubt die Arthrographie die indirekte Abschätzung des Kapselvolumens, allerdings erscheint uns dies wegen der sehr guten klinischen Quantifizierbarkeit der Schultersteife entbehrlich.

19.5 Therapie

19.5.1 Konservative Therapie

Die Therapie der Wahl ist bei der primären als auch der sekundären Schultersteife zunächst konservativ, wobei die Grundlage eine gezielte Schmerztherapie sowie die krankengymnastische Beübung der aktiven und passiven Beweglichkeit darstellt.

> **Tipps und Tricks**
>
> Auch vor einer geplanten Operation ist eine Bewegungstherapie sehr sinnvoll. Falls Gelenksteifen operiert werden müssen, z. B. bei Endoprothesenoperationen, ist eine offensive funktionelle Nachbehandlung notwendig, was bei der Operationstaktik explizit berücksichtigt werden muss.

Die krankengymnastische Behandlung der primären Schultersteife hat die schonende Aufdehnung der Gelenkkapsel zum Ziel. Die schulterumgreifenden Muskelgruppen werden durch manualtherapeutische Maßnahmen gedehnt; so wird ein passiver wie aktiver Zugewinn an Beweglichkeit erreicht. Ein gravierender Innenrotationsverlust beeinträchtigt die Patienten mindestens so stark wie ein Außenrotationsdefizit. In den meisten Fällen ist die Krankengymnastik erfolgreich, und es gelingt den Patienten, über einen ausreichend langen Behandlungszeitraum schrittweise die Beweglichkeit des betroffenen Schultergelenks zu normalisieren. Damit verbessern sich automatisch die Abrollfähigkeit des Humeruskopfes und die durch das sekundäre Impingement ausgelösten Schmerzen.

Die Bewegungstherapie kann durch intraartikuläre Gaben von Kortikoiden unterstützt werden. Eine regelmäßige orale Schmerzmedikation kann durch parenterale Applikationen ergänzt werden. Sehr gut hat sich die patientenkontrollierte Analgesie über eine PCA-Pumpe bewährt. Die Kombination eines zentral wirksamen Morphinderivats mit einem peripheren Analgetikum kann oral oder i.v. verabreicht werden.

19.5.2 Narkosemobilisation

Die Narkosemobilisation ist bei konservativer Therapieresistenz die Standardtherapie des eingesteiften Schultergelenks. Kontraindiziert ist sie wegen der Frakturgefahr bei Patienten mit Osteoporose.

In Relaxations- oder Leitungsanästhesie erfolgt zunächst die Prüfung der passiven Beweglichkeit der betroffenen Schulter. Danach wird der Oberarm schonend gegen die kapsulär festgelegte Beweglichkeitsgrenze des Schultergelenks bewegt. Zuerst wird in der Sagittalebene in Innenrotation die Anteflexionsfähigkeit verbessert (Abb. 19.1). Anschließend werden in der Frontalebene in Neutralrotation und schließlich in Außenrotation die Abduktionsfähigkeit wiederhergestellt. Im nächsten Schritt werden in den Überkopfpositionen die maximale Außen- und Innenrotationsfähigkeit mobilisiert (Abb. 19.2–19.4).

In allen echten Fällen einer adhäsiven Kapsulitis ist eine hörbare Lösung (Schneeballknirschen) der extra- und intraartikulären Fibrose nachweisbar. Der Operateur fühlt bei erfolgreicher Mobilisation das schrittweise Nachgeben der kontrakten Kapsel.

Lösen sich bei den oben erwähnten Mobilisationsmanövern die Verklebungen der Gelenkkapsel, ist das Schultergelenk sofort frei beweglich und eine kurzfristige Symptombesserung zu verzeichnen. Gelingt keine Mobilisation, sollte eine arthroskopische Arthrolyse erwogen werden.

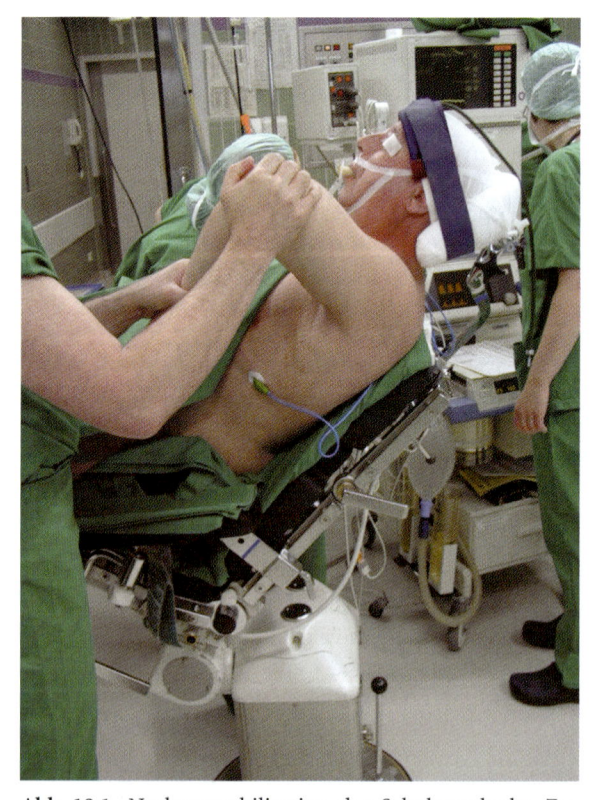

Abb. 19.1. Narkosemobilisation des Schultergelenks. Zunächst erfolgt die Anteversionsbewegung in mittlerer Rotationsstellung. Der Operateur umfasst dabei mit der anderen Hand das Akromion, um die Bewegung des Glenohumeralgelenks abgrenzen zu können. Das Überwinden der Kapselkontraktur ist sowohl hör- als auch tastbar

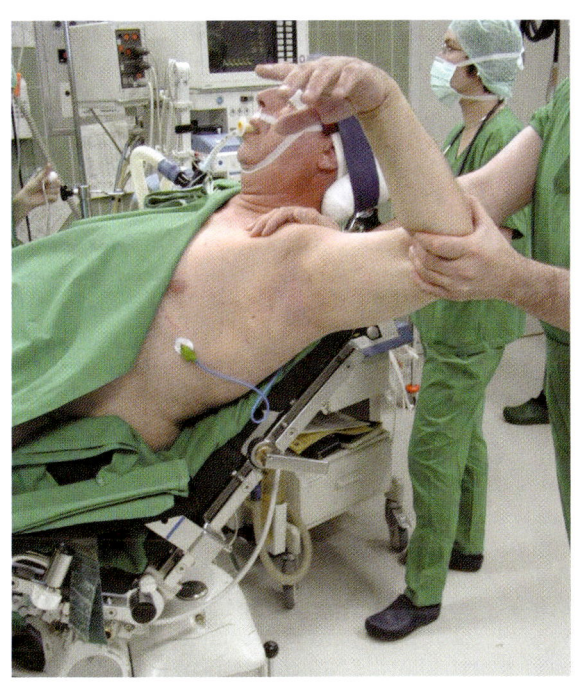

Abb. 19.2. Narkosemobilisation des Schultergelenks. Nach der Wiederherstellung der freien Anteversion wird die Abduktion mobilisiert. Zur Vermeidung einer plötzlichen Maximalspannung der Kapsel mit Frakturgefahr erfolgt die Abspreizung ohne Außenrotation

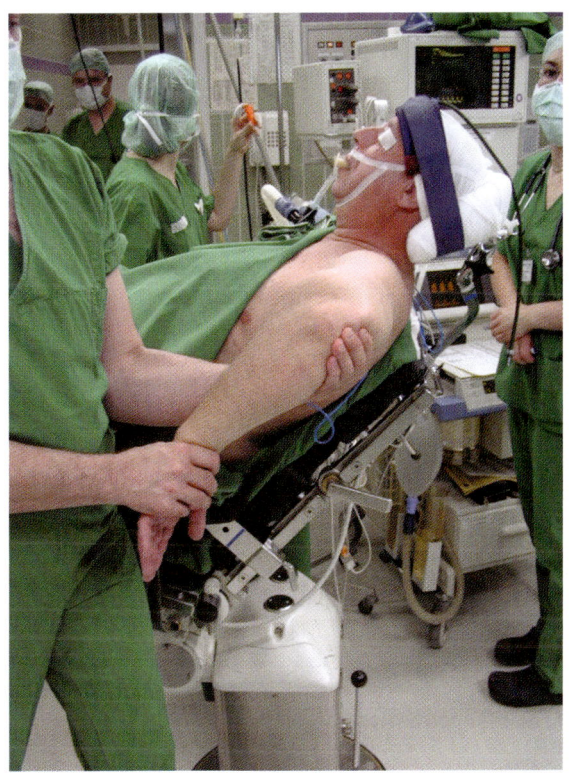

Abb. 19.4. Narkosemobilisation des Schultergelenks. Zuletzt wird die Innenrotation in zunehmenden Anteversionswinkeln mobilisiert

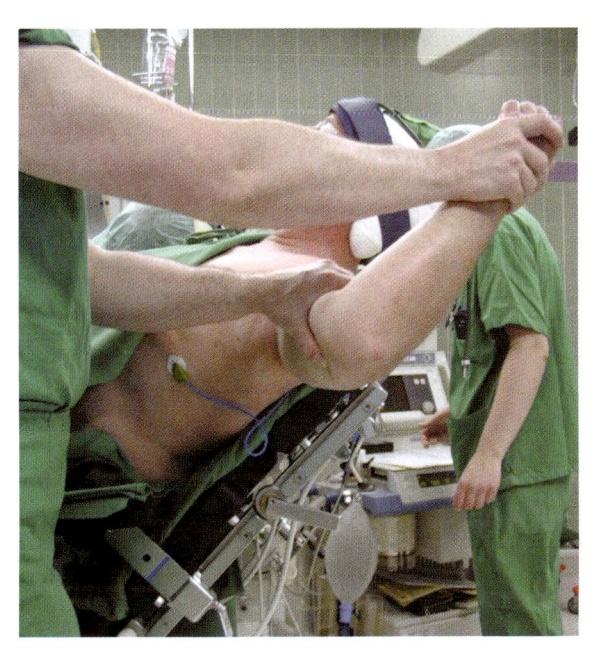

Abb. 19.3. Narkosemobilisation des Schultergelenks. Nach Befreiung der Anteversion und Abduktion wird die Außenrotation in Abduktion mobilisiert. Zur Beurteilung des Erreichten kann orientierend die Gegenseite herangezogen werden

Die Mobilisation in Narkose hat ihre Grenze erreicht, wenn trotz vertretbarer Krafteinwirkung keine wesentliche Besserung des Bewegungsumfangs erreicht werden kann. Bei sekundären, evtl. schon über Jahre bestehenden Formen kann man auch in Narkose die Kapselfibrose nicht überwinden.

In der Literatur wird über gute Behandlungserfolge durch eine Narkosemobilisation berichtet [8, 30, 32]. Allerdings sollte nicht zu früh mobilisiert werden, weil die Erfolgsrate nach einer Narkosemobilisation stadienabhängig ist [25].

Eine persistierende dorsale Kapselkontraktur („posterior capsular tightness"), die klinisch als Einschränkung der Innenrotation des erhobenen Arms erkennbar ist, kann eine Ursache therapieresistenter Schmerzen nach vielfältigen Schultergelenkerkrankungen sein. Ist das hieraus folgende sekundäre Impingement-Syndrom therapieresistent, so liegt in der Narkosemobilisation ebenfalls ein erfolgversprechender therapeutischer Ansatz [35].

Arthroskopiert man ein mobilisiertes Schultergelenk, so erkennt man ein relativ ungeordnetes Verletzungsmuster im Bereich der Kapsel sowie des Labrums. Allerdings heilen diese Defekte offensichtlich mit einer ausreichenden Kapselspannung aus [36].

Wir haben nach mehr als zweihundert Narkosemobilisationen keine Patienten mit einer hieraus resultierenden Instabilität der Schulter gesehen.

Obgleich wir bei einer Einsteifung der Schulter grundsätzlich von jeglichen rekonstruktiven Eingriffen abraten, kann bei einer nur geringen Einsteifung eine arthroskopische Akromioplastik durchaus mit einer Mobilisation in Narkose kombiniert werden. Sofern die Nachbehandlungsstrategien beider Eingriffe miteinander vereinbar sind, können beide Nachbehandlungsziele konsequent angestrebt werden. Eine Rekonstruktion der Rotatorenmanschette sollte jedoch aufgrund erneut drohender Verklebungen nur zweizeitig durchgeführt werden.

Die Durchführung der Narkosemobilisation ist bei korrekter Technik relativ risikoarm. Vorsicht ist bei älteren Patienten mit Osteoporose angebracht. Die seltene Komplikation einer subkapitalen Humerusfraktur trat in unserem Patientengut in nur einer von über 400 Narkosemobilisationen auf.

19.5.3
Arthroskopische Arthrolyse

Ist nach Durchführung der Narkosemobilisation keine Verbesserung des präoperativen Bewegungsumfangs zu verzeichnen oder das erreichte Mobilisationsergebnis trotz entsprechender Krankengymnastik nicht zu halten, dann sollte die arthroskopische Arthrolyse erwogen werden [1, 2, 4, 5, 12, 33, 40].

Operationszeitpunkt

Der günstigste Operationszeitpunkt hängt nicht von einer bestimmten Form der Schultersteife ab, sondern kann nur im individuellen Verlauf festgelegt werden. In Kenntnis des bislang Erreichten, des klinischen Verlaufs und des Zeitintervalls zwischen Krankheitsbeginn und Konsolidation der Erkrankung kann entschieden werden, ob die bislang erreichten Resultate ausreichen oder durch eine Operation besserungsfähig sind. Die arthroskopische Arthrolyse ist indiziert, wenn bereits zu einem früheren Zeitpunkt eine oder mehrere Narkosemobilisationen keinen Behandlungserfolg und damit keine ausreichende Besserung der Beweglichkeit erbrachten.

> **Tipps und Tricks**
>
> Eine wiederholte Narkosemobilisation führen wir in Operationsbereitschaft durch. Erreicht der Operateur keine befriedigende Zunahme der Beweglichkeit, kann sofort die arthroskopische Arthrolyse erfolgen.

Eine echte primäre Schultersteife bedarf nur sehr selten einer arthroskopischen Arthrolyse. Die Indikation hierzu ergibt sich u. E. fast ausschließlich bei sekundären Schultersteifen.

Operationstechnik

Die arthroskopische Arthrolyse kann sowohl in Beach-chair-Lagerung als auch in Seitlagerung durchgeführt werden. Wichtig ist, dass der Arm während der Arthroskopie in allen Freiheitsgraden bewegt und positioniert werden kann. Das erste und schwerwiegendste Problem der arthroskopischen Arthrolyse ist die atraumatische Punktion des Gelenks. Die Palpation der dorsalen Leitstrukturen, also des Humeruskopfes und des dorsalen Glenoids, lässt nur einen sehr schmalen Gelenkspalt ahnen. Die vom Operatuer aufzubringende Kraft zur Perforation der dorsalen Kapsel ist größer als gewöhnlich. Eventuell kann ein nochmaliger Mobilisationsversuch der eingesteiften Schulter die Punktion erleichtern. Manche Kollegen bevorzugen auch die vorherige Auffüllung des Gelenks mit Spülflüssigkeit.

Das arthroskopische Bild unterscheidet sich ganz wesentlich vom Üblichen hinsichtlich der Darstellbarkeit der einsehbaren Gelenkstrukturen. Die arthroskopischen Befunde sind stadienabhängig. Im Stadium II findet sich vorwiegend eine floride Synovitis mit Gefäßeinsprossungen im Bereich der Kapsel und der langen Bizepssehne (Abb. 19.5), im Stadium III überwiegt die Kapselschrumpfung mit derber Fibrosierung und Induration.

Ist die Kapselschrumpfung stark ausgeprägt, dann lässt sich arthroskopisch kein Gelenkraum zwischen Humeruskopf und Glenoid darstellen, und die Gelenkräume, die sich normalerweise bei endgradigen Rotationen entfalten, sind verschwunden.

> **Tipps und Tricks**
>
> Der übliche diagnostische Rundgang mit dem Arthroskop ist bei einer Schultersteife nicht möglich, da nach der Gelenkpunktion nur der eben punktierte Gelenkanteil erkennbar ist. Manipulationsbewegungen mit dem Trokar sollten unterbleiben, da das Zurückrutschen mit dem Schaft oder iatrogene Knorpelschäden drohen.

Zur Durchführung der arthroskopischen Arthrolyse haben sich einige besondere Instrumente bewährt. Neben den üblichen Stanzen und einem mechanischen Shaver ist die Verwendung eines elektrisch arbeitenden Weichteilresektors anzuraten, womit bei guter Blutungskontrolle eine effiziente Weichteilresektion möglich ist.

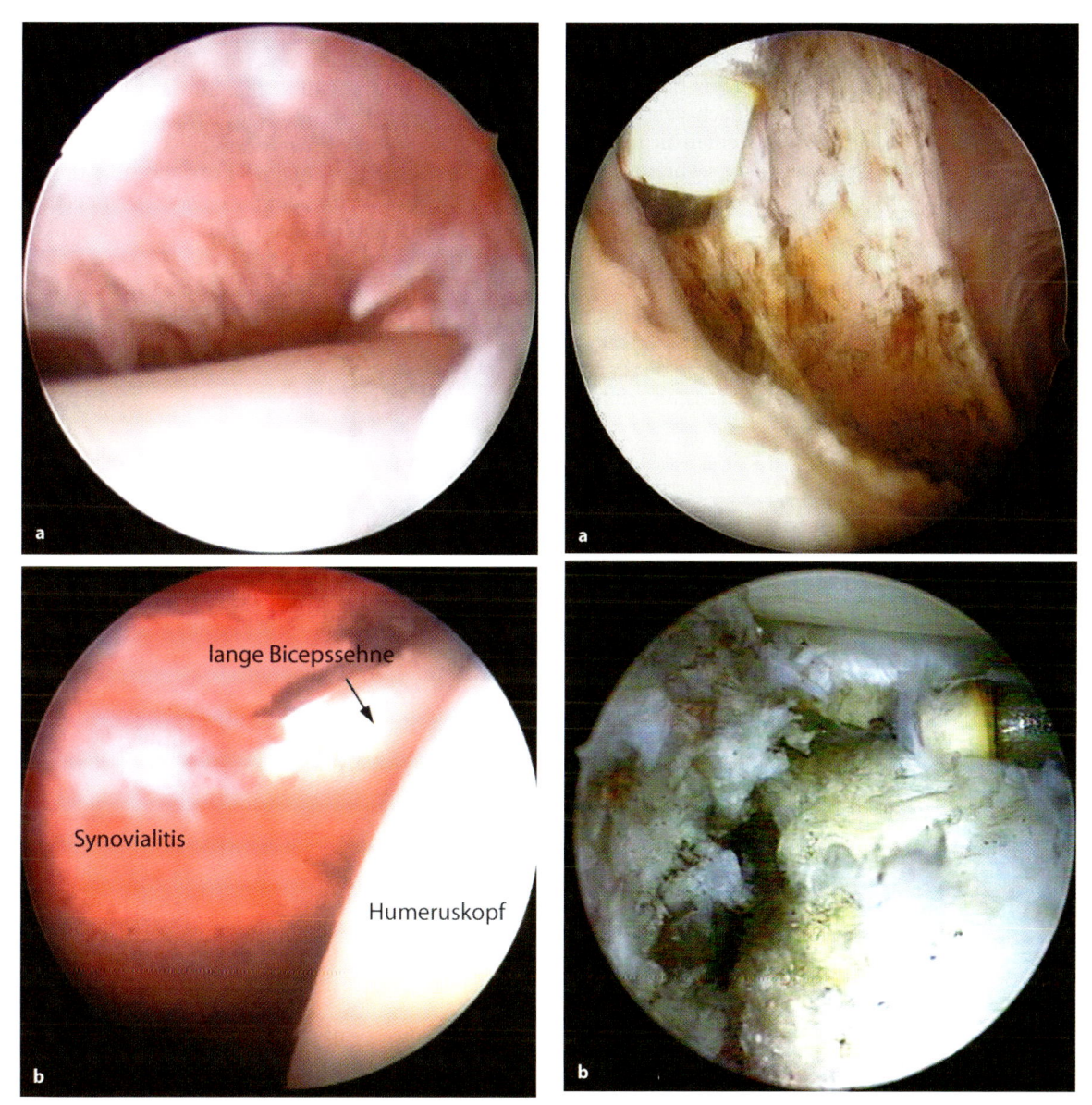

Abb. 19.5. a Synovitis im Bereich der Bizepssehne und der Rotatorenmanschette als Manifestation einer (später adhäsiven) Kapsulitis. **b** Synovitis der ventralen Kapsel mit Überwucherung des Bizepssehnenansatzes

Abb. 19.6a,b. Dissektion des ventralen Kapselkomplexes, der den gesamten ventralen Gelenkraum verlötet. **a** Ansicht mit dem posterior eingesetzten Arthroskop. Die Durchtrennung wird nach inferior fortgesetzt. **b** Zur besseren Darstellung befindet sich das Arthroskop im superioren Portal

Schritt 1: Ventrokraniale Kapsulotomie (Abb. 19.6)

Es erfolgt zunächst die Resektion der fibrosierten Weichteile zwischen Bizepssehne und Subskapularissehne. Über eine ventral eingesetzte Arbeitskanüle wird der Elektroresektor eingebracht und die Weichteile im Rotatorenintervall schrittweise vaporisiert. Anschließend erfolgt die ventrale Kapsulotomie, indem der Resektor das mediale glenohumerale Band vom Labrum abtrennt und dann weiter inferior glenoidnah im Sinne einer iatrogenen Bankart-Läsion unter Belassung des Labrum glenoidale geführt wird. Die glenohumeralen Bänder werden dabei inzidiert, das eigentliche Labrum jedoch geschont.

Wichtig ist es, die Subskapularissehne unbedingt zu schonen! Eine Durchtrennung der Subskapularissehne hat katastrophale Folgen. Selbst wenn sie erkannt wird, ist sie auch durch spätere offene Eingriffe schwer zu rekonstruieren.

> **Tipps und Tricks**
>
> Bei ausgeprägter Kontraktur kann von dorsal keine ausreichende Einsichtnahme nach ventral-inferior erreicht werden. Wir empfehlen in diesen Fällen die Anlage eines zusätzlichen anterosuperioren Arthroskopieportals.

Schritt 2: Posteriore Kapsulotomie (Abb. 19.7)
Zur Durchführung der posterioren Kapsulotomie muss das Arthroskop nach ventral oder ventrokranial umgesetzt werden, was zur Erhaltung des dorsalen Zugangs mit einem zweiten Wechselstab erfolgen kann. Mit Instrumenten im dorsalen Portal kann dann die hypertrophe Kapsel inzidiert werden. Dabei ist sorgfältig auf die Schonung der Rotatorenmanschette zu achten.

Zur Durchführung der dorsalen Kapselspaltung eignet sich besonders ein um 90° abgebogener multipolarer Elektroresektor, der durch eine dorsal eingesetzte Arbeitskanüle in das Schultergelenk eingebracht wird.

> **Tipps und Tricks**
>
> Der geübte Operateur kann bei schlanken Weichteilen im Bedarfsfall auf die dorsale Arbeitskanüle verzichten, da der Elektroresektor so leichter bewegt werden kann.

Im dorsalen Anteil des Schultergelenks liegt der Gelenkkapsel die Muskulatur der Rotatorenmanschette auf. Das Release ist erst vollständig, wenn nach Durchtrennung der Kapsel die rote Muskulatur im arthroskopischen Bild erscheint.

Schritt 3: Inferiore Kapsulotomie
Nach ventraler und dorsaler Kapsellösung ist jetzt ausreichend Platz zur inferioren Kapsulotomie, welche die arthroskopische Arthrolyse vervollständigt. Sowohl ventrokaudal als auch dorsokaudal durchtrennen wir die Kapsel bis zur 6-Uhr-Position. Das ventrokaudale Kapselrelease sollte unter optimaler Sicht und mit geringer Eindringtiefe des Elektroresektors vorgenommen werden, um den N. axillaris nicht zu gefährden, der um den axillären Recessus zieht. Die effektive Resektionsfläche des Elektroresektors sollte stets gegen das knöcherne Glenoid gehalten werden, was eine unkontrollierte Hitzeentwicklung in den axillären Weichteilen verhindert.

> **Tipps und Tricks**
>
> Der Elektroresektor sollte hier niederenergetisch eingesetzt werden. Aufgrund der Nähe zum N. axillaris drohen sonst thermische Schäden. Ist die Sicht unzureichend, sollte man die arthroskopische Kapsulotomie stoppen und mittels schonender manueller Mobilisation des Schultergelenkes die normale Beweglichkeit herstellen.

Nach ausreichender arthroskopischer Kapsulotomie werden die Instrumente entfernt und die Mobilität der Schulter nochmals überprüft. Meist ist noch ein gewisser Widerstand palpabel, der zu einer eingeschränkten Beweglichkeit führt. Dann sollte nochmals eine Mobilisation des Schultergelenks nach dem oben dargestellten Prinzip erfolgen.

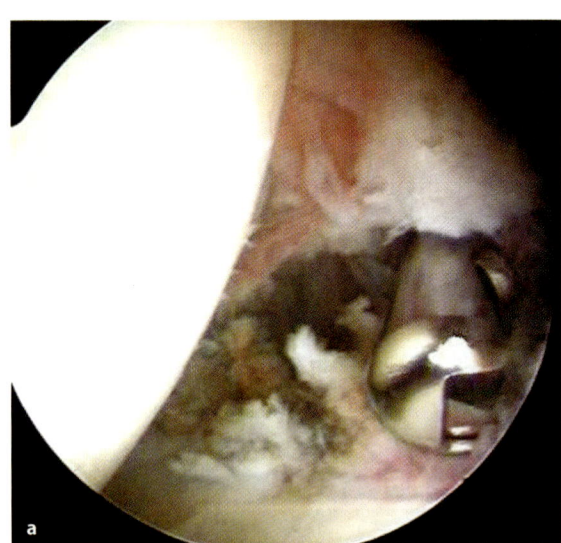

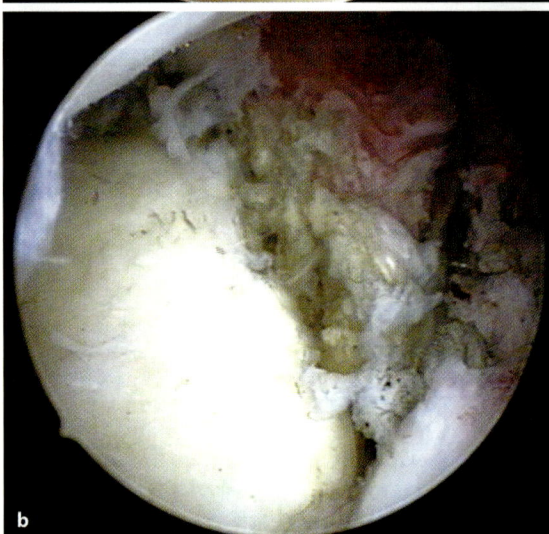

Abb. 19.7. Dorsale Kapsulotomie mit dem Arthroskop im ventralen Zugang (**a**). Alternativ kann das hohe kraniale Portal verwendet werden (**b**). Verbesserte Angulationsfähigkeit des Shavers ohne Arbeitskanüle

Möglichkeiten und Grenzen

Burkhart [6] empfiehlt die operative Versorgung von eingesteiften proximalen Humerusfrakturen durch eine arthroskopische Mobilisierung der Sehne des M. subscapularis. Auch Harryman [12] und andere Autoren empfehlen eine aggressive Mobilisierung vor allem im Rotatorenmanschettenintervall, der ventralen und der ventrokaudalen Kapsel. Unseres Erachtens ist bei einer dorsalen Kapselfibrose auch die dorsale Kapsellösung sinnvoll, und die guten klinischen Resultate nach Wiedererlangung der Innenrotation bestätigen dieses Vorgehen.

Eine zusätzliche Bursoskopie erscheint bei der primären Schultersteife entbehrlich. Sie gewinnt jedoch hohen Stellenwert bei der sekundären Schultersteife, falls eine Pathologie im subakromialen Raum zu erwarten ist. Im Subakromialraum können auch Verklebungen und Adhäsionen gelöst werden, die dort regelmäßig nach längeren Immobilisationsphasen auftreten. Das technische Vorgehen entspricht dem einer subakromialen Bursektomie.

Bei einem schweren, lange bestehenden Außenrotationsdefizit kann die Verkürzung der Subskapularissehne ein arthroskopisch nicht angehbares Problem darstellen. Dann ist ein offenes Vorgehen zu überlegen. Mögliche Alternativen sind eine Z-Plastik oder eine komplette Revision des humeralen Subskapularisansatzes. Beide Eingriffe sind prinzipiell einzeitig mit einer arthroskopischen oder offenen Arthrolyse kombinierbar. Dies stellt allerdings eher eine Seltenheit dar, da bei derartig kontrakten, üblicherweise sekundären Schultersteifen meist erhebliche Knorpelschäden im Sinne einer Omarthrose vorliegen. Bei den Fortschritten der modernen Schulterprothetik, besonders der Weichteil- und Kapselmobilisation, ist dann eher die Implantation einer Endoprothese zu erwägen.

Kontraindikationen und Risiken

Kontraindikationen zur arthroskopischen Arthrolyse sind:
- unmotivierte oder unkooperative Patienten,
- Depression oder sonstige psychische Auffälligkeiten,
- ausgeprägte Omarthrose,
- Arthrogrypose,
- allgemeine Inoperabilität z. B. renale oder kardiale Insuffizienz,
- ausgeprägte posttraumatische extrartikuläre Fehlstellung,
- florider Infekt.

Die arthroskopische Arthrolyse vermindert die zur Mobilisation notwendigen Kräfte und senkt das Frakturrisiko. Auf eine schonende Mobilisationstechnik und die Vermeidung von Rotationskräften ist unbedingt zu achten.

Beim ventrokaudalen Kapselrelease besteht die Gefahr, den N. axillaris zu kompromittieren. Es sind jedoch bislang keine dauerhaften Nervenschäden, die auf eine Arthrolyse zurückzuführen sind, bekannt. An Leichenschultern analysierten Zanotti et al. [44] die anatomischen Lagebeziehungen und fanden einen mittleren Abstand des N. axillaris zum Operationsbereich der kaudalen Kapsellösung von etwa 7 mm.

Nachbehandlung

Die Nachbehandlung nach arthroskopischer Arthrolyse ist darauf gerichtet, die intraoperativ erreichte Schultergelenkbeweglichkeit zu erhalten. Dazu sind vor allem intensive Bewegungsübungen im endgradigen Bereich geeignet, was eine adäquate Schmerztherapie erfordert. Aus unserer Sicht ist die Verwendung eines perioperativen interskalenären Leitungsblocks eine optimale Anästhesiemethode, welche auch postoperativ eine für den Patienten sehr günstige Schmerztherapie ermöglicht.

Bei Kontraindikationen kann neben einer Grundmedikation mit NSAR eine patientenkontrollierte Analgesie (PCA-Pumpe) mit Dipidolor durchgeführt werden.

Bereits am Abend des Operationstags wird das operierte Gelenk erstmals vorsichtig bewegt, und am ersten postoperativen Tag beginnt die intensive Bewegungstherapie.

Nach Beendigung der stationären Behandlung muss die Nachbehandlung weiter ärztlich überwacht werden. Hier bietet sich eine erweiterte ambulante Physiotherapie (EAP) als Alternative zur stationären Anschlussheilbehandlung (AHB) an.

Der Erfolg der arthroskopischen Arthrolyse hängt von der Technik, von der Nachbehandlung, aber auch vom Patienten ab und erfordert eine engmaschige Zusammenarbeit des Operateurs mit der Rehabilitationseinrichtung.

19.5.4
Ergebnisse

Die Ergebnisse der verschiedenen Therapieverfahren der Schultersteife werden äußerst unterschiedlich dargestellt. Zudem erschweren kombinierte Behandlungsstrategien die Beurteilung der Wirksamkeit einzelner therapeutischer Maßnahmen [10]. Bei Patienten sowohl mit primärer als auch sekundärer Schultersteife berichten beispielsweise Warner et al. [40] und Harryman [12] über gute bis sehr gute Ergebnisse nach arthroskopischer Arthrolyse. Segmüller [33] fand bei 24 Patienten in 76% normale oder nahezu normale Ergebnisse nach arthroskopischer Therapie. 88% seiner Patienten waren mit dem Behandlungsresultat zufrieden. Beaufils et al. [4, 5] fanden in einer Multicenterstudie, dass das arthroskopische Release bei Patienten mit primärer Schultersteife gute Behandlungsresultate bezüglich der Beweglichkeit als auch der Schmerzhaftigkeit ergibt, während bei der sekundären Schultersteife ein Zugewinn an Beweglichkeit, jedoch keine Schmerzreduktion zu erreichen war.

Aus unserer Sicht sind die meisten steifen Schultergelenke mit einer Narkosemobilisation erfolgreich zu therapieren. Die Indikation zur arthroskopischen Arthrolyse stellt sich seltener und vorwiegend bei sekundären Schultersteifen. Auch bei einer komplizierenden Arthrose ist innerhalb bestimmter Grenzen eine Verbesserung der Beweglichkeit erreichbar. Allerdings wird dabei der Langzeitverlauf eher durch die Arthrose bestimmt.

Literatur

1. Andersen NH, Johannsen HV, Sneppen O, Sojbjerg JO (1996) Frozen shoulder. Arthroscopy and manipulation in general anesthesia, followed by early passive mobilization. Ugeskr Laeger 158: 147–150
2. Andersen NH, Sojbjerg JO, Johannsen HV, Sneppen O (1998) Frozen shoulder: arthroscopy and manipulation under general anesthesia and early passive motion. J Shoulder Elbow Surg 7: 218–222
3. Balci N, Balci MK, Tuzuner S (1999) Shoulder adhesive capsulitis and shoulder range of motion in type II diabetes mellitus: association with diabetic complications. J Diabetes Complications 13: 135–140
4. Beaufils P, Prevot N, Boyer T et al. (1999) Arthroscopic release of the glenohumeral joint in shoulder stiffness: a review of 26 cases. French Society for Arthroscopy. Arthroscopy 15: 49–55
5. Beaufils P, Prevot N, Boyer T et al. (1996) Gleno-humeral arthroscopic arthrolysis for shoulder stiffness. Apropos of 26 cases. Société Française d'Arthroscopie. Rev Chir Orthop Reparatrice Appar Mot 82: 608–14
6. Burkhart SS (1996) Arthroscopic subscapularis tenolysis. A technique for treating refractroy gleno-humeral stiffness following open reduction and internal fixation of a displaced three part proximal humerus fracture. Arthroscopy 12: 87–91
7. Bunker TD, Anthony PP (1995) The pathology of frozen shoulder. A Dupuytren-like disease. J Bone Joint Surg Br 77: 677–83
8. Dodenhoff RM, Wilson A, Copeland S (2000) A Manipulation under anesthesia for primary frozen shoulder: Effect on early recovery and return to activity. J Shoulder Elbow Surg 9: 23–26
9. Duplay S (1896) La périarthrite scapulo-humérale. Rev Prat Med 53: 226–227
10. Ekelund A, Rydell N (1998) New knowledge of the mysterious „frozen shoulder". Surgical treatment can accelerate the recovery in more serious cases. Lakartidningen 95: 5472–5474
11. Goldberg BA, Scarlat MM, Harryman DT (1999) Management of the stiff shoulder. J Orthop Sci 4: 462–471
12. Harryman DT (1997) Arthroscopic management of refractory shoulder stiffness. Arthroscopy 13: 133–147
13. Hsu SY, Chan KM (1991) Arthroscopic distension in the management of frozen shoulder. Int Orthop 15/2: 79–83
14. Ianotti JP Williams GR (1999) Disordes of the shoulder: diagnosis and management. Lippincott, Williams & Wilkins, Philadelphia
15. Laroche M, Ighilahriz O, Moulinier L, Constantin A, Cantagrel A, Mazieres B (1998) Adhesive capsulitis of the shoulder: an open study of 40 cases treated by joint distention during arthrography followed by an intraarticular corticosteroid injection and immediate physical therapy. Rev Rhum Engl Ed 65: 313–319
16. Lundberg J (1969) The frozen shoulder, clinical and radiographic observations. Acta Orthop Scand 119 [Suppl]: 1658
17. Mansat P, Cofield RH, Kersten TE, Rowland CM (1997) Complications of rotator cuff repair. Orthop Clin North Am 28: 205–213
18. Melzer C, Wallny T, Wirth CJ, Hoffmann S (1995) Frozen shoulder – treatment and results. Arch Orthop Trauma Surg 114: 87–91
19. Miller MD, Wirth MA, Rockwood CA Jr (1996) Thawing the frozen shoulder: the „patient" patient. Orthopedics 19: 849–853
20. Müller LP, Müller LA, Happ J, Kerschbaumer F (2000) Frozen shoulder: a sympathetic dystrophy? Arch Orthop Trauma Surg 120: 84–87
21. Neviaser RJ, Neviaser TJ (1987) The frozen shoulder: diagnosis and management. Clin Orthop 223: 59–64
22. Neviaser TJ (1987) Adhesive capsulitis. Orthop Clin North Am 18: 439–443
23. Ogilvie-Harris DJ, Wiley AM (1995) The resistant frozen shoulder. Manipulation versus arthroscopic release. Clin Orthop 319: 238–248
24. Ogilvie-Harris DJ, Myerthall S (1997) The diabetic frozen shoulder: arthroscopic release. Arthroscopy 13: 1–8
25. Pap G, Liebau C, Meyer M, Merk H (1998) Results of mobilisation under anaesthesia in adhesive capsulitis in relation to stage of the disease. Z Orthop Grenzgeb 136: 13–17
26. Pearsall AW, Speer KP (1998) Frozen shoulder syndrome: diagnostic and treatment strategies in the primary care setting. Med Sci Sports Exerc 30 [Suppl 4]: 33–39
27. Pearsall AW, Osbahr DC, Speer KP (1999) An arthroscopic technique for treating patients with frozen shoulder. Arthroscopy 15: 2–11
28. Pollock RG, Duralde XA, Flatow EL, Bigliani LU (1994) The use of arthroscopy in the treatment of resistant frozen shoulder. Clin Orthop 304: 30–36
29. Reeves B (1975) The natural history of the frozen shoulder syndrome. Scand J Rheumatol 4: 193–196
30. Reichmister JP, Frieman SL (1999) Long-term functional results after manipulation of the frozen shoulder. MD Med J 48: 7–11
31. Rockwood CA Matsen FA (1998) The Shoulder. Saunders, Philadelphia

32. Roubal PJ, Dobritt D, Placzek JD (1996) Glenohumeral gliding manipulation following interscalene brachial plexus block in patients with adhesive capsulitis. J Orthop Sports Phys Ther 24/2: 66–77
33. Segmuller HE, Taylor DE, Hogan CS, Saies AD, Hayes MG (1995) Arthroscopic treatment of adhesive capsulitis. J Shoulder Elbow Surg 4: 403–408
34. Soren A, Fetto JF (1996) Contracture of the shoulder joint. Arch Orthop Trauma Surg 115/5: 270–272
35. Ticker JB, Beim GM, Warner JJ (2000) Recognition and treatment of refractory posterior capsular contracture of the shoulder. Arthroscopy 16: 27–34
36. Uitvlugt G, Detrisac DA, Johnson LL, Austin MD, Johnson C (1993) Arthroscopic observations before and after manipulation of frozen shoulder. Arthroscopy 9: 181–185
37. Wallny T, Melzer C, Wagner U, Wirth CJ, Schmitt O (1997) „Primary" shoulder stiffness: illness duration and therapeutic comparison. Z Orthop Grenzgeb 135: 222–227
38. Warner JJ, Allen AA, Marks PH, Wong P (1996) Arthroscopic release for chronic, refractory adhesive capsulitis of the shoulder. J Bone Joint Surg Am 78: 1808–1816
39. Warner JJP, Allen AA, Marks PH, Wong P (1997) Arthroscopic release of postoperative capsular contracture of the shoulder. J Bone Joint Surg Am 79: 1151–1158
40. Warner JJP (1997) Acquired shoulder stiffness. In: Warner JJP, Ianotti JP, Gerber C (eds) Complex and revision problems in shoulder surgery. Lippincott-Raven, Philadelphia, pp 131–148
41. Watson BA, Dalziel R, Story I (1995) Frozen shoulder: a 12-month clinical outcome trial. J Shoulder Elbow Surg 9: 16–22
42. Weber M (1995) Long-term follow up to patients with frozen shoulder after mobilization under anesthesia, with special reference to the rotator cuff. Clin Rheumatol 14: 686–691
43. Wiley AM (1991) Arthroscopic appearance of frozen shoulder. Arthroscopy 7: 138–143
44. Zanotti RM, Kuhn JE (1997) Arthroscopic capsular release for the stiff shoulder. Description of technique and anatomic considerations. Am J Sports Med 25: 294–298
45. Zuckerman JD, Cadro P (1992) Frozen shoulder. In: Matsen FA, Fu F. Hawkins RJ (eds) The shoulder a balance of mobility and stability. Rosemont II. American Academy of Orthopedic Surgeon Publications, p 225

KAPITEL 20 Schultergelenkinfektionen

W. ATTMANSPACHER

20.1 Ursachen 307
20.2 Klassifikation 307
20.3 Ausbreitungswege 308
20.4 Diagnostik 309
20.5 Therapie 310
20.5.1 Arthroskopisches Vorgehen 310
20.5.2 Offenes Vorgehen 311
20.5.3 Nachbehandlung 313
20.5.4 Komplikationen 313
20.6 Ergebnisse 313
20.7 Resümee 313

Schultergelenkinfektionen

W. Attmanspacher

Die postoperative Gelenkinfektion ist in Anbetracht der hohen Zahl an Eingriffen an der Schulter eine seltene Komplikation. Für den Betroffenen ist sie jedoch eine ernste, ja möglicherweise vital bedrohliche Situation. Neben postoperativen Eiterungen finden sich im Bereich der Schulter auch hämatogene und punktionsbedingte Infekte. Sie alle bedürfen nach der Diagnosestellung einer unverzüglichen operativen Intervention. Der Eingriff gilt als dringlicher Notfall, muss also innerhalb der nächsten Stunden vorgenommen werden. Er duldet keinen Aufschub bis zum nächsten Tag.

Postoperative Infektionen treten besonders nach komplexen Eingriffen an durchblutungsgestörten Arealen auf. Bei arthroskopischen Eingriffen ist das Infektionsrisiko äußerst gering [21]. Berjano et al. [4] berichten bei 141 Schulterarthroskopien von nur einer Infektion (0,71%). In anderen Statistiken ist die Infektrate nach arthroskopischen Eingriffen im Bereich der Schulter noch weitaus geringer.

Den punktionsbedingten Infektionen liegen meist definierte prädisponierende Faktoren zugrunde. Dazu gehören Immunschwäche, Alkoholismus, Diabetes mellitus, Niereninsuffizienz etc. [10, 19].

20.1 Ursachen

Die weitaus häufigste Ursache eines Schulterempyems ist die Gelenkpunktion mit Instillation von kortikoidhaltigen Präparaten oder anderen Substanzen. Hämatogene und postoperative Gelenkinfektionen sind weitaus seltener. Die hämatogene Infektion findet sich gehäuft bei immunsupprimierten Patienten, bei Menschen mit geschwächter Abwehrlage und bei Diabetikern [5].

20.2 Klassifikation

Hansis et al. analysierten die Infektionsraten in 71 deutschsprachigen Publikationen der Jahre 1991 bis 1996 [11]. Sie führten die Schwierigkeiten an, die bei einer Analyse dieser Originalarbeiten bezüglich eines Infektionsrisikos bestehen. In Ermangelung einer klaren Definition wird als einheitlicher Maßstab eines postoperativen Infekts postuliert, dass mindestens ein klinisches Infektzeichen neu auftritt, ein

Tabelle 20.1. Klassifikation der exogenen bakteriellen Infektion (CEBI [19])

Stadium	Definition
I (milde Infektion)	Erste Symptome zwischen 24 h und 5 Tagen nach Injektion oder Operation
	Drainage bereits entfernt
	Geringe Bakterienzahl
	Meist negative Keimkultur
II (mäßige Infektion)	Bisherige Dauer zwischen 5 und 10 Tagen
	Eiteransammlung
	Meist positive Bakterienkultur
III (schwere Infektion)	Dauer des Infekts >10 Tage
	Kein Eiter
	+ Typ A mit Weichteilnekrosen
	+ Typ B ohne Weichteil- oder Knochennekrosen

Tabelle 20.2.
Arthroskopische Stadieneinteilung des Gelenkempyems nach Gächter [8, 9]

Stadium	Definition
I	Meist leicht trübe Ergussbildung oder infizierter Hämarthros
	Leichte Rötung der Synovialis, kleine petechiale Einblutungen
II	Ausgeprägte Synovitis, Fibrinbeläge, Eiterbildung
III	Zottenbildung, Synovitis, Knorpelbeteiligung, Abkammerung
IV	Radiologische Zeichen wie subchondrale Aufhellungen und Zystenbildung

positiver Keimnachweis vorliegt und der Zustand behandlungsbedürftig ist [11].

Die in Tabelle 20.1 dargestellte Einteilung ist u. E. gut geeignet, postoperative Infektionen an der Schulter zu klassifizieren. Sie ermöglicht auch eine orientierende Aussage bezüglich der Prognose. Die intraartikuläre Beurteilung des Infektstadiums nehmen wir in Anlehnung an Gächter vor (Tabelle 20.2).

20.3
Ausbreitungswege

Handelt es sich um eine primär intraartikuläre Infektion (Gelenkempyem), so kommt es je nach Dauer des Infekts sekundär zu einer Mitbeteiligung der periartikulären Weichteile, der Bursa subacromialis und der muskulären Septen. Die möglichen Kommunikationswege zwischen dem Glenohumeralgelenk und den umgebenden Weichteilen sind in Abb. 20.1 und 20.2 dargestellt.

Im Wesentlichen existieren 2 Ausbreitungswege für die Fortleitung von Infektionen:
- entlang der Subskapularissehne zur Thoraxwand hin,
- im Verlauf der langen Bizepssehne in den Oberarm hinein.

Der Infekt kann sich je nach Zustand der Rotatorenmanschette auch in die Bursa subacromialis ausbreiten. Die im Bereich des Schultergelenks zahlreichen Bursen kommunizieren in unterschiedlichem Ausmaß miteinander und werden so zu Ausbreitungswegen aus dem Schultergelenk heraus oder ins Schultergelenk hinein (Abb. 20.3).

Findet sich eine primär extraartikuläre Infektion, so kann diese über die obigen Infektstraßen ins Glenohumeralgelenk vordringen, falls sie lange genug besteht. Hierzu können bereits 5 Tage ausreichen.

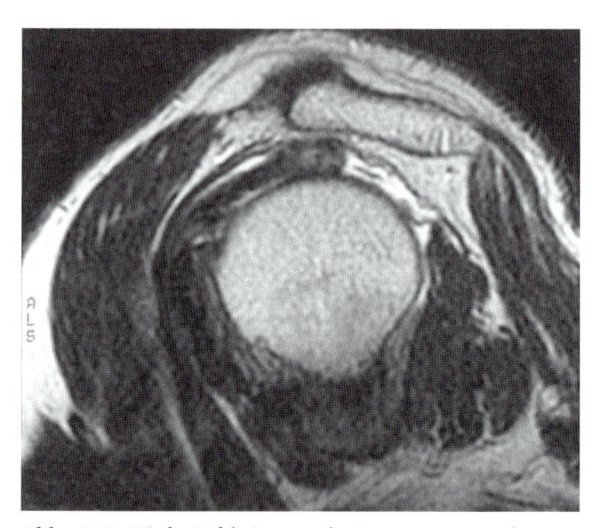

Abb. 20.1. Tiefe Infektion nach Rotatorenmanschettennaht (sagittale Schnittführung). Eine Infektausbreitung nach subakromial und intraartikulär ist im weiteren Verlauf möglich, da die lädierte Manschette keine Barriere gegen die Infektausbreitung darstellt

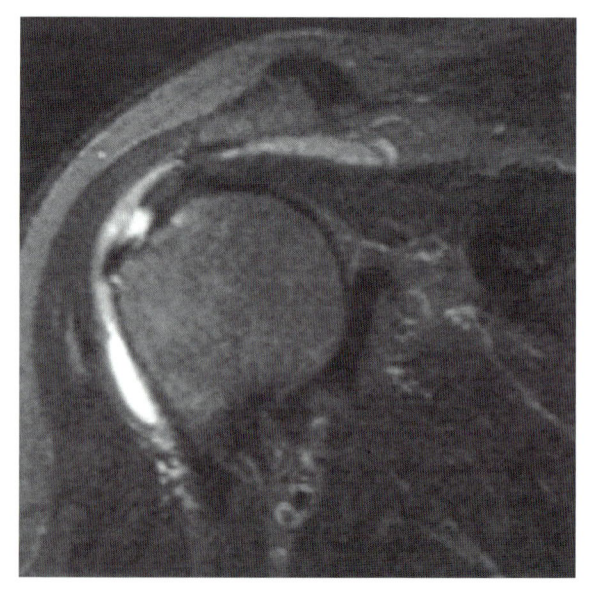

Abb. 20.2. Infektion im Subakromialraum mit Ausbreitung nach inferior in die Bursa subdeltoidea. Bei längerem Verlauf werden Senkungsabszesse am Oberarm beobachtet

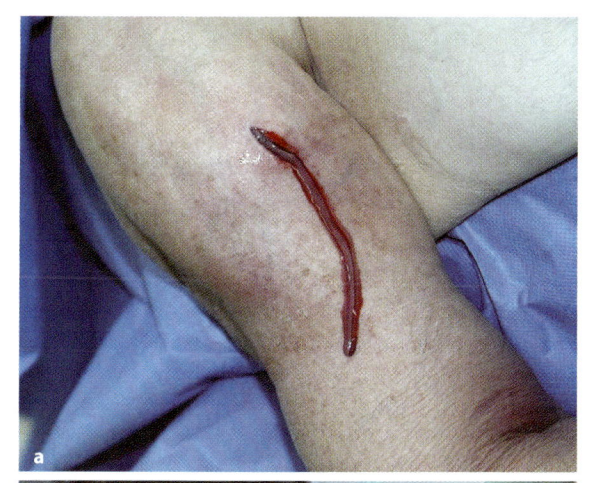

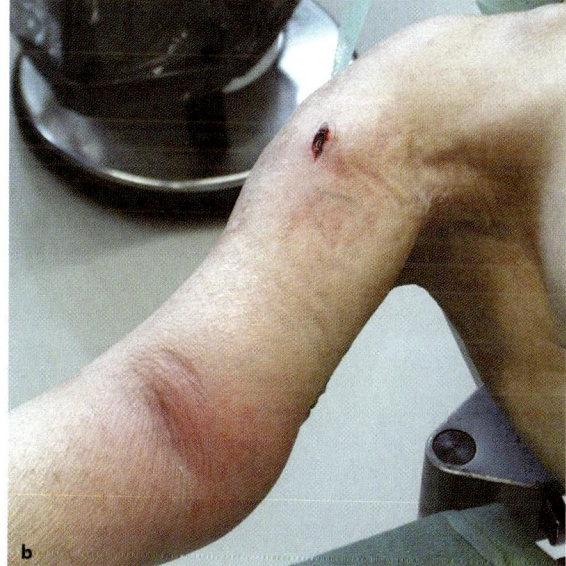

Abb. 20.3a,b. Klinisches Bild eines Gelenkempyems im Oberarm

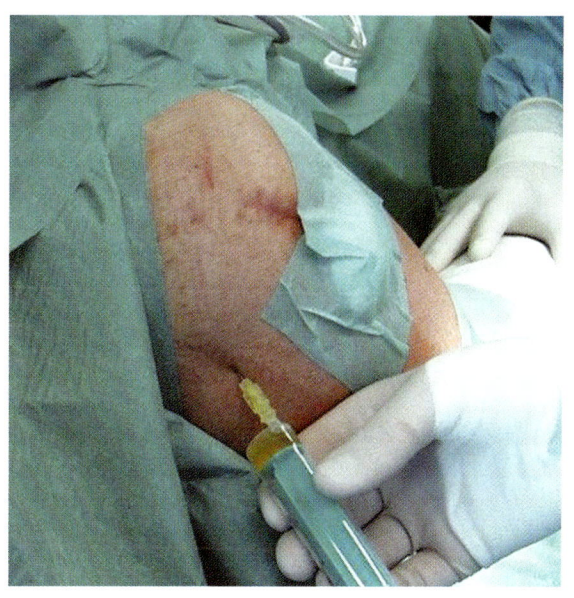

Abb. 20.4. Beweisend für ein Pyarthros ist die Punktion von Eiter. Die Indikation zur Probepunktion sollte großzügig gestellt werden, da andere klinische Zeichen am Schultergelenk oft larviert sind

20.4 Diagnostik

Im Gegensatz zu Infektionen anderer Gelenke sind bakterielle Arthritiden an der Schulter schwer zu diagnostizieren, weshalb die Diagnose oft zu spät gestellt wird.

Die klassischen Infektzeichen Rötung und Schwellung sind bei Schultergelenksinfektionen oft larviert und nur diskret ausgeprägt. Besondere Beachtung sollte die erneute Zunahme der Ruhe- und Nachtschmerzen eines Patienten finden, dem es postoperativ eigentlich schon besser ging.

Die Verdachtsdiagnose wird anhand der klinischen Parameter Schmerz, Rötung und Schwellung in Verbindung mit Laborparametern (BSG, CRP, Leukozytenzahl) gestellt. Der Verdacht sollte stets mit einer diagnostischen Gelenkpunktion überprüft werden. Die Bestimmung der Zellzahl erlaubt die Diagnose, weil Zellzahlen über 30.000 für einen bakteriellen Infekt beweisend sind [13, 14] (Abb. 20.4). Die Punktion putriden Materials ist ebenfalls beweisend und stellt eine absolute Indikation zur sofortigen Revision des Gelenks dar. Die Ergebnisse der Gramfärbung, Bakterienzahl, Erregeranzüchtung und das Resistogramm folgen und müssen nicht abgewartet werden. Im Zweifelsfall kann bei unklaren, meist chronischen Fällen und erhöhtem Operationsrisiko die Durchführung einer Leukozytenszintigraphie diskutiert werden.

Der positive Nachweis von Keimen ist nicht obligat, weil dieser in 15–40% der klinisch gesicherten Gelenkinfektionen nicht erbracht werden kann [2, 9, 7, 13, 14]. Neben aeroben sollten auch anaerobe Kulturen angezüchtet werden, um die Wahrscheinlichkeit eines positiven Keimnachweises zu erhöhen [13]. Gächter schlägt vor, nicht nur Punktionsflüssigkeit, sondern auch Gewebspartikel aus suspekten Synovialnestern zur bakteriologischen Untersuchung zu geben, um die Ausbeute an positiven Keimbestimmungen zu erhöhen [8, 9].

Die routinemäßige bildgebende Diagnostik umfasst Röntgenaufnahmen des Schultergelenks in 2 Ebenen (true-a.p. und axial). Gegebenenfalls zeigen sich darin bereits Osteolysen. Allerdings schließen unauffällige Röntgenbilder eine ossäre Beteili-

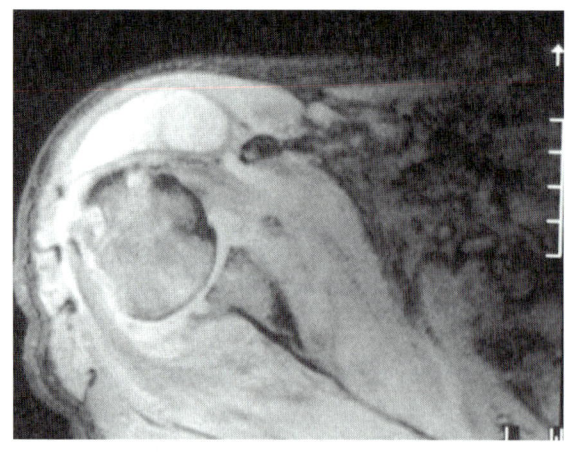

Abb. 20.5. Axiale MRT-Darstellung bei Schulterempyem. Die Ausdehnung der betroffenen Kompartimente ist gut beurteilbar, hier Ausbreitung in die Bursa subdeltoidea

gung nicht aus, so dass an Schichtaufnahmen oder ein CT gedacht werden muss.

Mit der leukozytenmarkierten Szintigraphie kann man nicht zwischen intra- und extraartikulären Infektionen differenzieren; sie dient jedoch bei Unklarheiten dem Infektnachweis. Die MRT kann bei chronischen Verläufen die Ausdehnung des Infekts darstellen (Abb. 20.5).

20.5
Therapie

Bei der Planung der Behandlung einer Schultergelenkinfektion stellt sich zunächst die Frage, ob es sich um ein noch lokal begrenztes intra- oder extraartikuläres Geschehen handelt, oder ob der Infekt bereits die lokalen Barrieren überschritten und sich entlang der anatomisch vorgegebenen Ausbreitungsstraßen ausgeweitet hat.

20.5.1
Arthroskopisches Vorgehen

Sollten sich bereits makroskopisch Hinweise für eine Mitbeteiligung des Gelenks am Infektgeschehen ergeben, führen wir eine Arthroskopie durch und spülen mit reichlich Flüssigkeit (10–15 l). Je nach Stadium des Infekts schließt sich eine Synovektomie an, die von einem ventralen Zugang begonnen wird (Abb. 20.6). Zu ihrer Vervollständigung tauschen wir Arthroskopie- und Arbeitszugang. Meist legen wir zusätzlich einen hohen anterioren Zugang als Arthroskopieportal an.

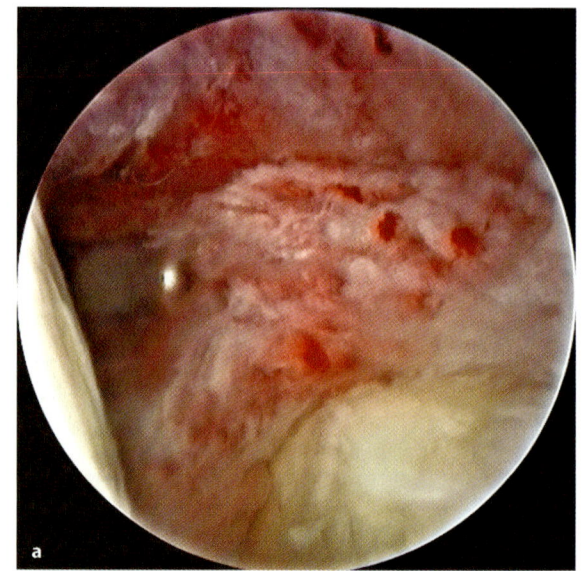

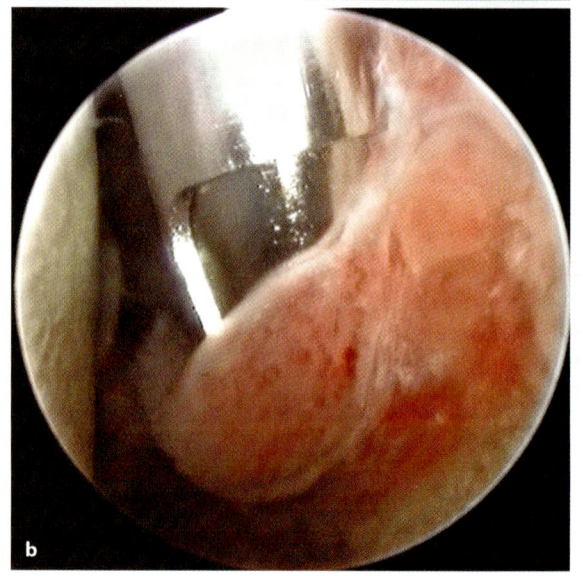

Abb. 20.6. Arthroskopisches Bild eines Schulterempyems nach Ausspülen des putriden Gelenkinhalts (**a**). Die massive, hochrote Synovitis wird mit mechanischen Instrumenten abgetragen (**b**)

Essentiell ist die Entfernung von allem Fremdmaterial aus dem Schultergelenk, z. B. auch von Nahtankern, die als prinzipiell kontaminiert aufzufassen sind [23]. Haben die Nahtanker jedoch keinen Gelenkkontakt, dann würden wir es bei Frühinfektionen für vertretbar halten, zunächst die Ausheilung der damit durchgeführten Weichteilrekonstruktion abzuwarten.

Abschließend erfolgt die lokale Applikation von antibiotikahaltigem Kollagenvlies (Sulmycin-Implant), was über den Arthroskopietrokar problemlos möglich ist (Abb. 20.7).

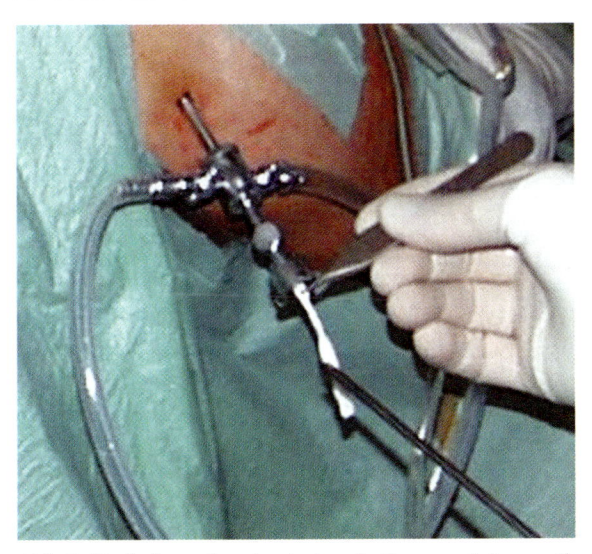

Abb. 7. Nach der arthroskopischen Spülung und einer evtl. durchgeführten Synovektomie erfolgt die lokale Applikation von Sulmycin-Implant über den Arthroskopschaft

Das Gelenk wird über ein Überlauf-Redon (10 G) drainiert.

In Abhängigkeit vom klinischen Verlauf kann am 2.–7. Tag nach der Erstrevision eine Rearthroskopie erfolgen. Weitere Revisionen werden vom klinischen und laborchemischen Verlauf abhängig gemacht und unterliegen der individuellen Entscheidung des Operateurs. Während laborchemische Parameter bei der Diagnosestellung nur eine untergeordnete Rolle spielen, kommt ihnen bei der Verlaufsbeobachtung eine große Bedeutung zu. Hier ist insbesondere das C-reaktive Protein hervorzuheben [20].

Über das therapeutische Vorgehen bei einer Schultergelenkinfektion bestehen unterschiedliche Ansichten. So diskutiert Broy die Aussichten einer Nadelaspiration und Spülung und vergleicht sie mit den Resultaten nach Arthroskopie und chirurgischer Drainage [6]. Er favorisiert die Nadelaspiration und Spülung des Gelenks, bezieht sich jedoch auf hämatogene und punktionsbedingte Infekte. Wegen der Möglichkeit, das Gelenk mit erheblich größeren Mengen zu spülen und zusätzlich zu synovektomieren, favorisieren wir die arthroskopische Intervention.

Misteli und Conen berichten, dass die alleinige konservative Antibiotikatherapie bei 10 hämatogenen Infektionen im Bereich der Schulter zu erheblichen Defektheilungen führte [18]. Deshalb ist aus unserer Sicht die Antibiotikatherapie nur als Ergänzung zum operativen Vorgehen sinnvoll, wobei ihr ein in der Praxis gut anwendbares Konzept zugrunde liegen muss [25].

20.5.2
Offenes Vorgehen (Revision infizierter Operationswunden)

Zusätzlich zur arthroskopischen Gelenkrevision wird eine evtl. vorhandene infizierte Operationswunde offen revidiert. Dies erfolgt schichtweise, wobei die Jet-Lavage („pulsed irrigation") großzügig zum Einsatz kommt [24]. Nach einem sorgfältigen Debridement kann auch in die revidierte Wundfläche antibiotikahaltiges Kollagenvlies eingelegt werden. Es erfolgt ein schichtweiser Wundschluss, wobei jede Schicht einzeln drainiert wird.

Bei chronischen Knocheninfekten führen wir nach der Entfernung des Osteosynthesematerials eine primäre Nutung des Oberarms in der betroffenen Region lateral der langen Bizepssehne durch. Gleichzeitig erfolgt die Einlage eines antibiotikahaltigen Kollagenvlieses (Sulmycin-Implant) in die Nutungsstelle. Zur Frage der Gelenkbeteiligung wird auch bei chronischen Infekten wie bei der frischen Infektion vorgegangen.

Bei frischen Knocheninfekten wird das Osteosynthesematerial bis zur knöchernen Konsolidierung der Fraktur belassen, um keine Instabilität im Frakturbereich zu induzieren. Eine frühzeitige Metallentfernung wird angestrebt und mit einer gleichzeitigen Arthrolyse verbunden. Die Behandlung umfasst auch eine systemische, wenn möglich testgerechte Antibiose.

Die immer wieder propagierten PMMA-Ketten haben aus unserer Sicht in der Behandlung von Schulterempyemen keinen Stellenwert. Gerade in prognostisch günstigen Frühstadien ist die frühfunktionelle Weiterbehandlung mit assistiert geführter Krankengymnastik und Motorschiene indiziert. Dies ist wegen der Rigidität der Ketten und der von ihnen ausgehenden mechanischen Irritation nicht in gewünschtem Ausmaß möglich. So kommt es zu einer mechanisch bedingten Bewegungslimitierung, die den Behandlungsverlauf empfindlich stört und den erwünschten Zugewinn an Beweglichkeit deutlich reduziert. Häufig ist auch ein weiterer Eingriff zur Kettenentfernung notwendig.

Die als Ultima Ratio immer noch diskutierte Humeruskopfresektion erbringt funktionell schlechte Ergebnisse, weshalb sie nicht durchgeführt werden sollte. Die nach Ausheilung des Infekts durchgeführte endoprothetische Versorgung hingegen führt zu einer deutlichen Schmerzreduktion. Allerdings kann wegen der Weichteilsituation nicht immer eine Besserung des Bewegungsumfangs bzw. eine ausreichende Beweglichkeit des Schultergelenks erreicht werden. Bei der septischen Humeruskopfnekrose kann ein Pallacos-Spacer die sekundäre Implantation einer Humeruskopfprothese erleichtern (Abb. 20.8).

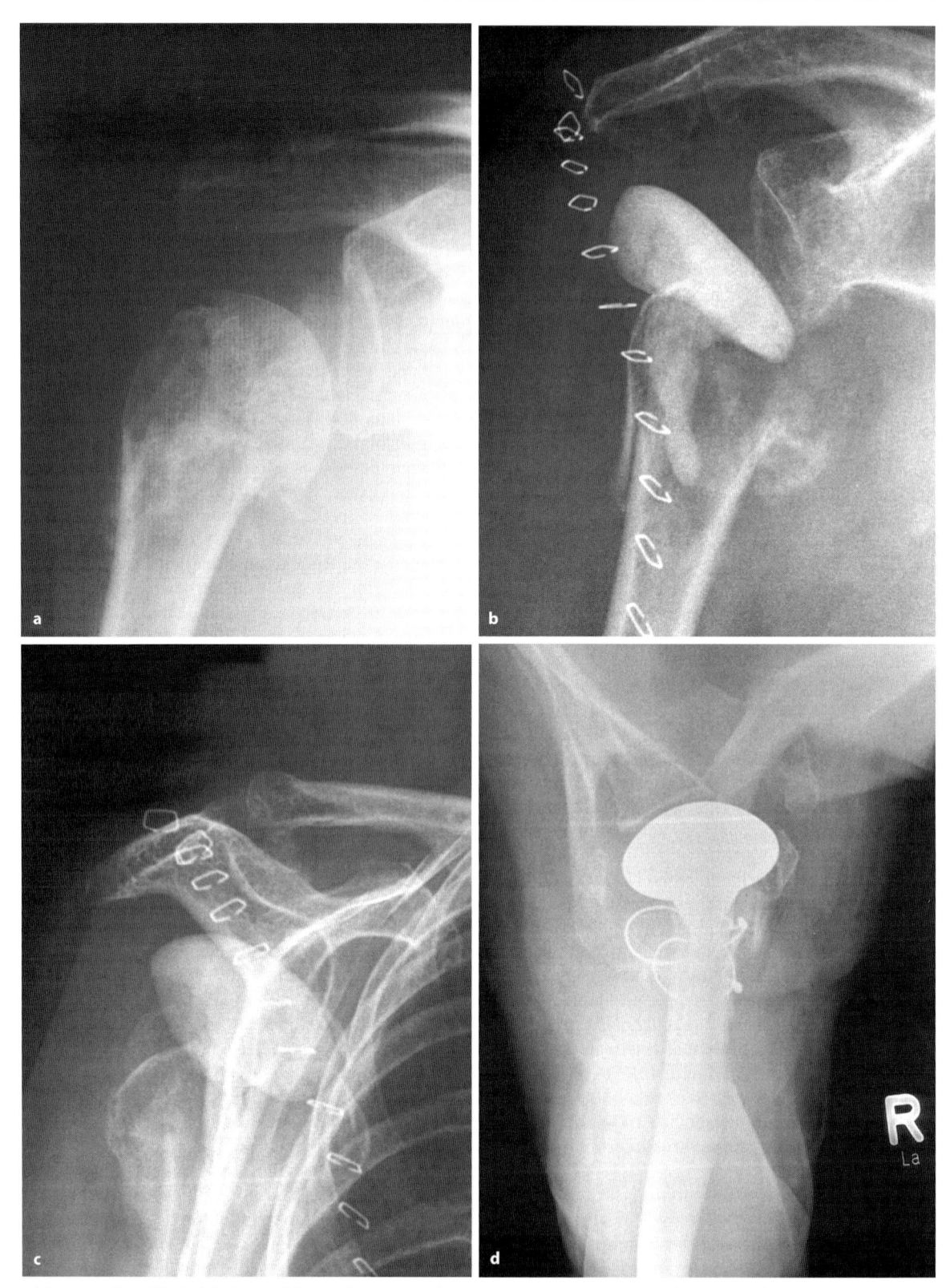

Abb. 20.8a–d. Fallbeispiel eines Infekts nach Osteosynthese einer 4-Segment-Fraktur des proximalen Humerus mit ossärer Beteiligung und der Notwendigkeit einer sekundären Implantation einer Humeruskopfprothese. Ossärer Infekt nach Metallentfernung (**a**), Einsetzen eines Palacos-Spacers nach Humeruskopfresektion (**b,c**), später Implantation einer Hemiprothese (**d**)

Bei einer endoprothetisch nicht mehr zu versorgenden Situation sollte eine Arthrodese des Schultergelenks erwogen werden, um Schmerzfreiheit zu erreichen. Trotz einer frühzeitigen und konsequenten Intervention einschließlich modernster Antibiotikatherapie sind solche Verläufe bis hin zur Arthrodese dokumentiert.

Bei der aufgezeigten Therapie handelt es sich um ein Stufenkonzept eines kombiniert arthroskopisch-offenen Vorgehens, das je nach Infektausbreitung und -stadium bis hin zur offenen Knochennutung und Synovektomie modifiziert und erweitert werden kann. Grundbestandteil bildet jedoch die in arthroskopischer Technik durchgeführte Diagnostik und Sanierung des Gelenkinfekts.

20.5.3
Nachbehandlung

Die Schulter wird zunächst im Gilchrist-Verband ruhig gestellt. Ab dem 2. postoperativen Tag wird eine assistiert-geführte Krankengymnastik bis zur Schmerzgrenze begonnen. Sie erfolgt unter hochdosierter Schmerzmittelgabe via PCA oder Interskalenusblockade (Winnie-Block), um den Reflexkreis Schmerz–Bewegungshemmung–Schmerz–Schultersteife nicht erst zu bahnen und somit der postoperativen Schultersteife entgegenzuwirken.

Die Physiotherapie kann durch den Einsatz der Motorschiene, durch Lymphdrainagen, Kapseldehnungen und Querfriktionen ergänzt werden. Nach der stationären Behandlung schließt sich eine intensive stationäre oder ambulante Rehabilitation an.

20.5.4
Komplikationen

Die Hauptursache für prolongierte Krankheitsverläufe mit rezidivierenden Fisteln und Abszessen ist die verzögerte Diagnosestellung des Primärinfekts. Schultergelenkinfekte werden häufig zu spät diagnostiziert, so dass bereits bei der Erstrevision eine ossäre Beteiligung besteht. Wird dies nicht erkannt, kommt es zum Rezidiv, das dann in seltenen Fällen dazu führt, dass der Humeruskopf nicht erhalten werden kann.

Die Ausbildung einer Markraumphlegmone erfordert die Eröffnung des Markraums mit Debridement und Jet-Lavage, der lokalen Applikation von Sulmycin-Implant und Drainage. Die Arthroskopie hat hier ihren Platz lediglich bei der Sanierung des intraartikulären Infekts.

20.6
Ergebnisse

Von erheblicher prognostischer Bedeutung ist, ob sich die Infektion lediglich extraartikulär oder schon intraartikulär im Sinne eines Empyems manifestiert hat. Des Weiteren ist für die Prognose die Symptomdauer und der Grad der Bewegungseinschränkung zum Zeitpunkt der Diagnosestellung entscheidend [1]. Pfeiffenberger fand bei verzögerter Diagnosestellung deutlich schlechtere Behandlungsresultate als bei frühzeitiger Intervention [19].

Im eigenen Patientenkollektiv war die Art des vorangegangenen operativen Eingriffs für das Behandlungsresultat sehr bedeutsam. So sahen wir wesentlich schlechtere Resultate nach Operationen direkt im Bereich des Glenohumeralgelenks (Osteosynthese, Rotatorenmanschettenrekonstruktion, gelenkstabilisierender Eingriff) als nach Operationen am AC-Gelenk. Diese führten nur zu einer Infektion des Glenohumeralgelenks, wenn zusätzlich ein Defekt im Bereich der Rotatorenmanschette vorlag [3]. Bei der Revision von postoperativen Infekten nach Rotatorenmanschettenrekonstruktion muss die Naht aufgelöst werden, da sich der Infekt im bradytrophen Sehnengewebe und im Nahtmaterial besonders gut halten kann.

Die Behandlungsergebnisse nach hämatogenen Infekten des Schultergelenks führen zu durchweg schlechten Resultaten, wobei die Arthrotomie und offene Revision bessere Ergebnisse als die Nadelaspiration erzielen [16].

20.7
Resümee

Die kombiniert arthroskopisch-offene Behandlung eines Schulterempyems mit primärem Wundschluss und lokaler Applikation von antibiotikahaltigem Kollagenvlies (Sulmycin-Implant) sollte frühzeitig erfolgen. Sie führt dann zu guten Behandlungsergebnissen (Abb. 20.9).

Die Wahrscheinlichkeit einer Gelenkbeteiligung korreliert mit der Dauer der Vorgeschichte bzw. dem zeitlichen Intervall zwischen Erstoperation und Revision. Wesentliches prognostisches Kriterium ist ein positiver glenohumeraler Keimnachweis. In diesem Fall ist trotz der offenen oder arthroskopischen Revision mit einem schlechteren Behandlungsergebnis zu rechnen.

Insgesamt führt aber die arthroskopisch gestützte Intervention zu einem besseren Resultat als die ausschließlich offene Technik mit Lascheneinlage und Applikation von antibiotikahaltigen Ketten [3].

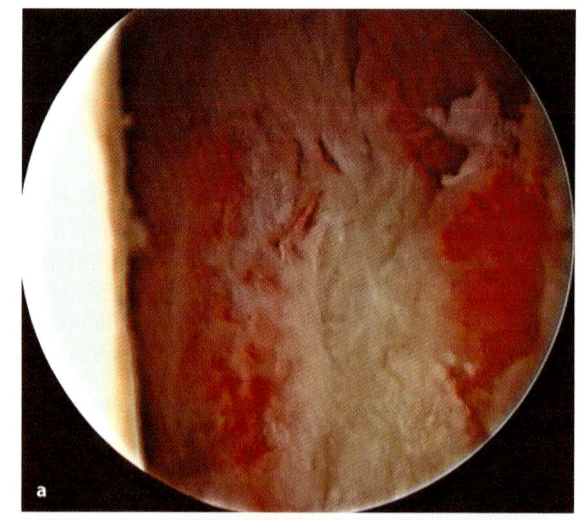

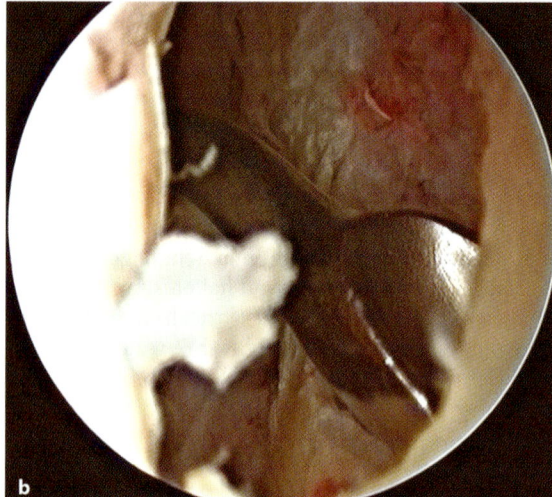

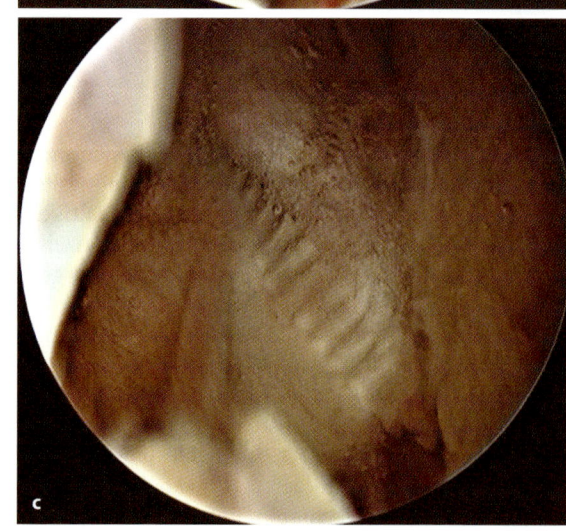

Abb. 20.9a–c. Arthroskopische Therapie bei beginnender Knochenmanifestation der Gelenkinfektion. Osteolyse am Glenoidrand (**a**), arthroskopische Durchführung einer Nutung am Glenoid (**b**) und schließlich Applikation des Antibiotikumvlieses ins Gelenk (**c**)

Literatur

1. Armstrong RW, Bolding F, Joseph R (1992) Septic arthritis following arthroscopy: Clinical syndromes and analysis of risk factors. Arthroscopy 8: 213–223
2. Attmanspacher W, Dittrich V, Stedtfeld HW (1997) Behandlungsstrategie beim Kniegelenkinfekt nach vorderer Kreuzbandplastik. Arthroskopie 10: 318–322
3. Attmanspacher W, Dittrich V, Stedtfeld HW (2000) Postoperative Infektionen des Schultergelenkes. Unfallchirurg (103): 1048–1056
4. Berjano P, Gonualesz BG, Olmedo JF, Perez-Espana LA, Munilla MG (1998) Complications in arthroscopic shoulder surgery. Arthroscopy 14: 785–788
5. Berzaga RA, Nowak PA, Cunha BA (1991) Escherichia coli septic arthritis of a shoulder in a diabetic patient. Heart Lung 20: 692–693
6. Broy SB, Schmid FR (1986) A comparison of medical drainage (needle aspiration) and surgical drainage (arthrotomy or arthroscopy) in the initial treatment of infected joints. Clin Rheum Dis 12: 501–522
7. Dittrich V, Attmanspacher W, Stedtfeld HW (1999) Mehrzeitiges arthroskopisches Vorgehen bei Kniegelenksempyemen. Arthroskopie 12: 137–143
8. Gächter A (1988) Die Bedeutung der Arthroskopie beim Pyarthros. Hefte Unfallheilkunde 200: 132–136
9. Gächter A (1994) Gelenkinfekt, Arthroskopische Spülungsbehandlung – Hints und Tricks. Arthroskopie 7: 98–101
10. Gelberman RH, Menon J, Austerlitz MS, Weisman MH (1980) Pyogenic arthritis of the shoulder in adults. J Bone Joint Surg 62-A: 550–553
11. Hansis M, Arens S, Wingenfeld C (1997) Infektionsraten in der Unfallchirurgie. Unfallchirurg 100: 457–464
12. Hasselbach C von (1989) Die chronisch persistierende Osteomyelitis – bessere Chancen mit Sulmycin® Implant? Forum Traumatol 4:18–25
13. Jerosch J, Schröder M, Steinbeck J, Halm H (1994) Arthroskopische Therapie der bakteriellen Arthritis. Arthroskopie 7: 115–122
14. Jerosch J, Prymka M (1998) Arthroskopische Therapie der septischen Arthritis. Unfallchirurg 101: 454–460
15. Krudwig WK, Richter A (1994) Verschiebung des Säure-Basen-Haushalts der Synovialflüssigkeit im Kniegelenk bei arthrotischen und entzündlichen Veränderungen. Arthroskopie 7: 123–126
16. Leslie BM, Harris JA, Driscoll D (1989) Septic arthritis of the shoulder in adults. J Bone Joint Surg 71-A: 1516–1522
17. Letsch R, Rosenthal E, Joka T (1990) Vergleichsstudie Sulmycin implant vs. Septopal Ketten – Pharmakologische und klinische Ergebnisse. Forum Orthop. 23: 45–47
18. Misteli M, Conen D (1991) Therapie und Prognose der bakteriellen Arthritis: Eine retrospektive Analyse. Schweiz Med Schr 121: 932–937
19. Pfeiffenberger J, Meiss L (1996) Septic conditions of the shoulder – an up-dating of treatment strategies. Arch Orthop Trauma Surg 115: 325–331
20. Peltola H, Jaakkola M (1988) C-reaktive protein as a serial index of severity. Clin Pediatr (Phila) 27: 532–537
21. Schlapbach P, Ambord C, Blöchlinger AM, Gerber NJ (1989) Bakterielle Arthritis – eine retrospektive Analyse. Schweiz med Wschr 119: 521–526

22. Sprague NE (1989) Complications in arthroscopy. Raven Press, New York
23. Ticker JB, Lippe RJ, Barkin DE, Carroll MP (1996) Infected suture anchors in the shoulder. Arthroscopy 12: 613–615
24. Witt SN, Betz A, Hierner R, Schweiberer L (1992) Arthroskopische Behandlung von Gelenkinfekten mit Hilfe der Jet-Lavage („Pulsed irrigation"). Arthroskopie 5: 140–142
25. Zimmerli W (1994) Bakterielle Arthritis, Pathogenese, Diagnose und Therapie. Arthroskopie 7: 98–101

KAPITEL 21 **Omarthrose**

M. KETTLER · E. WIEDEMANN

21.1 Klinik und Einteilung 319
21.2 Arthroskopische Therapie 321
21.3 Ergebnisse 322

Omarthrose

M. Kettler · E. Wiedemann

Die primäre Osteoarthrose der Schulter ist weitaus seltener als die des Hüft- oder Kniegelenks. Ihre wahre Inzidenz wird aber klinisch möglicherweise unterschätzt, da nach anatomischen Studien von Edelson bei mehr als einem Drittel der untersuchten Präparate arthrotische Veränderungen am Glenohumeralgelenk nachgewiesen wurden [1]. In der Pathogenese der Erkrankung spielen neben biochemischen Veränderungen ein gestörter glenohumeraler Bewegungsablauf mit veränderter Belastung der verhältnismäßig kleinen Gelenkpfanne eine wesentliche Rolle.

Sekundäre Formen der Omarthrose haben vielfältige Ursachen. Sie können bei einer vorangeschrittenen Rotatorenmanschettenruptur, in Folge einer Schulterinstabilität, nach einer Humeruskopfnekrose, bei Erkrankungen des rheumatischen Formenkreises und in Folge posttraumatischer Gelenkinkongruenzen auftreten.

21.1
Klinik und Einteilung (Abb. 21.1–21.4)

Das klinische Erscheinungsbild der Omarthrose ist nicht immer charakteristisch, meistens aber von einer chronischen Schmerzanamnese geprägt, die in der Anfangsphase nicht den heftigen Schulterschmerz eines Impingement-Syndroms zeigt. Die Patienten leiden vielfach an Schmerzen nach Belastung und an nächtlichem Erwachen bei Lagewechseln. Bei der Palpation ist typischerweise die dorsale Kapselregion schmerzempfindlich. Auffällig ist die aktive und passive Bewegungseinschränkung, insbesondere bei der Rotation. Hinzu kommt eine mehr oder weniger stark ausgeprägte schmerzhafte Krepitation.

In den konventionellen Röntgenaufnahmen stellen sich bei der primären Omarthrose degenerative Veränderungen mit tropfenförmigen Randosteophyten vor allem an der kaudalen Begrenzung des Humeruskopfes dar. Weitere Hinweise sind die zunehmende Gelenkspaltverschmälerung unter 2 mm sowie die subchondrale Sklerosierung der Gelenkflächen. Spätformen zeichnen sich durch eine Abflachung der humeralen und glenoidalen Gelenkflächen aus. Die primäre Omarthrose geht typischerweise mit nur geringen Veränderungen an der Rotatorenmanschette einher, wie sich beispielsweise bei der sonographischen oder MR-tomographischen Abklärung zeigt.

Walch et al. unterteilten die primäre Omarthrose nach ihrem radiologischen Erscheinungsbild in 3 Gruppen [7]:
- Typ A mit zentriertem Humeruskopf,
- Typ B mit fixierter posteriorer Subluxation,
- Typ C mit stark erhöhter Retroversion (>25°) vermutlich kongenitalen Ursprungs.

Die Untergruppen A1/A2 und B1/B2 definieren sich nach dem Ausmaß der glenoidalen Exkavation (Abb. 21.1). Sofern Beschwerden auftreten, eignet sich der zentrierte Typ A1 besonders für die arthroskopische Therapie. Die Ursache der fixierten posterioren Subluxation des Typs B ist unbekannt.

Nach einer Massenruptur der Rotatorenmanschette mit der Folge einer Kranialisierung des Humeruskopfes kann es zur Defektarthropathie der Schulter kommen. Dann finden sich arthrotische Veränderungen in Form von zystischen Läsionen am

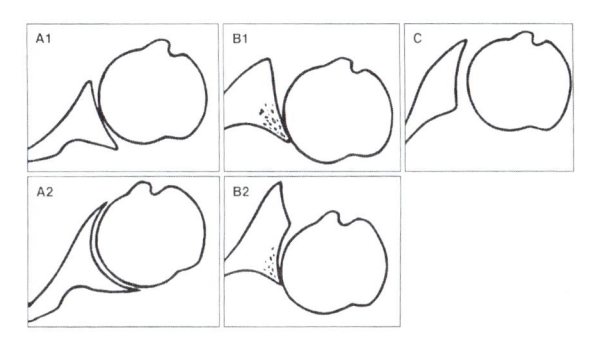

Abb. 21.1. Klassifikation der primären Omarthrose nach Walch [7]. Neben zentralisierten Formen kann eine posteriore Exkavation des Glenoids auftreten

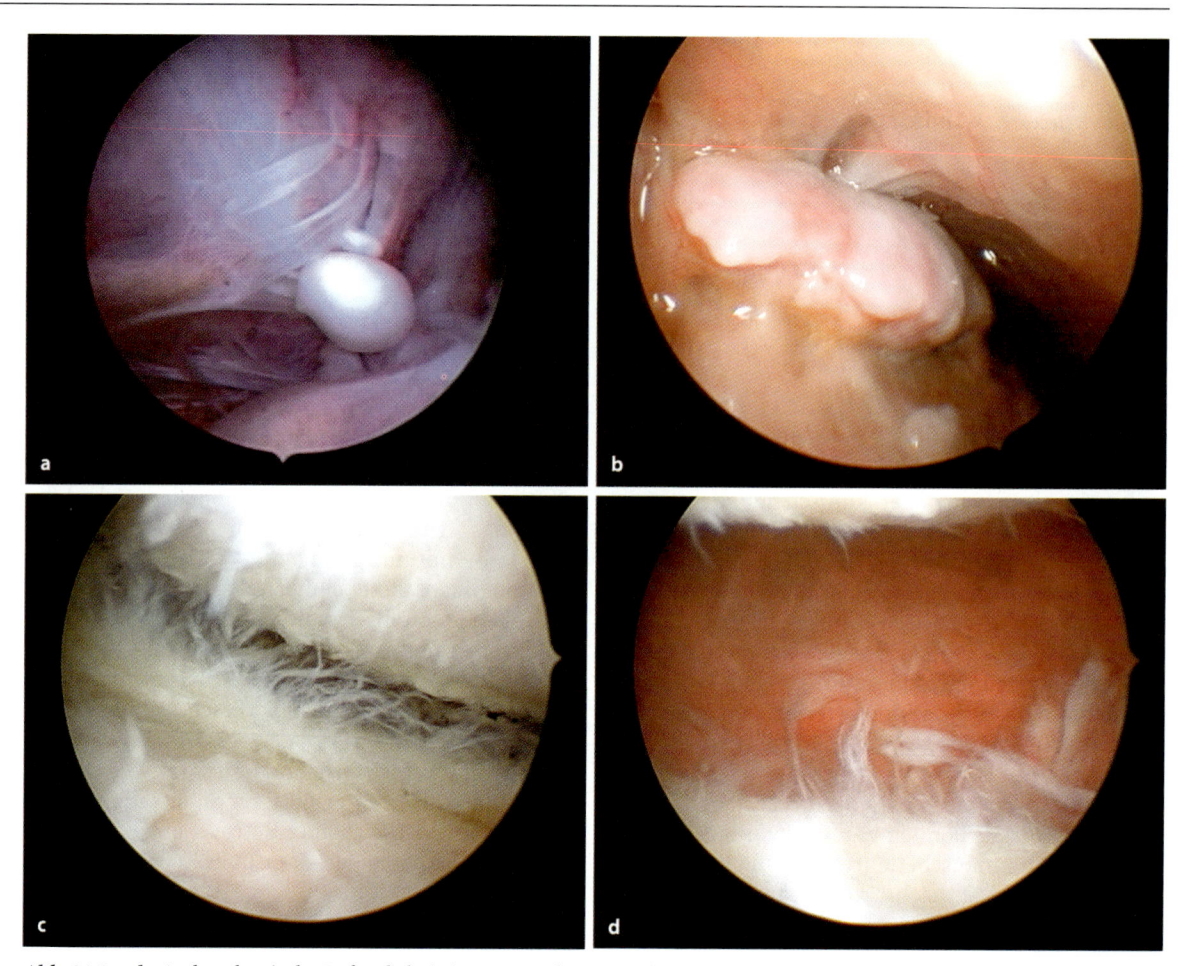

Abb. 21.2a–d. Arthroskopische Befunde bei einer Omarthrose. Auftreten freier Körper (**a**), besonders humeral osteophytäre Reaktionen (**b**), ausgedehnte glenoidale und humerale Areale mit Knorpelschäden und -verlust (**c**) und schließlich eine begleitende Synovitis (**d**)

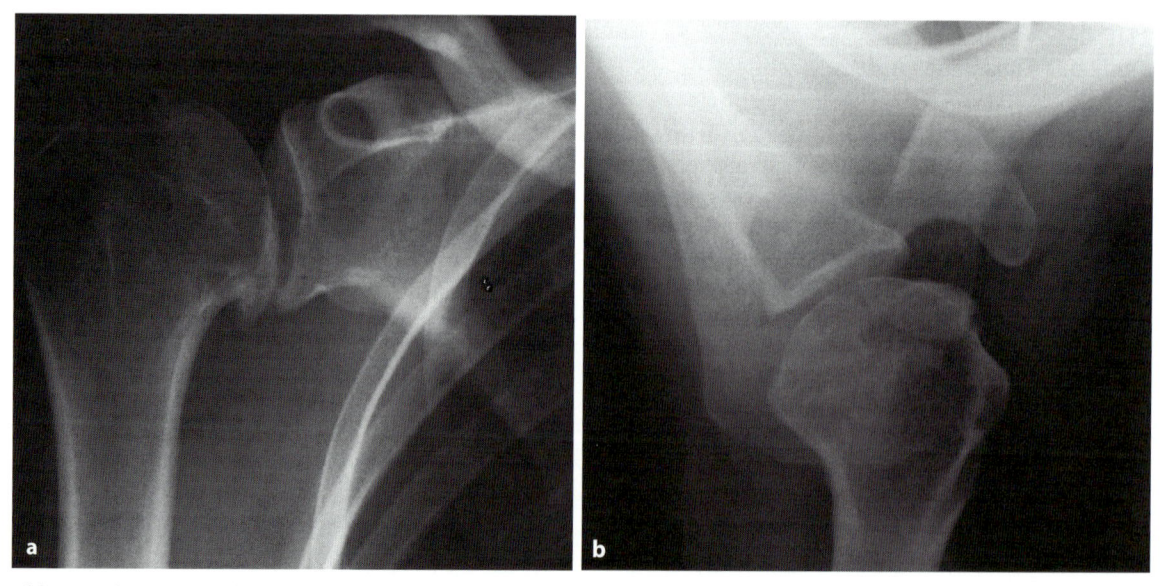

Abb. 21.3a,b. Röntgenologischer Befund einer mäßigen, ventral betonten Omarthrose. Es handelt sich um den Wurfarm einer Patientin, die über 20 Jahre Handball spielte. Bei klinisch positivem Relokationstest und entsprechenden ventral lokalisierten Knorpelschäden lag eine Instabilitätsarthrose vor

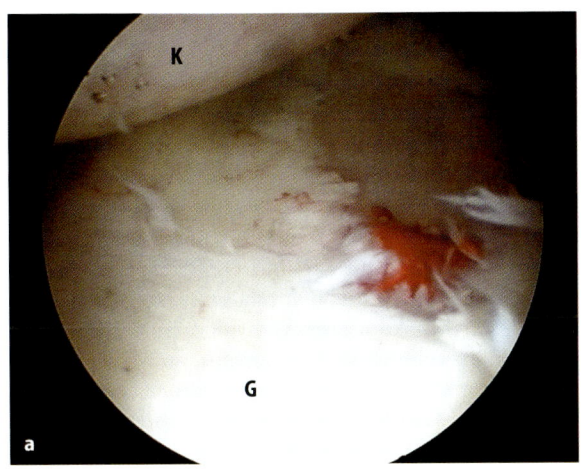

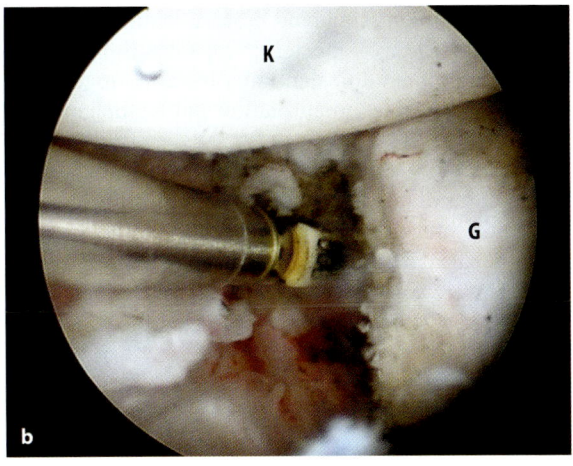

Abb. 21.4. Arthroskopischer Befund einer primären Omarthrose mit posteriorer Lokalisation, das Arthroskop befindet sich im hohen ventralen Portal (**a**). Eine ventrale Artholyse am Glenoid soll zu einer besseren Zentrierung des Humeruskopfes führen (**b**) (*K* Knorpel des Humeruskopfes, *G* Glenoid)

Tabelle 21.1. Arthrosestadien nach Samilson [5]

Arthrosestadium	Veränderungen in der konventionellen a.p.-Aufnahme
Mild	Inferiore Exostose <3 mm am Humeruskopf oder Glenoid
Mäßig	Inferiore Exostosen 3–7 mm, leichte Gelenkirregularitäten
Schwer	Inferiore Exostose >8 mm, Gelenksklerosierung und Gelenkspaltverschmälerung

Oberrand des Tuberculum majus und einer kranialen Exkavation des Glenoids, vor allem aber eine Verkleinerung des akromiohumeralen Abstands. Bei der Spätform stützt sich der Humeruskopf schließlich am Akromion ab, so dass sich eine schmerzhafte Nearthrose mit Exkavation des Akromions ausbildet.

Eine radiologische Stadieneinteilung der Instabilitätsarthrose stellte 1983 erstmalig Samilson vor [5]. Die dreistufige Untergliederung berücksichtigt neben den osteophytären Anbauten die Gelenkspaltweite (Tabelle 21.1).

21.2 Arthroskopische Therapie

Wesentliche Bestandteile des arthroskopischen Eingriffs sind der Spüleffekt, die Entfernung von freien Gelenkkörpern insbesondere im axillären Rezessus und in der Bursa subscapularis, die Abtragung degenerativ veränderter Anteile des Labrums, insbesondere in dessen oberen Abschnitten (entsprechend einer SLAP-Läsion Grad I [6]) und die Synovektomie.

Die Synovektomie ist technisch relativ einfach, weshalb man versucht ist, damit zu beginnen. Manchmal kommt es aber zu nicht unerheblichen Blutungen, die wegen der Eintrübung des Gesichtsfelds andere arthroskopische Schritte erschweren. Deshalb sollte man zu Beginn nur so viel Synovia entfernen, dass ein Überblick über das Gelenk entsteht, und die Synovektomie am Ende des Eingriffs vervollständigen.

> **Tipps und Tricks**
>
> Neben der mechanischen Abtragung mittels Stanze oder Shaver ist ein thermisches Verfahren (Arthrocare etc.) zu bevorzugen, weil so gleichzeitig die Blutungen gestillt werden [2, 6].

Bei initialen degenerativen Gelenkveränderungen durch einen erhöhten humeralen Anpressdruck infolge einer zu straffen Kapsel kann ein arthroskopischer Kapsel- und Weichteilrelease die Beweglichkeit sowie die Schmerzen positiv beeinflussen [2]. Typische Situationen sind eine ventral zu enge Kapsel nach einer vorderen Stabilisierungsoperation („capsulorraphy arthropathy"), bei der eine limitierte Durchtrennung der vorderen Kapsel in arthroskopischer Technik die

Außenrotation entscheidend bessern kann, oder eine dorsale Kapselenge („posterior capsular tightness"), bei der mit einem dorsalen Kapselrelease umgekehrt die eingeschränkte Innenrotation gut zu behandeln ist.

Instabilitätsarthrosen mit ventralen Knorpeldefekten können bei einer Innenrotationseinschränkung mit einer posterioren Kapsulotomie behandelt werden, zusätzlich führen wir in diesen Fällen meist eine ventrale Kapselverkürzung durch. Die für eine beginnende Omarthrose typischen eher posterior lokalisierten Knorpelschäden behandeln wir mit einer ventralen Kapsulotomie, dadurch soll die Kontaktfläche des Humeruskopfes nach anterior verschoben werden.

Bei globaler Enge der Kapsel müssen alle Kapselabschnitte entsprechend erweitert werden, was mit einer arthroskopischen Kapsulotomie zumindest teilweise erreicht werden kann. Der Operateur sollte nach inferior die Nähe des N. axillaris wegen potentieller Schädigungsmöglichkeiten beachten.

Tipps und Tricks

Zur Einschätzung der Lokalisation eines Knorpelschadens eignet sich am besten das suprabizipitale oder ein ventrales Portal. Die ausschließliche Benutzung des posterioren Portals bringt erhebliche Schwierigkeiten hinsichtlich der Beurteilung besonders glenoidaler Knorpelveränderungen.

Der Wert einer arthroskopischen Glättung von flächigen Knorpelschäden bzw. einer auch nur sparsamen Knorpelabrasion ist dagegen umstritten. Bei umschriebenen Knorpeldefekten (etwa zwischen 1 und 3 cm^2) ist eine Knorpeltransplantation (mittels OATS oder autologer Knorpelzüchtung) in Ausnahmesituationen sinnvoll [6]. Als Spenderregion kommen unbelastete Knieregionen in Betracht. Gesichert ist, dass die Abtragung von Osteophyten aufwendig und nur dann notwendig ist, falls der Bewegungsumfang tatsächlich durch diese knöchernen Anbauten begrenzt wird [3]. Eine Osteophytenresektion sollte u. E. offen durchgeführt werden und kann dann mit einer humeralen Kapsulotomie problemlos verbunden werden.

Tipps und Tricks

Beim prothetischen Gelenkersatz spielt die Frage nach der Implantation einer Pfanne eine wichtige Rolle. Falls eine arthroskopische Beurteilung der glenoidalen Gelenkfläche zur Entscheidungsfindung beitragen soll, muss berücksichtigt werden, dass der Knorpelschaden leicht unterschätzt wird. Hilfreich kann hier die Knorpelprüfung mit dem Tasthaken sein.

21.3 Ergebnisse

Mit den arthroskopischen Verfahren werden die besten Ergebnisse in den Anfangsstadien der Erkrankung erzielt. Bei nur geringen radiologischen Veränderungen sowie bei gutem Bewegungsumfang beschrieben Iannotti [2] und Ogilvie-Harris [4] einen deutlichen, wenn auch relativ kurzfristigen Nutzen des arthroskopischen Debridements. Auch in einer Untersuchung von Weinstein an 25 Patienten profitierten 21 (80%) vom arthroskopischen Eingriff [8]. Ogilvie-Harris [4] und Snyder [6] berichten über einen positiven Einfluss der Synovektomie auf den Schmerzverlauf bei Arthritiden des rheumatischen Formenkreises oder bei hämophilen Gelenkveränderungen.

Allerdings lassen sich die Beschwerden bei fortgeschrittenen Omarthrosen durch einen arthroskopischen Eingriff häufig nur unwesentlich bessern. Falls die Gelenkflächen deutlich verändert sind und der Gelenkspalt sich in Folge verschmälert, kann schon die Einführung des Arthroskops sehr erschwert sein. Eine genaue Beurteilung der arthrotischen Veränderungen ist dann schwierig, ein Debridement kann so gut wie unmöglich sein.

Jeder Patient sollte deshalb darauf hingewiesen werden, dass ein arthroskopischer Eingriff bei der Omarthrose die Beschwerden meist nur kurz- bis mittelfristig bessern kann. Somit ist die arthroskopische Therapie nur ein Bestandteil in einem Gesamtkonzept, das von konservativen Therapiemaßnahmen bis zum operativen Gelenkersatz reicht.

Literatur

1. Edelson JG (1995) Patterns of degenerative change in the glenohumeral joint. J Bone Joint Surg Br 77: 288–292
2. Iannotti JP, Naranja RJ, Warner JJP (1997) Surgical management of shoulder arthritis in the young and active patient. In: Warner JJP, Iannotti JP, Gerber C (eds) Complex and revision problems in shoulder surgery. Lippincott-Raven, Philadelphia
3. Johnson LL (1993) Diagnostic and surgical arthroscopy of the shoulder. Mosby, St. Louis
4. Ogilvie-Harris DJ, Wiley AM (1986) Arthroscopic surgery of the shoulder. A general appraisal. J Bone Joint Surg Br 68: 201–207
5. Samilson RL, Prieto V (1983) Dislocation arthropathy of the shoulder. J Bone Joint Surg Am 65: 456–460
6. Snyder SJ (1994) Use of the arthroscope in evaluation and treatment of arthritis and synovitis of the shoulder. In: Snyder SJ (ed) Shoulder arthroscopy. McGraw-Hill, New York

7. Walch G, Boulahia A, Badet R, Riand N, Kempf JF (1999) Primary gleno-humeral osteoarthritis: clinical and radiographic classification. In: Walch G, Boileau P (eds) Shoulder arthroplasty. Springer, Berlin Heidelberg New York Tokyo

8. Weinstein DM, Bucchieri JS, Pollock RG, Flatow EL, Bigliani LU (2000) Arthroscopic debridement of the shoulder for osteoarthritis. Arthroscopy 16: 471–476

KAPITEL 22 Rehabilitation nach Eingriffen an der Schulter

A. GRAMBAUER

22.1 Behandlungsziele 327
22.1.1 Normale Wundheilung und Schwellungsverminderung 328
22.1.2 Schmerzlinderung 328
22.1.3 Normalisierung der Gelenktrophik 328
22.1.4 Mobilisation des Schultergürtels 328
22.1.5 Mobilisation des Glenohumeralgelenks 329
22.1.6 Wiederherstellung der Propriozeption 329
22.1.7 Verbesserung der aktiven Gelenkstabilität 330
22.1.8 Mobilisation der neuralen Strukturen 330
22.1.9 Verbesserung der Gelenkstabilität 331
22.1.10 Erhalt der konditionellen Basis 331
22.2 Funktionelle Nachbehandlung bei verschiedenen Schulteroperationen 331
22.2.1 Rotatorenmanschettenrekonstruktion 331
22.2.2 SLAP-Läsionen und Bizepssehnentenodesen 332
22.2.3 Subakromiale Dekompression 332
22.2.4 Tendinitis calcarea 332
22.2.5 Kapsuläre Schultersteife 332
22.2.6 Schultergelenkinstabilität 332
22.3 Resümee 332

Rehabilitation nach Eingriffen an der Schulter

A. GRAMBAUER

Die physiotherapeutische Nachbehandlung nach Schultergelenkeingriffen nimmt einen zentralen Platz in der Rehabilitation der erkrankten oder verletzten Patienten ein. Das definitive Ergebnis einer Behandlung, besonders am Schultergelenk, wird dabei in den meisten Fällen ganz wesentlich vom Erfolg der Physiotherapie bestimmt. In Deutschland ist die fehlende Absprache zwischen Operateur und Nachbehandler ein häufig ungünstiger Faktor, umso mehr sollten sich alle Behandler für eine optimal koordinierte und gut geführte physiotherapeutische Nachbehandlung nach Schultergelenkoperationen einsetzen.

Eine vollständige Darstellung der Möglichkeiten der physikalischen Therapie würde den gesetzten Rahmen dieses Buches bei weitem sprengen. Daher ist das folgende Kapitel eher als Wegweiser für den arthroskopisch am Schultergelenk tätigen Arzt aufzufassen.

Das Kapitel ist eine Zusammenfassung meiner persönlichen beruflichen Erfahrungen und erhebt nicht den Anspruch auf Berücksichtigung aller therapeutischen Möglichkeiten. Vielmehr werden Konzepte vorgestellt, die dem gegenseitigen Verständnis und als Anregung zum aktiven Austausch von Arzt und Krankengymnast dienen sollen.

22.1
Behandlungsziele

Grundsätzlich sind für alle Gelenkeingriffe allgemeine postoperative Behandlungsziele während der Nachbehandlung anzustreben, deren Erreichen das Gesamtresultat ganz wesentlich bestimmt:
- normale Wundheilung und Schwellungsverminderung,
- Schmerzlinderung,
- Normalisieren der Gelenktrophik,
- generelle Mobilisation des Schultergürtels,
- Mobilisation des Schultergelenks,
- Wiederherstellung der Propriozeption,
- Verbesserung der aktiven Gelenkstabilität,
- Muskelaufbau zur Verbesserung der Gelenkstabilität,
- Erhalten der konditionellen Basis,
- sportartspezifische Rehabilitation.

Aus praktischen Aspekten der physiotherapeutischen Betrachtung umfasst das Schultergelenk 3 Synovialgelenke: das Glenohumeralgelenk, das Sternoklavikulargelenk (SCG) und das Akromioklavikulargelenk (ACG). Weitere wichtige gelenkähnliche Verbindungen sind der skapulothorakale und korakoakromiale Raum sowie der zervikothorakale Übergang und die ersten Rippen.

Diese 7 funktionell zusammenarbeitenden Gelenkverbindungen müssen in der klinisch-manuellen Befundung und dem daraufhin erstellten Therapieplan Berücksichtigung finden, um dem Ziel einer schmerzfreien Beweglichkeit nahe zu kommen.

Aufgrund der traumatisch oder auch chronisch veränderten Pathomechanik entsteht nicht nur eine generelle Dysfunktion des Schultergürtels, sondern auch eine spezifische muskuläre Dysfunktion, evtl. auch der Propriozeption des Glenohumeralgelenks. Somit finden wir häufig funktionelle Störungen der Schultermuskulatur, die zu einer Dezentrierung des Humeruskopfes aufgrund des adaptiv geänderten Muskeltonus der Rotatorenmanschette führen.

Die aktive Gelenkstabilität bzw. Gelenkbeweglichkeit des Glenohumeralgelenkes setzt eine entsprechende Fixation der Skapula voraus, diese wird durch mehrere funktionelle Systeme, die wir als Muskelschlingen der Skapula auffassen, gewährleistet. Nur durch die normale Funktion dieser Stabilisierung kann auf Dauer das Entstehen funktioneller Störungen des Glenohumeralgelenkes verhindert werden. Der Schwerpunkt des Muskelaufbaus sollte auf die skapulastabilisierende Muskulatur gelegt werden, um die muskuläre Biomechanik des Gelenks als Basis für ein allgemeines Aufbautraining nutzen zu können.

Auch die reflektorischen Wechselwirkungen über das Nervensystem müssen in die klinischen und therapeutischen Überlegungen einbezogen werden. Die

Neurodynamik im Sinn der Wechselwirkung zwischen nozizeptivem Input und peripher reflektorisch veränderten Zuständen des Nervensystems kann klinisch sowohl diagnostisch als auch therapeutisch verwendet werden.

Selbstverständlich sollte immer die konditionelle Basis in Bezug auf die Herz-Kreislauf-Belastbarkeit im globalen Sinn der Gesundung des Patienten erhalten und als Grundlage für eine sportartspezifische Rehabilitation gesehen werden.

22.1.1
Normale Wundheilung und Schwellungsverminderung

- Lagerung
- Gilchrist- oder anderer Orthesenverband, Armabduktionskissen
- Lymphdrainage (ohne Kompression)
- Bindegewebsmassage

Die Lagerung des Oberarms erfolgt möglichst in einer schmerzfreien Position. Die Immobilisationshilfe muss auf guten Sitz und mögliche Stauungen überprüft werden. Die Techniken der Lymphdrainage sollten zuerst die zentralen Lymphknoten der Hals- und Brustregion entleeren und dann von peripher nach zentral entstauend angewandt werden. Die Bindegewebsmassage beeinflusst die vegetativen Funktionen und führt somit zur Normalisierung einer reflektorischen sympathischen Hyperaktivität. Sie sollte im Grundaufbau und lokal im zervikothoralen Bereich mit Anhakstrichen durchgeführt werden.

22.1.2
Schmerzlinderung

- Ruhepositionstraktion
- Kühlmanschette (Kryo-Cuff)
- Schmerzmedikation

Aus der aktuellen Ruheposition des Schultergelenks, die etwa der physiologischen Ruheposition von 55° Abduktion und 30° horizontaler Abduktion entsprechen sollte, wird zur Schmerzlinderung und subakromialen Entlastung für ungefähr 10 min eine intermittierende Traktion bis Stufe 2 (Kapselstraffung) durchgeführt. Die Schmerzmittelapplikation muss dem Bedarf angepasst sein und kann nach Möglichkeit mit der Kryotherapie (Eismanschette) ergänzt werden.

22.1.3
Normalisierung der Gelenktrophik

- Elekrotherapie
- Hitzeanwendung (heiße Rolle)
- Milde Hitze (warme Kompressen, Fango)

Die Elektrotherapie kann mit unterschiedlichen Frequenzen analgesierend, hyperämisierend und zur Resorptionsförderung verwandt werden. Die Absicht ist immer, den Circulus vitiosus Schmerz–Tonuserhöhung–Minderdurchblutung–Schmerz zu durchbrechen. In chronischen Fällen eignen sich Wärmeanwendungen zur Besserung der Trophik und Durchblutung. Die Hitzeanwendungen bzw. die milde Hitze sollte anfangs in den Head-Reflexzonen appliziert werden und erst später lokale Anwendung finden.

22.1.4
Mobilisation des Schultergürtels

- Mobilisation des Schulterblatts
- Mobilisation des SCG und ACG
- Mobilisation des zervikothorakalen Übergangs

Die Mobilisation des Schulterblatts nach der Methodik der funktionellen Bewegungslehre (FBL) nach Klein-Vogelbach erfolgt durch Gleitbewegungen der Skapula gegenüber dem Thorax (Skapula folgt der Konvex-konkav-Regel nach Kaltenborn). Bei fixiertem Humerus kommt es zusätzlich zum Mitbewegen in den Klavikulargelenken (ACG und SCG). Die Abduktionsbewegung wird rhythmisch über den Oberarm eingeleitet und mit Widerlagerung der Skapula in Adduktion und Innenrotation verstärkt (Abb. 22.1). Durch die Widerlagerung der physiologisch weiterlaufenden Bewegung durch eine aktive oder passive Gegenaktivität kommt es zur Verbesserung der Schultergelenkbeweglichkeit.

Des Weiteren sind eine Längs- und auch Querdehnung im Sinne einer Funktionsmassage der Pars descendens des M. trapezius und des M. levator scapulae hilfreich.

Der zervikothorakale Übergang sollte zur reflektorischen Beeinflussung des orthosympathischen Systems mobilisiert werden. Eine spezifische manuelle Mobilisation C7–Th1 in Extension ermöglicht oft erst die endgradige Elevation des Schultergelenks, da die letzten 30° der Elevation von einer Bewegung der oberen BWS in die Extension begleitet wird.

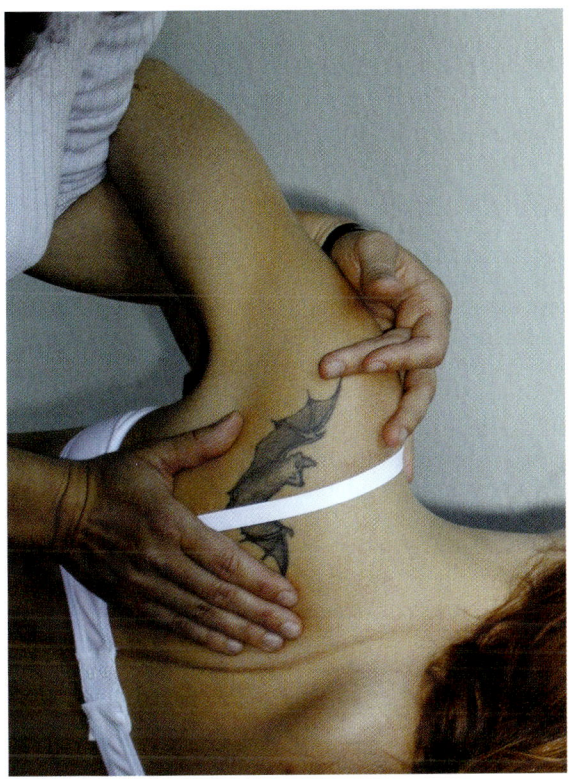

Abb. 22.1. Widerlagernde Mobilisation des Schultergelenks in Abduktion. (Nach Klein-Vogelbach [3])

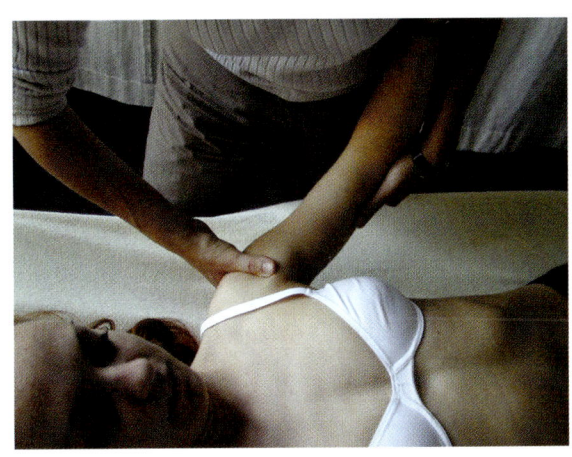

Abb. 22.2. Vorpositionierte Gleitmobilisation nach inferior zur Verbesserung der Abduktion (manuelle Therapie)

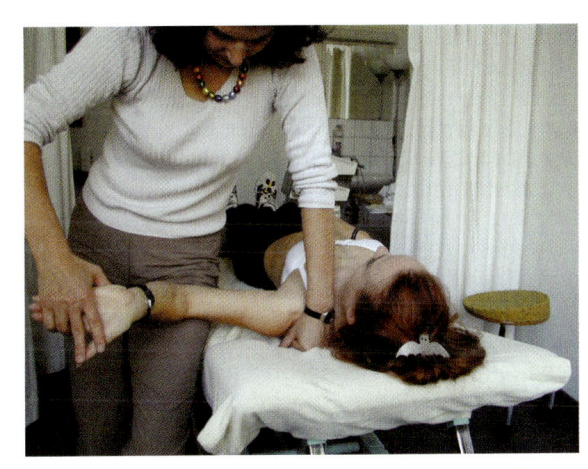

Abb. 22.3. Isometrische Zentrierung aus der aktuellen Ruhestellung des Schultergelenks

22.1.5
Mobilisation des Glenohumeralgelenks

- Manuelle Gleitmobilisation in alle Bewegungsrichtungen
- Kapseldehnung des Recessus axillaris

Die manuelle Gleitmobilisation wird nach Einstellen des Gelenks über den Oberarm an der aktuellen Bewegungseinschränkung im Sinn einer Kapseldehnung bis Stufe 3 durchgeführt. Durch die spezifische Dehnung erhält der distale Gelenkpartner mehr Raum, um funktionell zu gleiten. Diese Technik wird in der Dehnung für 20–30 s gehalten und 6- bis 8-mal wiederholt. Die Betonung liegt auf dem inferioren Gleiten zur Verbesserung der Abduktion und auf dem posterioren Gleiten zur Verbesserung der Innenrotation (Abb. 22.2).

Die Mobilisation des Recessus axillaris bewirkt ein verbessertes skapulothorakales Mitbewegen und gibt die Armbewegung in der Abduktion frei.

22.1.6
Wiederherstellung der Propriozeption

- Isometrische zentrierende Übungen
- Rhythmische Stabilisation
- Dynamisch zentrierende Übungen

In der aktuellen Ruhestellung bei angewinkeltem und abgelegtem Unterarm wird auf den Humeruskopf ein Traktionsimpuls nach lateral ausgeübt. Daraufhin wird der Patient die Rotatorenmanschette und dabei insbesondere den M. subscapularis anspannen und so das Glenohumeralgelenk isometrisch zentrieren. Die Anspannung sollte etwa für 20–30 s gehalten werden (Abb. 22.3). Als Steigerung der Übung kann bei gehaltener Zentrierung ein Gleitimpuls parallel zur Skapulaebene gegeben werden. Die Ausgangsstellung wird erst nach Erlernen der

Technik variiert. Werden vom Patienten bei der isometrischen Zentrierung aktiv kleine Rotationsbewegungen durchgeführt, so wird die Technik als rhythmische Stabilisation bezeichnet. Die dynamische Zentrierung setzt die beiden Vorübungen voraus und bezieht sich auf das funktionelle Üben mit und ohne Gerät (z. B. Sprossenwand, Zuggerät).

22.1.7
Verbesserung der aktiven Gelenkstabilität

- Dekontraktionstechniken nach Brügger
- Propriozeptive neuromuskuläre Fazilitation (PNF)
- Training der skapulafixierenden Muskulatur im geschlossenen System

Bei der klinischen Befundung des skapulothorakalen Rhythmus fällt häufig ein Vorlaufphänomen der Skapula mit konsekutivem Schulterhochstand auf. Dabei dreht der Angulus inferior der Skapula bei der hohen Armhebung verfrüht nach vorne mit.

Ein entzündlicher Prozess im Schultergelenk als Afferenz kann dieses Bild zur Reduktion der Nozizeptorenaktivitäten auslösen. Brügger beschreibt dieses muskuläre Phänomen als Tendomyose. Das soll bedeuten, dass die Innenrotatatoren hyperton tendomyotisch aktiviert werden, um die Aktivität von Schmerzafferenzen niedrig zu halten. Folgt man dem Brügger-Konzept, so wird unter anderem eine Dekontraktion der Innenrotatoren durchgeführt um die muskuläre Balance der Rotatoren wiederherzustellen.

Die propriozeptive neuromuskuläre Fazilitation kann als zentrale Bahnung der dreidimensionalen Bewegungsmuster des Schultergürtels, als rhythmische, koordinative Gelenkstabilitätsverbesserung (z. B. Hold-Relax-Technik) und als Training von Gebrauchsmustern des täglichen Lebens angewandt werden.

Die skapulafixierende Muskulatur stabilisiert die Skapula bei Lastübertragung über das Glenohumeralgelenk. Bei einer Innenrotation des Armes widerstehen dabei besonders die aktivierten Mm. rhomboidei einer Skapulaverschiebung, sie werden daher als innenrotatorische Gegenspieler bezeichnet. Umgekehrt ist zur Stabilisierung der Skapula bei Außenrotation der M. serratus anterior (Pars inferior) als außenrotatorischer Gegenspieler notwendig. Ein effektives Auftrainieren dieser Stabilisatoren ist im geschlossenen System, also unter Einsatz des Körpergewichts und der Schwerkraft, möglich. Bevorzugte Ausgangsstellungen sind der Vierfüßlerstand und die Ellbogenstütze aus der Bauch- und Seitlage.

22.1.8
Mobilisation der neuralen Strukturen

- Nervengleitmobilation des Plexus brachialis (David Butler)
- Ultraschall

Die Theorie der Nervengleitmobilisation geht davon aus, dass Schmerzen durch eine Ischämie oder andere Störung im Bereich der Nervenhüllen des Plexus brachialis oder dessen Versorgungsgebiet entsteht. Ein operiertes Schultergelenk wird zunächst immer solch einen nozizeptiven Impuls induzieren. Diagnostisch werden Spannungstests der entsprechenden Armnerven verwendet, welche die Schwerpunkte der Störung eingrenzen. Die „upper limb tension tests" bieten die Grundlage, um die Nn. medianus, radialis und ulnaris differenziert auf Spannung und Bewegungsdysfunktion testen zu können. Entsprechend den erhobenen Befunden zielt die Nervengleitmobilisation auf die manuelle Beeinflussung dieser Störungen (Abb. 22.4).

Die Ultraschalltherapie kann gezielt in Bereichen von Dysfunktionen appliziert werden, um durch die

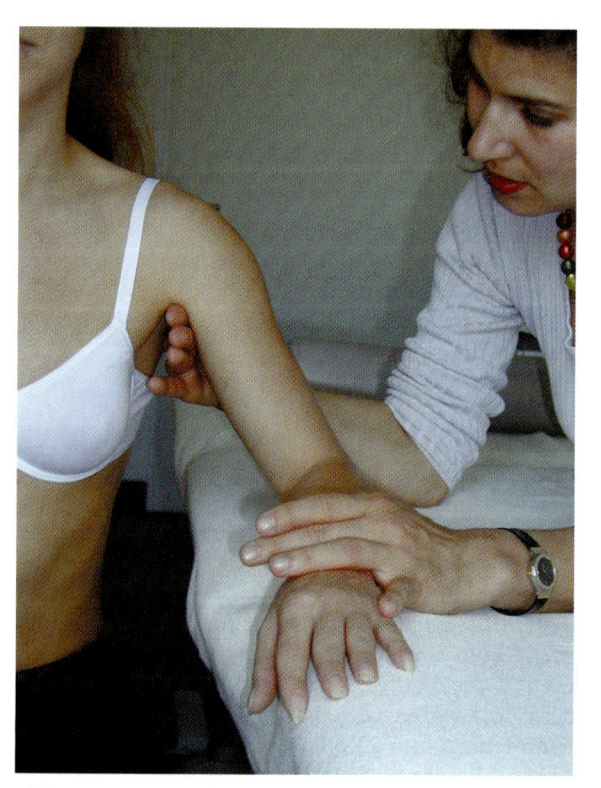

Abb. 22.4. Nervengleitmobilisation mit Dominanz des N. medianus. (Nach Butler [7])

Erzeugung einer reaktiven Hyperämie eine Lösung von Gewebsadhäsionen zu bewirken.

22.1.9
Verbesserung der Gelenkstabilität

- Training der schulterstabilisierenden Muskulatur im offenen System
- Training der schulterblatt- und schulterstabilisierenden Muskulatur im geschlossenen System

Im Rahmen der Trainingstherapie bieten sich aufbauende Übungen zur isometrischen und dynamischen Zentrierung unter Einsatz von Trainingsgeräten an. Am einseitigen oder auch beidseitigen Seilzug lässt sich in aufrechter Körperhaltung ein konzentrisches und exzentrisches Rotatorentraining durchführen (Abb. 22.5).

Eine effiziente Steigerung der Trainingsreize kann durch den kombinierten Einsatz der skapulafixierenden und gelenkzentrierenden Muskulatur erreicht werden. Dies bietet sich in allen Stützstellungen an, wobei der Patient durch Anspannen der skapulafixierenden Muskulatur die Ausgangstellung hält und unter isometrischer Gelenkzentrierung ein exzentrisches Rotatorentraining zur dynamischen Gelenkstabilisierung durchführt (Abb. 22.6).

22.1.10
Erhalt der konditionellen Basis

- Ausdauertraining
- Allgemeiner Muskelaufbau
- Ausgleichstraining

Das Trainingsprogramm zum Erhalt der konditionellen Basis orientiert sich in Art und Umfang an den körperlichen Voraussetzungen, am Alter und an den sportlichen Ambitionen des Patienten.

Für das Ausdauertraining (Herz-Kreislauf-Training) bieten sich alle Ergometer an, bei denen der Schultergürtel nicht oder nur minimal belastet wird; z. B. Fahrrad, Stepper oder Laufband (Schrittgeschwindigkeit). Zur Errechnung der Pulsgrenze kann die vereinfachte Formel „200 minus Lebensalter" genutzt werden. Ausgenommen sind hier Patienten mit Erkrankungen des Herz-Kreislauf-Systems, für die bei Belastungen im Regelfall von ärztlicher Seite ein Maximalpuls festgelegt ist.

Das allgemeine Muskelaufbautraining beinhaltet ebenfalls Übungen, die den Schultergürtel und die Arme nicht belasten. Sie sind auf den Erhalt der Kraftausdauer der jeweils angesprochenen Muskulatur ausgerichtet. Es ist mit relativ geringen Intensitäten und Pausenzeiten zu trainieren. Die Wiederholungszahlen sind entsprechend hoch zu wählen.

Das Ausgleichstraining soll Fehlbelastungen und im Fall des Schulterpatienten insbesondere Fehlhaltungen kompensieren. Hauptinhalt sind Übungen zur Erreichung und Stabilisation einer aufgerichteten Wirbelsäule. Da hier die Muskulatur des Schultergürtels belastet wird, sollte die für einen Trainingsreiz notwendige Intensität über die gewählte Ausgangsstellung, nicht aber über einen externen Widerstand realisiert werden. Dehnungsübungen gehören ebenfalls zum Ausgleichstraining. Die Durchführung von Eigendehnungen ist jedoch nur dann sinnvoll, wenn die allgemeine Beweglichkeit des Patienten die wirksame Ausführung dieser Übungen zulässt.

Schließlich erfolgt die Wiederaufnahme des sportartspezifischen Trainings, wozu vorrangig aktive Behandlungsmaßnahmen zählen.

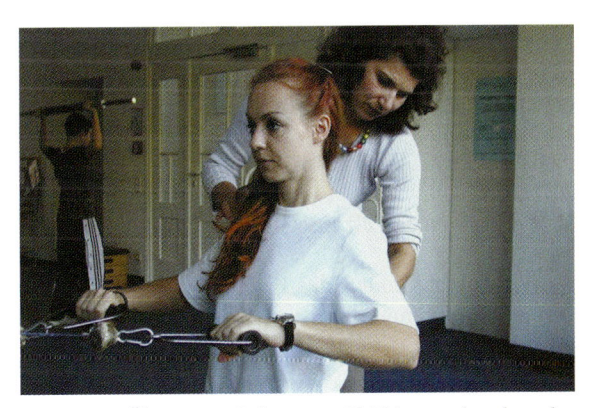

Abb. 22.5. Übung am Seilzug zur Kräftigung der skapulastabilisierenden Muskulatur im offenen System

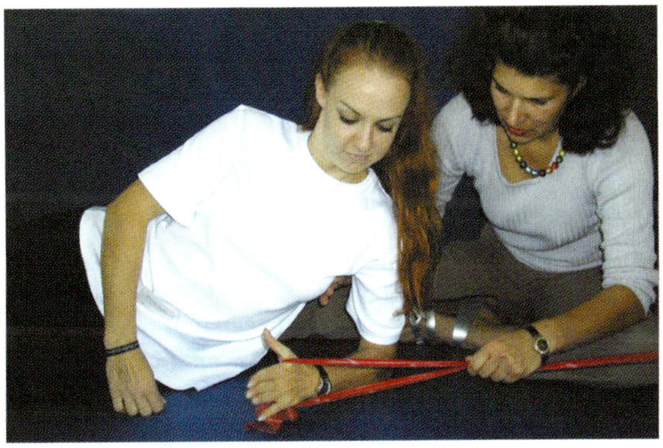

Abb. 22.6. Exzentrisches Üben der Innenrotation im geschlossenen System

22.2
Funktionelle Nachbehandlung bei unterschiedlichen Schulteroperationen

22.2.1
Rotatorenmanschettenrekonstruktion

Bei der arthroskopisch oder offen durchgeführten Rotatorenmanschettennaht stehen eine kurzfristige Ruhigstellung und eine mehrwöchige Bewegungslimitation der aktiven Abduktion und Rotation im Vordergrund. Entsprechend der intraoperativ zu erreichenden Qualität der Naht erfolgt postoperativ eine Retention in Abduktion oder eine vorwiegend funktionelle Behandlung. Während der Nachbehandlung werden Techniken zur Normalisierung der Gewebstrophik (z. B. Lymphdrainage) und zur Schmerzlinderung sowie die unspezifische Kapseldehnung (z. B. manuelle Therapie) durchgeführt. Sind Insertionstendopathien der Rotatorensehnen klinisch relevant, so empfehlen sich Querfriktionen (nach Cyriax). Im schmerzfreien Bereich sollte frühzeitig die Propriozeption im Sinn von isometrischer Zentrierung geübt werden. Der anschließende Trainingsaufbau muss der tatsächlichen Belastbarkeit angepasst sein.

22.2.2
SLAP-Läsionen und Bizepssehnentenodesen

Bei Rekonstruktionen des Bizepssehnenankers und Bizepssehnentenodesen ist für die Nachbehandlung zu beachten, dass für 6 Wochen kein Bizepstraining durchgeführt werden darf. Innerhalb dieses Zeitraums sollten allenfalls vorsichtige isometrische und dynamisch zentrierende Übungen für das Schultergelenk durchgeführt werden. Da in den ersten 6 Wochen kein Zug auf die Sehne entstehen darf, sollten keine Traktion im Schultergelenk und keine Widerstände über das Ellbogengelenk entstehen.

22.2.3
Subakromiale Dekompression

Bei operativ versorgten Impingement-Syndromen kann die frühfunktionelle Nachbehandlung meist ohne Einschränkungen durchgeführt werden. Zu Beginn der Behandlung empfiehlt es sich, im Rahmen einer Funktionsuntersuchung die Weichteile (Kapsel, Bänder und Sehnen) zu testen. Hier finden sich zum Teil chronische Reizzustände, die bei der Behandlung beachtet werden müssen, will man langfristig Beschwerdefreiheit erreichen.

22.2.4
Tendinitis calcarea

Die Kalkschulter muss je nach klinischem Erscheinungsbild vorrangig mit schmerzlindernden und sanft mobilisierenden manuellen Techniken behandelt werden. Zur Entlastung des subakromialen Raums sollten isometrisch zentrierende Übungen durchgeführt werden. Alle Übungen mit Zug und Druck werden die Schmerzsymptomatik wahrscheinlich verschlimmern. Nach arthroskopischer Kalkentfernung tritt relativ schnell Beschwerdefreiheit auf, die Nachbehandlung sollte auf chronifizierte Funktionsstörungen abzielen.

22.2.5
Kapsuläre Schultersteife

Die Schultersteife oder „frozen shoulder" sollte in der Akutphase ausschließlich mit schmerzlindernden Distraktionstechniken behandelt werden. Die Nachbehandlung innerhalb des subakuten Stadiums kann dann spezifische Traktions- und Mobilisationstechniken (bis Stufe 2) der manuellen Therapie beinhalten. In der chronischen Phase sind manuelle Techniken zur Kapseldehnung zu empfehlen. Auch nach Narkosemobilisationen ist die Krankengymnastik mit Besserung des Gelenkspiels und passiven endgradigen Bewegungsübungen fortzuführen.

22.2.5
Schultergelenkinstabilität

Bei versorgter vorderer Instabilität erfolgt die Lagerung in der Ruheposition in Innenrotation in einem Gillchrist-Verband oder einer entsprechenden Bandage. Die vorsichtige Durchführung von passiven Bewegungen vor dem Körper kann erwogen werden, wobei im konkreten Fall mit dem Operator der intraoperative Zustand und die Stabilität der Kapselrekonstruktion besprochen werden muss. Nach Versorgung hinterer Instabilitäten sollte der Arm in der Art eines „handshake" in Ruheposition gebracht werden, was bei leichter Abduktion etwa in 0°-Rotation realisiert wird.

Bei der arthroskopisch oder offen versorgten Schulterinstabilität sind die gelenkzentrierenden Übungen und das dynamische Auftrainieren der Rotatorenmanschette und der skapulafixierenden Muskulatur von entscheidender Bedeutung.

Zum Training der koordinierten muskulären Steuerung sollte die Kraftentwicklung und Beübung im geschlossenen System erfolgen.

22.3
Resümee

Als abschließende Empfehlung möchte ich mich für die Nachbehandlung der Patienten mit Schulteroperationen im Rahmen der ambulanten orthopädisch-traumatologischen Rehabilitation (AOTR) aussprechen. Die wichtigsten therapeutischen Aspekte der Rehabilitation können durch die Zusammenarbeit der Berufsgruppen des Krankengymnasten, des Masseurs, des Lymphdrainagetherapeuten und des Diplomsportlehrers zum Wohl des Patienten eingesetzt werden.

Literatur

1. Winkel D et al. (Hrsg) (1993) Diagnostik und Therapie der Wirbelsäule. G. Fischer, Stuttgart (Nichtoperative Orthopädie und Manualtherapie, Teil 4/2)
2. Winkel D et al. (Hrsg) (1993) Therapie der Extremitäten. G. Fischer, Stuttgart (Nichtoperative Orthopädie der Weichteile und des Bewegungsapparates, Teil 3)
3. Klein-Vogelbach S, Werbech B, Spirgi-Gantert I (2000) Funktionelle Bewegungslehre, 5. Aufl. Springer, Berlin Heidelberg New York Tokyo
4. Einsingbach T (1988) PNF in der Orthopädie und Traumatologie als Grundlage der Trainingslehre. Pflaum, München
5. Földi M, Strößenreuther R (2000) Grundlagen der Lymphdrainage, 2. Aufl. Urban & Fischer, München
6. Brügger A (1996) Gesunde Haltung und Bewegung im Alltag., 4. Aufl. A. Brügger, Zürich
7. Butler D (1995) Mobilisation des Nervensystems. Springer, Berlin Heidelberg New York Tokyo
8. Evjenth O, Hammerberg J (1990) Autostretching. Alfta Rehab
9. Schuh I (1992) Bindegewebsmassage, 2. Aufl. G. Fischer, Stuttgart
10. Frisch H (1995) Programmierte Untersuchung des Bewegungsapparates, 6. Aufl. Springer, Berlin Heidelberg New York Tokyo

Sachverzeichnis

A

Ablösung
- korbhenkelförmige 261
- periostale 145

AC-Gelenk (s. auch Gelenk) 35, 45
- Arthrose 45, 192
- Hypermobilität 192
- Injektion 51
- Instabilität, posttraumatische 196
- Osteophyten 158
- Resektion, arthroskopische 191–197
- – bursaseitig 194
- – isolierte 194
- Sprengung 160, 192

Adduktionstest 48
Adhäsion, intraartikulärer 68
Adrenalinzusatz 5
Akromioklavikulargelenk (s. AC-Gelenk) 35, 45, 158, 191–197
Akromion
- Defekte 160
  Exkavtion 321
- Form 158
- Hakenakromion 35, 57, 59
- Typ III 155

Akromionplastik 4, 201, 249, 284
Analgesie, postoperative 26
Anamnese 39–40
Anästhesie 23–26
- Allgemeinanästhesie 25
- Blockaden (s. dort) 24, 301, 313
- Lokalanästhesie 246
- Narkosemobilisation 296, 297
- Plexusanästhesie (s. dort) 24
- Regionalanästhesie / Interskalenusblock 23–25

Anästhetikum, Lokalanästhetikum 24, 26
Anatomie, arthroskopische 31–36
Andrews-Läsion 280
Angulation
- Hyperangulation 226, 228, 229
- Triangulation 6

Angulationsfähigkeit 202
Anhakstriche 328
Ankerfixation 264

Ankeröse (s. auch Nahtanker) 208
Aplikator 211
Apprehensionstest 228
- nach Rowe 47
Arbeitskanülen 6, 13, 220
Armhalter 7
arterielle Hypotension 195
Arthrodese 313
Arthrographie 295
Arthrolyse 298
Arthro-MRT 295
Arthrose
- AC-Gelenk 45, 192
- Omarthrose 78, 301
- Osteoarthrosen, primäre und sekundäre 191
- Samilson-Arthrosestadien 321
Arthroskopie, diagnostische 4
Arthroskopiepumpe 5
arthroskopische
- Anatomie (s. dort) 31–36
- Technik (s. dort) 4–12
- Zugänge (s. dort) 13–20
Aufklärung 23
Ausbreitungswege, Infektionen 308
Ausdauertraining 331
Ausgleichstraining 331
Avulsionsläsion 73, 83, 87
axiale Aufnahme 55

B

Bänder (s. Lig.)
Bankart-
- Dissektor 85
- Läsion 4, 62, 69, 70, 263
- – bei Erstluxation 4
- – ossäre 4
- – Perthes-Bankart-Läsion 73, 87
- Raspatorium 85
„bare area" 229
„beach-chair"-Position 6–9, 120
Bechterew-Erkrankung 237
Begleitpathologie 201
Bewegungseinschränkung 293, 319
- aktive 293
- konzentrische 293
bildgebende Diagnostik 55–62

- Computer- und Magnetresonanztomographie 58
- Röntgendiagnostik 55–58
- Sonographie 58
Bindegewebsmassage 328
Biodegradation 133
Bio-Fastak 93
Birdbeak-
- Fadenholzange 108
- Penetrator 92, 141
Bizepssehne 31, 261, 273–287
- Instabilität 4
- – lange Bizepssehne 6
- Instabilitätstest 51
- Labrum-Bizepssehne (s. LBS) 273, 282
- lange 69
- Ruptur 159, 278
- – spontane („salvage rupture") 273
- Stabilität 201
- Tenotomie 4
- Untersuchung 50–51
Bizepssehnenanker 261, 332
Bizepssehnentenodese 332
Bizepstraining 332
Blockaden
- interskalenärer Leitungsblock 301
- Meier-Blockadetechnik 24
- Sympathikusblockade 24
- Winnie-Block (Interskalenusblockade) 313
Blutungskontrolle 202
Bohrloch 133
Bohrung, tranglenoidale 130
Bronchospasmus 25
Brügger 330
Buford-Komplex 33, 69, 233
Bursa (B.)
- B. subcoracoidea 31
- B. subacromialis 35
- B. subtendinea 31
Bursektomie, Teilbursektomie 253
Bursitis, chronische 161
Bursoskopie 301

C

Capsulitis (s. Kapsulitis)
„capsuloraphy arthropathy" 321
Caspari-
- Naht 264
- Nahtzange 128
- OP-Technik 91, 127–132
Cavitas glenoidalis 33
CEBI (Klassifikation der exogenen bakteriellen Infektion) 307
CHL (korakohumerales Band) 68
Chondromalazien 263
Chondrozyten 241
Computer- und Magnetresonanztomographie 58
„corcscrew" 214
- Nahtanker 210
„cross-arm"-Test, O'Brien's 49, 232, 283
CRP 309
Cyriax 332

D

Debridement 230, 233, 322
- kortikales 205
Defektarthropathie 159
Defektauffüllung 70
degenerative Entstehung, Tendinitis calcarea 242
Dekompression, subakromiale 230
Dekontraktion 330
Diabetes mellitus 295
Diagnose / Diagnostik
- Arthroskopie, diagnostische 4
- bildgebende (s. dort) 55–62
- EMG-Untersuchung 277
- klinische Untersuchungen 39–52
- neurologische Untersuchung 236
Dichtung 10
Diskusprolaps 295
Dissoziation
- glenoidale 73
- humerale 73
Doppelhülsenschieber 98
Dreipunktfixation 92
„drive through sign" 84, 226, 230, 233
„drop-arm sign" 42
„dropping sign" 43
Druck
- „inflow"- 5
- intraartikulärer 68
Durchzugmanöver 110
Dysbalance
- muskuläre, Impingement 159, 235
- Rotatoren, dysbalancierte 280
- zwischen Außen- und Innenrotatoren 280
Dysfunktion, generelle 327
Dysplasie 67

E

Einzelknopfnaht 108
„electrothermal assisted capsular shrinkage" (ETACS) 146, 230, 234
Elektrokoagulator 6
Elektrosektor 299
Elektrotherapie 328
Ellbogenstütze 330
EMG-Untersuchung 277
Engwinkelglaukom 25
ETACS („electrothermal assisted capsular shrinkage") 146, 230, 234
Exkavtion des Akromions 321
Extension 328
extrakorporale Stoßwellenbehandlung 246, 248

F

Faden
- Fangzange 213
- Führungsinstrument 117
- geflochtene Fäden 209
- Haltefaden 97
- Holzange 91, 108, 210, 214
- Kletterfaden 111, 205, 211
- Knüpffaden 97
- Material 96, 97
- Nachspannen der Fadenpaare 132
- Transportsystem 87, 90, 214
- Verdrehungen 99
- Zugfaden 112
Fasszange
- Fastak- 103–105
- kanülierte 101
- Nahttechnik 100
Fastak-
- Fasszange / -technik 103–105
- Nahtanker 100, 106, 265
Faszie des M. infraspinatus 132
Faszienbrücke 132
Fazilitation 330
Fibromatose 293
Fischerknoten (Rutschknoten) 118
Fixation
- Dreipunktfixation 92
- mit Nahtanker 91
Fraktur
- Gelenkfraktur 67
- Humeruskopf 4
- Infektionen 307–314
- Instabilität, Prinzipien 89
- „frozen shoulder" 153, 293
- primäre 279
Funktionsmassage (s. auch Massage) 328

G

Gefäß-Nerven-Bündel 17
Gefäßzeichnung 255
Gelenk / Schultergelenk
- Empyem 308
- Ersatz 4
- Fraktur 67
- Infektionen 307–314
- Instabilität 81, 142, 319, 332
- Laxität, allgemeine 142
- Mobilisation 327
- Punktion 307
- Stabilität 327
- Zentrierung 233
Gelenkhöhe 31
Gelenkkörper 321
Gelenkpfanne 67, 68
Gelenkspalt, Verschmälerung 319
Gelenktrophik 327
Gerber-Test 191
Gewebeschrumpfung 147
Gewebsadhäsionen 330
„giant-needle"-Technik 208
Gilchrist-Verband 126, 132
GLAD-Läsion 78
Glaukom, Engwinkelglaukom 25
Gleitimpuls 329
Gleitknoten 99
Gleitmobilisation 329
glenohumerale
- Bänder (s. Lig. glenohumerale) 33, 68, 69
- Translation, antereoposteriore 46
Glenohumeralgelenk 31
- arthroskopische Rekonstruktion 81–136
Glenoid / glenoidal
- Defekt 4
- Dissoziation, glenoidale 73
- Impingement 276
- Knochensubstanzverlust, glenoidaler 71
- Knorpeloberfläche, glenoidale und humerale 32
- posteriorer, Dysplasie 142
glenokapsulärer Öffnungswinkel 142
Gurd 191

H

HAGL-Läsion 70, 73
Haken, Tasthaken 255
Hakenakromion 35, 57, 59
Hakenelektrode 115
Haltefaden 97
Hämarthros 68
Hämatombildung 25
„handshake" 332
- Stellung 142
Hangman-Knoten 99
Hawkin's Impingement-Test 45, 281
„headed-bioscrew" 208, 212
Herzkrankheit, chronisch-ischämische 25
Herz-Kreislauf-Belastbarkeit 328
Hill-Sachs-
- Impression, umgekehrte 142
- Läsion 32, 73

– – chondrale 32
HLA-A1-Häufung 243
Hochvolttherpie 284
Höreinschränkung, reversible 25
Horizontaladduktion („cross body action") 191
Horner-Syndrom 25
humerale(r)
– Dissoziation 73
– und glenoidale Knorpeloberfläche 32
– Knochensubstanzverlust 70
– Läsion 75
– – Kapselläsion 77
Humeruskopf 34–35
– Depressor 273, 277
– Fraktur 4
– Hochstand 201
– Nekrose 319
– Resektion 311
– Retrotorsion 225
Hyalinisierung 242
Hydroxylapatit 243
– Depot 243
Hydroxylapatitkristalle 242
Hyperaduktionstest 45
hyperalgische Schulter 243
Hyperämie 330
Hyperangulation 226, 228, 229
Hyperlaxität, anteriore 225, 229
Hypermobilität, AC-Gelenk 192
Hyperthyreose 25, 295
Hypertonie 25
Hypoadrenalismus 295
Hypotension, arterielle 195
Hypothyreose 295
Hypoxie 242

I
IGHL (inferiores glenohumeral Ligament) 69
– Deformierung des IGHL-Komplexes 226
– posteriore Züge und Recessus axillaris 34
Impingement
– anterosuperiores 231
– Ätiologie 153
– extrinsisch (extratendinös) 153
– Formen
– – innere 225
– – posterosuperiore 225
– – sekundäre äußere 225
– – funktionelle Impingement-Syndrome 225–237
– Glenoidimpingement 276
– *Hawkin's* Impingement-Test 45
– Implantat-Impingement 135
– intrinsisch (intratendinös) 153
– Instabilitätsimpingement 159
– *Kennedy's* Impingement-Test 45
– korakoidales 231

– muskuläre Dysbalance 159, 235
– „on-outlet"-Impingement 156
– „non-outlet"-Impingement 156
– posterosuperiores 159, 263
– Symptomatik, sekundäre 295
– Syndrom 153–161, 243, 332
– – sekundäres 297
– Test, *Hawkin*- und *Kennedy*- 45
Infektionen des Schultergelenks 307–314
– Ausbreitungswege 308
– CEBI (Klassifikation der exogenen bakteriellen Infektion) 307
– extraartikuläre 308
– postoperative 307
– Zellzahl 309
Infektionsrisiko 307
Infektzeichen 307
Infiltrationsbehandlung 284
„inflow"-Druck 5
Injektionen 51–52
– AC-Gelenk 51
– subakromiale 51, 247
– Testinjektionen 283
Innenrotations-„lag-sign" 42
Instabilität 67–78, 264, 278
– AC-Gelenk, posttraumatische 196
– Bizepssehne 4
– – lange 6
– dorsale 4
– kapsuläre 83
– Klassifkation 71
– komplexe 4
– Schulter / Schultergelenk 89, 142, 319, 332
– traumatische rezidivierende 4
– ventrokraniale 204
Interskalenusblock / Regionalanästhesie 23–25
– *Winnic* Block 313
Intervall
– Begrenzung 141
– Läsion 78
– Verschluß 4
intraartikulärer Druck, Adhäsion, Kohäsion 68
intrakapsuläre Läsion 73
Inzidenz 241

J
Jerk-Test 48
Jet-Lavage 311

K
Kalk
– Ablagerungen 241
– Ausräumung / Kalkentfernung, arthroskopische 249, 252
– Depot 241, 251
– Exstirpation, offene 248
– Lokalisation 251

Kalkschulter (s. auch Tendinitis calcarea) 59, 161, 241–256, 274, 278–280, 332
Kalzifizierung, aktive 242
Kamerabezug 8, 10
Kanalisierungsphänomen 227
Kanüle
– Arbeitskanülen 6, 220
– Markierungskanülen 35
Kapsel / kapsuläre
– arthroskopische Kapselplikatur 280
– „capsular tightness" 322
– „capsuloraphy arthropathy" 321
– Dehnung 329
– Elongation 70
– ETACS („electrothermal assisted capsular shrinkage") 146
– Instabilität, kapsuläre 83
– Kontraktur, persistierende dorsale („posterior capsular tightness") 297
– Labrum-Kapsel-Komplex 83
– LACS („laser-assisted capsular shirnkage") 146
– Läsion, kapsuläre 73, 75, 83
– – humerale 77
– Raffung, dorsale 142–145
– Rekonstruktion 83
– Schrumpfung / Kapselshrinking
– – dorsale Kapsel 159
– – thermische 146–148, 233
– und Weichteilrelease 321
Kapselschere 114
Kapselshift 4, 90, 128, 129
– dorsaler 4
– optionaler 128, 129
– ventraler 4
Kapsulitis / Capsulitis
– adhäsive 293
– pseudoreaktive 244
Kapsulotomie
– periglenoidale 205
– posteriore 300
– ventrale / ventrokraniale 299, 322
Kennedy's Impingement-Test 45
„kiss lesion" 230
Klassifikation
– Infektion, exogene, bakterielle (CEBI) 307
– Instabilität 71
– Labrumläsion 79
– Osteoarthrosen, primäre und sekundäre 191
– *Samilson*-Arthrosestadien 321
– SLAP-Läsionen, *Morgan*-Einteilung 262
– Tendinitis calcarea 243, 245
Klavikula
– Hypertrophie, laterales Klavikulaende 192
– Osteophyt 192
– Resektion, laterale 4
Klein-Vogelbach 328
Kletterfaden 111, 205, 211

klinische Untersuchungen
  (s. auch Diagnostik) 39–52
Knochensubstanz
– Defekt 94
– Verlust 70, 71
– – glenoidaler 71
– – humeraler 70
Knorpelabrasion 322
knorpelfreie Zone 32
Knorpeloberfläche, glenoidale und humerale 32
Knorpelschäden 322
Knoten
– Luftknoten 110
– Gleitknoten 99
– *Hangman*-Knoten 99
– *Revo*-Knoten 99
– Rutschknoten (Fischerknoten) 118
– Stopperknoten 90
– Technik, arthroskopische 97–100, 105
Knotenschieber 97, 98
– 1-Loch 98
– 2-Loch 98
Knüpffaden 97
Kohäsion, intraartikulärer 68
Komplikationen 126, 127
Kompressionstest, activer 45
Kontrollierbarkeit 214
Kopfdepressoren, Fehlfunktion 159
korakohumerales Band (CHL) 68
Kortikosteroide 246
Kräftigungstraining 229
Krankengymnastik 247, 296
– Narkosemobilisation 296
Krepitation 319
Kryotherapie 328
Kugelfräse 86
Kyphosierung 237

L

Labrum glenoidale 33, 67
– Läsion 45–50
– – degenerative 4
– – Klassifikation 79
– – kranilae (s. SLAP-Läsionen) 4, 45–50, 226, 261–268
– – posteriore 143
– Neolabrum 112
– Refixation 122
– Rekonstruktion 83
Labrum-Bizepssehne (s. LBS) 273, 274
Labrum-Kapsel-Komplex 83
– Mobilisation 87–88
– Perforation 88
– Reposition 88
– superiorer 273
Lagerung
– „beach-chair"-Position 6–9
– Seitenlage 6, 128
– Widerlagerung 328

Laser 146
– LACS(„laser-assisted capsular shirnkage") 146
– Energie 147
– Markierung 125
Lasso
– Faden 91, 214, 217
– Fadenschlinge 267
– Fadentransportsystem 108–109
– Manöver 110
– Nadel 220
– Schlinge 141, 217
lateraler Arbeitszugang 19
Laxität 67
– anteriore Hyperlaxität 225, 229
– Pseudolaxität, anteriore 226, 227
LBS (Labrum-Bizepssehne) 273
– Anker 273
– intraartikuläre Lokalisation 273
– Ruptur 282
– Tendinitis 273
– – primäre 273
– – sekundäre 274
– Tenodese 286–287
– – „all-arthroscopic" 287
Leitungsblock, interskalenärer 301
Leukozytenszintigraphie 309
„lift-off"-Test 42
Ligamentum (Lig.)
– Bandtransfer nach *Weaver-Dunn* 192
– Lig. conoideum 36
– Lig. coracoacromiale 35
– Lig. coracoclaviculare 36
– Lig. coracohumerale (korakohumerales Band, CHL) 68, 274, 275
– Lig. glenohumerale (glenohumerale Bänder) 33, 68, 274, 275
– – inferior (IGHL) 69
– – medius (MGHL) 33, 68, 69
– – superius (SGHL) 33, 68, 275
– Lig. transversum 276
– Lig. trapezoideum 36
„load- and shift"-Test 46, 228
Lokalanästhetikum 24, 26, 246, 256
Ludington-Test 51
Luftknoten 110
Luxation
– *Bankart*-Läsion (s. dort) 4, 62, 69, 70, 87, 263
– dorsal verhakte Luxationen 142
– extraartikuläre 281
– Schulterluxation 61
– Subluxation (s. dort) 231, 319
– Vielfachluxationen 106
Lymphdrainage 328

M

Magnetresonanztomographie 58
Manschettenperforation 211
Markierungskanülen 35
Markraumphlegmone 313

Massage
– Bindegewebsmassage 328
– Funktionsmassage 328
– Querfriktionsmassage 284
Massenrupturen (s. auch Ruptur) 201
Matratzennaht 100
Matrixvesikel, formative Phase 242
Meier-Blockadetechnik 24
Metaplasie 242
MGHL (medial glenohumeral ligament) 33, 68, 69
Mikrotraumata, repetitive 263
„mini-open"-Verfahren 202
Mobilisation
– Gleitmobilisation 329
– Nervengleitmobilisation 330
– retrakter Sehnenanteile 202
– Rotatorenmanschette 205
– Schulterblatt 328
– Schultergelenk 327
– Schultergürtel 327
Morbus
– *Bechterew* 237
– *Parkinson* 295
Morgan-Einteilung, SLAP-Läsionen 262
MRT, Arthro-MRT 295
Mumford 191
Muskelaufbau 327
– Aufbautraining 331
Muskeln / Musculus (M.)
– M. infraspinatus 43
– – Faszie des 132
– M. sternocleidomastoideus 24
– M. subscapularis 31, 42
– M. supraspinatus 42
– Skapulamuskulatur (s. dort) 70, 327
Muskelschlingen der Skapula 327
muskuläre / „muscular"
– Dysbalance, Impingement 159, 235
– „muscular patterning" 235
Myatrophie 201

N

Nachbehandlung 327
– frühfunktionelle 196
Naht / Nahttechnik (s. auch „suture")
– arthroskopische 230
– *Caspari*-Naht 264
– Einzelknopfnaht 108
– Fasszangennahttechnik 100
– horizontale Nähte 267
– Knoten (s. dort) 90, 97–100, 105, 110
– Lassofadentransportsystem 108–109
– Matratzennaht 100
– Rotatorenmanschette, arthroskopische 201–221, 332
– Rückstichnähte 209
– transglenoidale 90
– transossäre 207

Sachverzeichnis 339

– U-Nähte 209
– Vertikalnähte 209, 265
Nahtanker 91
– Ankeröse 208
– „cordscrew" 210
– Einbringen 215
– *Fastak*- 100, 106, 265
– Fixation 207
– resorbierbare 208
Nahtkanüle 217
Nahtzange nach *Caspari* 128
Narbenbildung 147
Narkosemobilisation 296, 297
Naropin 256
„needling" 246, 247, 255, 256
Neer 154
Nekrose / Nekrosebildung 242, 255
– Humeruskopf 319
– Sehnennekrosen 255
Neolabrum 112
Nerven / Nervae / Nervus / Nervi (N.)
– N. axillaris 300, 301
– – Verletzung 148
– N. musculucutaneus 17, 124
Nervengleitmobilisation 330
Nervenkompression 153
Nervenstimulator 24
Nervensystem, reflektorische
  Wechselwirkungen 327
Neurodynamik 328
neurologische Untersuchung
  (s. auch Diagnostik) 236

O
O'Brien 45
– „cross-arm"-Test 49, 232, 283
OATS 322
Omarthrose 78, 301, 319–322
– sekundäre 319
Operationszeitpunkt 298
Os acromiale 154, 160
Osteoarthrosen, primäre und sekundäre, Klassifikation 191
Osteolyse 191, 192, 309
Osteophyten
– AC-Gelenk 158
– Klavikulaosteophyt 192
– Randosteophyten 319
Osteoporose 298
„outlet-view"-Aufnahme 57

P
„painful arc" 40
„palm-up"-Tests 283
Panacryl 96
Panalok-Anker 115, 118
paraakromialer lateraler Zugang 19
paraakromiales Portal 212, 214, 215
Parachute 208
Paresen
– Phrenikusparese 25

– Pseudoparese 41, 42
– Rekurrenzparese 25
Parken 212
Parkinson-Erkrankung 295
„peel back" 227
Pendelübungen 119
Penetrator 139
Perforation, Labrum-Kapsel-Komplex
Perforationsmanöver 206
Periarthropathia humeroscapularis
  (PHS) 153
periostale Ablösung 145
Perlschnurphänomen 295
Perthes-Bankart-Läsion 73, 87
Perthes-Läsion 73
Phäochromozytom 25
Phrenikusparese 25
PHS (Periarthropathia humeroscapularis) 153
physikalische Therapie 327
Physiotherapie 246, 327
Plastik, Z-Plastik 301
PLDLA, amorphe 133
Plexusanästhesie 24
– Plexus brachialis 24
Plexuskatheter 26
Pneumothorax 25
Polydioxan 96
Portal
– anterioinferiores 15
– dorsales Standardportal 13
– posterolaterales 18
– Slalomportal 18
posterolateraler Zugang 19
Prämedikationsvisite 23
Processus coracoideus 13, 31
Propriozeption 327
Provokationstests 44–45
Pseudolaxität, anteriore 226, 227
Pseudoparesen 41, 42
Pulsgrenze 331

Q
Quadranten 252
– Technik 251
Querfriktionen 332
Querfriktionsmassage 284

R
Randosteophyten 319
Recessus axillaris und posteriore Züge des IGHL 34
„red-out" 5
Regeneration 241
Regionalanästhesie / Interskalenusblock 23–25
Rehabilitation, postoperative 201, 325–333
Rekurrenzparese 25
Relokationstest („relocation"-Test) 47, 228, 285

Reparationsphase 243
Reposition
– Labrum-Kapsel-Komplex 88
– Probereposition 206
Repositionszange 211
Resektor 299
Resorption, Spontanresorption 242
Resorptionsphase 242
Retention 332
Revo-Knoten 99
Rezidiv, Instabilität, traumatische
  rezidivierende 4
Risse, horizontale 233
Rockwood-Aufnahme 59, 60
Röntgen
– Diagnostik 55–58
– Kontrolle 256
Rotation, Einschränkung der passiven
  Außenrotation 295
Rotationsosteotomie 70, 142, 226
Rotatorenintervall 73, 229, 231, 273, 275
– Läsionen 280
– gedehnte Rotatorenintervallschlinge 281
– Verschluss 139–142
Rotatorenmanschette 34–35, 41–45, 60, 69, 154, 251, 263
– Läsion 71
– – artikulärseitige Partialläsion 226
– Mobilisation 205
– Naht, arthroskopische 201–221, 332
– Perforation 211
– Ruptur 4, 155, 201, 319
– – begleitende 241
– – Massenrupturen 201
– Tendinitis 280
Rotatorentraining 331
Rowe-Apprehensionstest 47
Rückenschule 237
Ruptur
– Bizepssehne 159, 273, 278
– Labrum-Bizepssehne (s. LBS) 273, 282
– Massenrupturen 201
– Rotatorenmanschette (s. dort) 4, 155, 201, 241, 319
– Subskapularissehne, Teilruptur 235
Rutschknoten (Fischerknoten) 118

S
„salvage rupture" (spontane
  Bizepssehnenruptur) 273
Samilson-Arthrosestadien 321
Schallauslöschung 246
Scheibenwischertechnik / -effekt 254, 282
Schlinge
– ligamentäre 275
– semizirkuläre 275
– tendinöse 275
Schmerz, Schulterschmerz 41

Schmerzlinderung 327
Schmerztherapie 25–26
– medikamentöse / Schmerzmedikation 296
– postoperative Analgesie 26
– subakromiale Injektionen 51, 247
Schnapp-Phänomen 283
Schneeballknirschen 296
Schneeflockeneffekt 255
Schrumpfen 231
– Gewebschrumpfung 147
Schultergelenk (s. Gelenk)
Schultergürtel, Mobilisation 327
Schulterhochstand 330
Schulterinstabilität 81, 142, 319
– hintere 142
Schulterluxation (s. auch Luxation) 61
Schulterrekonstruktion 83
Schulterstabilität / Schulterstabilisierung 67
– Suretac- 120–127
– Tissue-Tac 132
Schultersteife 41, 293–302, 332
– extrinsische 294
– intrinsische 294
– kapsuläre 293
– primäre 293–294
– sekundäre 294–295
– systemische 294
Schwellungsverminderung 327
Sehnen, Mobilisation retrakter Sehnenanteile 202
Sehnenenden, Retraktion 201
Sehnenfixation am Knochen 206
Sehnennekrosen 255
Seitenlage (s. auch Lagerung) 6, 128
Selbstheilung 241
SGHL (superior glenohumeral ligament) 33, 68
„shuttle relay" 91, 115
„sidewinder" 92
– Technik 111–115
Skalenuslücke 24
Skapulamuskulatur 70
– Muskelschlingen der Skapula 327
– stabilisierende 327
skapulothorakale Balance 284
Slalomportal 18
Slalomzugang 124
SLAP-Läsion 4, 45–50, 261–268, 281
– korbhenkelförmige Ablösung 261
– *Morgan*-Einteilung 262
– Subtypen 261
– – posterosuperiore 226
– – SLAP-II-Läsion 226, 273, 274
SLAP-Prehensionstest 49
Snyder 261
Sonographie 58
Spear-Technik 105–106, 132, 265
Specht-Technik 255
„speed"-Test 50, 283
Spickdraht 120, 127
– Abknicken 134

„splitting" 202
Spontanresorption 242
Spornbildung 155
Spüleffekt 321
Stabilisation, rhythmische 330
Stabilisator, ventraler 273
Standardportal, dorsales 13
„stitcher" 91
Stopperknoten 90
Stoßwellenbehandlung, extrakorporale 246, 248
Stützstellung 331
subakromiale Injektion 51, 247
Subakromialraum 35
– Distraktion 204
– Einengung 154
„sublabral hole" / sublabrales Foramen 33, 69
Subluxation 231
– posteriore 319
Subskapularis, Partialläsion 233
Subskapularisansatz 233
Subskapularissehne 32, 121
– Teilruptur 235
Sulcus
– bicipitalis 33
– intertubercularis 273
Sulkustest 48
Sulkuszeichen 229
Sulmycin-Implant 310
superoventraler Zugang 20
suprabizipitaler Zugang 15
Supraspinatus-„outlet" 155, 158
Supraspinatusatrophie, fettige 201
Supraspinatussehne 251
Supraspinatustunnel 155
Suretac
– Bohrer 122
– Schulterstabilisierung 120–127
– – exrakapsuläre Technik 123–126
– – intrakapsuläre Technik 120–123
– *Surteac* II 120
„suture" (s. auch Naht)
– „hook" 91
– „retriver" 214
Sympathikusblockade 24
Synovektomie 4, 310
Synovialmembran 31
Synovitis 253
– Tenosynovitis 276
System, geschlossenes 330
Szintigraphie, Leukozytenszintigraphie 309

T
Tachyarrhythmie 25
Tasthaken 255
Technik
– arthroskopische 4–12
– Blockadetechnik (s. dort) 24
– *Caspari*-Technik 91, 127–132
– *Fastak*-Technik 103–105

– „mini-open"-Verfahren 202
– Nahttechnik (s. dort) 90, 97–100, 108, 230
– offene 4
– Quadrantentechnik 252
– 1-Schritt- 88, 120, 132
– 2-Schritt- 90, 111, 133
– *Spear*-Technik 105–106, 132, 265
– *Specht*-Technik 255
Tendinitis calcarea 59, 161, 241–256, 274, 278–280, 332
– akute Phase 243
– amorpphe (Typ I) 245
– arthroskopische Kalkausräumung / Kalkentfernung 249, 252
– chronische Phase 243
– degenerative Entstehung 242
– diffuse Form 245
– homogene (Typ II) 245
– Klassifikation 243, 245
– Lokalisation des Kalks 251
– offene Kalkexstirpation 248
– örtliche begrenzte Form 245
– primäre 279
– der Rotatorenmanschette 280
– Schallauslöschung (Schallschatten) 246
– Stoßwellenbehandlung, extrakorporale 246, 248
Tendinosis calcarea 153
Tendomyose 330
Tenodese 264, 285
– Bizepssehnentenodese 332
– der LBS (s. dort) 286, 287
– „mini-open"- 287
– primäre 273
Tenosynovitis 276
Tenotomie
– arthroskopische 285
– Bizepssehne 4
Testinjektionen 283
Tissue-Tac 132
„traction-spurs" 156
Trainingsprogramm 331
Traktion 328
Traktionsimpuls 329
Transformationsphase 242
transglenoidale
– Bohrung 130
– Nahttechnik 90
transkauläre Aufnahme 56
Translation 67, 276
– anteriore 225
– antereoposteriore glenohumerale 46
– pathologische 280, 281
Translationsbewegungen 67
Trapezius 191
traumatische rezidivierende Instabilität 4
Triangulation 6
„true-a.p.-view" 55
Tuberculum
– majus 35, 159

– – Anfrischung 204
– supraglenoidale 273
Tuberkuloplastik, arthroskopische 204

U
Überkorrektur 211
Ultraschalltherapie 330
„ultrasling"-Bandage 119
U-Nähte 209
Untersuchung (s. Diagnose)
„upper limb tension tests" 330

V
Vagina synovialis intertubercularis 31
Vene / Venae (V.)
– V. cephalica 17
ventraler Standardzugang 14–15
ventrokraniale Instabilität 204

Verband, *Gilchrist*- 126, 132
Verfahrenswechsel 5
Verschluss des Rotatorenintervalls 139–142
Vielfachluxationen 106
Vierfüßlerstand 330

W
Wärmeanwendungen 328
Weaver-Dunn-Bandtransfer 192
Wechselstab 6
Wechselwirkungen, reflektorische 327
Weichteil- und Kapselrelease 321
Widerlagerung 328
70°-Winkeloptik 84
Winnie 24
– Block (Interskalenusblockade) 313
Wissinger-Rod 14
Wurfsportler 263

Y
Yergason-Test 50

Z
Zellzahl 309
Zentrierung 331
– dynamische 330
Zervikalsyndrom 41
Z-Plastik 301
Zugang / Zugänge 13–20
– lateraler Arbeitszugang 19
– paraakromialer lateraler 19
– posterolateraler 19
– Slalomzugang 124
– superoventraler 20
– suprabizipitaler 15
– ventraler Standardzugang 14–15
Zugfaden 112
Zyste, subchondrale 229